中华医学百科全书

军事与特种医学

军事人机工效学

国家出版基金项目
NATIONAL PUBLICATION FOUNDATION

中国协和医科大学出版社
北 京

图书在版编目（CIP）数据

中华医学百科全书·军事人机工效学 / 常耀明主编 . —北京：中国协和医科大学出版社，2021.1

ISBN 978-7-5679-1680-7

Ⅰ.①军…　Ⅱ.①常…　Ⅲ.①军事医学—工效学　Ⅳ.① R82

中国版本图书馆 CIP 数据核字（2021）第 012492 号

中华医学百科全书·军事人机工效学

主　　编：	常耀明
编　　审：	谢　阳
责任编辑：	于　岚　左　谦

出版发行：中国协和医科大学出版社

（北京市东城区东单三条 9 号　邮编 100730　电话 010-6526 0431）

网　　址：www.pumcp.com

经　　销：新华书店总店北京发行所

印　　刷：北京雅昌艺术印刷有限公司

开　　本：889×1230　1/16

印　　张：20.5

字　　数：604 千字

版　　次：2021 年 1 月第 1 版

印　　次：2021 年 1 月第 1 次印刷

定　　价：318.00 元

ISBN 978-7-5679-1680-7

《中华医学百科全书》编纂委员会

总顾问　吴阶平　韩启德　桑国卫

总指导　陈　竺

总主编　刘德培　王　辰

副总主编　曹雪涛　李立明　曾益新　吴沛新

编纂委员（以姓氏笔画为序）

丁　洁	丁　樱	丁安伟	于中麟	于布为	于学忠	万经海
马　军	马　进	马　骁	马　静	马　融	马安宁	马建辉
马烈光	马绪臣	王　伟	王　辰	王　政	王　恒	王　铁
王　硕	王　舒	王　键	王一飞	王一镗	王士贞	王卫平
王长振	王文全	王心如	王生田	王立祥	王兰兰	王汉明
王永安	王永炎	王成锋	王延光	王华兰	王旭东	王军志
王声湧	王坚成	王良录	王拥军	王茂斌	王松灵	王明荣
王明贵	王金锐	王宝玺	王诗忠	王建中	王建业	王建军
王建祥	王临虹	王贵强	王美青	王晓民	王晓良	王高华
王鸿利	王维林	王琳芳	王喜军	王晴宇	王道全	王德文
王德群	木塔力甫·艾力阿吉	尤启冬	戈　烽	牛　侨	毛秉智
毛常学	乌　兰	卞兆祥	文卫平	文历阳	文爱东	方　浩
方以群	尹　佳	孔北华	孔令义	孔维佳	邓文龙	邓家刚
书　亭	毋福海	艾措千	艾儒棣	石　岩	石远凯	石学敏
石建功	布仁达来	占　堆	卢志平	卢祖洵	叶　桦	叶冬青
叶常青	叶章群	申昆玲	申春悌	田家玮	田景振	田嘉禾
史录文	冉茂盛	代　涛	代华平	白春学	白慧良	丛　斌
丛亚丽	包怀恩	包金山	冯卫生	冯希平	冯泽永	冯学山
边旭明	边振甲	匡海学	邢小平	达万明	达庆东	成　军
成翼娟	师英强	吐尔洪·艾买尔	吕时铭	吕爱平	朱　珠
朱万孚	朱立国	朱华栋	朱宗涵	朱建平	朱晓东	朱祥成
乔延江	伍瑞昌	任　华	任钧国	华　伟	伊河山·伊明
向　阳	多　杰	邬堂春	庄　辉	庄志雄	刘　平	刘　进
刘　玮	刘　强	刘　蓬	刘大为	刘小林	刘中民	刘玉清
刘尔翔	刘训红	刘永锋	刘吉开	刘芝华	刘伏友	刘华平

刘华生	刘志刚	刘克良	刘更生	刘迎龙	刘建勋	刘胡波
刘树民	刘昭纯	刘俊涛	刘洪涛	刘献祥	刘嘉瀛	刘德培
闫永平	米玛	米光明	安锐	祁建城	许媛	许腊英
那彦群	阮长耿	阮时宝	孙宁	孙光	孙皎	孙锟
孙少宣	孙长颢	孙立忠	孙则禹	孙秀梅	孙建中	孙颖浩
孙建宁	孙贵范	孙洪强	孙晓波	孙海晨	孙景工	孙慕义
孙慕义	严世芸	苏川	苏旭	苏荣扎布	杜元灏	杜文东
杜治政	杜惠兰	李飞	李方	李龙	李东	李宁
李刚	李丽	李波	李勇	李桦	李鲁	李磊
李燕	李冀	李大魁	李云庆	李太生	李日庆	李玉珍
李世荣	李立明	李永哲	李志平	李连达	李灿东	李君文
李劲松	李其忠	李若瑜	李泽坚	李宝馨	李建初	李建勇
李映兰	李思进	李莹辉	李晓明	李凌江	李继承	李森恺
李曙光	杨凯	杨恬	杨勇	杨健	杨硕	杨化新
杨文英	杨世民	杨世林	杨伟文	杨克敌	杨甫德	杨国山
杨宝峰	杨炳友	杨晓明	杨跃进	杨腊虎	杨瑞馥	杨慧霞
励建安	连建伟	肖波	肖南	肖永庆	肖培根	肖鲁伟
吴东	吴江	吴明	吴信	吴令英	吴立玲	吴欣娟
吴勉华	吴爱勤	吴群红	吴德沛	邱建华	邱贵兴	邱海波
邱蔚六	何维	何勤	何方方	何绍衡	何春涤	何裕民
余争平	余新忠	狄文	冷希圣	汪海	汪静	汪受传
沈岩	沈岳	沈敏	沈铿	沈卫峰	沈心亮	沈华浩
沈俊良	宋国维	张泓	张学	张亮	张强	张霆
张澍	张大庆	张为远	张世民	张永学	张华敏	张宇鹏
张志愿	张丽霞	张伯礼	张宏誉	张劲松	张奉春	张宝仁
张建中	张建宁	张承芬	张琴明	张富强	张新庆	张潍平
张德芹	张燕生	陆华	陆林	陆小左	陆付耳	陆伟跃
陆静波	阿不都热依木·卡地尔		陈文	陈杰	陈实	陈洪
陈琪	陈楠	陈薇	陈士林	陈大为	陈文祥	陈代杰
陈尧忠	陈红风	陈志南	陈志强	陈规化	陈国良	陈佩仪
陈家旭	陈智轩	陈锦秀	陈誉华	邵蓉	邵荣光	武志昂
其仁旺其格	范明	范炳华	林三仁	林久祥	林子强	林江涛
林曙光	杭太俊	郁琦	欧阳靖宇	尚红	果德安	
明根巴雅尔	易定华	易著文	罗力	罗毅	罗小平	罗长坤
罗颂平	帕尔哈提·克力木		帕塔尔·买合木提·吐尔根			

图门巴雅尔	岳伟华	岳建民	金　玉	金　奇	金少鸿	金伯泉
金季玲	金征宇	金银龙	金惠铭	周　兵	周永学	周光炎
周灿全	周良辅	周纯武	周学东	周宗灿	周定标	周宜开
周建平	周建新	周春燕	周荣斌	周福成	郑一宁	郑志忠
郑金福	郑法雷	郑建全	郑洪新	郑家伟	郎景和	房　敏
孟　群	孟庆跃	孟静岩	赵　平	赵　群	赵子琴	赵中振
赵文海	赵玉沛	赵正言	赵永强	赵志河	赵彤言	赵明杰
赵明辉	赵耐青	赵临襄	赵继宗	赵铱民	赵靖平	郝　模
郝小江	郝传明	郝晓柯	胡　志	胡大一	胡文东	胡向军
胡国华	胡昌勤	胡晓峰	胡盛寿	胡德瑜	柯　杨	查　干
柏树令	柳长华	钟翠平	钟赣生	香多·李先加		段　涛
段金廒	段俊国	侯一平	侯金林	侯春林	俞光岩	俞梦孙
俞景茂	饶克勤	施慎逊	姜小鹰	姜玉新	姜廷良	姜国华
姜柏生	姜德友	洪　两	洪　震	洪秀华	洪建国	祝庆余
祝谏晨	姚永杰	姚克纯	姚祝军	秦　川	袁文俊	袁永贵
都晓伟	晋红中	栗占国	贾　波	贾建平	贾继东	夏照帆
夏慧敏	柴光军	柴家科	钱传云	钱忠直	钱家鸣	钱焕文
倪　健	倪　鑫	徐　军	徐　晨	徐云根	徐永健	徐志云
徐志凯	徐克前	徐金华	徐建国	徐勇勇	徐桂华	凌文华
高　妍	高　晞	高志贤	高志强	高金明	高学敏	高树中
高健生	高思华	高润霖	郭　岩	郭小朝	郭长江	郭巧生
郭宝林	郭海英	唐　强	唐向东	唐朝枢	唐德才	诸欣平
谈　勇	谈献和	陶广正	陶永华	陶芳标	陶·苏和	陶建生
黄　钢	黄　峻	黄　烽	黄人健	黄叶莉	黄宇光	黄国宁
黄国英	黄跃生	黄璐琦	萧树东	梅　亮	梅长林	曹　佳
曹广文	曹务春	曹建平	曹洪欣	曹济民	曹雪涛	曹德英
龚千锋	龚守良	龚非力	袭著革	常耀明	崔　蒙	崔丽英
庾石山	康　健	康廷国	康宏向	章友康	章锦才	章静波
梁　萍	梁显泉	梁铭会	梁繁荣	谌贻璞	屠鹏飞	隆　云
绳　宇	巢永烈	彭　成	彭　勇	彭明婷	彭晓忠	彭瑞云
彭毅志	斯拉甫·艾白		葛　坚	葛立宏	董方田	蒋力生
蒋建东	蒋建利	蒋澄宇	韩晶岩	韩德民	惠延年	粟晓黎
程　伟	程天民	程仕萍	程训佳	童培建	曾　苏	曾小峰
曾正陪	曾学思	曾益新	谢　宁	谢立信	蒲传强	赖西南
赖新生	詹启敏	詹思延	鲍春德	窦科峰	窦德强	赫　捷

蔡威　　裴国献　　裴晓方　　裴晓华　　廖品正　　谭仁祥　　谭先杰
翟所迪　　熊大经　　熊鸿燕　　樊飞跃　　樊巧玲　　樊代明　　樊立华
樊明文　　樊瑜波　　黎源倩　　颜虹　　潘国宗　　潘柏申　　潘桂娟
薛社普　　薛博瑜　　魏光辉　　魏丽惠　　藤光生　　B·吉格木德

《中华医学百科全书》学术委员会

主任委员　　巴德年

副主任委员（以姓氏笔画为序）

汤钊猷　　　吴孟超　　　陈可冀　　　贺福初

学术委员（以姓氏笔画为序）

丁鸿才	于是凤	于润江	于德泉	马　遂	王　宪	王大章
王之虹	王文吉	王正敏	王邦康	王声湧	王近中	王政国
王晓仪	王海燕	王鸿利	王琳芳	王锋鹏	王满恩	王模堂
王德文	王澍寰	王翰章	毛秉智	乌正赉	尹昭云	巴德年
邓伟吾	石一复	石中瑗	石四箴	石学敏	平其能	卢世璧
卢光琇	史俊南	皮　昕	吕　军	吕传真	朱　预	朱大年
朱元珏	朱晓东	朱家恺	仲剑平	刘　正	刘　耀	刘又宁
刘宝林（口腔）		刘宝林（公共卫生）		刘敏如	刘景昌	刘新光
刘嘉瀛	刘镇宇	刘德培	闫剑群	江世忠	汤　光	汤钊猷
阮金秀	孙　燕	孙汉董	孙曼霁	纪宝华	严隽陶	苏　志
苏荣扎布	杜乐勋	李亚洁	李传胪	李仲智	李连达	李若新
李钟铎	李济仁	李舜伟	李巍然	杨　莘	杨圣辉	杨宠莹
杨瑞馥	肖文彬	肖承悰	肖培根	吴　坚	吴　坤	吴　蓬
吴乐山	吴永佩	吴在德	吴军正	吴观陵	吴希如	吴孟超
吴咸中	邱蔚六	何大澄	余森海	谷华运	邹学贤	汪　华
汪仕良	沈竞康	张乃峥	张习坦	张月琴	张世臣	张丽霞
张伯礼	张金哲	张学文	张学军	张承绪	张洪君	张致平
张博学	张朝武	张蕴惠	陆士新	陆道培	陈子江	陈文亮
陈世谦	陈可冀	陈立典	陈宁庆	陈在嘉	陈尧忠	陈君石
陈育德	陈治清	陈洪铎	陈家伟	陈家伦	陈寅卿	邵铭熙
范乐明	范茂槐	欧阳惠卿	罗才贵	罗成基	罗启芳	罗爱伦
罗慰慈	季成叶	金义成	金水高	金惠铭	周　俊	周仲瑛
周荣汉	赵云凤	胡永华	胡永洲	钟世镇	钟南山	段富津
侯云德	侯惠民	俞永新	俞梦孙	施侣元	姜世忠	姜庆五
恽榴红	姚天爵	姚新生	贺福初	秦伯益	贾继东	贾福星
夏惠明	顾美仪	顾觉奋	顾景范	徐文严	翁心植	栾文明
郭　定	郭子光	郭天文	郭宗儒	唐由之	唐福林	涂永强
黄洁夫	黄璐琦	曹仁发	曹采方	曹谊林	龚幼龙	龚锦涵

盛志勇	康广盛	章魁华	梁文权	梁德荣	彭名炜	董　怡
程天民	程元荣	程书钧	程伯基	傅民魁	曾长青	曾宪英
温　海	裘雪友	甄永苏	褚新奇	蔡年生	廖万清	樊明文
黎介寿	薛　淼	戴行锷	戴宝珍	戴尅戎		

《中华医学百科全书》工作委员会

主任委员　吴沛新

副主任委员　李　青

顾问　罗　鸿

编审（以姓氏笔画为序）

司伊康　　张之生　　张立峰　　陈　懿　　陈永生　　呼素华　　郭亦超
傅祚华　　谢　阳

编辑（以姓氏笔画为序）

于　岚　　王　霞　　尹丽品　　孙文欣　　李元君　　李亚楠　　吴翠姣
沈冰冰　　陈　佩

工作委员

蔡洁艳　　谢　阳　　张　凌　　左　谦　　韩　鹏　　张　宇　　吴　江
李志北　　陈　楠

办公室主任　吴翠姣

办公室副主任　孙文欣　沈冰冰

军事与特种医学

总主编

孙建中　原中国人民解放军军事医学科学院

军事与特种医学编纂办公室

主　任

刘胡波　原中国人民解放军军事医学科学院卫生勤务与医学情报研究所

副主任

吴　东　原中国人民解放军军事医学科学院卫生勤务与医学情报研究所

学术秘书

王庆阳　中国人民解放军军事科学院军事医学研究院卫生勤务与血液研究所

本卷编委会

主　编

常耀明　中国人民解放军空军军医大学航空航天医学系

副主编

胡文东　中国人民解放军空军军医大学航空航天医学系

李曙光　中国人民解放军陆军军医大学陆军特色医学中心

姚永杰　中国人民解放军海军军医大学海军特色医学中心

郭小朝　中国人民解放军空军军医大学空军特色医学中心

郑金福　中国人民解放军火箭军疾病预防控制中心

杨　凯　中国人民解放军空军工程大学航空工程学院

马　进　中国人民解放军空军军医大学航空航天医学系

编　委（按姓氏笔画为序）

王　川　中国人民解放军海军军医大学海军特色医学中心

王　航　中国人民解放军空军军医大学航空航天医学系

王庆敏　中国人民解放军海军军医大学海军特色医学中心

王笃明　浙江理工大学

王海军　　中国人民解放军海军军医大学海军特色医学中心

王嫣嫣　　中国人民解放军空军军医大学空军特色医学中心

代　静　　中国人民解放军空军军医大学航空航天医学系

任　杰　　中国人民解放军空军军医大学卫勤训练基地

庄达民　　北京航空航天大学

刘　波　　中国人民解放军火箭军疾病预防控制中心

刘庆峰　　中国人民解放军空军军医大学空军特色医学中心

许林军　　中国人民解放军海军军医大学海军特色医学中心

李　烨　　中国人民解放军空军军医大学航空航天医学系

李中付　　原中国人民解放军海军医学研究所

李文斌　　中国人民解放军空军军医大学航空航天医学系

李宏汀　　浙江理工大学

时粉周　　中国人民解放军海军军医大学海军特色医学中心

余　浩　　中国人民解放军海军军医大学海军特色医学中心

沈　俊　　中国人民解放军海军军医大学海军特色医学中心

张　欣　　中国标准化研究院

张文娟　　天津医科大学党委研工部

张洁琼　　中国人民解放军空军军医大学卫勤训练基地

陆　洲　　中国人民解放军空军军医大学卫勤训练基地

陈伯华　　原中国人民解放海军医学研究所

范立冬　　中国人民解放军陆军军医大学陆军特色医学中心

周开园　　中国人民解放军空军军医大学卫勤训练基地

郝永建　　中国人民解放军火箭军疾病预防控制中心

黄志强　　原中国人民解放军海军医学研究所

曹新生　　中国人民解放军空军军医大学航空航天医学系

韩　杨　　中国人民解放军火箭军工程大学政治系

熊端琴　　中国人民解放军空军军医大学空军特色医学中心

前　言

《中华医学百科全书》终于和读者朋友们见面了！

古往今来，凡政通人和、国泰民安之时代，国之重器皆为科技、文化领域的鸿篇巨制。唐代《艺文类聚》、宋代《太平御览》、明代《永乐大典》、清代《古今图书集成》等，无不彰显盛世之辉煌。新中国成立后，国家先后组织编纂了《中国大百科全书》第一版、第二版，成为我国科学文化事业繁荣发达的重要标志。医学的发展，从大医学、大卫生、大健康角度，集自然科学、人文社会科学和艺术之大成，是人类社会文明与进步的集中体现。随着经济社会快速发展，医药卫生领域科技日新月异，知识大幅更新。广大读者对医药卫生领域的知识文化需求日益增长，因此，编纂一部医药卫生领域的专业性百科全书，进一步规范医学基本概念，整理医学核心体系，传播精准医学知识，促进医学发展和人类健康的任务迫在眉睫。在党中央、国务院的亲切关怀以及国家各有关部门的大力支持下，《中华医学百科全书》应运而生。

作为当代中华民族"盛世修典"的重要工程之一，《中华医学百科全书》肩负着全面总结国内外医药卫生领域经典理论、先进知识，回顾展现我国卫生事业取得的辉煌成就，弘扬中华文明传统医药璀璨历史文化的使命。《中华医学百科全书》将成为我国科技文化发展水平的重要标志、医药卫生领域知识技术的最高"检阅"、服务千家万户的国家健康数据库和医药卫生各学科领域走向整合的平台。

肩此重任，《中华医学百科全书》的编纂力求做到两个符合。一是符合社会发展趋势：全面贯彻以人为本的科学发展观指导思想，通过普及医学知识，增强人民群众健康意识，提高人民群众健康水平，促进社会主义和谐社会构建。二是符合医学发展趋势：遵循先进的国际医学理念，以"战略前移、重心下移、模式转变、系统整合"的人口与健康科技发展战略为指导。同时，《中华医学百科全书》的编纂力求做到两个体现：一是体现科学思维模式的深刻变革，即学科交叉渗透/知识系统整合；二是体现继承发展与时俱进的精神，准确把握学科现有基础理论、基本知识、基本技能以及经典理论知识与科学思维精髓，深刻领悟学科当前面临的交叉渗透与整合转化，敏锐洞察学科未来的发展趋势与突破方向。

作为未来权威著作的"基准点"和"金标准"，《中华医学百科全书》编纂过程中，制定了严格的主编、编者遴选原则，聘请了一批在学界有相当威望、具有较高学术造诣和较强组织协调能力的专家教授（包括多位两院院士）担任大类主编和学科卷主编，确保全书的科学性与权威性。另外，还借鉴了已有百科全书的编写经验。鉴于《中华医学百科全书》的编纂过程本身带有科学研究性质，还聘请了若干科研院所的科研管理专家作为特约编审，站在科研管理的高度为全书的顺利编纂保驾护航。除了编者、编审队伍外，还制订了详尽的质量保证计划。编纂委员会和工作委员会秉持质量源于设计的理念，共同制订了一系列配套的质量控制规范性文件，建立了一套切实可行、行之有效、效率最优的编纂质量管理方案和各种情况下的处理原则及预案。

《中华医学百科全书》的编纂实行主编负责制，在统一思想下进行系统规划，保证良好的全程质量策划、质量控制、质量保证。在编写过程中，统筹协调学科内各编委、卷内条目以及学科间编委、卷间条目，努力做到科学布局、合理分工、层次分明、逻辑严谨、详略有方。在内容编排上，务求做到"全准精新"。形式"全"：学科"全"，册内条目"全"，全面展现学科面貌；内涵"全"：知识结构"全"，多方位进行条目阐释；联系整合"全"：多角度编制知识网。数据"准"：基于权威文献，引用准确数据，表述权威观点；把握"准"：审慎洞察知识内涵，准确把握取舍详略。内容"精"："一语天然万古新，豪华落尽见真淳。"内容丰富而精练，文字简洁而规范；逻辑"精"："片言可以明百意，坐驰可以役万里。"严密说理，科学分析。知识"新"：以最新的知识积累体现时代气息；见解"新"：体现出学术水平，具有科学性、启发性和先进性。

《中华医学百科全书》之"中华"二字，意在中华之文明、中华之血脉、中华之视角，而不仅限于中华之地域。在文明交织的国际化浪潮下，中华医学汲取人类文明成果，正不断开拓视野，敞开胸怀，海纳百川般融入，润物无声状拓展。《中华医学百科全书》秉承了这样的胸襟怀抱，广泛吸收国内外华裔专家加入，力求以中华文明为纽带，牵系起所有华人专家的力量，展现出现今时代下中华医学文明之全貌。《中华医学百科全书》作为由中国政府主导，参与编纂学者多、分卷学科设置全、未来受益人口广的国家重点出版工程，得到了联合国教科文等组织的高度关注，对于中华医学的全球共享和人类的健康保健，都具有深远意义。

《中华医学百科全书》分基础医学、临床医学、中医药学、公共卫生学、军事与特种医学和药学六大类，共计144卷。由中国医学科学院/北京协和医学院牵头，联合军事医学科学院、中国中医科学院和中国疾病预防控制中心，带动全国知名院校、科研单位和医院，有多位院士和海内外数千位优秀专家参加。国内知名的医学和百科编审汇集中国协和医科大学出版社，并培养了一批热爱百科事业的中青年编辑。

回览编纂历程，犹然历历在目。几年来，《中华医学百科全书》编纂团队呕心沥血，孜孜矻矻。组织协调坚定有力，条目撰写字斟句酌，学术审查一丝不苟，手书长卷撼人心魂……在此，谨向全国医学各学科、各领域、各部门的专家、学者的积极参与以及国家各有关部门、医药卫生领域相关单位的大力支持致以崇高的敬意和衷心的感谢！

《中华医学百科全书》的编纂是一项泽被后世的创举，其牵涉医学科学众多学科及学科间交叉，有着一定的复杂性；需要体现在当前医学整合转型的新形式，有着相当的创新性；作为一项国家出版工程，有着毋庸置疑的严肃性。《中华医学百科全书》开创性和挑战性都非常强。由于编纂工作浩繁，难免存在差错与疏漏，敬请广大读者给予批评指正，以便在今后的编纂工作中不断改进和完善。

刘德培

凡 例

一、《中华医学百科全书》（以下简称《全书》）按基础医学类、临床医学类、中医药学类、公共卫生类、军事与特种医学类、药学类的不同学科分卷出版。一学科辑成一卷或数卷。

二、《全书》基本结构单元为条目，主要供读者查检，亦可系统阅读。条目标题有些是一个词，例如"视野"；有些是词组，例如"电光显示器设计"。

三、由于学科内容有交叉，会在不同卷设有少量同名条目。例如《军事人机工效学》《航空医学》都设有"机组资源管理"条目。其释文会根据不同学科的视角不同各有侧重。

四、条目标题上方加注汉语拼音，条目标题后附相应的外文。例如：

yǔyīn　biānmǎ
语音编码（speech encoding）

五、本卷条目按学科知识体系顺序排列。为便于读者了解学科概貌，卷首条目分类目录中条目标题按阶梯式排列，例如：

语音通信 ……………………………………………………………………

　语音界面 …………………………………………………………………

　　语音分析 ………………………………………………………………

　　语音识别 ………………………………………………………………

　　语音编码 ………………………………………………………………

　　语音重构 ………………………………………………………………

　语音特性 …………………………………………………………………

　语音通信可懂度 …………………………………………………………

六、各学科都有一篇介绍本学科的概观性条目，一般作为本学科卷的首条。介绍学科大类的概观性条目，列在本大类中基础性学科卷的学科概观性条目之前。

七、条目之中设立参见系统，体现相关条目内容的联系。一个条目的内容涉及其他条目，需要其他条目的释文作为补充的，设为"参见"。所参见的本卷条目的标题在本条目释文中出现的，用蓝色楷体字印刷；所参见的本卷条目的标题未在本条目释文中出现的，在括号内用蓝色楷体字印刷该标题，另加"见"字；参见其他卷条目的，注明参见条所属学科卷名，如"参见□□□卷"或"参见□□□卷□□□□"。

八、《全书》医学名词以全国科学技术名词审定委员会审定公布的为标准。同一概念或疾病在不同学科有不同命名的，以主科所定名词为准。字数较多，释文中拟用简称的名词，每个条目中第一次出现时使用全称，并括注简称，例如：中华人民共和国药典（简称中国药典）。个别众所周知的名词直接使用简称、缩写，例如：DNA。药物名称参照《中华人民共和国药典》2020 年版和《国家基本药物目录》2018 年版。

九、《全书》量和单位的使用以国家标准 GB 3100—1993《国际单位制及其应用》、GB/T 3101—1993《有关量、单位和符号的一般原则》及 GB/T 3102 系列国家标准为准。援引古籍或外文时维持原有单位不变。必要时括注与法定计量单位的换算。

十、《全书》数字用法以国家标准 GB/T 15835—2011《出版物上数字用法》为准。

十一、正文之后设有内容索引和条目标题索引。内容索引供读者按照汉语拼音字母顺序查检条目和条目之中隐含的知识主题。条目标题索引分为条目标题汉字笔画索引和条目外文标题索引，条目标题汉字笔画索引供读者按照汉字笔画顺序查检条目，条目外文标题索引供读者按照外文字母顺序查检条目。

十二、部分学科卷根据需要设有附录，列载本学科有关的重要文献资料。

目　录

jūnshì rénjī gōngxiàoxué

军事人机工效学（military ergonomics）

研究军事领域系统中人、武器装备及其工作环境之间相互作用规律，如何安全、高效、健康、舒适地完成作业任务的学科。该学科是运用人体测量学、生理学、心理学、生物力学以及工程学等的研究方法和手段，研究人和武器装备及环境的相互作用，以达到完成作业任务的目的。作业任务是指完成整个系统承担的工作，达到作业目标。整个人-机-环系统要具有安全性、可靠性、舒适性、易操作性、可维护性、经济性等特征，并适应各种环境的要求（图1）。

简史　中国早在战国时期的《考工记》中，就有关于武器人机关系问题的记载，其中指出：各种武器握柄的形状应根据其用途不同而变化，如枪、矛，为便于刺杀，应使手柄的截面呈圆形；大刀、戟，为便于劈杀、钩杀，应使手柄的截面呈椭圆形。

冷兵器时代始于距今4600多年前，包括石器时代、青铜器时代和铁器时代，出现了如石斧、青铜剑、铁剑、弓、弩、铠甲、攻城梯、抛石机、战车等多种武器装备。在冷兵器时代，武器装备的人机关系中占据主导地位的是人的体能和搏杀技能，因此这一时期军事人机工效处于起源和萌芽阶段，主要考虑如何改进手持兵器的尺寸、形状、结构，投射武器的发射方式、速度、距离，铠甲的坚固性、灵活性、易维修性，人及武器装备的机动性等，以提高武器性能。

热兵器发源于中国，但最早的真正改变战争模式的原始步枪——火绳枪出现于15世纪的欧洲，燧发枪出现于16世纪，19世纪中叶出现的毛瑟枪标志着现代步枪的诞生。在热兵器时代，军事人机工效主要以改进热兵器的点火、击发、瞄准、储弹装置等，提高武器的可操作性、安全性、各种环境的通用性为主。

20世纪初期到中期，坦克、飞机、军舰等重型机械化武器装备陆续出现，随着武器装备的威力、功能、机动性的提高，武器装备对操纵者的感知、判断、决策、使用能力提出了很高要求，甚至超出了人的能力限度。由于片面注重武器装备的性能，而忽略了人的因素和人的适应极限，导致由设计不当或操作过于复杂而引发的各种人因事故频繁发生，迫使人们研究如何优化人-机-环境三要素，充分考虑人的生理、心理特性、机的性能和环境因素，以使各种武器装备性能充分发挥。在第二次世界大战期间，军事人机工效正式诞生得到快速发展。

1945年第二次世界大战结束后，美国空军、海军正式成立了工程心理学实验室。1949年英国成立了工效学学会，并于1957年发行会刊《工效学》（Ergonomics）。此后各国对于人机工效的研究热情高涨，各种刊物、实验室、公司相继成立。1959年国际人类工效学学会成立，1961年国际人类工效学学会在斯德哥尔摩举行了第一次国际工效学会议，标志着人机工效已发展成一门独立的学科，进入新的发展阶段。

20世纪80~90年代，微电子、光电子、计算机、网络等信息化技术使武器装备进入信息化时代，出现了综合电子信息系统、信息化杀伤武器（如精确制导武器、新概念武器系统）和信息化作战平台。在这一时期军事人机工效主要以研究人的认知信息加工（包括信息接收、传输、加工和反馈），分析人和武器装备的交互过程为主，从而使信息的传递和处理更加高效和准确。

20世纪90年代后，人工智能被运用于武器装备，人机交互感知技术、人机综合推理技术和人机协同决策技术成为研究热点。

研究内容　最初的研究内容比较少，只涉及人与手动装置的交互作用，随着武器系统的快速发展，高精尖武器的逐步展开，

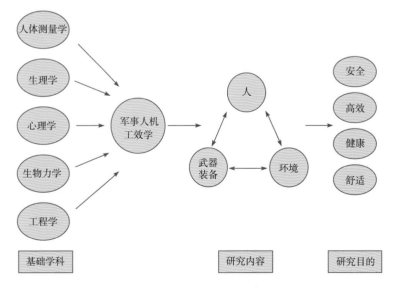

图1　军事人机工效学系统框图

对于军事工效学的要求越来越高，研究内容也越来越多。作战人员与武器装备的关系是系统的基础部分，如何在各种复杂的环境中最大程度地发挥武器效能并且延长作战人员的工作时间成为军事人机工效学研究的根本。研究内容主要有以下几个方面。

系统中人的因素 ①人体形态特征参数：静态尺度与动态尺度。②人体机械力学功能和机制：人在各种姿态及运动状态下力量、体力、耐力、惯性、重心、运动速度等规律。③人的劳动生理特征：体力劳动、脑力劳动、静态劳动及动态劳动的人体负荷反应与疲劳机制等。④人的可靠性：正常情况下人失误的可能性和概率等。⑤人的认知特性：人对信息的感知、传递、存储、加工、决策、反应等规律。⑥人的心理特征：影响人心理活动的基础（生理与环境基础）、动力系统（需要、动机、价值观理念等）、个性系统（人格与能力）、心理过程（感知、记忆、学习、表象、思维、审美构成的认知，情绪与情感，意志或意念，习惯与定势）等。⑦人-人关系：是否有共同的、有意义的目标；是否有可知的、相依的需要；是否有依赖于彼此的经验和能力；是否具有协调性，能够有效利用资源和成员技能；是否具有明确的评价指标等。人在以上各方面的规律和特性是人-机-环境系统设计的基础，所以为该学科研究的基础部分。

人与武器装备关系设计 在该关系中，作为主体的人，是整个研究的核心。对于人的研究，包括人体形态特征参数、人的感知觉特性、人的反应特性、人的生理特征和心理特征、人的社会行为和价值观念等，目的是解决武器装备的设计如何适应人的各方面特征，为人创造安全、舒适、健康、高效的工作条件。同时，如何合理分配人与武器装备在系统功能以及人与武器装备间有效传递信息是系统整体设计的基本问题。新系统中人的特性如何体现，人与武器装备的功能如何分配，武器装备如何更宜人等成为整体设计的主要内容。

工作场所和信息传递装备设计 工作场所是否合适，将对人的舒适、健康和工作效率等产生直接的影响，研究内容包括作业空间设计，作业场所的总体布置，工作台、座椅、工具设计等，直接满足人的作业要求，使人在工作过程中健康不会受到损害。信息传递主要是指武器装备和环境向人传递信息，同时又反过来接受人的信息，即显示与操纵设计两个方面。从人的特性出发，重点研究信息传递方式、准确性、可靠性以及与人的认知能力匹配度；也对操作装置形状、大小、位置和操纵方式与人的生理、心理、认知能力、习惯等相适应方面的问题进行研究。

环境控制和安全保护设计 研究环境因素，如温度、湿度、照明、噪声、振动、有害气体、辐射等条件对作业过程以及工作效率的影响；研究控制、改良环境条件的措施和方法，为人创造安全、健康、舒适的工作空间。研究如何避免工作过程中不安全的因素影响，防止出现安全事故，研究范围包括防护装置、保险设计、冗余性设计、疲劳的检测和预防、防止人为失误装置、安全保护措施、事故控制方法等。

人-机-环境系统的组织原则 根据人的生理、心理特征，阐明对装备、技术、作业条件、劳动轮班与休息制度的要求等，提高操作人员的舒适度、健康状况，提高工效。

研究重点 ①人的生理心理认知技术研究：人是人-机-环境系统的主体，只有深刻认识人在系统中的作业特性，才能研制出最大程度地发挥人及人机系统的整体能力的优质高效系统。人的认知及反应作为人的一种输入输出形式，具有速度-精确度的折中关系，即目标拾取运动的完成时间与命中目标的精确度成反比。这种特性广泛存在于人的各种输出和其他控制系统中。所以如何建立人在认知-决策过程中实用、精确的速度-精确度折中关系理论模型就成了研究的重点。②人机界面技术研究：在军事人机工效学中，人机界面是最重要的一个研究分支，是指人机间相互施加影响的区域，凡参与人机信息交流的一切领域都属于人机界面。可将设计界面定义为设计中所面对、所分析的一切信息交互的总和，反映人机之间的关系（见人机界面）。③作业场所设计和改善：研究包括物理、化学、生物、特种环境因素下作业场所对人的生理、心理反应及工作的影响，控制、改善和预防不良环境的措施，使之适应人的要求，目的是为人创造安全、健康、舒适的作业环境，提高人的工作质量，保证人-机-环境系统的高效率。

研究方法 军事人机工效学是一门多学科交叉的学科，其研究方法也呈现为多样性，主要包括以下几种。①测量法：一种借助器械设备进行实际测量的方法，常用于人的生理特性方面的调查研究。②个体或小组测试法：根据特定的研究内容，设计标准的调查问卷，对典型环境下的操作人员进行调查，收集操作人员的生理心理学指标（反应和表现），进行统计分析。③抽样测试法：从典型环境对人群随机抽样或分层抽样选取样本，进行调查测验，得出的结果进行相应的统计分析。④询问法：通过与被调查人的访谈，评价被调查人对某一特定环境或使用装备的反应。这种方法对调查者要求很高，需要具备高超的技巧和丰富的经验。⑤实验法：在人为设计的环境和条件下，测试实验对象的行为或反应。⑥观察分析法：通过观察、记录自然环境中被调查者的行为表现、活动规律，然后进行分析的方法，技巧在于观察者能客观地观察并记录被观察者的行为而不加任何干扰。⑦系统分析评价法：将人-机-环境系统作为一个综合系统来加以分析，包括人的能力、心理、生理结构、方法以及作业环境等各方面的因素。⑧计算机辅助研究法：随着计算机技术和数字技术的发展，在数字环境中建立人体模型已经越来越被广泛应用，可以利用人体模型模仿人的特征和行为，描述人体尺度、形态和心理等个性指标，并进一步探讨特定环境下人与装备之间信息的相互传递以及环境因素的影响。

（常耀明　任　杰）

rénjī xìtǒng

人机系统（man-machine sys-tem）

由相互作用、相互依存的人与机器，按一定关系组成，并完成特定任务的有机整体。最简单的人机系统由人的子系统、机器的子系统和人机界面所组成（图1）。人与机器之间为人机界面。人的子系统包括感受、信息处理与控制操作。机器的子系统包括控制器、操作机与显示器。

人与其所使用的机器设备共处于一定的环境中，人、机、环境相互依存、相互作用、相互影响，并完成某一特定的作业任务。因此，完整的人机系统是人-机-环境-任务系统，其组成要素包括人、机器、环境、任务。人是指机器的操作者或使用者；机泛指人所操作或使用的机器、设备、工具等；环境是指人与机共处的环境，如作业场所、作业空间、自然环境和社会环境等；任务是指人通过机器而完成的特定目标。如人乘坐汽车、人驾驶飞机、人操纵机器、人控制自动化生产、人使用计算机等都属于人机系统的范畴。人机系统是为了实现人类的目的而设计的，也由于能满足人类的需要而存在。

基本内容　包括以下几方面。

人机关系　人在作业过程中与作业工具和作业对象所发生的关系。人机关系的发展经由最初的人操纵工具、人适应机器、机器适合于人发展到人机协调。

人机匹配　在复杂的人机系统中，为使人机系统总体效能最优，必须使机械设备与操作者之间达到最佳配合，确定人和机器的极限。人的极限包括准确度极限、体力极限、动作速度极限和知觉能力极限等。机器的极限包括机器的性能极限、使用寿命、环境适应性极限和费效比等。人和机器各有所长和局限性，因此人机之间应该彼此协调，互相补充。如费力、快速、持久、可靠性高、精度高、程序固定和环境条件差的作业，适合由机器承担；研究、决策、编程序、发指令、精细做工、检查、管理、维修、故障处理、应付不测等利用脑力和感官的工作应由人承担。

人机系统类型　依系统自动化程度可分为人工操作系统、半自动化系统和自动化系统（图2）。①人工操作系统：该系统中，自始至终是人在起作用，能源是体力，控制凭技能，机械与工具只增强人的力量和提供工作条件，但不具备动力。如钳工的锉、削、刮，木工作业，手工造型等均属于这种系统，由人直接将输入改变成输出。②半自动化系统：该系统中，人是作业过程的控制者，操纵具有动力的设备，人和机器

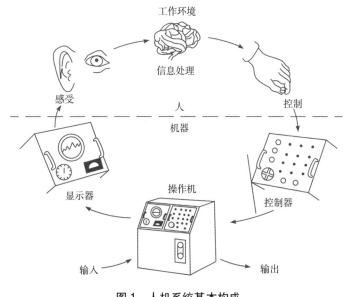

图1　人机系统基本构成

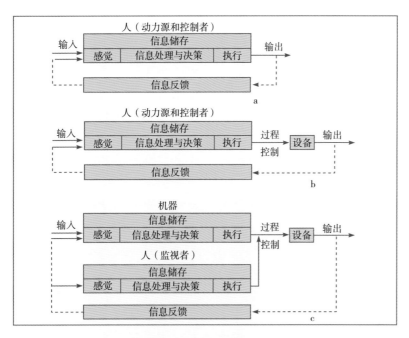

a. 人工操作系统；b. 半自动化系统；c. 自动化系统。

图2 人机系统的类型

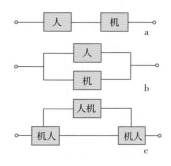

a. 人机串联；b. 人机并联；
c. 人机串联、并联混合。

图3 人-机的结合方式

相互作用，共同感知作业过程的信息，然后由人使用控制装置来开动或停止机器，并进行各种调整。反馈信息经过人的处理输入机器，以改变其运行状态。凡是操纵具有动力的设备均属此系统，如操纵各种机床加工零件，驾驶汽车、火车、飞机等。③自动化系统：该系统中，人只起启动、停止、编程、监控、修理、调试的作用，其他作业包括信息接收、信息处理和执行等由机器完成。此系统应能对所有可能发生的意外及时感知并采取相应的行动。

人机结合方式　人机结合一般有三种方式。①人机串联：在该结合方式中，人机连环串接，人与机任何一方停止活动或发生故障，都会使整个系统中断工作（图3a）。人和机的特性相互增强、相互干扰，人的长处通过机可以扩大，但人的缺点，也会被放大。人必须与机器相互作用才能输出，人工操作系统与部分半自动化系统一般采取此结合方式，如钳工的锉、削和驾驶拖拉机等。②人机并联：在该结合方式中，人间接与机衔接（图3b）。人、机的功能互相补充，两者可以相互取代，具有较高的可靠性。作业时人间接介入工作系统，人的作用以监视、管理为主，手工作业为辅。自动化系统多采用此种人机结合方式。系统运行正常，机器自动运转，人只起监视和遥控的作用，系统对人没有约束；系统运行异常，机器由自动变为手动，人机结合方式由并联转为串联，如监控自动化设备、监控化工流程等。③人机串联、并联混合：该结合方式是人机串联和人机并联的综合（图3c），人机系统往往同时具有两种人机结合方式的基本特性，如一个人同时监管多台有前后顺序且自动化水平较高的机床，一个人监管流水线上多个工位等。

人机系统设计　根据作业任务和人机各自特点，在达到系统性能指标要求的基础上，从功能分析入手，特别是把有关人的效能、安全和身心健康等作为重要的考虑因素，以解决系统的安全、高效、舒适、经济等方面问题，合理地将各系统的各项功能分配给人和机器，从而达到系统的最佳匹配。随着社会的发展和技术的进步，人机系统设计思想也在不断地发展和变化。最早的设计思想是让人来适应机器。即先设计好机器，再根据机器的运行要求来选拔和培训人员。

随着人机系统任务复杂程度提高，机器运行速度加快和机械化自动化程度提高，对人的能力要求越来越高，原来的设计思想越来越显示出不足，从而产生了在设计中考虑人的因素，让机器适应人的设计思想。即根据人的特性，设计出最符合人操作的机器设备、工具，最醒目的显示器，最方便的控制器，如何使设计的机器尽可能地代替人的工作等。这一思想的局限性是没有在机器和人中间进行合理的功能分配，而让机器或人承担了其不擅长的工作，最终导致人机系统没能发挥最优功能而达到最高效率。

随后自然出现了人与机器相互适应的系统设计思想。是将系统的整体价值作为系统设计所追求的目标，从功能分析入手，在一定的技术和经济水平条件下合理地把系统的各项功能分配给机器和人，从而达到系统的最佳匹配。

人机系统设计不是单一专业领域工作者所能胜任的，应由工程技术人员、人类学家、心理学家、人机工效专家等共同协作完成，或者利用上述知识完成。重要的是在系统设计初期充分考虑人的因素。

功能　完整的人机系统一般具有六种功能，这些功能是连续进行并且通过人机共同作用而实现的。①信息获取：人通过感觉器官来完成；机器通过传感装置（电子、光学或机械等）来完成。②信息加工：脑接受感觉器官发来的信息或调用储存的信息，通过一定的过程（如分析、比较、演绎、推理和运算）形成决策。现代化的机器也可进行一些程序化的信息加工，其结果决定下一步是否行动和如何行动。③信息储存：人的信息储存是靠大脑的记忆能力或借助录像、照相和文字记载等方式来完成；机器的信息储存一般要靠磁带、磁鼓、磁盘、凸轮、模板等储存系统。④执行功能：即执行人脑或机器脑的指令。一般有以下两种，一是由人直接操纵控制器或由机器本身产生控制作用；二是传送命令，即借助于声、光、电等信号，将指令从一个环节传送到另一个环节。⑤信号反馈：是将系统中各过程的信息逐步返回到输入端。返回的信息是继续控制的基础，也是调节的根据。反馈可以弥补系统的不足，纠正和预防偏离。在人工调节系统中，反馈可以促使操作者及时调节；在自动化系统中，反馈可以自动触发调节。如电冰箱内温度高于预定温度时，压缩机就开始运转，否则就自动

停机。⑥输入与输出：信息从输入端输入，经过系统的加工过程，改变输入物的状态，变成系统的成果而输出。

特点　现代人机系统具有如下特点：①生产发展和技术进步不断地减轻人在劳动过程中的体力消耗，但脑力劳动和心理负担加重。②机器的结构越来越复杂，操作者了解机器规律和掌握操作技术的难度也相应增加。③在现代化生产中，操作者直接参与自然物质的加工过程的机会减少，人们逐渐通过遥控去加工物体。④信息传递在时间上和空间上渐趋密集化。⑤要求操作者有更高的准确性和作业速度，并受机器的制约。

在人机系统中，人始终处于主体地位。任何现代化自动化系统，没有人去掌握是不行的。人的作用只是随着机器的进步而转移，绝不会减少，更不会消失。机械化和自动化，使人从繁重的劳动中解脱出来，去从事其他重要的工作，如可以有更多的精力去从事脑力性质的劳动。电子计算机的发展，使人能够去完成过去无法进行的创造性工作。从自动化技术繁重的现状来看，至少在目前阶段，人与机器的适当配合，可以使系统降低成本，减少事故，提高效率。不应盲目地追求让机器及计算机完全代替人的全部功能。某种无人驾驶飞机最初800次飞行，失事次数达155次，而同类的有人驾驶飞机，最初800次飞行，失事次数只有3次。由此可见，一般有人参与的系统比全自动化系统可靠而又经济，具有高智能的人与先进的机器相结合的人机系统是最有发展前途的。

（常耀明　任　杰）

人机系统分析　（human-machine system analysis）　将人机系统分为各个部分、方面、因素和层次，并分别地加以考察，解析出其本质及内在联系的过程。分析的对象一般包括系统的总目标和总任务；系统中的人机功能分配；系统中的人机界面匹配要求；系统的可行性；系统对环境的要求；系统建设的资金来源、经济效益和建设进度要求等。在这些分析项目中首先要分析系统的总目标和总任务，即先要明确为什么设计这个系统。系统的目标决定系统的性能要求，系统的性能要求决定着系统应该包括的组成内容和各要素的内在联系。例如设计一种飞机，首先要明确飞机的用途。用途不同，性能要求自然也不同。歼击机主要用于空中格斗，要求飞得高、飞得快、机动性好。轰炸机要深入敌后执行轰炸任务，主要用于摧毁地面设施，要求载重量大、航程远、导航功能强、投弹命中率高。系统总体目标明确后，就要进一步分析系统应具有哪些功能，并分析这些功能实现的途径，确定哪些功能由硬件设备实现，哪些功能由软件实现，哪些功能由人承担，哪些功能需要人、硬件、软件的结合来实现。人机系统的功能分析是多层次的，要逐层分析，直至分析到每个组成部件和每个操作人员的具体要求。下面以人机系统设计分析为例加以说明（图1）。

人机系统分析需要有多种不同专业人员参与。不同专业的工作人员分析系统中的不同内容。如对软、硬件设备的功能分析，主要由软、硬件工程设计师完成；对操纵人员的功能要求主要由人

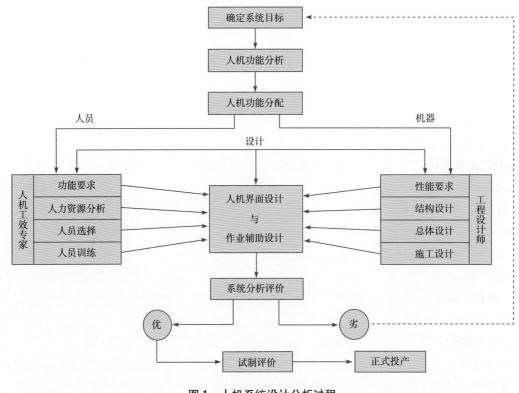

图1 人机系统设计分析过程

机工效专家去分析；需要人机结合才能实现的功能要求，要由两方面专家密切配合共同完成。

内容和步骤 包括以下几方面。

确定人机系统的目标和条件 设计人机系统时，必须首先确定系统的整体目标，然后再确定为达到该目标，系统应具备何种功能，完成任务的性质，系统的使用范围等。同时还要分析当前技术发展水平和趋势，分析实现该系统需达到的设计要求、实现的可能性、制造成本周期等。目标的确定不能完全依赖于用户提出的要求和提供的信息，因为它们经常是不充分、不具体的。

人机功能对比分析 系统设计时必须充分考虑人和机器各自的特性，根据两者的长处和弱点，确定人机系统各项功能合理分配给机器和人，达到人机最佳匹配。

人优于机器的功能表现在：①在感知觉方面，人的某些感官的感受能力比机器优越。如人的听觉器官对音色的分辨力以及嗅觉器官对某些化学物质的感受性等，都优于机器。②人能运用多种通道接受信息，当一种信息通道有障碍时可用其他通道补偿，而机器只能按照预先设计的固定结构和方法输入信息。③人具有高度的灵活性和可塑性，能随机应变，采用灵活的程序。人能根据情境改变工作方法，能学习和适应环境，能应付意外事件和排除故障。而机器应付偶然事件的程序是非常复杂的。因此任何高度复杂的自动系统都离不开人的参与。④人能长期大量储存信息并随时综合利用记忆信息进行分析和判断。⑤人具有总结和利用经验、推陈出新、改进工作的能力，而机器无论多么复杂，只能按照人预先排好的程序工作。⑥人能进行归纳推理，在获得实际观察资料的基础上，归纳出一般结论，形成概念，并能发明创造。⑦人的最重要特点是有感情、意识和个性，具有能动性，能继承人类历史、文化和精神遗产。人在社会生活中，接受社会的影响，具有明显的社会性。

机器优于人的功能表现在：①机器能平稳而准确地运用巨大动力，其功率、强度和负荷的大小可随需要确定，而人受身体结构和生理特性的限制，可使用的力量较小。②机器动作速度快，信息传递、加工和反应的速度快。③机器的精度高，产生的误差可随机器精度的提高而减小，而人的操作精度不如机器，对刺激的感受也有限。④机器的稳定性好，可终日不停地重复工作，不会降低效率，不存在疲劳和单调问题。

人的工作易受身心因素和环境条件的影响，因此在感受外界作用和操作的稳定性方面不如机器。⑤机器的感受和反应能力一般比人高，如机器可以接受超声、辐射、微波、电磁波和磁场等信号，还可以做出人做不到的反应，如发射电信信号、发出激光等。⑥机器能同时完成多种操作，而且可以保持较高的效率和准确度，人一般只能同时完成1～2项操作，而且操作容易互相干扰，难以持久地进行。⑦机器能在恶劣的环境下工作，如高压、低压、高温、低温、超重、缺氧、辐射、振动等条件下，机器可以很好地工作，而人则无法耐受。

机器的特性分析　设计人机系统时，要充分考虑机器的可操作性、易维护性和可靠性等因素（见装备特性分析）。

人的特性分析　设计人机系统时，要对不同岗位操作者的身心素质要求进行分析（见人的独有特性）。

人机功能分配　在人机系统中，为了充分发挥人与机器各自的特性，互补所短，恰当地分配人机任务，以达到人机系统整体的最佳效能与总体目标功能。随着科学技术的发展，人机系统中人的工作将逐渐由机器来代替，从而使人逐渐从各种不利于发挥人的特长的工作岗位上得到解放。人机功能分配，又称划定人机界限。通常考虑的问题有：①人与机器的性能、负荷能力、潜力及局限性。②人进行规定操作所需的训练时间和精力限度。③对异常情况的适应性和反应能力的人机对比。④人的个体差异的统计。⑤机器代替人的效果和成本。

人机达到最佳匹配，方能使系统整体效能最优。人和机器各有特长和局限性，因此人机之间应彼此协调，相互补充。如费力、快速、持久、可靠性高、精度高、程序固定、操作复杂和环境条件差的工作，都适合由机器承担；研究、决策、编程序、发指令、做工精细、检查、监视、管理、维修、处理故障和应付不测等利用脑力和感官的工作都应由人承担。

人和机器的相互配合也很重要。一方面需要人监控机器，机器一旦出现异常情况，必须由人来手动操纵，如火车自动停车装置；另一方面需要机器监督人，以防止人产生失误而导致整个系统发生故障，如烟雾报警器装置。

人机界面设计分析　主要分析机器的信息显示器与人的信息接收能力的匹配关系，机器的控制器与人的信息输出能力的匹配关系。如显示器和控制器的类型、信息显示方式，信息呈现的密度、速度和精度，显示器和控制器的位置、方向、距离、角度，信息编码形式等。设计时要特别注意显示器和控制器的性能不能超出人的信息接收、加工和输出的能力限度。

工作条件和物理环境分析　人机系统中，人和机器对环境都有一定要求，必须考虑人机所处的温度、光照度、通风设备、安全措施、建筑条件和工作场所的地理位置等。如一些精度要求较高的机器，要在恒定的温度、湿度和无尘的条件下装配、使用；人工作的最佳环境温度为20℃左右，若环境温度超过体温或低于5℃，其操作效率就易受影响。

职业条件和社会环境分析　人工作效能的发挥还与其职业条件和社会环境有关，因此也需加以分析。职业条件包括工作时间、工作季节、工资薪酬、奖金福利、晋职晋级、所处地位、与其他工作联系关系等。社会环境包括工作团体的情况、社会心理氛围、同事的特征及相互关系、各部门之间的关系、附近的生活与文化设施等。

作用功能　人机系统分析的目的在于实现人机系统设计的总目标，即根据人的特性设计出最符合人操纵的机器、最适合手动的工具、最方便使用的控制器、最醒目的显示器、最舒适的座椅、最舒适的工作姿势和操作程序、最有效经济的作业方法和标准时间、最舒适的工作环境等，以保证整个人机系统安全可靠、效益最佳。

（常耀明　任　杰）

rénjī xìtǒng shèjì yāoqiú

人机系统设计要求（man-machine system design requirement）　为完成人机系统最主要目的，在设计时对人机系统进行设计时需要满足的要求。进行人机系统设计必须了解人的特性、机的特性和环境的特性，熟悉工作环境中人和机的各自优势及劣势，处理好人-机-环境-任务的关系，将系统中的各个功能合理分配给人或机，寻找到在工作环境中能够完成任务和系统功能的最优方案，在满足设计要求的前提下，依据特定的设计流程对系统进行设计，使人机环组成的系统性能最优。人机系统设计是很广泛的概念，凡是包括人和机器相结合的设计，小至一个按钮开关、手工工具，大至一个大型复杂的生产过程（如尿素的生产）、一个现代化系统的设计（如神舟飞船的设计），均为人机系统设计，不仅包括某个系统具体设计，而且也包括作业、作业辅助设计、人员选拔培训、机器维修性等。工业机械化发展初期，人机系统设计从原理和机器、力学角度考虑多一些，而考虑人的因素少一些，结果生产制造出来的产品中，有许多并不适合人，人在操作使用中遇到许多不便，甚至酿成伤害事故。通过这些教训，设计师、人机工程专家、心理学家结合起来，开始根据人的特性，将人与机有机地组成一个系统，即人机系统，并按系统从整体上进行设计。要求有以下几点：①能达到预先设定的功能目标，完成预先设定的任务。②在系统中人与机都能发挥各自的作用并协调地工作。③系统接受输入和完成输出时，都应符合预先设计的能力。④系统重复考虑环境因素的影响。如在武器装备研制的工厂里，其环境因素包括厂房的建筑结构、照明、噪声、大气环境、温度、湿度等。但人机系统设计不单只是处理人与机的关系问题，还必须考虑到机器运行时相应的周围环境。因此武器装备设计时还要考虑到应用环境的问题，如寒冷季节、炎热季节、热带丛林、沙漠、海上等各种环境。⑤系统应有完善的信息反馈通路。输入的比率可以进行调整，以补偿输出的变化；反之，通过使用增减设备和人员的方法，从而调整输出以适应输入的变化。

(常耀明　任　杰)

rényīn shèjì

人因设计 (human in system design)

人机系统设计时，针对人的因素所做的设计。人的因素是人机系统的基础，人机关系需要适宜人在各个方面的规律和特性，为避免发生人的失误，完成系统整体目标，确保系统整体性能最优，应深刻了解系统中人的因素，努力做好人因设计。

基本内容　包括以下几方面。

系统中人的因素　包括人体构造与功能，人体形态特征参数（构造尺寸、功能尺寸），生理特性（感觉特性、运动特性、反应时），心理特性（动机、情绪、意志、性格、能力等），认知特性（人对信息的感知、传递、存储、加工、决策、反应），作业特性（劳动强度、作业疲劳），人的可靠性等。

人体构造与功能　人体由呼吸系统、消化系统、循环系统、内分泌系统、运动系统、神经系统、泌尿系统、生殖系统等构成。①呼吸系统：从鼻经气管到肺部器官的总称。担负着呼吸的功能，将空气中的氧气补充到血液里，将血液中的二氧化碳排放到空气中。②消化系统：包括口腔、食管、胃、十二指肠、小肠和大肠等消化器官，以及分泌消化酶的唾液腺、肝脏、胰腺等器官。其功能是从各种食物中摄取水分和养料，并输送给血管，为机体提供能量和营养物质。③循环系统：人的体液（包括血液、淋巴液和组织液）及管道（体液在其中流动循环）组成的系统，包括心血管系统和淋巴管系统，其功能是将消化道吸收的营养物质和由肺吸进的氧气输送到各组织器官，并将组织器官产生的代谢产物通过血液输送到肺、肾排出体外。④内分泌系统：分泌激素，调节人体的生长发育和各种代谢，维持内环境的稳定，并影响行为和控制生殖。⑤运动系统：主要由骨、骨连接和骨骼肌组成。其功能包括运动（利用肌肉的收缩使运动器官发生运动，如肢体的运动），支持（构成体形、支撑体重和内部器官、维持姿态）和保护（以肌肉缓冲的形式保护大脑和内脏等重要器官）。⑥神经系统：人体的主导系统，全身各器官、系统均在神经系统的统一控制和调节下，相互影响、相互协调，保证人体的统一及其与外界环境的相对平衡。内外环境的各种信息，通过脑和脊髓各级中枢的整合，经周围神经控制和调节各个系统的活动，从而使机体得以反应多变的外环境，同时也调节机体内环境的平衡。人的一切心理和意识活动也是通过神经系统的活动实现的，神经系统也是心理现象的物质基础。

人体形态特征参数　又称人体尺度。是产品结构和空间环境设计的基础，合理的设计要符合人的形态和尺寸，使人感到方便和舒适。可分为构造尺寸和功能尺寸。①构造尺寸：静态的人体尺寸，是人体处于固定的标准状态下测量的，包括不同的标准状态和不同部位，如手臂长度、腿长度、坐高等，与等各种装具设备（如服装、家具、手动工具等）的设计关系密切。②功能尺寸：动态的人体尺寸，是人在进行某种功能活动时肢体所能达到的空间范围，在动态的人体状态下测得，由关节的活动产生的角度与肢体的长度协调产生的范围尺寸，与人机系统内人的作业空间有密切关系。

生理特性　人机系统中人的生理特性及参数，可通过人体学及人体测量得到结果。人在作业时生理参数会发生变化，如心率、呼吸、血压、血液成分、心电图、脑电图、肌电图等。人的生理特性受意识水平影响较大，大量实验表明，在人们上班工作的大部分时间中，脑电图测试显示他们的意识水平处于中等状态，即 α 波形的正常作业意识水平，而能够出现 β 波形（即脑电波意识水平最佳状态）的时间并不长。

感觉特性　见人的感觉系统。

运动特性　运动时，骨起杠杆的作用，关节是运动的枢纽，肌肉是动力器官。人因设计必须考虑到人体的惯性参数、关节的活动范围、肢体活动所能及的范围、肌力范围、肢体的动作速度和频率等。如车辆驾驶室的设计必须考虑以下因素：其空间能满足驾驶员身体结构尺寸和功能尺寸的要求；乘员有一定的自由活动空间；座椅设计不影响驾驶员的健康，使就座者脊柱接近于正常自然状态，减少腰椎的负荷及腰背部肌肉的负荷；重要操纵器和显示器需在驾驶员的可视域和可达域内，可以方便地进行观察和操作；在驾驶座椅升高的情况下，驾驶员仍能方便地使用操纵杆和踏板，且易于用力。

反应时　人从接受外界刺激到做出反应的时间。由知觉时间和运动时间两部分构成。反应时间与感觉器官、刺激性质、刺激数目、动作部位、颜色配合等有关。操作者由于存在年龄、兴趣、动机、性别、教育、经验和健康等多方面的差异，在反应时间方面也有所不同，如疲劳会使注意力、动作准确性和协调性降低，从而使反应时间延长；经过训练的人，反应时间可缩短 10%。人的反应速度是有限的，一般条件反射的时间为 0.1～0.15 秒；需要感觉指导的间断操作的反应时间大于 0.5 秒；要进行复杂判断和认知的反应时间达 3～5 秒。人因设计时还必须考虑人的反应速度极限。

心理特性　包括心理过程特性和个性心理特征。心理过程特性包括认识过程（感觉、知觉、注意、思维、想象等），情感过程（情绪与情感），意志过程（意志）。个性心理特征包括需要、动机、兴趣、能力、气质、性格、信念、理想、世界观等。心理是人脑对客观世界的反映。人作为社会成员，其个性心理特征的形成受遗传因素的影响，也受所处的社会历史条件、环境因素及所进行的实践活动等因素的相互影响（见人-人界面）。①注意：心理活动对一定对象的指向性和集中。由人的失误引起的事故在所有事故中占较大比例，而不注意是其中的重要因素。由于不注意而引起事故包括强烈的无关刺激，使注意对象转移而造成事故；注意对象设计欠佳，造成遇到紧急情况时反应缓慢，出现操作错误；注意发生起伏，人对注意的客体不能长时间保持高意识状态，在低意识状态期间易导致事故；低意识水平导致注意分散，环境条件不佳、身体条件不佳、过于专注于某事物，可引起意识水平下降，导致注意分散，最终导致事故。②需要：有机体感到某种缺乏而力求获得满足的心理倾向，它是有机体自身和外部生活条件的要求在头脑中的反映。自然性需要和社会性需要按照需要对象的性质。人的需要包括不同的层次，而且这些需要都由低层次向高层次发展的。层次越低的需要强度越大，人们优先满足较低层次的需要，再依次满足较高层次的需要。美国心理学家马斯洛把需要分为五个层次，即生理需要、安全需要、归属与爱的需要、尊重的需要和自我实现的需要。③动机：由特定需要引起的，欲满足各种需要的特殊心理状态和意愿。动机是一种内部心理过程，不能直接观察，但是可以通过任务选择、努力程度、活动的坚持性和言语表示等行为进行推断。动机必须有目标，目标引导个体行为的方向，并且提供原动力。动机是个体能动性的一个主要方面，它具有发动行为的作用，能推动个体产生某种活动，使个体从静止状态转向活动状态；当个体活动由于动机激发而产生后，能否坚持活动同样受到动机的调节和支配。动机的理论主要包括本能论、驱力论、唤醒论、诱因论、认知论。

认知特性　认知过程是一个由信息的获得、编码、储存、提取和使用等一系列连续的认知操作阶段组成。信息的获得就是接受直接作用于感官的刺激信息。感觉的作用就在于获得信息。信息的编码是将一种形式的信息转换为另一种形式的信息，以利于信息的储存、提取和使用。个体在知觉、表象、想象、记忆、思维等认知活动中都有相应的信息编码方式。信息的储存就是信息在大脑中的保持，在记忆活动中，信息的储存有多种形式。信息的提取就是依据一定的线索从记忆中寻找所需要的信息并将它取出来。信息的使用就是利用所提取的信息对新信息进行认知加工。在认知过程中，通过信息的编码，外部客体的特性可以转换为具体形象、语义或命题等形式的信息，再通过储存，保持在大脑中。这些具体形象、语义和命题实际就是外部客体的特性在个体心理上的表现形式，是客观现实在大脑中的反映。①知觉：人脑对直接作用于感觉器官的客观事物的各个部分和属性的整体的反映。知觉是各种感觉的结合，来自感觉，但已不同于感觉。感觉只反映事物的个别属性，知觉却认识了事物的整体；感觉是单一感觉器官的活动的结果，知觉却是各种感觉协同活动的结果；感觉不依赖于个人的知识和经验，知觉却受个人知识经验的影响。感觉和知觉又有不可分割的联系。在现实生活中当人们形成对某一事物的知觉的时候，各种感觉就已经结合到了一起，甚至只要有一种感觉信息出现，都能引起对物体整体形象反映。②错觉：在客观事物刺激作用下产生的对刺激的主观歪曲的知觉。各种知觉中都可以发生错觉，错觉现象是普遍存在的，在日常生活中，也经常有这种体验。如在火车未开动之前，常因邻近车厢的移动，觉得自己车厢已经开动；在火车尾部窗口俯视铁轨时，若火车是开动的，就会觉得铁轨好像是从车底下向后迅速伸出；当注视电扇转动时，会觉得忽而正转，忽而倒转，甚至有时会有暂时停止不转的感觉。

作业特性　人的作业能力取决于劳动者本身的素质、劳动组织和劳动的类型及外界环境条件等因素。研究人的劳动能力、劳动分级和劳动产生的疲劳，对于提高作业者劳动效率、保护作业人员健康和安全是十分重要的。①劳动强度：劳动的繁重、紧张或密集程度，是劳动者体力消耗、生理和心理紧张程度的综合反映。其大小可以用耗氧量、能耗量、能量代谢率等参数加以衡量。可采用体力劳动强度指数为分级指标，将体力劳动强度分为轻、中、重、过重四级。②疲劳：长时间连续或过度活动后引起机体不适和工作绩效下降的现象。无论是从事体力劳动还是脑力劳动，都会产生疲劳。根据疲劳发生的功能特点，可将疲劳分为生理性疲劳和心理性疲劳。引起疲劳的原因包括工作单调，简单重复，如长时间驾驶；超过生理负荷的激烈动作和持久的体力或脑力劳动，如长时间不间断的工作；作业环境不良，如作业场所存在噪声、粉尘及其他有毒有害物质；不良的精神因素，如家庭或社会舆论等因素引起疲劳；机体状况不良及休息制度安排不当；机器设计时存在缺陷。预防疲劳的措施包括合理安排休息时间（工间暂歇、工间休息、工余休息）；合理安排作业休息制度，适当调整轮班工作制度；改进操作方法，合理分配体力；改善环境条件及其他因素；建立合理的医疗监督制度。

人的可靠性　由人所承担任务的成功的可能性，是一种概率。人的可靠性越来越受人们的重视，原因在于：①研究表明，人机系统的失效很大一部分与人的失误有关。②人机系统已向高度精密化和复杂化发展，系统的失效可能造成不可估量的后果，如核电站事故。人处于不安静的状态、健康状况不佳、情绪不好、压力过大、处于异常紧张或兴奋状态、出现错觉时，极易发生各种差错。

作用功能　人因设计旨在发现人类行为、能力、限制因素及其他特性，以应用于工具、机器、工作、系统、产品、环境等设计，使人类使用机器更具效率、安全、舒适，系统整体效果更佳。

（任　杰　张洁琼）

réntǐ chāyì

人体差异（variation among human）　人在成长过程中受遗传、环境等多种因素的交互影响，使其在身心特征上显示出的与其他人各不相同的现象。又称个体差异。人们很早就认识到了人体差异的存在。如指纹是灵长类手指末端指腹上由凹凸的皮肤所形成的纹路，这些纹路可在物体上印下痕迹。由于指纹具有个体差异性及稳定性，在中国古代就用于身份确认，当时人们以指纹或手印画押。指纹识别就是通过比较指纹细节特征来进行鉴别，目前这一技术仍广泛使用。近代心理学家在研究人类行为的共同特点时，发现对于同一刺激，各人的反应常不同。开始时以为这是由实验本身的误差造成的，但经过长时期的实验后，终于发现这种差异与误差无关，而是由被试个体之间的差异造成的。随着这一发现，个体差异的研究引起了人们的重视。人机系统中人体尺寸、感觉特性、运动特性、反应时、心理特性、认知特性、作业特性等各种人的因素，均可能存在差异，在人机系统设计时必须考虑到这些差异的存在，特别是人体尺寸的差异和能力的差异。

基本内容　包括以下几方面。

人体尺寸差异　人体尺寸包括人的身高、肩宽、身体厚度、四肢长短等。人体尺寸的差异与年龄、性别、年代、种族、职业等因素有关。如人体尺寸增长过程一般男性 20 岁结束，女性 18 岁结束，成年人身高随年龄的增长而收缩一些，但体重、肩宽、腹围、臀围、胸围却随年龄的增长而增加；大多数人体尺寸，男性比女性大，但胸厚、臀宽、臀部及大腿周长女性比男性大；随着人类社会的不断发展，卫生、医疗、生活水平的提高及体育活动的大力开展，人的生长和发育也发生了变化，日本男性青年 1934～1965 年身高增加 5.2cm，体重增加 4kg，胸围增加 3.1cm；不同的种族人体尺寸的差异是十分明显，越南成年男性平均身高为 160.5cm，而比利时为 179.9cm，其身高的差异与遗传特质、地理环境、生活习惯有关。

能力差异 能力是直接影响活动效率，并使活动顺利完成的个性心理特征。能力发展的个体差异主要表现在以下三方面。①能力有高低的差异，一般而言能力呈正态分布，如智力的高度发展称智力超常或天才，智力发展低于一般人的水平称智力低下或智力落后，天才与智力低下的人数较少，智力水平为中间的人数最多。②能力的充分发挥有早有晚，有些人的能力表现较早，年轻时就显露出卓越的才华，在科学和政治生活舞台上屡见不鲜。③能力有各种各样的成分，按不同的方式结合起来，构成了结构上的差异。如有人长于想象，有人长于记忆，有人长于思维等。

作业者的能力是有差异的，而能力的形成、发展与多种因素有关，如素质、知识、教育、环境和实践活动、人的主观努力程度等。能力是可以后天锻炼、培养的，虽然能力不是一天两天可以培养出来的，但是能力的培养要有目的性，从而提高效率。

作用功能 人因工程专家在人机系统设计时，就必须充分注意存在的人体差异，正视其对机器、人机界面、环境等的影响及影响的程度，为完成系统功能需要对人员进行选择，充分发挥个人能力与潜力，做到人尽其才、人尽其责，必要时还需对人员加以训练。

（任 杰 张洁琼）

rén de gǎnjué xìtǒng

人的感觉系统 （sensory system of human）

处理感觉信息的部分神经系统。主要由三部分构成。①感受器：即直接接受刺激的部分。如眼、耳、鼻、舌、皮肤、肌腱、关节等。②传入神经：又称感觉神经。③神经中枢：主要是大脑皮质感觉区。人受到体内外刺激时，只有经过这三部分的活动才能产生感觉。人对任何事物的认识都是从感觉开始的。感觉是人脑对直接作用于感觉器官的事物的个别属性的反映。包括视觉、听觉、触觉、味觉、嗅觉和本体感觉等。客观事物的各种属性分别作用于人的不同感受器，引起人的各种不同感觉，经大脑皮质对各种信息进行加工，形成了对客观事物综合的整体的印象即为知觉。

基本内容 包括以下几方面。

视觉 光线→角膜→瞳孔→晶状体→玻璃体→视网膜，视网膜感受光的刺激，并把光能转变成神经冲动，再通过视神经将冲动传入视觉中枢，从而产生视觉。通过视觉，人可以感知外界事物的大小、形状、明暗、颜色和动静。视觉是人最重要的感觉，外部世界 80% 以上的信息是通过人的视觉获得的。视觉的优势包括可以在短时间内获取大量信息；可以利用颜色和形状传递性质不同的信息；对信息敏感，反应速度快；感觉范围广，分辨率高；不容易残留以前刺激的影响。但也存在容易发生错觉和容易疲劳等缺点。

视觉功能是视觉器官对客观事物识别能力的总称，包括视角、视力、视野、色觉等。①视角：观察物体时，从物体两端（上、下或左、右）引出的光线在人眼光心处所成的夹角。物体的尺寸越小，离观察者越远，则视角越小。正常眼能区分物体上的两个点的最小视角约为 1 分。②视力：视网膜分辨影像的能力。视力的好坏由视网膜分辨影像能力的大小来判定，然而当眼的屈光介质（如角膜、晶体、玻璃体等）变得混浊或存在屈光不正（包括近视、远视、散光等）时，即使视网膜功能良好的眼视力仍会下降。眼的屈光介质混浊，可用手术来治疗，而屈光不正则需要用透镜来加以矫正。③视野：是指人的头部固定不动，眼睛所能看到的空间范围。常用角度来表示。视野的大小和形状与视网膜上感觉细胞的分布状况有关，可以用视野计来测定视野的范围，双眼视野大于单眼视野。对各种颜色的视野大小也不同，绿色的视野最小，其次是红色、蓝色、黄色，白色的视野最大。④色觉：人辨别颜色的能力，是视觉系统的基本功能之一，对于图像和物体的检测具有重要意义。不同波长的光线作用于视网膜而在人脑引起的感觉即为色觉，人眼可见光线的波长是 390~780nm，一般可辨出包括紫、蓝、青、绿、黄、橙、红 7 种主要颜色在内的 120~180 种不同的颜色。辨色主要是视锥细胞的功能，如缺乏色觉或色觉不正常，就是色盲或色弱。色盲是由于缺乏某种视锥细胞而出现的色觉紊乱，包括红色盲、绿色盲、蓝色盲和全色盲（单色觉）几种类型，其中红色盲和绿色盲较为多见，习惯上统称红绿色盲。色盲大多数由遗传决定，尚无特效疗法，其发生率男性约为 8%，女性为 0.5%。色弱患者三种视锥细胞并不缺乏，但对某种颜色的分辨力较弱。色弱多为后天性的，与健康及营养条件有关，可以防治。色觉异常的人，不能从事美术、化学、医学和交通运输等工作，否则不仅影响工作质量，还会造成严重的损失和事故。⑤视觉适应：随外界亮度、光谱分布、视角的刺激下，视觉系统状态的变化过程。人由黑暗环境进入明亮环境，眼睛过渡到明视觉状态称为明适应；由明亮环境进入黑暗环境转换成暗视觉状态称为暗适应。频繁的视觉适应会导致视觉迅速疲劳。人机系统设计时要考虑到视觉适应问题，如车间里的照明布置必须考虑到工作范围照明的差异，以免由于视觉适应上的困难影响产品质量；夜间驾驶室照明通常与外间路面的照明度有比较大的差异，必须加以研究，使视觉适应进行得更快更好。

听觉　声源→耳郭（收集声波）→外耳道（使声波通过）→鼓膜（将声波转换成振动）→耳蜗（将振动转换成神经冲动）→听神经（传递冲动）→大脑听觉中枢（形成听觉）。听觉是仅次于视觉的重要感觉，在人的生活中起着重大的作用。

声音的属性　声音有三个属性，即音强、音高和音色。①音强：声音的大小，由声波的物理特性振幅所决定，其单位称分贝，缩写为 dB，0dB 指正常听觉下可觉察的最小的声音大小。②音高：声音的高低，由声波的频率决定，人耳能感受的声波频率为 16～20 000Hz，以 1 000～3 000Hz 是最为敏感。③音色：由单一频率的正弦波引起的声音是纯音，但大多数声音是许多频率与振幅的混合物。混合音的复合程序与组成形式构成声音的质量特征即为音色。音色是人能够区分发自不同声源的同一个音高的主要依据，如男声、女声、钢琴声、提琴声表演同一个曲调，听起来各不相同。

听觉适应　持续的声音刺激引起听觉感受性下降的现象。听觉适应所需时间很短，恢复也很快。如果声音较长时间（如数小时）连续作用，引起听觉感受性的显著降低，称为听觉疲劳。听觉疲劳和听觉适应不同，在声音停止作用后还需很长一段时间才能恢复。如果这一疲劳经常性地发生，会造成听力减退甚至耳聋。

声音的混合与掩蔽　两个声音同时到达耳朵相混合时，由于两个声音的频率、振幅不同，混合的结果也不同。如果两个声音强度大致相同，频率相差较大，就产生混合音；如果两个声音强度相差较大，则只能感受到其中的一个较强的声音，这种现象称为声音的掩蔽，声音的掩蔽受频率和强度的影响。

触觉　分布于全身皮肤上的神经末梢（广泛地分布在表皮、真皮及皮下组织内），接受来自外界的刺激（如温度、湿度、疼痛、压力、振动等），产生神经冲动，经感觉神经传导至神经中枢而引起的感觉。皮肤上有数百万的感觉末梢，每一小块皮肤上感觉末梢分布的数量也不同，指腹处最多，其次是头部，而小腿及背部最少。所以指腹的触觉最为敏感，而小腿及背部最为迟钝。多数情况下，人都是利用手和指头作为触觉的主要感受体，触觉主要用在替代视觉、听觉的地方，如盲人通过盲文来识别文字。

嗅觉　位于鼻腔顶部嗅黏膜，接受某些挥发性物质的刺激，产生神经冲动，经嗅神经传入大脑皮质而引起嗅觉。人类嗅觉的灵敏度用嗅觉阈来表示，即能够引起嗅觉的有气味物质的最小浓度。正常人的嗅觉很灵敏，因此嗅觉

有时用于传递告警信息。但是嗅觉容易产生适应，且个体差异较大，即便是同一个人，其嗅觉灵敏度度也可能发生很大变化，如感冒、鼻炎等疾病，环境中的温度、湿度和气压等发生明显变化，都对嗅觉的灵敏度产生很大影响，因此利用嗅觉感知信息要特别谨慎。

味觉　物质作用于口腔内的味蕾而产生的感觉。味蕾是味觉的感受器，主要分布在舌黏膜内，特别是舌尖部和舌的侧面。味蕾数量随年龄的增大而减少，对呈味物质的敏感性也降低。不同物质能与不同的味觉感受分子结合而呈现不同的味道。基本的味觉仅包含咸、甜、苦、酸四种，一般人的舌尖对甜味比较敏感，舌头两侧前半部对咸味敏感，后半部对酸味敏感，而舌根对苦味敏感。辣不属于味觉，属于痛觉，能直接刺激舌头或皮肤的神经。其他味觉都是由四种基本味觉相互配合而产生。味觉的反应速度较慢，恢复原状也需要时间。一种有味物质进入口腔后，需要 1 秒才能有感觉，而恢复原状则需要 10 秒至 1 分钟，这一特征给品尝工作造成极大困难。味觉灵敏度受温度影响较大，最适宜的味觉产生的温度是 10～40℃，尤其是 30℃ 最敏感。

本体感觉　包括平衡觉、运动觉、内脏觉。①平衡觉：由于人体位置重力方向发生的变化，刺激前庭感受器而产生的感觉。又称静觉。其感受器位于内耳的前庭器官（椭圆囊、球囊和半规管）。前庭器官受到较强烈的刺激，可以产生恶心、呕吐等现象，如晕船或晕车等，因此平衡觉的研究在航空、航海方面有着重要意义；前庭器官是与小脑密切联

系的，刺激前庭器官所产生的感觉在重新分配身体肌肉紧张度、保持身体自动平衡等方面起着重要的作用；前庭感觉也与视觉有联系，当前庭器官受刺激时，可能会使人看见物体发生位移的现象。②运动觉：肌、腱、关节等运动器官本身在不同状态（运动或静止）时产生的感觉（如人在闭眼时能感知身体各部的位置）。动觉感受器分布在身体的肌肉、肌腱和关节中，如肌梭、腱梭、关节小体等。人在与外界事物相互作用的过程中几乎都有动觉的反馈信息参与，在人的感知、言语、思维过程中，在各种动作技能（包括生产操作、体操、舞蹈等）的形成和运用中，都起着极其重要的作用。③内脏觉：反映机体内脏各器官活动状况的感觉。又称系统觉、机体觉。其特点是定位不精确，分辨力差，通常只有在内脏器官工作异常或发生强烈病变时，才能被清楚地意识到。可单独划分出来的机体觉有饥、渴、气闷、恶心、窒息、牵拉、便意、胀和痛等。机体觉在调节内脏器官的活动中起重要作用，能及时反映机体内部的变化，各种脏器的工作状态，特别是机体内部的异常状况或各种病变，引起人的警觉，对于保障机体的生命安全具有非常重要的作用。

作用功能　并不是周围客观现实中的任何事物都能引起人的感觉，太强或太弱的刺激，并不能被人察觉。如察觉不到皮肤上尘埃的重量，听不到喧闹的车间里工人说话的声音。人对刺激的感受能力称为感受性。感受性的大小用感觉阈限的大小来度量。绝对感受性是人能感觉到最小或最大刺激的能力；相对感受性是刚刚能感觉出两个同类刺激物之

间的最小差异量的能力。在刺激强度不变的情况下，感觉器官持续刺激一段时间后，感觉会逐渐减少以致消失的现象为感觉的适应。人的各种感觉都存在适应现象，如明适应、暗适应是视觉的适应，"人入芝兰之室，久而不闻其香""入鲍鱼之肆，久而不闻其臭"是嗅觉的适应。适应能力是机体在长期进化过程中形成的，对于人感知外界事物，与环境保持必要的平衡，调节自身的行为，具有积极的意义。

同一时间内，人可以产生多种感觉。这些感觉之间往往相互作用、相互影响，使感受性发生变化。作用于一种感觉器官的微弱刺激，能提高其他器官的感受性；作用于一种感觉器官的强烈刺激，能降低其他器官的感受性。如微弱的光刺激，可以提高听觉感受性；强烈的光刺激可以降低听觉感受性。

人的感受性不仅能在一定条件下起伏变化，而且能在长期实践中逐步提高，不断发展，特别是通过职业活动和某些特殊训练，能提高到常人不能达到的水平。

（任　杰　张洁琼）

rén de dúyǒu tèxìng

人的独有特性 （unique characteristic of human）　人有别于机器及其他生物所具有的特殊性质。

人与机器相比具有的特性

人机系统设计时不仅要考虑到机器的特性，更需要充分考虑人的特性，即通过人的感觉器官和运动器官，与机器发生相互作用、相互依存、相互适应，充分发挥人与机器的各自功能，才能有效地完成特定的功能目的，实现系统的整体价值。人和机器具有各自的特性（表1），根据两者的长

处和弱点，人机系统设计时将各项功能合理分配给机器和人，才能达到人机最佳匹配。

人与生物相比具有的特性

人与生物相比具有的特性包括人的自然性、人的社会性和人的实践性。

人的自然性　人是生物群的一个种类，是一种动物，具有一般动物都具有的属性，即生、死、性（繁衍）等，称为人的自然性。人的自然性表明的是人和动物的共同点。正是这种共同点，使人和动物天然地、永恒地联系在一起。人在脱离了动物界、成为人以后，并没有把自己原来所具有的动物性统统抛掉，恰恰相反，这些动物性仍然在人的身上保留着，并表现出来。

人的社会性　人和人之间结成一定的关系，共同从事生产活动和其他一切社会活动的特性，其具体表现是公共性、共同协作性。这是标志人和动物本质区别的人的基本特性之一。诚然，动物有时也是成群结队"共同协作"地活动，但动物之间的协作是无意识的本能，这种协作不能从事生产活动，只有人才清楚地意识到这种共同协作的好处。人能够经过思考，有计划的、向着一定的和事先知道的目标前进。

人的实践性　人以一定的手段和方式改造客观世界的有目的的活动。实践性的突出特点就在于有意识性。动物也有活动的特性，但是，动物的活动是一种消极的、盲目的、被动的适应自然的本能活动；而人的活动则是主动的、有意识的、自觉的改造周围世界的实践活动。同动物的本能式活动相比，人的活动具有明显不同。①人的实践活动是有意识、有目的、有计划的。马克思

表 1　人与机器特性对比

能力种类	机器的特性	人的特性
信息接收	①物理量的检测范围广且正确 ②可检测如电磁波等人不能检测的物理量 ③能够在视觉范围外工作	①具有与认知有直接联系的检测能力，凭感觉接收信号，掌握标准困难，易出偏差 ②具有味觉、嗅觉和触觉 ③视觉范围有一定限制，能够识别物体的位置、色彩和物体的移动
信息处理	①按预先编程可进行快速、准确的数据处理。记忆正确并能长期储存，调出速度快 ②能连续进行超精密的重复操作和按程序常规操作，可靠性高 ③对处理液体、气体和粉状体比人优越，但处理柔软物体则不如人 ④计算速度快，能正确地进行计算，但不会修正错误 ⑤图形识别能力弱 ⑥能进行多通道的复杂动作	①具有抽象、归纳能力及模式识别、联想、发明创造等高级思维能力，善于总结经验并运用经验判断 ②超精密重复操作易作出差错，可靠性低 ③可通过获取视觉、听觉、位移、重量感等信息控制运动器官灵活地操作 ④计算速度慢，常出差错，但能巧妙地修正错误 ⑤图形识别能力强 ⑥只能进行单通道的动作
信息交流与输出	①与人之间的信息交流只能通过特定的方式进行 ②能输出极大和极小的功率，但不能像人手那样进行精密的调整 ③专用机械的用途不能改变，只能按程序运转，不能随机应变	①人与人之间很容易进行信息交流，组织管理很重要 ②10 秒内输出 1.5W，以 0.15W 的输出能连续工作 1 天，并能做精细的调整 ③通过教育训练，有多方面的适应能力，有随机应变能力，但改变习惯定型比较困难
学习归纳能力	①学习能力较低，灵活性差 ②只能理解特点事物	①具有很强的学习能力，能阅读和接受口头指令，灵活性很强 ②能从特定情况推出一般结论，具有归纳思维能力
持续性、可靠性与适应性	①可持续、稳定、长期运转，也需要适当的维修保养 ②可进行单调的重复性作业 ③与成本有关，设计合理的机器对设定的作业有很高的可靠性，但对意外事件则无能为力 ④特性是固定不变的，不易出错，如出错不易修正	①易疲劳，很难长时间保持紧张状态，需要休息、保健和娱乐 ②不适于从事负荷刺激小、单调乏味的作业 ③在紧急突发的情况下，可靠性差，可靠性和动机、责任感、身心状态、意识水平等心理和生理条件有关 ④有个体差异，与经验有关，容易出差错，但易修正错误
环境	能适应不良环境条件，可在放射性、有毒气体、粉尘、噪声、黑暗、强风暴雨等恶劣环境和危险环境下工作	要求环境条件对人安全、健康、舒适，但对特定环境能较快适应
成本	①包括购置费、运转和保养维修费 ②如果万一不能使用，也只失去机器本身的价值	①包括工作、福利和教育培训费 ②如果万一发生事故，可能失去宝贵的生命

指出："蜘蛛的活动与织工的活动相似，蜜蜂建筑蜂房的本领使人间的许多建筑师感到惭愧，但是，最蹩脚的建筑师从一开始就比最灵巧的蜜蜂高明的地方，是他在用蜂蜡建筑蜂房以前，已经在自己的头脑中把它建成了。"这就是说，人在进行活动之前，就已经对自己所要从事的活动有了一个设想、设计或者蓝图。如果说，生物界的共同特点都是"活"的，则动物在这"活"的当中又表现出能够行动，而作为区别于动物界的人，不但是"活"的，行动着的，而且是有意识、有目的、有计划地行动着的，表现为有计划地向着一定的和事先知道的目标前进的特征。②人的实践活动还具有超越性和创造性。人并不把实践活动仅仅当作满足自己肉体需要的手段，而是把它当作促使自己更全面地发展，不断地超越自身现有局限性的手段。动物也生产，它也为自己营造巢穴住所，如蜜蜂、海狸、蚂蚁等。但是动物只生产它自己或它的幼仔所直接需要的东西；动物的生产是片面的，而人的生产是全面的，动物只是在直接的肉体需要的支配下生产，而人甚至不受肉体需要的支配也进行生产，并且只有不受这种需要的支配时才进行真正的生产。也就是说，动物的活动是片面的，永远重复着的，而人的实践活动则是全面的、不断超越的、创造的。

动物能凭借自身智慧，解决很多生存问题。有些动物的大脑体积非常大（虎鲸），有些动物大脑的相对体积很大（大脑体积与身体体积相比，如狮子），但都不如人类聪明，这就说明，大脑体积并不能解释人类为什么具有独特的智力；动物可能可以利用一些简单方式来描绘当前事物和事件，但和人相比其表达方式非常有限，人类具有抽象思维，不但能讨论过去和将来，还能讨论抽象概念。生成性计算、概念融合、运用精神符号、抽象思维，是人类智力的四大特征，让人的思维有别于动物。

（任 杰 周开圆）

rénjī jièmiàn

人机界面（human-machine interface）

人机系统中存在的，人机之间交换信息的媒介。人机界面的问题自20世纪初就引起人们重视，在军事和大型工业领域，许多重大的事故都源于人机界面设计不当。人机界面设计的不合理将导致操作者的操作失误，降低系统运行的安全性，甚至造成事故，同时还会对操作者造成生理或心理的伤害，许多职业病也都源于不合理的操作环境或作业姿势。人机界面设计的合理，又称人机界面匹配得好，可使人机之间传递交换信息畅通无阻，使人能迅速、正确地识别并获取机内信息，中枢神经系统处理后做出的操作能容易、准确地发送给机器。

理论基础　在人机界面上，机器的显示器和操纵器是人机交互的媒介设备，向人表示机器运转状态的仪表或器件称显示器，供人操纵机器运转的装置或器件称操纵器。对机器来说，操纵器执行的功能是输入，显示器执行的功能是输出；对人来说，通过感受器官接收机器的输出效应（如显示器所显示的数值）是输入，通过运动器官操纵操纵器，执行人的意图和指令时输出。如把感受器官、运动器官、中枢神经系统作为人的三要素，而把机器的显示器、操纵器、动力系统作为机器的三要素，并将各要素之间的关系用图表示出来，即人机界面三要素基本模型（图1）。人机界面设计主要指显示器、操纵器及它们之间关系的设计，应使人机界面符合人机信息交流的规律和特性。机器的物理要素具有行为意义上的刺激性质，必然存在最有利于人的反应刺激方式。因此，人机界面设计的依据始终是系统中的人。

工作内容和工作方法　包括显示器设计和操纵器设计。

显示器设计　根据显示通道的不同（即人接受信息的感觉器官不同），显示器分为视觉显示器、听觉显示器、触觉显示器。视觉显示的优点在于能较好地传递复杂信息、公式和图形符号，传递信息的时效性长且能够延迟、保存，便于信息的获取；听觉显示的优点在于能快速传递信息，警示性较强，便于在视觉受阻的情况下传递信息；触觉显示的优点在于能快速传递信息，减轻视觉及听觉负担。视觉显示是最常用的显示方式。①视觉显示器：按显示形式可分为模拟式显示器（包括窗口表盘、圆形表盘、半圆形表盘、直线形表盘、检查表盘、带形表盘、多表盘式和图形显示表盘），数字式显示器（包括机械式数字式显示器、点阵显示器和块阵显示器），屏幕式显示器（包括电子束显示器、平板显示器和光学投影显示器）和头盔显示器（包括光学透视式头盔显示器和视频头盔显示器）。②听觉显示器：可分为两类。音响报警装置（如蜂鸣器、铃、角笛、汽笛和报警器）和言语传示装置（如无线电广播、电视、电话和对话器）。③触觉显示器：通常不能用于表达主要的信息，除非是视觉和听觉无法显示的场合，或作为其他感觉通道的替代，或用于感官有缺陷的人群。通常作为其他类型显示的补充。如操纵器的形状可通过触摸来识别，手部的触觉显示灵敏度非常高。因此，触觉显示应被设计成手操纵式，而且必须在操作者手可达域内。

显示器的选择、设计和配置应遵循如下原则：①显示的信息要有较好的可察觉性、可辨别性，从而保证接受者能够迅速、准确地感知和确认，保证信息内容不超过人的观察范围和注意能力。②显示器传递的信息不能过多，次要信息过多，会增加接受者的心理压力，同时会造成干扰。③要考虑人的信息接受能力，一种感觉通道负荷过大，可使用另一通道，对于重要信息，多重感

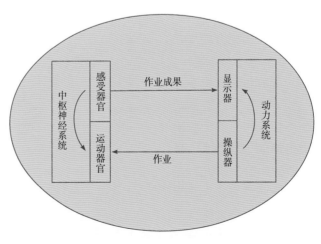

图1　人机界面三要素基本模型

觉通道比单一通道更容易引起注意。④同种类的信息应该用同样的方式传递。⑤显示信息变化时，显示方向和幅度应该与信息变化的趋向一致，显示方式应该与操作者的思维过程一致。⑥多个显示器时，重要的显示器应放在显要位置。⑦为了便于识别，可使用多个方式编码，如颜色形状。⑧显示的量值应该有足够的精度和可靠性。⑨必须保证特定作业下显示信息的功能和作用，必须保证使视力缺陷者不会误认。⑩信息编码应该尽可能统一和标准化。

操纵器设计 操纵器的分类方法很多。按控制操纵器的身体部位的不同，控制器可分为手动操纵器（如各种手柄、按钮、旋钮、选择器、杠杆、手轮等）和足动操纵器（如足踏板、足踏钮、膝操纵器等）；按功能可分为开关类、转换类、调节类、制动类；按操纵器运动方式可分为旋转操纵器（如曲柄、手轮、旋塞、旋钮、钥匙等）、摆动操纵器（如开关杆、调节杆、杠杆键、拨动开关、摆动开关、踏板等）、按压操纵器（如钢丝脱扣、按钮、按键、键盘灯）、滑动操纵器（如手闸、指拨滑块等）和牵拉操纵器（如拉环、拉手、拉圈、拉钮等）。

主要内容 包括操纵器外形、大小、位置、运动方向、运动范围、操纵力及操作规程的宜人性。设计操纵器时需要考虑的因素有：①操纵信息的反馈。②操纵器的适用力和阻力。③操纵器的运动。④使用部位的尺寸和形状。⑤操纵器的特征编码。

一般要求 ①要适应人体运动的特征，考虑人体的尺寸和体力，如对操作力、操纵速度、安装位置、排列布置应按第5百分

位数能力来设计，使之适合于大多数人使用。②操纵器的操纵方向应与预期的功能方向和机器设备的被控方向一致，如汽车转弯，宜采用圆形方向盘。③机器操纵要便于辨认和记忆。④尽量利用操纵器的结构特点（如弹簧）或借助操作者体位的重力进行借力操纵。⑤尽量设计多功能操纵器，并与显示器有机地结合。

选择原则 ①快速而精确的操作主要采用手控或手指控制装置，用力操作则采用手臂及下肢操作。②按钮、钮子开关或旋钮开关适宜于用力不大，移动幅度不大及高精度的阶梯式或连续式调节。③长臂杠杆、曲柄、手轮、踏板适宜于用力大，移动幅度大及低精度的操作。④足操纵器用于需要连续操作且用手不方便的场合，操作力 50~150N 的情况。

工作要求 显示器和操纵器的通用设计要求显示器和操纵器应该适合操作者和作业任务，显示器和操纵器的设计必须考虑人体生理、心理及社会属性，满足任务的适宜性、自我描述性、可控性、与用户期望一致性、适宜个体化和学习的要求。①任务的适宜性是人机系统具有支持操作者可靠、高效地完成作业任务的能力，包括需处理好人机系统的人机功能分配，降低作业任务的复杂性，遵循一定的编组原则，易于辨认，具有关联的显示器操纵器在布局上能体现出操作的关联关系等。②自我描述性是操作者能方便地识别显示器和操纵器，并容易理解其操作过程。③可控性是操作者能够支配系统，即当系统处于操作者直接控制中时，系统及其元件在作业过程中应引导操作者正确操作，而不是操作者被系统自身的工作节奏所支配。

应额外地为显示器和操纵器提供一定的储备能力，又称冗余；能方便地操作操纵器和方便地获取信息，如显示器在操作者的视域内，操纵器在操作者手部可触及域内；为避免操作者的不适感，作业过程需要为操作者的身体提供一定的活动空间。④操作者从工作经验、学习训练、实践操作及相关指导手册中会获得任何进行人机界面操作的期望。而系统功能、操作动作及显示器控制器的位置等都应符合操作者的这种期望。这样可使人对系统的学习更快、反应时间更短、失误较少和用户满意度较高。⑤容错性是出现操作失误时，不会对系统的运行产生影响。包括错误更正原则（系统应该具有错误检测功能，并提供相应的处理错误的方法）和错误更正时间原则（系统应为操作者提供充分的更正错误的时间）。⑥如果系统可以针对个体需求进行调整，那么系统就是适宜个体化和适宜学习的。系统应具有适应性，能满足普通的生理、心理、学习能力和习惯等要求。手动操纵器应安排在肘、肩高度之间且易接触到和见到的位置，手指操纵装置之间的距离可以为15mm，手控操纵装置之间的距离可以为50mm。当用手操作不便，用手操作工作量大或难以控制，操纵力 50~150N，或操纵力小于50N，但需要连续操作时，宜选用足踏板。对于操纵力较小，且不需连续控制时，宜选用足踏钮或足踏开关。

目前国内的自动化产业，一些原本不用人机界面的行业，现在也开始使用人机界面了，这说明人机界面已经成为客户体验的不可缺少的一部分，不再是单纯的显示和操纵，人机界面的用户

界面能更好地反映出设备和流程的状态，并通过视觉和触摸的效果，带给客户更直观的感受。有些机械行业，如机床、纺织机械、电子设备等，在国内已经有几十年的发展历史了，相对来说属于比较成熟的行业，从长远看，这些行业还存在着设备升级换代的需求。在升级换代的过程中，确实会有一些小的、一直使用比较低端产品的厂家被淘汰掉，但也有很多企业在设备更新过程中，将需求重新定位，去寻找那些能够符合发展计划、帮助提高自身生产力的设备供应商。鉴于这种需求，以后人机界面的改变，在形状上、观念上、应用场合等方面都有将所改变，从而带来工控机核心技术的一次次变革。总体来讲，人机界面的未来发展趋势是六个现代化：平台嵌入化、品牌民族化、设备智能化、界面时尚化、通信网络化和节能环保化。

（任　杰　周开圆）

rén-huánjìng jièmiàn

人-环境界面（human-environment interface）　人与环境之间互相接触、互相影响、互相改变的媒介。是人-机-环境系统重要组成部分。任何人机系统都处于一定的环境中，因此人机系统的功能必然受到环境因素的影响。人与机器相比，更容易受环境因素的影响。影响人机系统的环境因素分为物理环境因素和社会环境因素两大类。

基本内容　包括以下几方面。

物理环境因素　包括微气候因素、环境照明、环境色彩及环境噪声等。

微气候因素　工作场所的气候条件，包括温度、湿度、气流速度（风速）、热辐射等。各种微气候因素是相互影响、相互补偿的。微气候直接影响作业者的工作情绪和身体健康，因此不但极大影响工作质量与效率，还会对生产设备产生不良影响。微气候作业环境改善的措施包括以下几种。①生产工艺和技术措施：改进生产设备和操作方法，高温作业环境使作业者远离热源、采用隔热材料、降低湿度和改善通风等，低温作业环境设置必要的采暖设备，使用防寒材料等。②保健措施：如合理供给饮料和补充营养，根据需要使用工作帽、防护眼镜、面罩、手套、护腿等个人防护用品，对作业者进行必要的检查、选拔和训练，增强体质等。③生产组织措施：如合理安排作业负荷、合理安排休息场所、合理安排休假疗养等。

环境照明　物理环境因素的重要因素之一，对人的舒适、视力、保证工作效率和质量、确保安全生产意义重大（图1），主要原因在于人体从外界接受的各种感觉信息，85%～95%为视觉信息。不良的照明可造成作业者视觉明适应、暗适应能力下降，产生眩光，产生疲劳，不仅可影响工作效率，严重时影响安全，甚至造成事故。照明方式分为自然

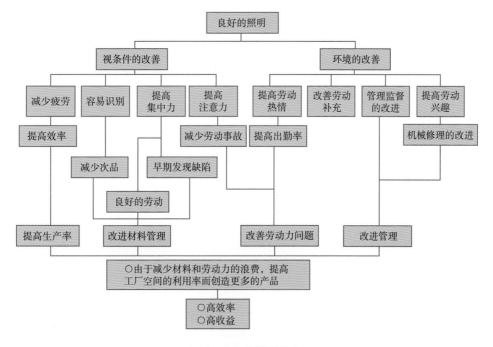

图1　良好照明的作用

照明、人工照明及混合照明。照明的设计应考虑以下几项主要要求。①亮度和照度：同一环境中，亮度和照度不要过高和过低，也不要过于一致而显得单调。②光源光线方向：应照射物体或物体附近，只让反射光线进入眼睛，防止晃眼，不要直接照射眼睛，避免产生眩光。③光源光色：光源光谱要有再现各种颜色的特性，照明和色相协调，气氛令人满意。④成本：创造理想的照明环境必须重视经济条件的制约。理想的光源应具备光通量大、效率高、寿命长、光度衰减随距离的变化小、显色性好和价格低廉等特点。尽可能多采用自然光，必要时用人工照明补充。

环境色彩　环境中的各个物体具有的各自颜色。作业者通过环境色彩形成的视觉可获取各种不同信息。合理的环境色彩可使工作场所构成良好的色彩环境，形成好的氛围，增加舒适感，提高工作效率，减少或避免差错，提高人对信号、标志的辨认速度，并可加快恢复人的视觉能力，减少疲劳。眼睛对不同颜色光具有不同敏感性，对黄色较为敏感，工厂车间里危险部位涂黄色或黄黑、黄蓝相间的颜色最为适宜；另外红色会使人的各种器官功能兴奋和不稳定，有促使血压升高及脉搏加快的作用；而蓝色则会抑制各种器官的兴奋使功能稳定，有降低血压及减缓脉搏的作用。颜色还可以产生心理作用，如冷暖感、兴奋抑制感、前进后退感、轻重感、轻松压抑感、软硬感等。色彩还可以用来预防事故发生，如工厂里的一些危险品、重要开关、报警信号灯等，一般都采用红色做标志。

环境噪声　环境中人们不需要的声音。环境噪声会直接损伤听力、诱发疾病，影响设备正常运转、损坏建筑物结构等，其危害是多方面的。控制环境噪声的措施包括：①从声源上根治噪声（改进设备结构、选择低噪声设备、改进工艺过程、减少噪声泄露等）。②在声传播途径中控制（安装消声器、采用吸声性能较好的材料、设立隔声罩、设置消声坑道等）。③对接收者采取保护措施（如佩戴耳塞、防声棉、护耳罩、防声帽等，穿防护衣以防护胸部，改变工作日程，轮班休息等）。

社会环境因素　包括各种人际关系（家庭、同事、群体组织、社会舆论、国家政策等）。社会环境因素并非直接通过对人体各器官的作用而对人的工作产生影响，而是通过影响思维、心理而对人的工作产生影响，社会环境因素不容易预测，也不容易控制和预防，其影响的范围、力度也是因人而异、因时而异、因事而异，人-机-环境系统中的人，并不仅仅是物质的人和生物学的人，同时还是社会的人，因此必须正确处理好社会环境因素的影响，才能更好地完成人机系统的功能。

作业环境　根据作业环境对人体的影响和人体对环境的适应程度，可以把人的作业环境分为四个区域（表1）。

环境舒适程度　在人-环境界面设计中，最佳方案是创造一种人体舒适而又有利于工作的环境条件（图2）。在生产实践中由于技术、经济等条件的限制，有时难以保证达到舒适的作业环境条件，于是只能降低要求，创造一个允许环境，即环境条件保证在不危害人体健康和基本不影响工作效率的范围之内。

作用功能　在人-机-环境系统中，人机关系是最核心的，人机系统设计的目标是机宜人、人适机、人机协调、合理分工、相互适应，以达到人机关系最佳匹配的效果。为达到这一目的，就必须做好人-环境界面的设计。如果在人机系统设计的各个阶段，尽可能排除各种环境因素对人与机器的不良影响，使人与机器具有舒适的作业环境，不仅有利于保护劳动者的健康与安全，还有利于最大限度地提高系统的综合效能。人与机器不仅处于环境中，还需要不断适应环境，可使用必要的防护工具或预防措施，如用耳塞防噪声、戴头盔防撞击、穿防护服抵御射线照射等；必要时还可以改变环境或限制环境，如高空飞行采用密封增压座舱、设计空调系统以控制环境温度、采用消声装置以减少噪声等。另外

表1　作业环境区域

区域名称	指标特点	对人体及工作的影响
最舒适区	各项指标最佳，理想的环境模式	长时间工作不会感到疲劳，工作效率高，作业者主观感觉很好
舒适区	各项指标符合要求	正常情况下环境对人身健康无损害，而且不会感到刺激和疲劳
不舒适区	某项指标超出舒适指标	长时间工作会损害作业者的健康，或导致职业病
不能忍受区	多项指标严重超标	此环境工作，如无保护措施或隔离措施，人将难以生存

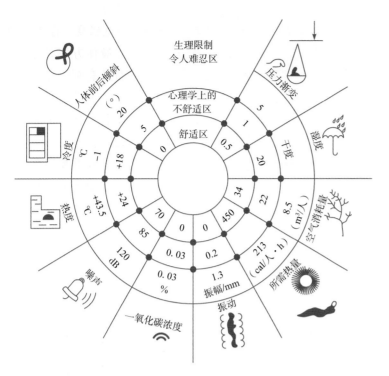

图 2 决定舒适程度的环境因素范围

还要考虑社会环境因素对人的影响。社会环境因素主要通过影响思维、心理而对人的工作产生影响，其影响的范围、力度不容易预测，因此也不容易控制和预防。每个人的心理特性都与他人不同，因此可通过加强人员的选择和教育培训，来减轻社会环境因素对人产生的不利影响。

（任 杰 周开园）

rén-rén jièmiàn

人-人界面（human-human interface）

人与其他人机之间交换信息的媒介。在人机系统中，人作为机器操作者或使用者，不仅要与机器、环境发生相互作用，而且还与处于其他角色地位的人发生相互作用。在人-机-环境界面关系中，人-人界面是最容易受系统内外因素影响的界面。系统中的作业者会受到明显影响，引起个人心理因素（包括动机、情绪、意志、性格、能力等）发生显著变化，使人的精神状态（主

要表现为工作态度和积极性）发生改变，造成工作状态和工作效率改变，并最终影响人机系统整体目标完成效果。精神状态好，则工作效率高；精神状态不好则工作效率低，并会出现差错和事故。

基本内容 包括动机、情绪、意志、性格、能力五个方面。

动机 由目标或对象引导、激发和维持个体活动的一种内在心理过程或内部动力。不能直接观察，但可通过任务选择、努力程度、对活动的坚持性和言语表达等外部行为间断推断出来。通过任务选择可以判断动机的方向和目标，通过努力程度和坚持性判断动机强度大小。动机必须由目标引导个体行为方向，并且提供原动力。人的动机是在需要的基础上产生的。当某种需要没有得到满足时，就会推动人们去寻找满足需要的对象，从而产生活动动机。需要作为人的积极性的

重要源泉，是激发人们进行各种活动的内部动力。心理学研究表明，中等强度的动机有利于任务的完成，工作效率最高，一旦动机超过这个强度，对行为反而产生一定的阻碍作用，表现为动机太强、急于求成，会产生紧张焦虑心理，使效率下降、错误率提高。人们对工作所持的动机是多种多样的，由于动机的不同，其工作态度和效率也是千差万别的，动机是影响工作结果的重要因素之一。

情绪 人对客观事物的态度体验及相应的行为反应，是以个体的愿望和需要为中介的一种心理活动。情绪是由独特的主观体验、外部表现（即表情）和生理唤醒（情绪产生时的生理反应）三种成分组成。当客观事物或情境符合主体的需要和愿望时，就能引起满意、愉快、热情等积极的、肯定的情绪，如渴求知识的人得到了一本好书会感到满意；当客观事物或情境不符合主体的需要和愿望时，就会产生不满意、郁闷、悲伤等消极的、否定的情绪，如工作失误引起人出现内疚和苦恼等。人的典型情绪状态可分为心境、激情和应激三种。

意志 人自觉地确定目的，并支配和调节行为，克服困难以实现目的的心理过程。也可以说是一种规范自己的行为，抵制外部影响，战胜身体失调和精神紊乱的抵抗能力。意志在一个人的性格特征中具有十分重要的地位，性格的坚强和软弱等常以意志特征为转移。良好的意志特征包括坚定的目的性、自觉性、果断性、坚韧性和自制性。意志品质的形成是与一个人的素质、教育、实践及社会影响分不开的。为了出色地完成各种工作，人们应当重

视个人意志力的培养和锻炼。

性格　一个人在生活过程中所形成的对现实比较稳定的态度和与之相适应的习惯行为方式。如认真、马虎、负责、敷衍、细心、粗心、热情、冷漠、诚实、虚伪、勇敢、胆怯等就是人的性格的具体表现。性格是人的个性中最重要、最显著的心理特征，是区别于他人的主要差异标志。性格的构成非常复杂，主要有对现实的态度和活动方式及行为的自我调节。性格可分为先天性格和后天性格。先天性格由遗传基因决定，后天性格在成长过程中个体与环境相互作用而形成。性格是可塑的，如能通过各种途径培养优良品格，摒弃不需要的、不适当的性格特征，将为社会、为发挥个人自身潜能带来巨大裨益。

能力　那些直接影响活动效率，使活动顺利完成的个性心理特征。能力可分为一般能力和特殊能力。一般能力包括观察力、记忆力、抽象概括能力、感觉能力、想象能力和创造能力等。其中抽象概括能力是一般能力的核心。一般能力和认识活动密切联系就形成了通常所说的智力。特殊能力是在某种特殊活动范围内发生作用的能力，是顺利完成某种专业活动的心理条件，如操作能力、节奏感、空间识别力、颜色鉴别力等。一般能力是特殊能力的重要组成部分；一般能力的发展可为特殊能力的发展创造有利条件；特殊能力的发展也可促进一般能力的发展。作业者的能力是有差异的，能力的形成与发展依赖于多种因素的相互作用，主要表现为素质、知识、教育、环境和实践活动、人的主观努力程度等。①素质是能力形成和发展的自然前提，但是素质本身并不是能力。具有相同身体素质的人，可能发展处多种不同的能力，而良好素质由于没有良好的培养、训练，能力也得不到应有的发展。②知识是人脑对客观事物的主观表征，是活动实践经验的总结和概括。能力是在掌握知识的过程中形成和发展的，离开对知识的不断学习和掌握，就难以发展能力。能力与知识的发展也不是完全一致的，往往能力的形成和发展远较知识的获得缓慢。③良好的教育和训练是能力发展的基础，一般能力较强的作业者往往受过良好的教育和训练，良好的教育和训练使作业者知识和能力趋于同步增长。④环境包括自然环境和社会环境，研究表明丰富的环境刺激有利于能力的发展。⑤实践活动是经验积累的过程，对能力的形成和发展起着决定性作用。教育和环境只是能力发展的外部条件，人的能力必须通过主体的实践活动才能得到发展。只要坚持不懈地进行实践活动，能力就会相应得到提高。⑥能力提高离不开人的主观努力。一个人积极向上、刻苦努力，具有强烈的求知欲和广泛的兴趣，能力就会得到发展。

作用功能　任何大型人机系统的运转都在很大程度上取决于人-人界面。如飞机驾驶员的驾驶行为及驾驶绩效不仅依赖于飞机硬件设备、软件及气象等因素，还取决于飞行机组中其他人员的活动，并同地勤人员、地面指挥人员和空中交通管制调度人员的协调配合情况有密切联系。因此在人-机-环境系统中的人，不可只把他看成物质的人和生物的人，必须同时看到他是社会的人。任何人都不是游离于社会而孤立存在的。

为了正确处理好人-人界面问题，即在人机系统中与人有关的各种问题，必须正确全面地认识人的特性，特别是个人心理因素，并根据系统的要求，选择合适的作业者，进行适当的教育与培训，并使人机关系达到最佳匹配，才能充分发挥作业者的潜能，优质高效地完成系统分配的功能，完成系统的整体目标和任务。

（任　杰　陆　洲）

rénjī xìtǒng ānquán píngjià

人机系统安全评价（safety evaluation of man-machine system）　应用安全系统工程原理，对人机系统中存在的危险、有害因素进行识别与分析，判断人机系统发生事故和职业危害的可能性及其严重程度的方法。安全评价，又称风险评价或危险评价。人机系统安全评价应该贯穿于整个工程、系统的设计、建设、运行和退役整个生命周期的各个阶段，同时应对人机系统所处的环境进行评价，以保证整个系统的高效和安全。人机系统安全评价要考虑的是安全、事故、风险三个因素。安全是指免遭不可接受危险的伤害；事故是指造成人员死亡、伤害、职业病、财产损失或其他损失的意外事件（事件的发生可能造成事故，也可能并未造成任何损失）；风险是危险、危害事故发生的可能性与危险、危害严重程度的综合度量。

理论基础　人机系统安全评价是从技术带来的负效应出发，对产生的损失和伤害的可能性、影响范围、严重程度及应采取的对策措施等方面进行分析、论证和评估，有助于人机系统的安全性评估，找出人机系统是否处于最佳安全状态。在评价过程中，必须依据与心理活动行为有关的认知能力与限度，对整个人机系统的评价采用"自上而下"的方法，需要认知心理学、控制理论及工程等方面的知识和方法。人机系统安全评价虽然方法、手段繁多，且评价系统的属性、特征各不相同，事件也是千变万化随机发生，但评价方法的思维方式是一致的，遵循相关性原理、类推原理、惯性原理及量变到质变原理等。

工作内容　包括以下几方面。

评价原则　进行人机系统安全评价，要遵循如下基本原则。①科学性原则：安全评价的方法要能够反映客观实际，能够辨识出人机系统中存在的所有危险，评价的结论要与实际情况相符。②系统性原则：危险性存在于人机系统的各个方面，因此只有对人机系统进行详细解剖，研究系统与子系统间的相互关系，才能合理地识别评价对象的危险程度。③综合性原则：安全分析和评价的对象差别很大，涉及的人员、设备、物资、法规等各个方面，不可能用单一方法就能完成任务，所以在评价时，一般需采用多种评价方法，取长补短。④适应性原则：安全分析和评价方法要适合人机系统的具体情况，即具有可操作性、方法简单、结论明确、效果显著。一些设定的不确定因素过多，计算过于复杂，理论难以理解的方法是不可取的。

方法　人机系统安全评价方法是对系统的危险因素、有害因素及其危险、危害程度进行分析及评价的方法。国内外已开发出数十种评价方法，每种方法都有自己的特点、适用范围和应用条件，有较强的针对性。大致可分为两类。①定性安全评价：借助于对事物的经验、知识、观察及对发展变化规律的了解，科学地进行分析、判断的一类评价方法。运用此类方法并不需对危险性进行量化处理，只是做定性比较。是目前应用最广泛的安全评价方法。包括安全检查表（SCL）、事故树分析（FTA）、事件树分析（ETA）、危险度评价法、预先危险性分析（PHA）、故障类和影响分析（FMEA）、危险性可操作研究（HAZOP）、如果……怎么办（what…if）、人的失误（HE）分析等。②定量安全评价：根据统计数据，按有关标准，应用科学的方法构造数学模型，对危险性进行量化处理，并确定危险性的等级或发生概率的一类评价方法。有两种类型。a. 可靠性安全评价法（概率法）：以可靠性、安全性为基础，查明系统中存在的隐患，计算出其损失率、有害因素的种类及其危害程度，然后再与相应的安全标准进行比较，从而确定被评价系统的安全状况。此方法需要有一定数学基础，计算较复杂。如事故树分析法、事件树分析法、模糊数学综合评价法、层次分析法、格雷厄姆-金尼法、机械工厂固有危险性评价法、原因-结果分析法等。b. 指数法或评分法：以物质系数为基础，采取综合评价的危险度分级方法，通过计算安全（或危险）的分数来确定安全状况。此方法计算较容易，但精确度稍差。如英国道化学公司的"火灾、爆炸危险指数评价法"、英国帝国化学公司的"火灾、爆炸、毒性指标法"、日本劳务省的"六阶段法"、单元危险指数快速排序法等。

评价内容　①可能出现的初始的、诱发的及直接引起事故的各种危险源及其相互关系。②与系统有关的环境条件、设备、人员及其他有关因素。③利用适当的设备、规章、程序、工艺、材料或措施以控制或根除某种特殊危险源。④对可能出现的危险源的控制措施及实施这些措施的方法。⑤对不能根除的危险源失去或减少控制可能出现的后果。⑥一旦对危险源失去控制，为防止伤害和损害的安全防护措施。

评价步骤　①准备阶段：明确被评价对象和范围，收集国内外相关法律法规、技术标准及工程、系统技术资料。了解同类设备、设施或工艺的生产和事故情况，评价对象的地理、气象条件及社会环境状况等。②危险、危害因素识别与分析：根据被评价的工程、系统的情况，识别和分析危险、有害因素，确定危险、有害因素存在的部位、存在的方式，事故发生的原因和机制。③选择评价方法进行评价：在危险、危害因素识别和分析的基础上，划分评价单元，选择合理的评价方法，对工程、系统发生事故的可能性和严重性进行定性、定量评价。④提出降低或控制风险的安全对策措施：根据评价和分析结果，高出标准值的风险要采取工程技术或组织管理措施，降低或控制风险；低于标准值的风险属于可接受或允许的风险，应建立监测系统，防止生产条件变化导致风险值增加，对不可排除的风险要采取防范措施。选用评价方法时应根据评价对象的特点、工艺类型、危险程度、系统的规模及复杂程度等具体条件和需要，以及评价方法的特点选用几种方法对同一对象进行评价，互相补充、分析综合、相互验证，以提高评价结果的准确性。在实际评价中，一般是定性评价和定量评价同时并用，由于许多目标不易用数量表示，只能定性描述，其定性评价更显得重要。

应用 人机系统安全评价是人机系统评价的重要部分，应贯穿于系统的设计、制造、运行、储运、维修和退役等整个生命周期的各个阶段。人机系统的安全性，不仅要考虑人、机、环境各要素，还要考虑各要素间相互关系。目前人的安全评价是一个全新的课题，有许多需要研究的问题。

现代信息技术特别是计算机的普遍应用，现代工业系统趋向规模化、集中化，常规性、程序化的工作呈现被自动化取代的趋势，人的任务主要是监督和管理，通过计算机控制生产过程，而不直接与产品、工件接触。人机系统越来越复杂，系统的操作者——人，难以了解整个系统的所有功能，因此操作者一旦失误将导致严重后果。依据传统的学科领域知识（如作业分析及经典的行为主义理论），难以完成人机系统的安全分析与设计。

（任 杰 陆 洲）

rénjī xìtǒng fǎngzhēn

人机系统仿真 （human-machine system simulation） 利用模型或工具对实际人机系统进行试验研究的过程。仿真一般包括建立仿真模型和进行仿真实验两个主要步骤。计算机仿真是应用电子计算机对系统的结构、功能和行为以及参与系统控制的人的思维过程和行为进行动态性比较逼真的模仿。是一种描述性技术，是一种定量分析方法。通过建立某一过程和某一系统的模式，来描述该过程和该系统，然后用一系列有目的、有条件的计算机仿真实验来刻画系统的特征，从而

得出数量指标，为决策者提供有关这一过程或系统的定量分析结果，作为决策的理论依据。若人机系统造价昂贵、实验危险性大、技术条件难以实现或需要很长的时间才能验证系统的价值与工效，为及时了解系统参数变化所引起的后果，可通过仿真这种特别有效的研究手段对人机系统加以分析评价。

基本内容 包括以下几方面。

仿真分类 根据不同原则，有不同的分类方法。①按所用模型的类型（物理模型、数学模型、物理-数学模型）：分为物理仿真、计算机仿真（数学仿真）、半实物仿真。②按所用计算机的类型（模拟计算机、数字计算机、混合计算机）：分为模拟仿真、数字仿真和混合仿真。③按仿真对象中的信号流（连续的、离散的）：分为连续系统仿真和离散系统仿真。④按仿真时间与实际时间的比例关系：分为实时仿真（仿真时间标尺等于自然时间标尺）、超实时仿真（仿真时间标尺小于自然时间标尺）和亚实时仿真（仿真时间标尺大于自然时间标尺）。⑤按对象的性质：分为宇宙飞船仿真、化工系统仿真、经济系统仿真等。

系统仿真的特点 ①系统仿真模型是面向实际过程和系统性问题的。②系统仿真技术是一种实验手段，可以在短时间内通过计算机获得对系统运行规律以及未来特性的认识。③系统仿真研究由多次独立的重复模拟过程所组成，需要进行多次实验的统计推断，并对系统的性能和变化规律做出多因素的综合评价。④系统仿真只能得到问题的一个特解或可行解，而不能得到问题的通解或最优解。

系统仿真的步骤 ①问题的

描述、定义和分析。②建立仿真模型。③数据采集和筛选。④仿真模型的确认。⑤仿真模型的编程实现与验证。⑥仿真试验设计。⑦仿真模型的运行。⑧仿真结果的输出、记录。⑨分析数据，得出结论。

仿真方法 建立系统的数学模型并将其转换为适合在计算机上编程的仿真模型，然后对模型进行仿真试验的方法。连续系统和离散事件系统的数学模型有很大差别，连续系统的数学模型一般是用微分方程来描述的，模型中的变量随时间连续变化；离散事件系统的数学模型一般不是一组数学表达式，而是一幅表示数量关系和逻辑关系的流程图，可分为到达模型，服务模型和排队模型三部分。前两者一般用一组不同概率分布的随机数来描述，而包括排队模型在内的系统活动则由一个运行程序来描述。还有一些用于仿真的特殊方法，如蒙特卡罗（Monte Carlo）仿真方法，是以概率论和数理统计理论为指导的模拟方法，依所要求的概率分布产生的随机数来模拟可能出现的随机现象，充分利用计算机计算能力的随机实验方法。仿真方法的一个突出优点是能够解决用解析方法难以解决的十分复杂的问题。有些问题不仅难以求解，甚至难以建立数学模型，当然也就无法得到分析解决。仿真可以用于动态过程、可以通过反复试验求优；与实体试验相比，仿真的费用是比较低的，而且可以在较短的时间内得到结果。

仿真工具 主要是指仿真硬件和仿真软件。①仿真硬件：最主要的是计算机。模拟计算机的人机交互性好，适合于实时仿真。改变时间比例尺还可实现超实时

的仿真。数字计算机已成为现代仿真的主要工具。混合计算机把模拟计算机和数字计算机联合在一起工作，充分发挥模拟计算机的高速度和数字计算机的高精度、逻辑运算和存储能力强的优点。但这种系统造价较高，只宜在一些要求严格的系统仿真中使用。除计算机外，仿真硬件还包括一些专用的物理仿真器，如运动仿真器、目标仿真器、负载仿真器、环境仿真器等。②仿真软件：包括为仿真服务的仿真程序、仿真程序包、仿真语言和以数据库为核心的仿真软件系统。除进一步发展交互式仿真语言和功能更强的仿真软件系统外，另一个重要的趋势是将仿真技术和人工智能结合起来，产生具有专家系统功能的仿真软件。

仿真技术 通过对模型进行调试和计算，并利用测试和计算的结果研究、改进模型的一定方法和技术。是模型化方法的继续，是随着时间数值的增加，一步一步地求解系统动态模型方程的方法。仿真过程中，任何一步计算所得的即时值，都表示在指定时间内已被模型化了的系统状态。这样在全部时间内就可以通过对系统的动态模型性能的观测来求得问题的解决。

作用功能 系统仿真技术广泛应用于航空、空间、核能及工业过程控制等许多领域，以进行系统分析、系统设计、分系统测试、系统功能实验及操作训练，近年来又被广泛推广应用于社会、经济、生物等非工程领域，用以进行系统的预测及运筹控制的研究。

应用和效益仿真技术得以发展的主要原因，是其所带来的巨大社会经济效益。20 世纪 50 年代

和 60 年代仿真主要应用于航空、航天、电力、化工以及其他工业过程控制等工程技术领域，如在航空工业方面，采用仿真技术使大型客机的设计和研制周期缩短 20%，采用仿真实验代替实弹试验可使实弹试验的次数减少 80%；在电力工业方面采用仿真系统对核电站进行调试、维护和排除故障，1 年即可收回建造仿真系统的成本。

现代仿真技术不仅应用于传统的工程领域，而且日益广泛地应用于社会、经济、生物等领域，如交通控制、城市规划、资源利用、环境污染防治、生产管理、市场预测、世界经济的分析和预测、人口控制等。对于社会经济等系统，很难在真实的系统上进行实验。因此，利用仿真技术来研究这些系统就具有更为重要的意义。

（任 杰 陆 洲）

xìnxī shìjué xiǎnshì
信息视觉显示（visual display of information）

借助于光线传播，通过视觉通道进行信息传递的方式。视觉是人与周围环境发生联系的最重要的感觉通道。人对于外部世界的信息有 80% 以上是通过视觉获得的。信息的视觉显示相对于其他信息显示方式，视觉显示具有指向性和精确性两个主要特征。指向性是指视觉信息的获取需要将视觉注意转向信息源如仪表或显示屏；精确性是指相对于听觉、触觉等其他信息显示方式，人眼具有较强的辨别能力，因此获得的视觉信息会更加精细、准确。

基本方法 信息视觉显示设计主要包括三个方面：①确定操作者与显示设备间的观察距离。②根据操作者所处的位置，确定

显示装置相对于操作者的最优布局位置。③选择有利于传递和显示信息，易于快速准确地认读的显示形式及与其相关的匹配条件（如照明、颜色等）。

一般来说，对于视觉显示信息的工效学应用应考虑以下几个方面的要求：①视觉显示信息的可辨读性。即要求显示的视觉信息能够被操作者看清楚。视觉显示信息的可辨读性受到信息本身物理属性（如尺寸、亮度）和环境因素（如照明）等影响。②视觉显示信息的可理解性。即要求视觉信息的显示方式应该使操作者能正确地知觉和理解显示信息所要传递的意义。与信息编码方式是否符合操作者的心理预期和内在知识密切相关。③视觉显示信息量的可容性。即要求视觉显示信息的信息数量应该符合操作者的信息加工能力，过高的信息加工负荷会造成错误增多、疲劳度增大、记忆负荷加重。④显示信息的布局合理性。即要求显示信息的重要性和使用频次考虑信息显示位置的优先权，把最重要和使用频次最多的信息显示在最有利于操作人员视觉辨认的地方。⑤视觉显示目标的可识别性。即要求视觉显示目标信息要足够鲜明醒目，能在背景中快速引起操作人员的注意。视觉显示目标的可识别性常取决于视觉显示信息中的目标信息在其周围刺激中的突显程度。⑥显示信息的颜色、亮度要与照明条件相配合，并要防止产生眩光效应。⑦多个显示器上的视觉显示信息编码应互相兼容。⑧显示器与相应的控制器在空间关系和运动关系上应互相兼容。

应用领域 视觉信息显示方法按照不同维度可以进行不同的

分类：①根据显示信息是否随时间变化而改变，可以分为静态显示和动态显示。静态显示是指信息显示状态静止不动或者不随时间延续而变化的显示方式，如印刷读物、图表、路标等；动态显示是指信息显示状态随时间而变化的显示方式，如计算机显示器、飞行仪表等。②根据显示信息的精确程度，可以分为定性显示、定量显示以及定性-定量显示。定性显示是指仅显示对象状态或性质，不涉及具体对象的数量信息；定量显示是指直接显示数量信息的视觉显示；定性-定量显示包括了前面两种信息的显示方式。③根据显示的信息编码类型，可以分为模拟显示和数字显示等。模拟显示是指以形象化的方式，如表盘来模拟显示对象数量信息的显示方式；数字显示是直接采用数字来表示对象的数量信息或状态的显示方式。

应用于人机交互系统的视觉显示技术的发展，大致可分为简单机电仪表显示、机电伺服仪表显示、综合指引仪表显示、电子显示、综合电子显示五代显示技术。其中，前三代显示技术都属于空分制显示方式，主要利用机械的指针、标记、刻度等显示元件、占用一定固定空间，来调制反光或透光特性，达到显示信息的目的。为了呈现多组视觉信息，通常采用空间位置上不同的视觉显示器，形成空间位置布局。采用空分制机械仪表显示的缺点是信息量小、灵活性差、功能受限制，造成显示仪表数量增多、仪表板拥挤、仪表利用率低、操作人员负荷过重、差错增加。信息量迅速增加和有效信息显示空间不足的矛盾，多个分立式仪表分散配置显示大量信息和操作人员

不能直观形象了解总体环境态势的矛盾日益突出。后两代显示技术均属于时分制显示方式，是随着视觉显示器电子化的发展，以电光显示器为载体呈现视觉信息的主要方式。电光显示器根据特定的操作任务和操作阶段，分成若干典型的工作状态，每一种状态在显示屏上同时显示不同字符，按一定位置和活动范围合理编排组合或综合在一起，构成一个完整的显示格式。与空分制显示方式相比，时分制显示方式的优点非常明显：①能够单显示器多用，在时间上连续显示大量信息，大大减少视觉显示器的数量和占用空间。②能按需求显示，特别是能够显示经过计算机加工的复杂指引信息，便于观察，减少了造成人为差错的机会。③光学字符形式灵活多样，从传统的指针、刻度到复杂的符号，形象的图形到抽象的文字，将各种信息综合化，有效地提高了操作人员的判读工效。因此，通过对相关信息尽可能地同屏综合显示，可以增强信息的可读性，提高显示效率，有利于操作人员更有效地了解环境态势。

（李宏汀）

shìjué gǎnzhī xìtǒng

视觉感知系统（visual perception system）

通常是指人体神经系统的其中一个组成部分即视觉神经系统，对可见光敏感，以光学信息加工方式形成视觉感知能力。又指通过仿人技术使机器具备视觉感知能力的物理系统视觉感知系统具有将外部世界的二维投射重构为三维世界的能力。

基本内容　视觉是由光线作用于视觉器官而产生的对外部世界表面形象的直接反映。视觉感知系统包括眼球、传入神经和大

脑皮质视区部分。

眼球的结构与功能和照相机相似（图1）。眼球的前边有角膜和晶状体。角膜具有折光作用。晶状体类似照相机的透镜，位于虹膜后面通过，虹膜的扩瞳肌和缩瞳肌调节透光面积，形成瞳孔。瞳孔大小随光刺激的强弱而变化，光强时瞳孔缩小，使进入眼球的光量减少，光弱时瞳孔放大，使进入眼球的光量增多。晶状体通过改变其曲率半径以实现观看远近距物体时的聚焦调节作用。看远物时，晶状体成扁平状，曲率半径增大，折光能力减小。看近物时，晶状体厚度增大，曲率半径减小，折光能力随之增大。晶状体起着类似于透镜的作用，使来自外界物像的光线在网膜上聚焦形成清晰的倒像。这种调节是通过晶状体周围的睫状肌来完成的。

眼球壁的最内层为视网膜，视网膜是眼睛的感光部分，内有两种感光细胞，即视杆细胞（杆体细胞）和视锥细胞（锥体细胞）。视杆细胞细长成杆状，视锥细胞粗短成锥状，两者的功能有明显的差别。视杆细胞对光的感受性较视锥细胞约强500倍，主要在暗视觉条件下起作用，但不具备视锥细胞那样的分辨物体细节和辨认颜色的能力。人眼视网膜上约有650万个视锥细胞和1亿个视杆细胞，在网膜上有不同的分布（图2）。在中央凹2°范围内，只视锥细胞没有视杆细胞。离开中央凹，视锥细胞的密度急剧下降，而视杆细胞的密度急剧增大。视杆细胞的密度在离中央凹20°处达最大值。视网膜上感光细胞的分布直接决定着网膜不同部分的感光特性。中央凹处具有最敏锐的物体细节和颜色辨

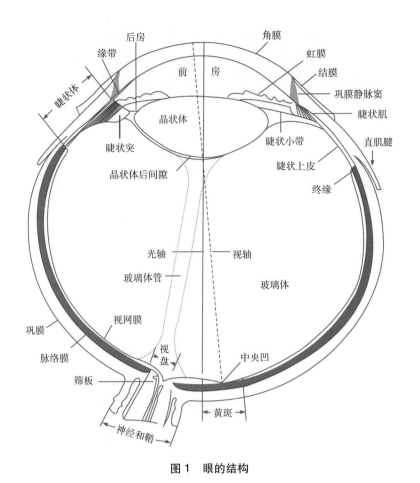

图1 眼的结构

图2 视锥细胞和视杆细胞分布

元在外膝状体接受来自前级神经元的神经冲动并上传至皮质视区。大脑左半球视区接收着双眼的左半个视网膜（即右半视野）的信息，右半球视区接收双眼右半个视网膜（即左半视野）的信息。一般认为从网膜到大脑皮质整个传导通路保持着解剖上点与点的对应关系，因此传导通路或大脑皮质视区任何部位损伤都会引起视野对应部位的失明状态（图3）。

枕叶皮质内侧面距状裂的上下两侧是视觉投射区。左眼颞侧视网膜及左眼鼻侧视网膜接收的信息投射在左侧枕叶。右眼颞侧视网膜与左眼鼻侧视网膜接收的信息投射在右侧枕叶。视网膜上半部接收的信息投射到距状裂上侧，下半部接收的信息投射到距状裂下侧。视网膜黄斑部位接收的信息投射到距状裂后部。视网膜的周边区接收的信息投射到距状裂前部。

（李宏汀 郭小朝）

shìyě

视野（field of view，FOV） 人的头部固定不动时，眼睛所能看到的空间范围。通常用角度来表示。视野的大小和形状，与视网膜上感觉细胞的分布状况有关，可以用视野计来测定视野的范围。

在水平面的视野 双眼视区在左右60°以内的区域，在这个区域里还包括字、字母和颜色的辨别范围，辨别字的视线角度为10°~20°；辨别字母的视线角度为5°~30°，在各自的视线范围以外，字和字母趋于消失。对于特定的颜色的辨别，视线角度为30°~60°。人的最敏锐的视力是在标准视线每侧1°的范围内；单眼视野界限为标准视线每侧94°~104°。

在垂直平面的视野 假定标

别能力。离中央凹越远，视敏度和辨色能力越低。弱光条件下主要由网膜边缘的视杆细胞起作用，故称边缘视觉。

网膜上的感光细胞将接收到的光刺激转化为神经冲动。神经冲动沿传入神经传向大脑皮质。视觉传入神经由四级神经元组成。

第一、第二、第三级神经元位于视网膜内。第三级神经元的轴突集合成视神经。来自左右眼的神经各有约50%在第三脑室底面发生交叉。在视交叉处，来自左右鼻侧的视神经分别交叉至对侧后与另一半不交叉的视神经一起，上行至外膝状体。第四级视神经

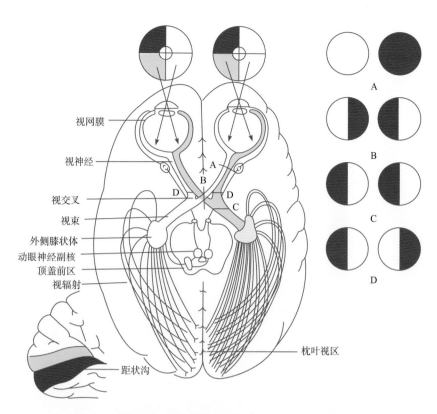

图3　视觉的神经传导通路和不同部位损伤对视野的影响

注：若左侧神经在未达交叉前的 A 处受损，则发生同侧视野失明；若在视交叉 B 处受损，则发生双眼颞侧视野失明，而两鼻侧视野正常；若左眼视神经部分受损（如 C 点），则发生左眼鼻侧偏盲，其他部位的视野正常；若视交叉后的左边视神经束 D 处受损，则发生左眼鼻侧视野及右眼颞侧视野偏盲。

准视线是水平的，定为 0°，则最大视区为视平线以下 40°。实际上人的自然视线是低于标准视线的，在一般状态下，站立时自然视线低于水平线 10°，坐着时低于水平线 15°；在很松弛的状态中，站着和坐着的自然视线偏离标准线分别为 30° 和 38°。观看展示物的最佳视区在低于标准视线 30° 的区域里（图1）。

操作者在进行作业时，除要注视操作对象外，还要求看到周围的情况。如果视野很小或缺损，将会对工作效率产生影响，甚至造成工作事故。因此，在选择飞行员、车船操作员时，必须检查其正常视野范围。各方面视野都缩小 10° 以内者称为工业盲。

在工业设计中，还会考虑以下情况：①头不动眼动时的视野、头动眼动时的视野。②产品遮挡使人观察受限时的视野，又称视界。如驾驶舱视界。

（李宏汀　郭小朝）

shuāngyǎn shìyě

双眼视野（binocular visual field）　双眼视野范围互相重叠下所产生的视觉。其成因是双眼具有瞳距，在视网膜产生有差别但又基本相似的图像，这种视觉信号传送至大脑之后，大脑将两幅图像之间的差异进行整合，即可判断出眼睛到物体之间的精准距离关系。

用双眼视物的优点是使视觉系统能感知物体的"厚度"，从而形成立体视觉。两眼观察同一物体时，两侧视网膜各形成一个完整的物象，按各自的视神经和视路转向神经中枢，再经大脑皮质综合处理后形成一个物象的感觉。但立体视觉的效果并不全是双眼视觉的作用，物体表面的光线反射情况和阴影等因素都会加强立体视觉的效果。

双眼视觉通常伴随着视觉的融合，尽管两只眼睛中的图像并不相同，但是视觉在融合后可以产生单一的整体感觉。其他与双眼视觉有关的现象包括优势眼，双眼竞争。

双眼作业的视野范围在垂直范围以水平视线为基准，水平视线上方为正值，下方为负值，其上视野最佳的直接视野为 -15°，下视野为 -45°；头部不动时的最佳眼动视野为上视野 -5°，下视野 -55°；躯干不动的最佳观察视野为上视野 50°，下视野 -65°。双眼作业的视野范围在水平方向以正前方直视视线为基准。其左、右视野最佳的直接视野都为 25°；头部不动时的最佳眼动视野在左、

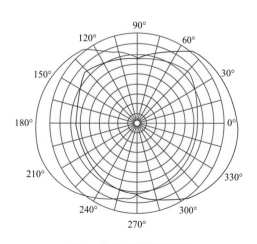

图1　人的双眼视野范围

右视野都为 30°；躯干不动的最佳观察视野在左右都为 55°。

与单眼视觉相比，双眼视觉有以下四个作用：①比一只眼睛多一个备份，减少因损坏影响生存的概率。②视场范围更大。如人们两只眼睛的总视场约有 200°，中间部分约有 120° 是双眼视觉区域，两侧各 40° 是单眼视觉区域。③双眼加和作用使得两只眼睛能够相互弥补对方看不清的部分。④双眼视觉形成的视差可以辅助产生精细的深度知觉，进而产生立体视觉。

（李宏汀）

dānyǎn shìyě

单眼视野（monocular visual field）

两眼分开使用时看到的视野。相对于双眼视觉，以这种方式看到的视野是有所增加的，而深度知觉却有所减少。有些动物的眼睛通常置于其头部两端，以便能够同时看到两边的物体。正常单眼视野的范围：颞侧约 90° 以上，下方约 70°，鼻侧约 65°，上方约 55°（后两者由于受鼻梁和上眼睑的影响）。各种颜色视野范围并不一致，白色最大，蓝色次之，红色又次之，绿色最小，两眼同时注视时，大部分视野是互相重叠的。

单凭一只眼睛即可利用单眼线索而相当好地感知深度，单眼线索很多，主要包括以下几种。①对象的相对大小：对象的相对大小是距离知觉的线索之一。小圆点好像离得远些，大圆点则好像离得近。②遮挡：如果一个物体被另一个物体遮挡，遮挡物看起来近些，而被遮挡物则觉得远些。③质地梯度：视野中物体在视网膜上的投影大小及投影密度上的递增和递减。④明亮和阴影：黑暗、阴影仿佛后退，感觉离得远些；明亮和高光部分得突出，感觉离得近些。⑤线条透视：同样大小的物体，离得近，在视角上所占的比例大，视像也大；离得远，在视角上所占的比例小，视像也小。⑥空气透视：观看远处物体时会感受到：能看到的细节就越少；物体的边缘越来越不清楚，越来越模糊；物体的颜色变淡，变得苍白，变得灰蒙蒙的。⑦运动视差：由于头和身体的活动所引起的视网膜物像上物体关系的变化，物体越近，运动得越快，物体越远，运动速度越慢。⑧眼睛的调节：人在看东西的时候，为了使视网膜获得清晰的物像，晶状体的曲率半径就要发生变化，这种变化由睫状肌进行调节，给大脑提供了物体远近的信息。

（李宏汀）

cǎisè shìyě

彩色视野（visual field of color）

彩色光比较敏感的视野。彩色视野与非彩色视野不同，彩色视野的大小因颜色而不同。在同一光照条件下，彩色中的黄色视野和蓝色视野最大，其次为红色视野，而绿色视野最小；非彩色的白色视野或灰色视野最大。视网膜上各感色区域的界限，可以由刺激的明度、大小、出现的背景以及眼睛的适应情况等条件的不同而改变。不同颜色对人眼的刺激不同，人眼的色觉视野也就不同。在正常亮度条件下对人眼色觉视野进行测定：在垂直范围内，白色视野最大，为 180°，黄色视野 95°，蓝色视野为 80°，红色视野为 45°，绿色视野为 40°；在水平范围内，白色视野仍为最大，为 180°，黄色视野次之，为 120°，蓝色视野为 100°，红色视野为 60°。

（郭小朝）

shìmǐndù

视敏度（visual acuity）

眼睛能辨别物体很小间距的能力，通常用被辨别物体最小间距所对应的视角的倒数表示。又称视锐度或视力。在一定视距条件下，能分辨物体细节的视角越小，视敏度就越大。通常能分辨出视角 1′ 的视敏度定为 1.0。一个人若能分辨 0.5′ 视角的物体细节，其视敏度为 2.0，若只能分辨 2′ 的物体细节，其视敏度就只有 0.5。视敏度是评价人的视觉功能的主要指标。

视敏度的分类 可分以下几类。①觉察视敏度：从黑色或白色背景上察觉细小视标的能力，通常用白色背景上的一条黑线或一个黑点作为视标，能察觉的视标越小，觉察视敏度越高。②解像视敏度：辨别两个视觉元素微小间距的能力，通常以能分辨相邻两条直线或两个黑点的最小间距表示，能分辨的间距越小，解像视敏度越高。③微差视敏度：区分两线段微小侧位移的能力，能分辨的侧位移越小，微差视敏度越高。④认知视敏度：能辨认一个微小视觉对象的能力，如辨别一个字母或一个汉字，一个人能辨认的对象越小，其认知视敏度就越高。

视网膜不同区域视敏度存在差异，中央凹的视敏度最高，离开中央凹，视敏度就急剧下降，离中央凹越远，视敏度降低越大。因此将视网膜中央凹 2° 范围内的视敏度称为中心视敏度，视网膜四周的视敏度称为周边视敏度。通常说的视敏度一般是指中心视敏度（图 1）。

视网膜不同部位视敏度的高低差异，主要与两种感光细胞——视锥细胞和视杆细胞在视网膜上的分布有关。视锥细胞密

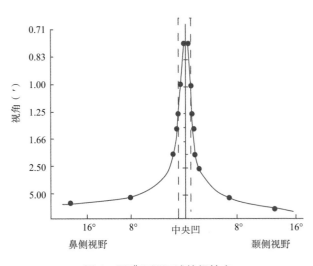

图1 网膜不同区域的视敏度

集在中央凹，越往视网膜边缘视锥细胞越少。视锥细胞的分布状态是与从中央凹开始的网膜不同部位视敏度的高低变化相一致的。视网膜上视锥细胞密集部位的视敏度高于视杆细胞密集的部位原因可能与两种感光细胞与大脑沟通的神经通路的组织结构差异有关。每个视锥细胞都有单一的神经通往大脑皮质视觉中枢，因此大脑皮质视觉中枢能精确地分别接受来自不同视锥细胞传来的神经冲动，从而能对外界对象具有精确的分辨能力。每个视杆细胞没有与大脑皮质视觉中枢沟通的单一神经通路，而是许多视杆细胞连接起来，汇集成一条神经通路通往大脑皮质视觉中枢，因此不能像视锥细胞密集区那样精细地反映外界对象的细节。但外界客体刺激引起众多视杆细胞的神经冲动具有累加作用，使神经通路传到大脑皮质视觉中枢的兴奋增强，因此视杆细胞密集的网膜区域对微光作用具有比视锥细胞密集区域更灵敏的感受能力。这就是人们在黄昏时用中心视觉注视天空时不能发现的暗淡星星却能通过边缘视觉觉察到的原因。

视敏度的影响因素 视敏度容易受多种因素的影响而发生变化。这些因素有的来自环境方面，有的属于视觉对象本身的特点，也有出自观察者个体方面的因素。①照明性质和照明水平都对视敏度有明显影响。人的视敏度在自然光下要比在白炽灯、荧光灯或其他人工光照下高一些。单色光下的视敏度，黄光、红光高于蓝光、紫光。视敏度更易受照明水平的影响。一般来说，视敏度随照明强度增强而提高，但两者的变化并非呈线性关系（图2）。可以看到在低照度下，视敏度很容易受照明水平变化的影响。只要较小的照度增高，就可以引起视敏度的较大提高，但随着照度的增高，视敏度随照明水平提高的速度变得越来越小，照明水平与视敏度的这一关系称为照明收效递减律。照度增大之所以引起视敏度提高，主要是由于照度增高提高了视觉对象

的亮度，亮度增大就可提高视觉对象的清晰度。②对象与背景的亮度对比是影响视敏度的另一重要因素。一个亮度很高的对象若与其背景的亮度对比很低，仍会使人感到比辨认一个亮度低而与其背景的亮度对比高的对象困难得多。说明对视敏度来说，对象与背景的亮度对比是比对象本身亮度有更大影响的因素。③人观察运动目标或人在运动中观察目标时，视敏度都会明显降低。运动速度越快，视敏度降低越多。一个静态视敏度为1.2的人，若观察运动速度为140弧度/秒的运动目标，其视敏度会降到0.2以下。④视敏度还受人的年龄、视网膜部位、瞳孔大小等多种因素的影响。一般说，中央凹的视敏度最高，离中央凹越远，视敏度越低。瞳孔直径小于1mm时，视敏度随瞳孔直径增大呈线性提高，瞳孔直径进一步增大时视敏度的提高减缓。视敏度随年龄而变化的趋势也较明显，一般来说，14~20岁时视敏度最高，40岁后开始下降，60岁后的视敏度为20岁时的1/4~1/3。

视敏度的测量方法 ①最小视点法：测定观察者所能觉察的最小的点子。觉察所用的材料一种是黑色背景上很亮的一点，另一种是白色背景上的黑点（可以

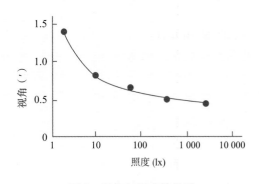

图2 视角与照度的关系

防止光的散射）。这些点子的直径可以变化，这种测定视敏度的方法称为最小视点法。因为观察者只是觉察其视野中是否存在一个物体，可见这是强度分辨的一种形式。②最小可分法：可分为解像、定位和认知三种类型。a. 解像，对一个视觉形状组成部分之间距离的辨别能力。测量解像力时可给被试者呈现两个黑点，并确定什么时候能够看成是两个点而不是一个，或用一组栅条，看其间距多宽时能够分辨出来，最好的解像力也只能分辨 35～49 弧秒宽的线组成的栅条。用黑点子代替白点子可以防止光的扩散。b. 定位，又称微差视敏度。让被试者判断两条竖线的位置是连续的还是有偏差的，刚能分辨的偏差是 2 弧秒，此类两眼解像的位移主要包含深度辨别。c. 认知，不仅包括明度辨别还包括解像力及定位能力，可看作测量视敏度的综合步骤。

（王嫣嫣　李宏汀）

shìjué shìyìng

视觉适应（visual adaptation）

视觉器官的感觉随外界亮度的刺激而变化的过程。有时也指这一过程达到的最终状态。视觉适应的机制包括视细胞或视神经活动的重新调整，瞳孔的变化及明视觉与暗视觉功能的转换。由黑暗环境进入明亮环境，眼睛过渡到明视觉状态称为明适应，所需时间为几秒或几分钟。由明亮环境进入黑暗环境转换成暗视觉状态称为暗适应，这个过程需要十几分钟到半小时。频繁的视觉适应会导致视觉迅速疲劳。

视觉适应可以引起感受性的提高（刺激物由强向弱过渡），也可以引起感受性的降低（刺激物由弱向强过渡）。人所处的周围环境的变化是非常巨大的，从星光闪烁的星空到阳光明媚的白天之间的亮度相差数百万倍，如果没有视觉适应机制，人就不容易在变动着的环境中进行精细的视觉信息分析，对环境刺激的反应就会发生困难。所以，视觉器官的适应能力是动物在长期的生存斗争中，通过不断和环境相互作用形成并固定下来的，具有重要的生物学意义。在人类的劳动生产活动中，许多场合同样要考虑到视觉适应问题。如车间里的照明布置必须考虑到工作范围照明的差异，以免因视觉适应上的困难影响产品质量。在交通运输业中，夜间驾驶室照明通常与外间路面的照明度有比较大的差异，必须研究如何使视觉适应进行得更快更好。

视觉适应的生理基础：在视杆细胞外段的各层中，排列着一种称为视紫红质的光敏实体，可在光的作用下漂白，是视杆细胞暗适应和光适应的光化学基础。传统观点认为，明适应等同于用漂白来减低视紫红质的浓度，而暗适应则是在无光的条件下重新合成视紫红质。任何给定的适应水平都代表着漂白和恢复反应之间的一种稳定的平衡状态。在任何给定的光感受器中，这种平衡状态都将因落在其上面的光量的增减而被破坏，视觉兴奋就与平衡被破坏的程度成比例。20 世纪50 年代后，克劳福特等提出，很大的阈限变化可能是神经性的而不是光化学反应性的，因为这种变化可以在适应光呈现或消失后不足 100 微秒的时间内发生。有一种视网膜"储存处"的假说认为，适应是由一种神经反馈来调节的，这种反馈发生在高强度的光使大多数感受器都把信号传送到一个神经调节中心或储存处时。如果眼睛受到一个高强度的光刺激，感受器发出非常强的信号，同时光化学变化也进行得相当强而有力。刺激光熄灭后，信号并不马上停止，感受器发出信号到神经储存处，使储存处维持一个相对较高的活动状态，抑制对测试光的反应，直至恢复过程使感受器达到暗适应平衡水平，停止把反馈信号传送到神经贮存处。

视觉适应具有特殊意义。在人类工效学研究中，对视觉适应现象的研究具有现实意义，如改善工作环境的照明条件以提高工作效率等。

（王嫣嫣　李宏汀）

ànshìyìng

暗适应（dark adaptation）

人从光亮处进入暗处时视觉感受性随时间延长而提高的现象。如从阳光照射的室外进入电影院，或在夜晚由明亮的室内走到室外，都发生暗适应过程。开始时觉得一片漆黑，什么也看不见，经过一段时间，眼睛开始能看清黑暗中的物体，说明视觉感受性提高了。研究发现，视网膜上的视杆细胞和视锥细胞都参与暗适应过程，但作用的大小及起作用的阶段，两者是不同的。在暗适应的最初 7～10 分钟内，感觉阈限骤降，而感受性骤升。在此以后，暗适应曲线改变方向，感受性继续上升，出现所谓杆锥裂。如果在进行暗适应实验时，将红光投射在视网膜上，由红光只使视锥细胞活动，而不能使视杆细胞活动。因此，只要视锥细胞参与暗适应过程，杆锥裂就没有了。可见，早期的暗适应是由视锥细胞与视杆细胞共同完成的。后期，视锥细胞完成暗适应过程，只有视杆细胞继续起作用。整个暗适应过程持续 30~40 分钟，以后感受性就不再继续提高了。

暗适应包括瞳孔大小的变化及视网膜感光化学物质的变化两种基本过程。从光亮到黑暗的过程中，瞳孔直径可由 2mm 扩大到 8mm，使进入眼球的光线增加 10~20 倍，但这个适应范围是很有限的，瞳孔的变化并不是暗适应的主要机制。暗适应的主要机制是视网膜的感光物质（视紫红质）的恢复。人眼接受光刺激后，视锥细胞和视杆细胞内的光化学物质，产生漂白过程，即视黄醛完全脱离视蛋白。光线停止作用后，视黄醛与视蛋白重新结合，产生还原过程。漂白过程产生明适应，还原过程使感受性升高产生暗适应。视觉的暗适应程度是与视紫红质的合成程度相应的。

暗适应过程的快慢会受曝光强度、曝光性质、年龄、营养状况等主客观因素的影响而变化。曝光强度高时达到完全暗适应过程所需的时间长。缺乏维生素 A 时会引起暗适应机制的紊乱。年轻人的暗适应过程比年长人快。不同颜色曝光的暗适应过程有明显的差别。

研究暗适应有重要的意义。值夜勤的飞行员和消防队员，在值勤以前，最好戴上红色眼镜在室内灯光下活动。红光不能漂白视杆细胞的视色素，因此在接受紧急任务时，可以加快眼睛的暗适应过程。

（王嫣嫣　李宏汀）

mingshìyìng

明适应（light adaptation）　照明开始或由暗处转入亮处时人眼感受性下降的时间过程。又称亮适应或光适应。与暗适应相反。如从暗处突然走向室外阳光处，开始时感到耀眼看不清物体，但约过 1 分钟以后就能看清楚。由看不清到看清，眼睛的感受性似乎提高了，实际则不然。人在暗处看物主要依靠视杆细胞的作用，突然转入阳光处时视杆细胞内的感光物质（视紫红质）迅速分解，因此对光感受性也随之快速下降。这时依靠对光敏感性较低的视锥细胞才看清了物体。所以眼睛对光适应时，视觉感受性不是提高了而是降低了。

眼睛适应光强变化的范围很大，从完全暗适应到完全光适应，其光强相差可达亿倍。人由暗处转到亮处时为了防止进入眼睛的光量太强导致视网膜受损害，瞳孔会自动变小。

研究光适应有重要的意义。利用其的规律可以提高视觉的效果，避免在异常情况下光线对眼睛的破坏作用。如由于塌方在矿井下停留多日的工人，在抢救出来时要注意保护他们的眼睛。这是因为在黑暗中长时间停留，强烈的地面日光会使眼睛灼伤。

（郭小朝　王嫣嫣）

shǎnguāng línjiè rónghé pínlǜ

闪光临界融合频率（critical flicker frequency，CFF）　刚刚能使人发生稳光感觉的闪光频率。一个间歇频率较低的光刺激作用于人眼睛时，会产生一种一暗一亮的闪烁感觉，随着光刺激频率逐渐增大，闪烁现象会消失，产生闪光融合现象，知觉为稳光。闪光临界融合频率是评价人眼对光间断时间分辨能力的一个指标，是物理刺激与生理心理功能相互作用的结果，具有实际的应用价值。闪光临界融合频率越高，表示光记录机制的工作效率越高，其时间分辨力也就越强。一般人的临界频率为 30~55Hz。

当接收外界视觉刺激时，视网膜需要一定时间把光能量转换为神经反应，在光消失时，视网膜的反应并不立即停止。也就是说，视网膜上的反应，在时间上有一定的迟滞，从而产生视觉后像。后像所保留的时间约为 0.1 秒。假如有多次闪光刺激，并且间隔时间足够短，也就是说单位时间内闪光的次数增加到一点程度，人眼则不再将其分辨为单个闪光，而将其感觉为一个稳定的连续光，这种现象称为闪光融合。如日光灯的光线每秒闪动 100 次，看不出其在闪动；高速转动的电风扇，看不清每扇叶子的形状，都是由于闪光融合的结果。

影响因素　CFF 受被试的年龄、练习、注意程度以及闪光波形、波长、所刺激的视网膜部位、视觉适应等多种因素的影响，其中闪烁光的亮度是一个最重要的因素。在中等亮度范围内，CFF 随亮度的提高可以从 5Hz 增加到 55Hz。亮度和 CFF 的对数呈线性关系，称为费里-波特定律。其中，在中央注视的条件下，当亮度中等时，CFF 也随闪光照射视野区域的扩大而增加。①正时相的强度和两个时相的差异。如果正时相强度越大，或两个时相的差异越大，CFF 就越大。如果两个时相强度接近，CFF 就低。如果暗时相在强度上是零（黑色），则 CFF 与正时相强度的关系是：$n = a \lg I + b$，其中 n 为融合频率（CFF），I 是正时相的强度，a、b 是两个参数，在一定的实验条件下是常数，随被试者不同和时间不同而变化，这个公式称为费里-波特定律（Ferry-Porte law）。此定律只在中等强度范围内起作用，这时 CFF 最小为 5 周/秒，最高达 55~60 周/秒。在低强度（主要是视杆细胞起作用）或高强度时不适用。②两个时相时间比例不同，也影响 CFF。时相的时间不同，即作用时间不同，也与亮度有关。③在一定范围内，刺激面积较大的比较小的 CFF。CFF 与面积 A 的关系是：$m = c\lg A + d$，c，d 是两个参数。④在网膜的不同部位，CFF 不同。中央凹的 CFF 要高于边缘部位，是指把刺激限制在很小的区域时，如果刺激面积增加，则边远地区的 CFF 高于中央凹。⑤其他感官的刺激、年龄、疲劳、缺氧等因素都影响 CFF。⑥双眼间的迁移、波形及波长的不同都影响 CFF。以上影响 CFF 的多种因素相当复杂地影响一个人的闪光融合频率。

基本应用　CFF 主要应用在以下两个方面。①用于亮度匹配：即闪烁亮法或闪烁法，就是根据融合频率随正负时相亮度不同而不同的规律提出来的。在颜色混合实验中，不同颜色混合的频率为 10～30 周/秒（依条件而定），而亮度上的混合频率远远高于这个频率。因此，匹配两个不同的颜色亮度，如果在每秒闪动（或转动）15～20 次的频率时，颜色已混合了，但有高度闪烁现象，这时调节其中一个颜色的亮度，使其亮度闪光最小或没有，则两个颜色的亮度相等，这个方法在颜色匹配中应用最多，也是亮度匹配中的一个较好的方法。②用于视生理指标：很多研究证明，随生理条件及疲劳程度的不同，融合频率呈有规律地变化。因此可以应用 CFF 作为视生理指标。有些研究者在不同照明的视觉作业与眼睛疲劳情况研究中，利用 CFF 作为指标效果很好，而且发现在低照度作业情况下 CFF 明显下降。

（王嫣嫣　刘庆峰）

yánsè shìjué

颜色视觉（color vision）　由于光投射到物体上，根据物体的性质，反射出没有被吸收光的特性，并作用于人的视觉系统而引起感觉的结果。颜色可分为非彩色和彩色两类。非彩色指白色、黑色和各种深浅不同的灰色组成的系列，又称为白黑系列。其中，当物体表面对可见光谱所有波长反射比都在 80% 以上时，该物体为白色；当反射比均在 4% 以下时，该物体为黑色；介于两者之间的是不同程度的灰色。纯白色的反射比应为 100%，纯黑色的反射比应为 0。在现实生活中没有纯白、纯黑的物体。对发光物体来说，白黑的变化相当于白光的亮度变化，亮度高时人眼感到是白色，亮度很低时感到的是灰色，无光时是黑色。非彩色只有明亮度的差异。彩色是指白黑系列以外的各种颜色。彩色有三种特性，如明度、色调、饱和度，亦可用其他类似的三种特性表示。

颜色视觉理论　颜色视觉理论主要有两大类，即杨-赫姆霍兹的三色学说和黑林的对立（拮抗）颜色学说。现代颜色视觉理论已有了很大发展，但这两个学说仍然占主导地位。①杨-赫姆霍兹（Young. T Helmholtz. H. V）的三色说：根据红绿蓝三原色可以产生各种色调和灰色的颜色混合的事实和规律，研究者提出，在视觉系统中存在者光谱敏感度彼此不同的机制，即视网膜上存在三种不同的视锥细胞，分别对红光、绿光和蓝光最敏感，这些感受器引起兴奋过程的相互作用，便产生各种不同的颜色感觉。如红光照射到视网膜上，红色感受器兴奋最大，绿色感受器兴奋较小，而蓝色感受器兴奋更小，这样就

产生红色感觉。红光与绿光同时作用于视网膜，红色感受器与绿色感受器兴奋最大，因此就产生黄色感觉。如果三个感受器都处在同样兴奋水平，便产生白色感觉。三色理论可以很好地解释颜色混合现象及颜色后像，却难以解释色盲现象：如红绿色盲能看见黄色，而按三色说，黄是由红绿混合而成的，因此红绿色盲应该看不见黄色，这很矛盾。另外，这个学说对颜色在神经通路中如何传递和编码也没有清楚地说明。②黑林（Hering）的对立说：又称四色说。黑林的对立学说是与赫尔姆霍兹的三色说相对立的。黑林认为自然界物体的颜色可以定出四种基色。所谓基色是没有别的色混杂的纯粹色。这四种色即红、黄、绿、蓝。所有颜色可以由这四种颜色混合产生，但是除了红与黄或蓝、绿与黄或蓝、黄与红或绿、蓝与红或绿混合之外，其他混合是不可能的。基于这个基本的心理物理现象，黑林假设：视觉系统中有三种感受器，即红-绿、黄-蓝、白-黑；在各感受器（或称机制）中引起拮抗的反应，哪一方反应大，即成为最终的反应。如光刺激引起白黑色素分解，产生"白"的感觉；无光刺激使白黑色素合成，产生"黑"的感觉；红光刺激使红绿色素分解，产生"红"的感觉；绿光色素使红绿色素合成产生"绿"的感觉；黄蓝色素也是如此，黄色刺激引起色素分解，蓝色刺激引起色素合成。三种视素的对立过程的组合产生各种颜色感觉和各种颜色混合现象。近代电生理研究确实发现，在光的神经传导通路中，存在着这种拮抗反应。黑林的对立学说能够解释红绿色盲产生黄色感觉的现象，但对于

三原色能产生光谱一切颜色这一现象不能给予很好的解释。③视觉理论的现代发展阶段说：该学说认为，杨-赫姆霍兹和黑林的理论都有一些现代生理学方面的研究成果的支持，都是正确的。因为，三色说主要反映了感受器方面的机制，即颜色视觉过程的第一阶段，而对立说主要反映了兴奋传导通路的机制，是颜色视觉过程的第二阶段。两者是从不同的角度阐述了颜色视觉理论。产生颜色视觉机制的最后阶段，发生在大脑皮质的视觉中枢，在这里产生各种颜色感觉。颜色视觉的这种阶段学说把似乎对立的古老理论统一到一起了。但这些还仅仅是假设，尚欠大量的实验来证明。

视网膜上的颜色区　视网膜中央凹部位与边缘部位，视锥细胞与视杆细胞的分布不同。中央视觉主要是视锥细胞起作用，边缘视觉只要是视杆细胞其作用。正常颜色视觉的人，视网膜中央能分辨各种颜色。由中央向边缘过渡，视锥细胞减少，视杆细胞增多，对颜色的分辨能力逐渐减弱，直到对颜色感觉消失。与中央区相邻的外周区先表失红色、绿色的感受性，再向外部，对黄色、蓝色的感受也丧失，成为全盲区。因此人的正常视野的大小，视颜色而不同，在同一光亮条件下，白色视野的范围最大，其次为黄蓝色，红绿色视野最小。黄色素对人眼的颜色视觉略有影响，并且黄色素随着年龄的增长而变化，年龄大的人变得越发黄，因此不同年龄的人的颜色感受性也会有差异。

颜色恒常性　尽管外界的条件经常发生变化，但人们仍然能根据物体的固有颜色和亮度来感知它们。外界条件发生变化以后，色知觉仍然保持相对的不变，这种现象称为颜色恒常性。在一天当中，周围物体的照度会有很大的变化。中午的照度要比日出和日落时的照度强几百倍，同时太阳光的光谱分布也会有较大的变化，但视觉仍保持对物体颜色感觉基本不便。红花永远是红色的，绿草永远是绿色的。虽然白天阳光下的煤块反射出来的光量的绝对值比夜晚的白雪反射出来的光亮还大些，但感觉白雪永远是白色的，煤块永远是黑色的。颜色恒常性是一个复杂的问题，有学者认为颜色在照度改变时仍保持恒常性是容易解释的。他们认为，物体表面的颜色取决于该物体表面的物理属性，这些物理属性在照度发生变化时是不变的。黑林用记忆色的概念来说明颜色恒常性，他认为最常见的物体的那种颜色给记忆以深刻的印象，这个颜色变成了印象的固定特征。一切经验所知的东西，都是通过记忆颜色的眼睛去看的。颜色恒常性与物体的物理属性以及记忆色有一定的关系。一个物体的颜色是由光线在物体上被反射和吸收的情况来决定的，同时也受光源条件的影响。一张白纸用红光照射时，在一定条件下，如让被试者通过一个小孔看被照射物体的一小块面积，看不清全部物体的形状时，会看成红色的。用绿光照射时会看成绿色的。这样看到的颜色称为孔色。但是如果被试者看到纸的全部形状，并知道用什么光照射时，常会将纸看成是白色的。从这例子中可看到，在一定条件下，颜色恒常性又会因为受到破坏而发生很大变化。对颜色恒常性现象目前尚不能全面地解释清楚。

（王嫣嫣　李宏汀）

sèdiào

色调（hue）　刺激光的主波长在视觉中的反映。主要由进入人眼光线中哪种波长占优势来决定，即在一定的光源照射下，由此物体所反射的光谱能量的比例决定。在可见光中，波长由长到短分别对应着红、橙、黄、绿、青、蓝、紫等色调。一个物体所反射的最大能量的波长单位，就是该物体的主波长，可以利用主波长来表示物体颜色的色调。对光源来说，占优势的波长不同，色调也就不同。如果 700nm 的波长占优势，光源看去是红色的，如果 510nm 的波长占优势，光源看去是绿色的。不同波长的光产生不同的颜色视觉，但是自然界中很少见到单纯波长引起的彩色感觉。一般来说，物体所反射的光波是有一定的范围的，只不过某一波长的成分比例较大，能量交大罢了，这个主波长就决定了该物体的色调。这就是说自然界中没有什么"纯"的颜色。不同波长的光波决定不同的颜色，但相同色调的却不一定都是由同一波长所决定，同一色调的颜色可以用不同的单色来匹配。

色调主要决定于波长，但有些色调也受光强的影响。同一单色光波在不同光强下颜色发生变化，总的规律是这样的：光谱上除了三点：572nm（黄）、503nm（绿）、478nm（蓝）是不变的颜色以外，其他颜色在光强度增加时都略向红色和蓝色变化。若将几种波长不同的光按适当的比例加以混合，则可以产生不具有任何色调的感觉，即白色。事实上只选择两种波长不同的光以适当比例来加以混合，也能产生白色，这样的一对波长的光称为互补波长。如 609nm 的橙色和 492nm 的蓝绿色是一对互补波长；575.5nm 的黄色和 474.5nm 的蓝色也是一对互补波长。一对互补波长的色调称为互补色。

对物体表面来说，色调取决于物体表面对不同波长的光线的选择性反射。如果反射光中长波占优势，物体呈红色或橘黄色；如果短波占优势，物体呈蓝色或绿色。

（王嫣嫣　李宏汀）

míngdù

明度（brightness）　光刺激的强度作用于人眼所产生的视觉结果，即颜色的明暗程度。色调相同的颜色，明暗可能不同。如绛紫色与粉红色都含有红色，但前者显暗。颜色的明度决定于照明的强度和物体表面的反射系数。光源的照度越大，物体表面的反射率越高，物体看去就越亮。反射系数相同的物体照明光强不同，明度也不同。如黑纸的反射率低，明度小；而打字纸的反射率高达 80%，明度就大得多。世界上最白的东西是氧化镁，其反射率达 90% 以上，因此在相同的照明条件下，比打印纸的明度要大些。同样，彩色物体表面的光反射率越高，明度就越大。如同样是 700nm 的红光，强度大的就要比强度小的看上去明亮；同样是反射 510nm 的绿色纸，皱纹纸就蜡光纸看上去明亮。除此之外，影响明度感觉的因素还有眼睛的适应水平、对比、双眼累积等。

（王嫣嫣　李宏汀）

yánsè bǎohédù

颜色饱和度（saturation of color）　颜色的纯、杂程度或鲜明程度。纯的颜色都是高度饱和的，如鲜红、鲜绿等。混杂上白色、灰色或其他色调的颜色，是不饱和的颜色，如绛紫色、粉红色、

黄褐色等。完全不饱和的颜色根本没有色调，如黑白之间的各种灰色。一个颜色的鲜明程度，即与某颜色明度相同的灰色相差别的程度，差别越大饱和度就越大。光谱上的各种单色光的饱和度最大，其掺入的白色越多，就越不饱和。人眼通常见到的光都是混合光，其饱和度由混合光中占优势的那种光线的比例决定。如果彩色的饱和度越高，该物体的颜色就越深，在物体反射光的组成中，白光越少，其彩色饱和度就越大，在颜色中加入白色或灰色越多，饱和度也就越小。色度学上一般用刺激纯度来表示某一光谱色被白色冲淡后所具有的饱和度。颜色的饱和度与其物理刺激的光波纯度相对应。纯的颜色即高饱和度的颜色是指没有混入白色的窄带单色刺激的光波。如 650nm 的光波引起非常纯的红色感觉，假如把一定数量的白色加到 650nm 的光波上，混合的结果便产生粉色。加入的白光越多，混合后的光就越不纯，颜色看起来也就越不饱和。光谱上的所有的光都是最纯的颜色光。

（王嫣嫣　李宏汀）

yánsè zhuītǐtú

颜色锥体图（color cone graph）　用于说明颜色的明度、色调和饱和度三个特性及其相互关系的图。任何颜色都具有上述三种特征，因此要描述一个颜色，必须从这三个特征进行说明。在颜色锥体图中，垂直轴代表明度的变化，上端是白色，下端是黑色，中间是各种状态的灰色。锥体的圆周代表光谱上各种不同的色调，依红、橙、黄、绿、青、蓝、紫排列。从圆周到中心表示饱和度的变化，中心是灰色。圆周上各种色调的饱和度最高，离开圆周，

距中心越近，颜色越不饱和。颜色的饱和度还可由圆周向上下黑白方向变化，离黑白两段越近，饱和度越低。颜色锥体图只是一个理想化的示意图，有助于理解颜色三个特性的相互关系（图1）。在真实的颜色关系中，饱和度最大的黄色并不在中等明度的地方，而是在靠近白色明度较高的地方，饱和度最大的蓝色在靠近黑色明度较低的地方。因为锥体最大圆周面是倾斜的，且各种色调的饱和色离开垂直轴的距离也不一样。可见每一个横切面也不是圆形。因此，真实颜色立体并不是规则的锥体，而是一个不太规则的类锥体。

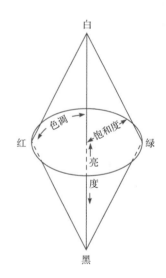

图 1　颜色锥体图

（王嫣嫣　李宏汀）

guāngpǔ guāngxiàolǜ qūxiàn

光谱光效率曲线（spectral luminous efficiency curve）　国际照明委员会（CIE）提出的人的明视觉与暗视觉条件下等能光谱的相对亮度曲线。说明在可见光谱范围内，人眼对不同波长的光线的感受性是不同的。在光谱光效率图中，右边的曲线代表视锥细胞对不同波长的感受性，左边

的曲线代表视杆细胞对不同波长的感受性。视锥细胞能吸收可见光谱所有波长的光，但对光谱的中央部分（约 555nm）最敏感，而对低于 500nm 和高于 625nm 的波长的感受性要差得多。从明度来说，480nm 的光看上去只有 555nm 的光的 20%。视杆细胞也具有覆盖整个可见光谱光效率函数，但与视锥细胞相比，对较短的波长具有最大感受性。视杆细胞的整个曲线向光谱较短的一端移动约 50nm。对短波一端较敏感，而对波长超过 620nm 的红光，几乎是不敏感的。因此，当人们从明视觉（锥体视觉）向暗视觉（杆体视觉）转变时，人眼对光谱的最大感受性将向短波方向移动，因此出现了明度的变化。在明视觉条件下，如果在视锥细胞的光谱敏感曲线上，选择两个具有 40% 的相对光谱感受性的光线（如 500nm 的绿色和 620nm 的红-橙光），明度看上去应该相同。如果这时将光强降低，改用视杆细胞来完成明度辨别，那么绿光就会比红-橙光显得明亮得多。日常生活中，也能见到这种现象。如在阳光照射下，红花与蓝花可能显得同样亮，而当夜幕降临时，蓝花似乎比红花更亮些。这种现象称浦肯野（Purkinje）现象。说明在不同的光照条件下（白天或夜晚），人们的视觉机制是不同的。

根据陈永明（1979 年）和许宗惠（1980 年）等的研究，中国人眼的明视光谱函数曲线同国际照明委员会的明视曲线基本吻合，只是曲线的短波部分略高于国际照明委员会的曲线。中国人眼的暗视光谱函数曲线也与国际照明委员会的暗视曲线相似，只是曲线向长波方向位移约 8nm。

（王嫣嫣　李宏汀）

颜色光混合 (color light mixture)

将具有不同波长的光混合在一起，将几种颜色的光互相混合后可以产生新的色光。颜色光混合是一种加色混合，白光是由各种不同波长的单色光混合而成的，当红色光、绿色光、蓝色光等量混合后，便产生了白光；当这三种单色光不等量混合后便会产生其他色光。人眼睛不仅对单色光产生一种色觉，而且对混合光也可以产生同样的色觉。如 520nm 的单色光刺激人眼产生绿色觉，将 510nm 与 530nm 的单色光混合刺激人眼也可以产生绿色觉；580nm 的单色光刺激人眼产生黄色觉，将 700nm 的红光与 510nm 的绿光混合刺激人眼也可以产生黄色觉，而且人眼感觉不出这两者之间有什么差别。在照明上，红色光、绿色光、蓝色光被定为光的三原色。

色光混合与光色感觉之间主要存在以下定律。①补色律：两种色光混合后产生白色或灰色感觉时，此两种色光互为补色光。如黄色与蓝色光按适当比例混合后能引起白光的感觉。每种色光都有一种与之对应的补色光。颜色环是由饱和度最高的光谱色依图示间隔与顺序围成的圆环。圆心代表白色，穿过圆心的直线在圆环上两相交点相应的光谱色互成补色。②中间色律：任何两种非补色光混合便产生两色的中间色。中间色处于两混合光色之间。中间色在色环上的位置可按下法求得：画出两混合色的连接直线，在直线上找出两色混合量的比例点，由圆心与此点相连的延长线同色环相交点的光谱色即为两色混合所产生的中间色。中间色的饱和度决定于两色在色环上的距

离，距离越近饱和度越大，距离越远饱和度越小。若取光谱上的红、绿、蓝三色按产生中间色的方法进行混合，可混合出位于由红、绿、蓝色起点组成的三角形内的各种颜色。③色代替律：任何外貌上相同的颜色，无论其光谱成分是否相同，都可以互相替代，并在色光混合上具有与被替代色同样的效果。这就是说，凡是视觉上相同的光色，不论其成分如何，在色混合中等效，可以互相替代。如黄、蓝为互补色可混合得白色。红、绿为互补色，可混合得黄色。若无黄色，可以用红、绿混合后得到的黄色再与蓝色混合而得到白色。

色彩混合方法包括两类，分别是色光加色法和减色法。①加色法：就是用红、绿、蓝三原色光按不同比例相加而取得其他色彩的一种方法。理论来源主要是 1861 年苏格兰物理学家马克斯韦尔就人的彩色视觉发表演讲，并用一幅彩色图像来说明他的理论。他的方法是，透过红、绿、蓝（三原色）三种滤光器，拍出三张不同的黑白照片，再制成黑白幻灯片，然后在放映这三张片子的幻灯机的镜头前，分别放上红、绿、蓝（三原色）三种滤光器，并使三个影像在银幕上重合，于是就得到了一幅彩色的影像。马克斯韦尔的这一原理成为现代色彩处理方法的基础，并称为加色法。②减色法：不能发光，却能将照来的光吸掉一部分，将剩下的光反射出去的色料的混合。色料不同，吸收色光的波长与亮度的能力也不同。色料混合之后形成的新色料，一般都能增强吸光的能力，削弱反光的亮度。在投照光不变的条件下，新色料的反光能力低于混合前的色料的反光

能力的平均数，因此，新色料的明度降低了，纯度也降低了，所以称为减色混合。

（王嫣嫣　李宏汀）

yánsè shēnglǐ xīnlǐ xiàoyìng

颜色生理心理效应（physio-psychological effect of color）

颜色对人的生理和心理过程产生的影响。人类生活在到处充满着色彩的世界里，色彩已成为对人的活动发生影响的重要因素。色彩对人的影响体现在许多方面。色彩不仅可以丰富认识、美化环境、调节身心、影响工作效率，而且还会影响人的冷暖、轻重、远近、气味等多种不同的感觉。人们可以通过色彩的合理调配与设计，达到丰富生活、改善环境、促进健康和提高工作效率的目的。

颜色的生理心理效应主要包括：①颜色的生理效应。颜色刺激能对人的某些生理过程发生一定影响。如红、橙色有提高人的兴奋水平和助长血压升高及心率加快的作用，而青、蓝、绿等色调则有使人趋向宁静和压低血压及减缓心率的作用。②颜色的心理效应。色彩刺激对人心理上的影响要比生理上的影响更为明显，其表现也更具多样性。首先，颜色会影响人对物品的爱好度，因此衣饰、家具、糖果、食品及许多其他商品都要赋以这样或那样的色彩。自然，并不是所有颜色都是同样讨人喜欢的。一般来说，红、橙、黄、绿、蓝、紫等基本色要比其他颜色容易受人喜爱。人对颜色的爱好除了依存于客观的颜色的物理特性外，还受年龄、性别、民族习俗、文化背景、宗教信仰、生活经历等多方面的影响，因此人们对颜色的态度也存在着明显的差异。如红色是很多地域民族的人们所喜爱的颜色，但多哥、乍得、尼日利亚、贝宁等国家的人切忌用红色，德国人也不大喜欢红色；非洲有些国家忌用黑色，而伊朗、沙特阿拉伯、科威特及西班牙等国家的人却爱好用黑色。个人的性格、生活经历等也会影响人的颜色爱好，如有人喜爱重彩浓抹，有人则爱素雅清淡；有人喜欢暖色调，有人爱好冷色调。为了使所使用的各种物品及产品包装在色彩上能适应人们的爱好，就要定期地对用户做调查，即要多生产具有为众人共同喜爱色的产品，同时也要照顾少数人的特殊颜色偏好，使他们能够买到自己所喜爱颜色的商品。其次，颜色的心理效应还表现在颜色对冷暖、轻重、远近、大小、味道浓淡等各种感觉能产生不同的影响。颜色有暖冷色的区分，红色、橙色通常归为暖色，蓝色、绿色、青色则归为冷色。若一个人走入一个采用红光照明，墙壁、地板涂以红色的房间，会感到比进入一个室温相等，但采用蓝、绿照明，墙壁、地板涂以蓝绿色的房间要暖和一点。这就是颜色的温度效应。颜色的距离效应是某些颜色会使人在距离上引起远近或进退的感受，因此可通过颜色的适当调配，在一定程度上使人对空间尺寸比例发生变化的感受。其他的影响，如黑色、褐色的物体使人感到似乎比等重的浅色物体轻一些；肉、菜、水果等放在红光照明下比放在蓝、绿光照明下看起来要新鲜得多；把同样的咖啡分别倒入同形状的黄、绿、红色杯子里请人品尝时，许多人会产生黄杯子中的咖啡淡，绿杯子中的咖啡带酸味，红杯子中的咖啡味道香浓等不同的感觉。诸如此类现象都是颜色心理效应的例子。在工程建设或商品生产和包装中，若能根据颜色心理效应的有关知识，对工程设施或商品的颜色进行合理的设计，对提高产品的市场竞争力无疑是有作用的。

（王嫣嫣　李宏汀）

dānwéi shìjué xìnxī biānmǎ

单维视觉信息编码（single dimentional visual information coding）

仅用视觉刺激物单一属性作为代码进行的信息编码方式。如在交通信号中用"红""绿""黄"三色分别表示"停""通行""注意"。常用的编码方式包括颜色、形状、长度、亮度、面积、角度、字母、数字等。各种编码方式具有不同的特点，适用于不同的实际场合。

基本内容　视觉信息单维编码的类型主要有以下几种。①颜色编码：用色调、明度、饱和度等颜色属性作为代码进行的视觉编码。a. 色光编码。对于本身能够发射出光线的视觉显示器中的颜色编码。b. 反射色编码。与色光编码系统存在较大的差别。反射色的视觉效应不仅取决于反射面颜色及材质等物理性质，更为重要的是，人对其色彩感知较大程度上依赖于环境照明的特点。②形状编码：用形状特征（如方形、圆形）作代码的信息编码。③字母数字编码：以拼音字母和数字进行编码的。这样编码的优点是用 10 个数字、26 个字母可以得到无限多的组合，一般均有比较好的识别效果。④倾斜角度编码：以物体倾斜角度（如指针）作为编码方式的。最多可用 24 个维度，但最好低于 12 个。⑤形状大小编码：以几何形状的尺寸大小作为编码方式的。⑥亮度（光）编码：以物体亮度水平作为编码方式的。另外，还需要考虑周围环境照明以及其他因素对亮度辨别难度的影响。⑦光的闪烁频率编码：以光的闪烁频率作为编码方式的。⑧面积编码：利用面积大小作代码的信息编码的。⑨线长编码：利用线段长短进行的信息编码。线长数目不宜超过五种。线长编码也需占有相当大的空间，因此使用很少。

单维视觉编码在应用中的比较 目前大多数研究结果都支持了颜色编码在搜索任务重的优势。但并非所有的任务中，颜色编码都能表现出这种优势。1975 年克里斯特（Christ）曾对 42 篇比较颜色编码和其他编码系统颜色编码的研究进行了总结。结果表明，在搜索作业中，颜色编码要明显优于几何形状编码、文字编码和数字编码等。颜色编码的搜索效率要比面积编码快 40%，比亮度和文字数字编码快 43%，比形状编码快 60%。而在识别作业中，颜色编码要明显优于大小和亮度编码，但不如数字字母编码。另外，2002 年诺埃尔（Nowell）研究表明，不管对于数量化数据还是称名性数据，均是采用颜色编码的绩效最好；对于称名性数据来说，在正确率上，形状编码要优于大小编码，但是在搜索时间上后者的绩效更好。而对于数量化数据，无论是搜索时间还是正确率，形状编码均更好。因此，总体来说，颜色编码在大多数视觉任务中是一种较好的编码方式，但同一种编码方式在不同的任务中具有不同的传递效率，对于设计者来说，人物本身的特征以及衡量绩效的指标对于选择编码方式来说是更为重要的考虑因素。

（李宏汀 郭小朝）

yánsè biānmǎ

颜色编码（color coding） 用色调、明度、饱和度等颜色属性作为代码的信息编码。颜色在吸引人的注意方面的优势，使得颜色编码方式便于区分各类信息，更适合用于搜索任务中，以及用于复杂、密集、关键的视觉显示器。灯光颜色编码的代码数目受色光、亮度、大小等因素制约，一般以 10 种为限；表面色的代码数目受照明性质的制约。

颜色编码具体可分为色光编码和反射色编码。①色光编码：本身能够发射出光线的视觉显示器中的颜色编码。采用波长作为代码方式时，色光编码的代码数目不能超过 10 个，如果可能应尽量不要超过 3 个。同时，色光编码的代码数量还受到色光亮度、色光面积和背景光照明强度等因素的影响，在同一编码系统中可供选择的颜色代码随照明强度提高而减少，随照明色温提高而增多。2002 年李宏汀研究表明，在环境照明亮度比较低时，如微光环境下，品红、琥珀色、紫色、黄色和白色五种颜色的判断容易与其他颜色产生混淆，在进行颜色编码时不宜采用。②反射色编码：与色光编码系统存在较大的差别。反射色的视觉效应不仅取决于反射面颜色及材质等物理性质，更为重要的是，人对其色彩的感知较大程度上依赖于环境照明的特点。

颜色编码中需要遵循的设计原则包括：①采用波长作为代码方式时，色光编码的代码数目应不超过 10 个。②随着操作者年龄的增大，需要适当增大颜色亮度来保证颜色辨别能力。③在同一显示界面选择颜色组合时，尽量不要选择互补饱和色（如红色/绿色、蓝色/橙色、紫色/黄色）。如确实需要同时采用互补色组合，可以采用非饱和颜色。④在进行颜色编码时，需注意与人们对颜色所熟知的代表意义（如红色灯表示禁止或运行失败，闪烁红灯表示设备异常，黄色灯表示注意或临近危险）之间的一致性。⑤颜色编码不宜用来表示数量上的差异。

（熊端琴 李宏汀）

xíngzhuàng biānmǎ

形状编码（shape coding） 用形状特征（如方形、圆形）作为代码的信息编码。形状编码方式在信息可视化应用中是一种非常普遍的编码类型，其优势在于形状可以非常灵活地设定。用于编码的形状最多有 15 种，但最好不要超过 5 种。形状编码适用于以形状表示的编码系统，尤其在阴极射线管（cathode ray tube，CRT）显示上效果更佳。另外，在设计形状编码时最重要的问题是，尽量使设计的代码与其所代表的对象在形状上相似，并使各形状之间清晰可辨。相似度高的形状会明显增加操作者的搜索时间（图 1）。

（熊端琴 李宏汀）

fēi chángyòng shìjué biānmǎ

非常用视觉编码（non-daily using visual coding） 在视觉信息单维编码中，除了颜色编码和形状编码外，还可以用来达到视觉信息传递目的的编码方式。具体在选择视觉信息编码方式时应根据实际需求进行选择。

非常用视觉编码方式主要包括以下几种。①字母数字编码：以拼音字母和数字进行编码的。这样编码的优点是用 10 个数字、26 个字母可以得到无限多的组合，一般均有比较好的识别效果。但应该注意某些字母和数字之间容易发生混淆。②倾斜角度编码：以物体倾斜角度（如指针）作为编码方式的。最多可用 24 个维

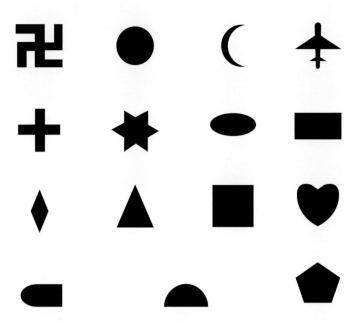

图1　容易识别的形状及其识别的难易次序（从上到下识别难度增加）

度，但最好低于 12 个。12 种倾斜度正好与始终盘面的 12 分制一致，因此在时钟类型仪表或阴极射线显像管（CRT）上使用更令人满意。这种编码方式比较多地适用于指示钟表等图形仪表的方向、角度或位置等。③形状大小编码：以几何形状的尺寸大小作为编码方式的。最多可用 4～6种，但最好不超过 3 种，一般只用于特定场合。④亮度（光）编码：以物体亮度水平作为编码方式的。最多可用 4～6 种，而采用 2 种时效果最好，只用在特定的场合。另外，还需要考虑周围环境照明以及其他因素对亮度辨别难度的影响。⑤光的闪烁频率编码：以光的闪烁频率作为编码方式的。一般闪光速度最好不超过 2种，而且闪光频率应该为每秒 3～12 次。闪光速度过高或过低都会影响操作者的辨认效果。⑥面积编码：利用面积大小作代码的信息编码的。代码数目可多达 5个或 6 个，并以 3 个为优。面积编码需占用相当大的空间，因此只在特殊情境中使用。⑦线长编

码：利用线段长短进行的信息编码。线长数目不宜超过 5 种。线长编码也需占有相当大的空间，因此使用很少。

（李宏汀）

duōwéi shìjué xìnxī biānmǎ

多维视觉信息编码（multi-dimentional visual information coding）　将两种或两种以上的视觉属性组合起来作为信息代码的编码方式。采用多维视觉编码有助于过大传递信息的范围和提高传信效率。若使用多维度来进行视觉信息编码，维度间的关系可能是正交的或冗余的。若一个刺激的几个维度正交，一个维度的值独立于其他维度的值。也就是说，每一个维度都传达着独特的信息，并且两个维度的所有组合具有相同的可能性。如果形状（圆-方）与颜色（红-绿）是正交维度，那么就会有红圆、绿圆、红方和绿方四种组合，而且每种组合在编码计划中都表示不同的意义。当维度是冗余时，知道一个维度的值将有助于预测其他维度的值。基于刺激维度的使用方式，会有

多种冗余程度。如果形状与颜色是两个完全冗余的维度，如所有圆形都是绿色的，所有方块都是红色的，那么知道一个维度的值就能完全确定另一个维度的值。如果只有 80% 的方块是红色的，80% 的圆形是绿色的，则颜色与形状将被认为是部分冗余。这时，知道一个维度的值可以帮助预测另一个维度的值，但是这样的预测不能保证百分之百正确。

多维视觉信息编码对绝对判断的影响主要表现为：①若维度是以正交组合，在绝对基础上可以识别的刺激的数目会增加。然而，总数通常小于每个独立维度上能够被识别出来的刺激数目的乘积。如果可以辨别 7 种不同大小的圆形和 5 种不同水平的亮度，大小和亮度组合，就可以预测能够分辨多于 7 个但是小于 35 个的不同形状和亮度组合。随着正交组合的增加，可以被辨别的刺激数目的增加量会越来越少。②若维度是以冗余方式组合，所能辨别的水平比使用单一维度所能辨别的数目要多。如果将大小和亮度以冗余方式组合，可以辨别的刺激的数目必然多于仅以大小为识别基础的 7 个刺激物。因此，无论是以正交方式还是冗余方式进行维度组合，所能分辨的刺激数目都会多于基于绝对基础的识别。

（李宏汀　郭小朝）

duōwéi yúdù biānmǎ

多维余度编码（multi-dimentional redundance coding）　用两个或两个以上的视觉属性代表相同意义的信息编码。又称多维冗余编码。也就是说，知道一个维度的编码值可以有助于预测另一个维度的值。如在交通信号灯中采用的颜色-方位二维编码方式，

即位于上方的红灯亮表示"停"，位于下方的绿灯亮表示"通行"，只要知道上方的灯亮就知道一定是红灯，并且表示停。这样能够完全依靠一个维度的编码值来预测另一个维度值的余度的编码称为完全余度编码。不能完全依靠一个维度的编码值来预测另一个维度值的余度的编码称为部分余度编码。如果不是所有的红灯都位于上方，不是所有绿灯都位于下方时，这种情况就是部分余度编码。

使用视觉信息多维余度编码有以下一些特点：①使用余度编码有助于提高信息传递绩效。1984 年克里斯特（Christ）研究表明，使用颜色和形状的余度编码绩效要明显好于非余度的颜色或者形状编码。当与其他属性一起进行余度编码时，颜色的绩效要好于形状的绩效，但均好于字母和数字的余度编码。1990 年尤比斯（Jubis）研究表明，采用颜色和形状的完全余度或部分余度编码要好于形状编码，但是绩效与单独的颜色编码几乎相当。1979 年科帕拉（Kopala）研究认为余度编码对于较为复杂的任务来说，显著降低反应时间，减少错误率的效果更加明显。1991 年斯维伦加（Swierenga）采用文本风格、框架颜色、边框形状等编码方式的研究也表明，除了边框形状会降低搜索绩效外，其他各种编码的余度编码均可以提高任务的绩效。这说明，余度编码的效果在很大程度上取决于组合的代码的兼容性以及任务本身的特点。②不适当的余度编码甚至可能成为干扰成分而使信息传递效率降低。1978 年琼斯（Jones）在实验中把颜色和形状结合作为路标编码，结果发现对这种结合编码的判读正确率并未超过单独使用颜色或形状编码的结果。事实上，余度编码的效果在很大程度上取决于所结合的代码的兼容性和任务的特点。

（李宏汀 郭小朝）

duōwéi fùhé biānmǎ

多维复合编码 （multi-dimensional composite coding）

一个维度的编码值与另一个维度的编码值相互独立的多维编码。又称多维正交编码。其中每一种编码方式代表一个不同的概念。如形状（方形与圆形）与颜色（绿色与黄色）属于多维复合编码时，就会有绿色方形、绿色圆形、黄色方形、黄色圆形的四种刺激组合。知道了其中某个维度的值（如知道了绿色），并不能帮助确定另一个维度的值（是方的还是圆的）。在资料归档分类中，可用形状编码标明材料性质的种类，用颜色编码标明密级。在使用复合编码方式时应尽量避免对同一种类信息采用两种以上的代码系统。复合编码的效果主要取决于相结合的编码系统间的兼容程度。1973 年赫格林（Heglin）提出可用作复合编码的各种单维编码，并建议，在必须快速解释的情境下不要尝试使用超过两个维度的编码组合，而且给出了可用作复合编码且相互兼容的各种编码方式（表 1）。颜色的色调、明度和饱和度三特性可结合形成复合编码。1960 年毕晓普（Bishop）研究表明，稍经学习的观察者对颜色灯光的复合编码，有可能采用 30 种颜色代码，表面色的复合编码代码数可以达到 24 种。

采用多维复合编码，可以增大操作者绝对判断所能识别的刺激数目。如在单维条件下，能够区分 7 种不同大小的圆形和 5 种不同水平的亮度，若这两个维度采用多维度符合编码组合在一起，能够分辨的不同大小亮度组合的圆形数目将大于 7 个，但要小于 35（7×5）个。一般来说，采用多维复合编码，通常比多维余度编码可识别的刺激数量更多。

（李宏汀）

biǎopán-zhǐzhēnshì yíbiǎo shèjì

表盘-指针式仪表设计 （dial instrument design）

以指针相对于刻度盘的不同位置来显示信息的视觉显示器称为表盘-指针式仪表。在要求精确的数值和要求显示数值能够保持足够长时间来读取时，数字仪表显示设计要优于表盘-指针式仪表设计。但在数值经常或连续变化时，或需要观察

表 1　复合编码中适合的编码组合

	颜色	数目与字母	形状	大小	明度	位置	闪速	线长	斜角
颜色		√	√	√	√	√	√	√	√
数目与字母	√				√				
形状	√				√				
大小	√				√				
明度	√	√	√	√					
位置	√							√	√
闪速	√								√
线长	√					√			√
斜角	√					√	√	√	

显示数值的变化方向或变化率时，表盘-指针式仪表设计相对于数字显示设计来说更加有优势。

理论基础 人的视觉辨别能力（如使用数量刻度尺所需要的）在某种程度上受到所要辨别的事物特性的影响，在考虑表盘-指针式仪表设计时，设计最主要要求满足的目标是仪表显示必须能够被清晰地看到。因此，表盘-指针式仪表的一些相关特征如使用的数值进位方式、标尺的单位长度、刻度记号的宽度、指针的设计等因素对于读数的速度和准确性是特别重要的。

工作内容 包括以下几方面。

表盘-指针运动关系设计 根据表盘-指针式仪表显示器的表盘与指针运动关系可将该类显示器分为表盘固定-指针运动仪表显示器和表盘运动-指针固定仪表显示器两大类。表盘固定-指针运动是最为普遍的表盘显示器类型。整体而言，表盘固定-指针运动的显示器绩效要比表盘运动-指针固定显示器的绩效要好，尤其是当数值经常变动或连续变动的场合或数量的改变对操作者非常重要时。但表盘固定-指针移动仪表也存在只有较小的物理空间，而需要显示的刻度值范围比较大时显得比较被动的缺点。因此，这两类仪表的特点使得其在不同操作任务中的适用性不同。

表盘设计 ①表盘形式设计：表盘除了最常见的圆形之外，常见的表盘形式还有半圆形、扇形、窗式、垂直与水平带式等（图1）。②表盘尺寸设计：表盘尺寸大小，主要取决于观看者距离仪表表盘的距离和表盘上刻度标记的数量两个因素。若观看者距离表盘越远，表盘上刻度标记数量越多，表盘尺寸就需要设计得大一些。但是，过大的表盘尺寸又会增大判读时视线扫描的距离，延长判读时间。有研究表明，直径为30~70mm的刻度盘在认读准确性上没有本质区别，但若直径减少到17.5mm以下，要保证判读不出差错，则需大大降低判读速度。另外，也有研究表明最优直径为44mm。一般来说，保持表盘尺寸的视角在2.5°~5.0°较为合适。

刻度标记设计 刻度标记是表盘-指针式仪表上的重要组成部分，其尺寸和位置的设计是否合理会直接影响仪表的判读效果。有关刻度标记设计需要考虑以下几个方面。①刻度标记尺寸：表盘上的刻度标记可以分为大、中、小三类（图2）。对于刻度标记尺寸的设计主要需要考虑能够让操作者看清的最小刻度标记尺寸标准。而这一最小刻度标记尺寸需要考虑人的视觉分辨能力、照明水平、亮度对比和观察距离等因素的影响。一般来说，最小刻度标记的宽度以占刻度间距5%~15%为宜，其长度（高度）应为刻度间距的25%~50%。中刻度标记的尺寸为小刻度标记的1~1.5倍。大刻度标记的尺寸为小刻度的1.5~2倍。②刻度间距：两个最小刻度标记之间的距离。在一定的范围内判读速度和正确性会随着刻度间距的增大而提高。一般来说，保持刻度间距在10分弧左右的视角是最理想的间距。而在照明条件不良或者呈现时间很短时（0.4~2.5秒），应该适当放宽这一间距。③刻度标数进级：表盘上的刻度标数一般应该取整数以提高判读速度。④刻度读数方向：表盘式仪表上的刻度读数方向是指刻度值递增顺序方向，虽然读数方向会受到表盘不同形状特点的影响。但是一般来说，不管是对于刻度盘固定指针运动还是指针固定刻度盘运动的仪表显示器来说，都遵循从左到右、自下而上或顺时针的读数方向。⑤标尺上的数字位置安排：表盘式仪表上的数字位置安排取决于表盘式仪表的具体类型，一般来说应遵循三个原则。a. 表盘固定指针运动的仪表，数字应位于刻度外侧，且应垂直向下，即采用（图3a）而不宜采用（图3b）。

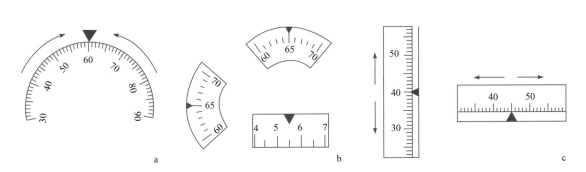

a. 半圆形、扇形显示器；b. 窗式仪表显示器；c. 垂直与水平带式仪表显示器。

图1 常见的表盘-指针式仪表显示器

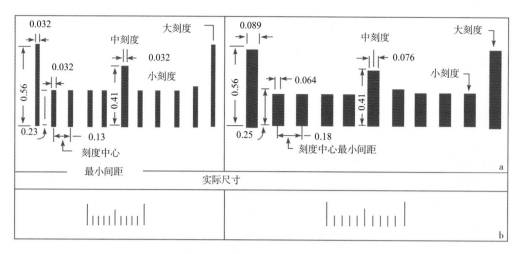

a. 正常照明条件；b. 低照明条件。

图2 表盘-指针式仪表显示器最小刻度标记尺寸

b. 表盘运动指针固定的圆形仪表，数字应标在刻度外侧，数字的方位采用（图3c）而不宜采用（图3d）；若为水平窗式仪表，数字应标在刻度的下侧，若垂直窗式仪表，则数字应标在刻度右侧（图3e，图3f），但数字方位宜采用（图3g）而不宜采用（图3h）。

c. 指针固定的水平带式仪表，指针位于刻度上或下侧时，数字应位于刻度下或上侧；指针固定的垂直带式仪表，若指针位于刻度左（右）侧时，数字应位于刻度右（左）侧。

指针设计 对于表盘指针式仪表的指针设计，主要有以下几个设计原则。①指针形状：应该尽量简洁，不加任何装饰，具有较明显的指针形状。一般采用尾平、头尖、中间等宽或狭长三角形。②指针尺寸：在针尖的宽度上，一般来说，指针的针尖宽度与刻度标记的宽度相对应。指针的长度应该使针尖与最小刻度标记留有1~2mm的间隙，不与之重叠，更不可覆盖刻度标记。在正常照明条件下，观看距离为60cm时，针尖宽度应为0.8~2.4mm，指针的长宽比和宽厚比最好分别为8∶1和10∶1。③指针的零点位置：一般圆形满刻度仪表的零点位置大都置于12点的位置，刻度不满一周或全量程不满一周的圆形仪表，零点放在表盘左下侧，终点放在相对称的表盘右下侧；半圆形或水平带式仪表的零点位于表盘左端，垂直带式仪表的零点一般位于表盘的下端。④指针与刻度盘面间距：在保证不与表盘发生摩擦的前提下，指针应尽量贴近表盘，避免因观察视线不垂直于表盘而产生视差。⑤指针颜色：指针颜色最重要的是与表盘形成明显对比。若表盘采用白色，指针应该采用黑色和红色，若表盘采用黑色，指针就应该采用白色或黄色、浅绿色。

表盘指针式显示器排列设计

在较复杂的人机系统中，如飞机驾驶座舱、大型电站监控台，往往都是需要多个显示不同信息的仪表同时排列在仪表板上。因此在集中安置仪表时，必须考虑仪表的排列设计问题，要避免仪表信息间的相互干扰，还要设法促进其显示效绩的提高。对于表盘指针式显示器排列设计时需要考虑以下几个方面（表1）。

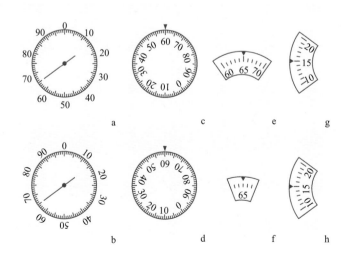

图3 表盘-指针式仪表显示器标尺的数字、指针与刻度的相对位置

（李宏汀　郭小朝）

表1　表盘-指针式仪表显示器排列设计原则

考虑因素	设计原则
仪表的重要性和使用频度	①最重要的仪表或使用频次最高的仪表放置在视野中心（3°范围内）位置 ②排列仪表时应把最重要的仪表放置在视野的中心 ③把重要的或使用频次最高的仪表放置在10°视野范围以内，把较重要的或使用较多的仪表放在30°视野范围内 ④较不重要或用得较少的仪表可安置在40°~60°的视野范围内 ⑤所有的仪表及其他视觉显示器都应安放在人不必转动头部或转动身体就能观察到的范围以内
仪表间的使用顺序关系	①按实际观察顺序安置仪表以减少视线往返转换次数和缩短扫视路线 ②把使用过程中联系次数多仪表靠近放置
人的视觉空间方位特点	①人眼的水平视野范围大于垂直视野范围，所以仪表的空间排列左右方向宽于上下方向 ②人的视觉一般习惯于从左往右、从上往下，以及按顺时针方向进行扫视，仪表排列也要尽可能顺应视觉运动的这种习惯 ③位于左上象限内的目标其视觉效果较优于其他三个象限，其次按序为右上象限、左下象限和右下象限，安置仪表时应符合这一特点
仪表功能	①功能上相同或相近的仪表应排在同一区域 ②在不同区域间可用颜色或线条相区分 ③同功能的仪表要采用统一的显示格式和显示标志
与相应控制器的排列关系	①当仪表显示通过控制器操纵时，仪表与相应控制器的排列应互相对应 ②位置应尽可能接近 ③控制运动与显示变化符合预期

diànguāng xiǎnshìqì shèjì

电光显示器设计（electro-optical display design）

利用电光现象制成的视觉显示器称为电光显示器。电光显示器是从20世纪80年代开始发展起来的主流显示器类型。相对于表盘-指针式仪表显示器，电光显示器主要有显示内容灵活、能够实现信息的综合显示和实景图显示三个方面的优势。相比表盘-指针式仪表显示器较为单调的显示内容和方式，采用电光显示器可以显示文字、图形、图像、动画、视频、录像信号等更为复杂的信息。根据发光现象的原理，可以把电光显示器分为主动式显示器和被动式视觉显示器两类。主动式视觉显示器是利用电致发光现象，即将电能转变成可见光制成。这种显示器自身能够发光，如阴极射线管（CRT）、场致发光板（FED）、等离子显示板（PDP）等都属于主动式视觉显示器。被动式视觉显示器是利用电信号改变物质光学特性（如折光率、反射率、透射率等）的电光现象（如液晶的动态散射效应）制作成的视觉显示器，其本身不发光，但其光学特性可因外加电信号而变化，因此若受到外光源照射，能显示出与所加电信号相应的可见光图像，如液晶显示器（LCD）、发光二极管（LED）显示器等。应用较广泛的电光显示器主要有阴极射线管（CRT）显示器、LCD和LED显示器。CRT显示器采用适当的控制电路控制真空管内的电子束，使其在荧光屏上扫描并激发荧光粉发光，从而显示图像和文字。LCD的主要原理是以电流刺激液晶分子，产生点、线、面，配合背部灯管构成画面。而LED显示器，是一种通过控制半导体发光二极管的显示方式，来显示文字、图像、视频等各种信息的显示器。相较于CRT显示器，LCD不仅省电节能，而且辐射更低，画面更柔和，可以减少显示器对眼睛的伤害。与LCD相比，LED显示器在亮度、功耗、可视角度和刷新速率等方面更具优势。

理论基础　表盘-指针式仪表显示器显示信息时，每个仪表一般只能显示一种信息，这样多种信息的显示就需要有多个不同的仪表，这种显示称为空分制显示。空分制显示的缺点是仪表数量增多时会造成观看者观察仪表的困难，容易导致人为差错和事故。而电光显示器除了空分制显示方式外，还可以采用时分制显示，即在不同的时间还可以显示不同的信息，并且各种信息可以只在需要观察的时候才显示。时分制的优点是可以节省显示空间，避免显示信息拥挤，减少信息的干扰，减轻操作人员的工作负荷。当人机系统执行某种任务需要同时了解多种信息时，应尽可能把这种信息综合在一起进行显示。而表盘-指针式仪表显示器一般只能显示单项信息，只有依靠计算机控制的电光显示器才能实现信息的综合显示。实现信息综合显示不仅可以减少显示器数量，而且可以增加信息显示余度和提高显示系统的可靠性。它有利于人对系统整体状态的了解，可降低对人分析综合能力的要求，可减轻人的工作负荷并使工作效率明显提高。

基本方法　电光显示器设计涉及内容和因素很多，这里仅从人类工效学角度简要介绍目标、屏面以及两者之间的关系对显示效率的影响。目标条件包括大小、形状、颜色、亮度、运动速度和呈现时间等。目标的大小应与视距相适应，当视距为 0.5m，1m 和 3m 时，显示屏上字符的直径或方形字符的对角线长应分别为 3mm，6mm 和 10mm。字符的高宽比可取 2∶1 或 1∶1。字符笔画与字高比可取 1∶8 或 1∶10。目标的形状优劣次序为三角形、圆形、梯形、方形、长方形、椭圆形和十字形。当干扰光点强度较大时，方形目标优于圆形目标。采用红色或绿色作为目标颜色时，与白色的视觉辨认效果相似，但红色刺激性强，易引起视觉疲劳，故常用绿色和白色作为目标色，而以深色或黑色作为背景色。采用蓝色则视觉辨别效率稍差。目标亮度越高越易于察觉，但也有其限度。目标的适宜亮度为 $34.26cd/m^2$。虽然运动的目标比静止的目标更容易为人所知觉，但从辨认效果看，运动目标比静止目标难于分辨清楚，而且运动速度越快，辨认效果越差。一般来说，目标持续呈现时间达到 0.5 秒时，即可满足视觉辨认的需要，呈现时间为 2~3 秒时即可清晰辨认目标。

屏面的条件包括屏面的形状、大小、位置和屏面亮度等。屏面的形状有方形和圆形两种。屏面的大小与视距有关。如视距为 355~710mm，雷达屏面直径以 127~178mm 为佳。对于最佳屏面尺寸，还应根据显示目标的大小、显示器的分辨率和颜色等因素综合考虑确定。分辨率越高，显示的信息清晰度越好。在真彩色显示方式下，屏面显示颜色过渡平滑，更接近于自然状态，认读效率高。屏面的位置最好垂直于人的视线。若是立姿观察，屏面处

于人眼、屏面中心的连线与视水平线向下成 5° 的位置为宜。若是坐姿观察，则屏面处于人眼、屏面中心的连线与视水平线向下成 15°~20° 的位置为宜。屏面亮度即为目标的背景亮度。目标的可见性首先取决于目标与背景的亮度对比值，即亮度对比度=（目标亮度-背景亮度）/背景亮度。当目标亮度使亮度对比度高于能见的阈值时，目标才能够被看见。就亮度对比感受而言，$68cd/m^2$ 可以视作背景亮度的最优数值。屏面以外的照明，即周围照明或环境照明，也影响屏面的清晰度。实践证明，屏面亮度与周围亮度相一致时，目标观察、识别和追踪效率都达到最优。

应用领域 电光显示器除了可以作为电视机、计算机显示器之外，还可以用作证券交易、金融信息显示，机场航班、汽车站动态信息显示，港口、车站旅客引导信息显示，体育场馆、道路交通信息显示，邮政、电信、商场购物中心等服务领域的业务宣传及信息显示，除此之外，还能用作户外广告媒体显示屏，大型演出和集会等。

（李宏汀 郭小朝）

diànguāng xiǎnshìqì fēnbiànlǜ
电光显示器分辨率 （resolution of electro-optical display） 分辨率就是屏幕图像的精密度，是指显示器所能显示的点数的多少。由于屏幕上的点、线和面都是由点组成的，显示器可显示的点数越多，画面就越精细，同样的屏幕区域内能显示的信息也越多。可以把整个图像想象成一个大型的棋盘，而分辨率的表示方式就是所有经线和纬线交叉点的数目。

基本内容 分辨率是度量位图图像内数据量多少的一个参数。

通常表示成每英寸像素（pixel per inch，ppi）和每英寸点（dot per inch，dpi）。ppi 和 dpi 经常都会出现混用现象。从技术角度说，像素（p）只存在于计算机显示领域，而点（d）只出现于打印或印刷领域。包含的数据越多，图形文件的长度就越大，也能表现更丰富的细节。假如图像包含的数据不够充分（图形分辨率较低），就会显得相当粗糙，特别是把图像放大为一个较大尺寸观看的时候。

液晶显示器（LCD）和传统的阴极射线管（CRT）显示器，分辨率都是重要的参数之一。分辨率是指单位面积显示像素的数量。LCD 的物理分辨率是固定不变的，对于 CRT 显示器而言，只要调整电子束的偏转电压，就可以改变不同的分辨率。但是在 LCD 里面实现起来就复杂得多了，必须要通过运算来模拟出显示效果，实际上的分辨率是没有改变的。并不是所有的像素同时放大，因此存在着缩放误差。若 LCD 使用在非标准分辨率，文本显示效果就会变差，文字的边缘就会被虚化。LCD 的最佳分辨率，又称最大分辨率，在该分辨率下，LCD 才能显现最佳影像。

LCD 呈现分辨率较低的显示模式时，有两种方式进行显示。①居中显示：如在扩展图形阵列（XGA）1 024×768 的屏幕上显示超级视频图形阵列（SVGA）800×600 的画面时，只有屏幕居中的 800×600 个像素被呈现出来，其他没有被呈现出来的像素则维持黑暗。目前该方法较少采用。②扩展显示：在显示低于最佳分辨率的画面时，各像素点通过差动算法扩充到相邻像素点显示，从而使整个画面被充满。这样也使画面失去原来的清晰度和真实

的色彩。

目前 15 英寸 LCD 的最佳分辨率为 1 024×768，17~19 英寸的最佳分辨率通常为 1 280×1 024，更大尺寸拥有更大的最佳分辨率。

作用功能 一般情况下，分辨越高，屏幕显示效果越好，对操作人员的工作绩效越有利。但是人眼分辨能力具有识别阈限，高于这个阈限，清晰度就不会随着分辨率增高而提高。在低分辨率下更容易产生视觉疲劳。一般要达到较好的视觉绩效，显示分辨率应至少达到 90dpi。

(李宏汀 郭小朝)

diànguāng xiǎnshìqì sǎomiáo pínlǜ

电光显示器扫描频率 （scanning frequency of electro-optical display）

扫描频率是场频和行频的统称。场频，又称垂直扫描频率或刷新率，是显示器每秒刷新屏幕的次数，通常以赫兹（Hz）表示。场频越低，图像的闪烁、抖动越厉害。行频，又称水平扫描频率，指电子枪每秒在荧光屏上扫过的水平线的数量，其值等于"场频×垂直分辨率×1.04"，单位为千赫兹（kHz）。

基本内容 人眼在某个视像消失后，仍可使该物像在视网膜上滞留 0.1~0.4 秒，因此如果显示器的刷新率过低，观看图像就会有屏幕闪烁的感觉，而且容易引起视觉疲劳。阴极射线管（CRT）显示器上显示的图像是由很多荧光点组成的，每个荧光点都受到电子束的击打而发光，不过荧光点发光的时间很短，因此要不断地有电子束击打荧光粉使之持续发光。从理论上来讲，只要刷新率达到 85Hz，也就是每秒刷新 85 次，人眼就感觉不到屏幕的闪烁了，但实际使用中往往有人能看出 85Hz 刷新率和 100Hz 刷

新率之间的区别，所以从保护眼睛的角度出发，刷新率仍然是越高越好。行频是一个综合分辨率和场频的参数，该值越大，显示器可以提供的分辨率越高，稳定性越好。但液晶显示器（LCD）画面扫描频率的意义有别于 CRT 显示器，指显示器单位时间内接收信号并对画面进行更新的次数。LCD 像素的亮灭状态只有在画面内容改变时才有变化，因此即使扫描频率很低，也能保证稳定的显示，一般有 60Hz 就足够了，但在部分行业应用如医疗、监控中，要求 LCD 的刷新率能够达到 70Hz甚至 85Hz，主要是要求能够以较快的频率读取数据进行显示。和扫描频率密切相关的参数是显示器的带宽。带宽代表显示器显示能力的一个综合指标，指每秒钟所扫描的图素个数，即单位时间内所有扫描线上显示的频点数总和，以兆赫（MHz）为单位。带宽越大表明显示控制能力越强，显示效果越佳。

作用功能 只要扫描频率够快，刷新率够高，人眼就能看到持续、稳定的画面，不会感觉到明显的闪烁和抖动。垂直扫描频率越高，闪烁情况越不明显，眼睛也就越不容易疲劳。

(李宏汀)

diànguāng xiǎnshìqì xiǎnshì liàngdù

电光显示器显示亮度 （lightness of electro-optical display）

电光显示器显示画面的明亮程度。它是影响电光显示器显示质量的重要因素。适宜的显示亮度有利于对显示信息的观察，显示亮度过低难以正常观察和分辨出所需要的显示信息，显示亮度过高则又会给视觉造成伤害。

电光显示器的适宜亮度应随环境照度不同而变化。通常使用

的电光显示器，在办公室或一般室内照明下，显示亮度以控制在 50~70cd/m² 为宜。若在室外白昼使用，则由于环境照明强度大，显示亮度必须随环境照明水平的提高而增大。一般的阴极射线管（cathode ray tube，CRT）显示器的亮度都能够达到 100~300cd/m²。另外，显示器亮度对作业绩效的影响还需要考虑具体的作业类型。

需要注意的是，显示器画面过亮常常会令人感觉不适，容易引起视觉疲劳，同时也造成纯黑与纯白的对比降低，影响色阶和灰阶的表现。因此提高显示器亮度的同时，也需要提高其对比度，否则就会出现整个显示屏发白的现象。此外亮度的均匀性也非常重要，亮度均匀与否，和背光源与反光镜的数量及配置方式息息相关，品质较佳的显示器，画面亮度均匀，柔和不刺眼，无明显的暗区。

显示亮度是影响电光显示质量的重要因素。过暗或者过亮都会影响健康和视觉效果。亮度在 120~150cd/m² 时，能在健康和视觉效果上得到一个折中点。

随着技术的进步，新型电光显示器已实现了亮度的自动调节功能，即显示器根据光敏传感器所探测到的外界环境光强度，对显示器亮度进行自动调节以满足人眼的视觉需求。

(熊端琴 王笃明)

diànguāng xiǎnshìqì duìbǐdù

电光显示器对比度 （contrast of electro-optical display）

电光显示器屏幕上同一点最亮时（白色）与最暗时（黑色）的亮度的比值。一般以在暗室中，白色画面（最亮时）下的亮度除以黑色画面（最暗时）下的亮度来定义。

白色画面越亮、黑色画面越暗，对比度就越高。对比度高意味着亮度相对较高和呈现颜色的艳丽程度也高。对比度达到 120∶1 时，可很好地显示生动、丰富的色彩；对比度高达 300∶1 时，便可支持各灰阶的颜色。

目前提高对比度有两种方法：①提高白色画面的亮度。②让黑色更黑，降到最低亮度。提高亮度增加对比度的方法相对简单，不过受到灯管寿命、液晶漏光等问题的影响，亮度不能无限量提高。更重要的是，虚高的亮度并不会带来更好的显示效果，只会使浅色图像变成茫茫一片，而对暗部表现却毫无帮助。

对比度是电光显示器的一个重要参数，在合理的亮度值下，对比度越高，其所能显示的色彩层次越丰富。对比度对视觉效果的影响非常关键，一般来说对比度越大，图像越清晰醒目，色彩也越鲜明艳丽；而对比度小，则会让整个画面都灰蒙蒙的。高对比度对于图像的清晰度、细节表现、灰度层次表现都有很大帮助。在一些黑白反差较大的文本显示、计算机辅助设计（computer aided design，CAD）显示和黑白照片显示中，高对比度在清晰度和完整性等方面都有优势。相对而言，在色彩层次方面，高对比度对图像的影响并不明显。对比度对于动态视频显示效果影响更大，由于动态图像中明暗转换比较快，对比度越高，人的视觉越容易分辨出这样的转换过程。

（熊端琴 王筠明）

diànguāng xiǎnshìqì huīdù

电光显示器灰度 （gray of electro-optical display）

灰度是指显示图像上的亮度等级差别，也就是所谓的灰阶，是亮度的明暗程度。灰度等级越高，图像的显示效果越柔和。自然界中的大部分物体平均灰度为 18%。在物体的边缘呈现灰度的不连续性，图像分割就是基于这个原理。

基本内容 人眼能分辨的最大灰度级约为 100 级。一般阴极射线管（CRT）显示器的灰度级别都在 256 级以上。灰度等级主要取决于系统的数模转换位数。当然系统的视频处理芯片、存储器以及传输系统都要提供相应位数的支持才行。目前发光二极管（LED）显示器主要采用：①8 位处理系统，即 256（2^8）级灰度。简单理解就是从黑到白共有 256 种亮度变化。②10 位处理系统，即 1 024（2^{10}）级灰度。简单理解就是从黑到白共有 1 024 种亮度变化。③12 位处理系统，即 4 096（2^{12}）级灰度。简单理解就是从黑到白共有 4 096 种亮度变化。④14 位处理系统，即 16 384（2^{14}）级灰度。简单理解就是从黑到白共有 16 384 种亮度变化。系统处理位数的提高会涉及系统视频处理、存储、传输、扫描等各个环节的变化。

对于数字化的显示技术而言，灰度是显示色彩数的决定因素。一般，像素值量化后用一个字节（8b）来表示。如把有黑-灰-白连续变化的灰度值量化为 256 个灰度级，灰度值为 0～255，表示亮度从深到浅，对应图像中的颜色为从黑到白。黑白照片包含了黑白之间的所有的灰度色调，每个像素值都是介于黑色和白色之间的 256 种灰度中的一种。

作用功能 分辨率和灰度值是显示器的两个重要技术指标。灰度是左右色彩的决定因素。一般而言灰度越高，显示的色彩越丰富，画面也越细腻，更易表现丰富的细节。一般来说私人使用的显示器可以采用 8 位或 10 位系统，商用或广播级产品可以采用 12 位系统甚至更高级别的系统。

（李宏汀）

diànguāng xiǎnshìqì sèdù

电光显示器色度 （chroma of electro-optical display）

色度反映的是颜色的色调和饱和度。颜色是由亮度和色度共同表示的，而色度则是不包括亮度在内的颜色的性质。

基本内容 彩色电光显示的颜色是以红、绿、蓝三基色为基础的。以彩色阴极射线管（CRT）显示为例，它在屏面内侧排列着三基色相应的荧光粉组合层，通过控制三基色荧光粉发光强度比例可以混合出各种颜色。彩色显示有鲜明醒目、颜色变化多、编码方便等优点。彩色 CRT 显示器的视觉效果主要取决于颜色间的配合。某种颜色与颜色 A 配合使用时可能取得良好视觉效果，而与颜色 B 配合使用时效果可能很差。如黄色字符在白色背景上的视觉效果不及在黑色背景上，紫色字符则在白色背景上的视觉效果比在黑色背景上来得好，而绿色字符则在黑色或白色背景上都能取得良好的视觉效果。因此对颜色显示的优劣只能作相对比较而不易作绝对评价。任何颜色显示的效果，主要取决于在什么场合使用，同其一起使用的是什么颜色，以及用什么颜色作为其背景色等因素。

作用功能 显示器呈现内容的色度对显示器显示效果的影响也很大，合适的色度能有效提升显示器显示效果。在电光显示设计中，颜色被用来进行信息编码。在颜色编码系统中，必须选用在绝对辨认中不会互相发生混淆的颜色作代码。颜色编码系统中所能容许的代码数目易受色调、饱和度、亮度、色标大小和照明等因素的影响。一个颜色编码系统采用的代码数目越少，就越不易发生错误。一般认为用色调作单维编码的系统最多可容纳 10 种色调，若超过 10 种色调就容易发生混淆。自然，若采用多维编码，颜色代码数目就可以扩大到 10 种以上。在不同强度和不同色温光照明下，能被选用的颜色代码是有明显差别的。总的趋势是照明强度提高，可供选用的颜色代码数目减少；照明色温提高，可供选用的颜色代码数目增多。

为了提高视觉搜索效率，人们采用各种设计方式（如字体加框、闪烁、下划线等）对目标进行突显。其中，颜色也是突显方式中一种经常采用的方式。颜色突显方式的效用性要受到视觉材料呈现背景的影响，白背景下颜色突显不适合作为一种有效突显方式，只有在黑背景下颜色突显才能够显著提高视觉搜索绩效。

颜色编码是电光显示器视觉信息显示中应用相当普遍的一种信息编码方式。使用颜色编码会提高某些任务的作业绩效，增强注意、动机、工作满意度等。液晶显示器（LCD）尤其是大屏幕液晶显示、有机发光二极管（OLED）显示器正在成为工业设计的主流。设计员习惯于采用（红，绿，蓝）即计算机图形学（R，G，B）值定义电光显示器各颜色的色度值，把黑色（0，0，0）定义成 LCD 或 OLED 显示背景色。研究发现，同屏显示的颜色数量不宜多于 6 种，多种颜色同屏显示时应根据认知工效进行优化搭配（表1）。

（郭小朝　王娲娲　李宏汀）

表 1　液晶显示颜色推荐配色方案

三色	①紫红（255，0，128）；靛（0，128，255）；黄绿（128，255，0） ②红（255，0，0）；绿（0，255，0）；蓝（0，0，255）
四色	①红（255，0，0）；青（0，255，255）；紫（128，0，255）；黄绿（128，255，0） ②洋红（255，0，255）；橙（255，128，0）；青绿（0，255，128）；靛（0，128，255）
五色	①红（255，0，0）；黄（255，255，0）；洋红（255，0，255）；青（0，255，255）；绿（0，255，0） ②红（255，0，0）；黄（255，255，0）；洋红（255，0，255）；蓝（0，0，255）；绿（0，255，0） ③橙（255，128，0）；紫红（255，0，128）；青绿（0，255，128）；靛（0，128，255）；紫（128，0，255） ④橙（255，128，0）；紫红（255，0，128）；青绿（128，255，0）；靛（0，128，255）；黄绿（128，255，0）

dēngguāng xìnhào xiǎnshì

灯光信号显示 （light signal display）

灯光具有传送距离远、构造简单和成本低的特点，因此许多场合都用灯光传递信息。信号灯是一种最常用的信息显示装置，广泛用于航空、航海、铁路运输、公路交通、生产线、控制装置、服务设施和公共场所等。其特点是显示面积小、视距远、引人注目、简单明了。缺点是信息负荷有限，当信号太多时，会造成混乱和干扰。

理论基础　信号灯以灯光作为信息载体，在设计上涉及人的视觉特征和光学原理。要使信号灯有效地传递信息，就必须对影响信号灯传信效能的亮度、观察距离及环境条件等多种因素加以考虑，使之能与人视觉特点相适应。

工作内容　灯光信号有多种显示方式，如可以用不同颜色的灯光表示不同信号，也可用灯光照亮的图形、文字，或用不同频率的闪光或不同构形的灯光表示不同的信号。各种显示方式均有其优点，可根据使用场合的情形和使用的目的加以选用。①灯光信号颜色显示：色光具有投射距离远和简单方便醒目等特点，因此交通、铁路、航空等系统常用不同颜色的灯光表示各种信号。②灯光信号图文显示：灯光信号的另一显示方式是在信号灯外表上绘以不同的图形或印上不同的文字以表示不同含义的信号。③信号灯组合显示：信号灯可以通过一定的组合形成不同的构形以表示不同意义的信号。这种信号具有显示距离远、造型可与信号意义相一致，能产生良好的效果。④信号灯闪烁显示：以灯光闪烁方式显示的信号称闪光信号灯。信号灯采用闪光方式显示有两个作用，一是比稳光更易引起人注意；二是可以通过闪光频率变化或亮黑比变化使信号灯的信息编码维度增加，可扩大信号灯的编码范围。⑤信号灯二级显示：在视野中央区域安放一个主告警灯，把其他告警信号灯集中安置在一个分割的信号盒内。

工作方法　信号灯显示装置可分为三种类型：图形符号灯、简单指示灯和透射图示监控板。一般可优先考虑是否适合使用图形符号灯，是采用特定标志、符号显示信息的信号灯，其标志、符号应符合国家或国际的标准规定。如不宜采用上述信号灯时，应采用显示信号的简单指示灯。在特殊情况下可采用透射图示监控板装置，用于显示系统、网络和其他组件的整体图形化信息。大多数情况下，一种信号灯只用于指示一种信息和状态。在大多数情况下，一种信号只用来指示一种状态或情况。如运行信号灯只指示某一机件正在运行，警戒信号灯则用来指示操作者注意某种不安全的因素，故障信号灯则指示某一机器或部件出了故障等。要利用灯光信号来很好地显示信息，就应按工效学的要求来设计信号灯。

工作要求　灯光信号必须达到一定的亮度后才能为人觉察和辨认。而人正确辨认信号所要求的亮度与环境照明强度有密切关系。环境亮度构成信号的背景亮度。同样亮度的灯光信号，处在不同亮度的背景上，会产生不同的视觉效应。如一个黑夜中非常耀眼的灯光，在白天时可能不易引起人的注意。因此灯光信号的亮度要求必须与使用场合环境照明强度或背景亮度高低结合起来考虑。只有灯光信号亮度与背景亮度的对比度达到一定水平，人才能觉察和正确辨认所显示的是什么信号。信号灯刚刚能被人觉察到点亮时的亮度对比度称为灯光信号的觉察亮度对比度阈。刚刚能被人正确辨认是什么信号时的亮度对比度称为灯光信号的辨认亮度对比度阈。确定了灯光信号的辨认亮度对比度阈，就可根据信号灯使用场合的背景光亮度计算出灯光信号所要求的最低限度的亮度。

灯光信号有的安置在环境照明比较稳定的场合，如大型人机系统中央控制室中使用的灯光信号。这种场合下的信号背景光的亮度波动很小，因此信号亮度也不需经常调整。而有些灯光信号是在室外全天候环境中使用的，如铁路信号灯、公路交通信号灯、飞机舱内外信号灯都是全天候使用的信号灯。此类信号灯，白天阳光直射与黑夜无月时的背景光亮度可以相差几个数量级。灯光信号亮度若固定不变或不能随背景光亮度的高低而变化，就会增大火车司机或飞机驾驶员等判读信号的困难，容易因判读信号错误而引发事故。若使战斗机座舱仪表板上的主告警信号或铁路灯光信号的亮度能根据环境背景光的强度而进行自动调节，使灯光信号与背景光的亮度对比度始终保持在信号辨认对比度阈之上，就可使信号辨认困难和由此引发的事故大为减少。

（李宏汀　郭小朝）

dēngguāng xìnhào yánsè xiǎnshì

灯光信号颜色显示（color display of light signal）

色光具有投射距离远和简单方便醒目等特点，灯光信号经常使用颜色编码，来表示某种含义和提高可辨性。如红色表示禁止、停止、危险警报和要求立即处理的指示；黄色的含义是注意和警告；绿色表示安全、正常和允许运行；蓝色表示指令和必须遵守的规定；白色表示其他状态。

以灯光颜色作信号时，需要满足以下要求。①光色鲜明、防止信号混淆：以灯光颜色表示信号时，必须使选用的灯光颜色不会与环境中的其他灯光发生混淆，也要防止不同信号灯之间发生混淆。信号灯一般要采用相互之间不易混淆的颜色。信号灯的颜色还应保有较高的饱和度（浓度），因为饱和度高的颜色比饱和度低的颜色更鲜明醒目、容易分辨，并且有较好的抗背景干扰作用。穿透烟雾性能和显示距离要求也是选用灯光信号颜色时需要考虑的因素。②信号与颜色逐一对应、防止一色多义或多色一义：若一个人机系统或同一场合中有多处使用色灯信号，同一种颜色灯光只能表示一种信号。切忌让同一种灯光颜色代表意义不同的信号。不然，容易发生混乱。譬如说交通信号，用红灯表示禁止通行，绿灯表示通行，是全国统一的信号，任何人都得遵守。③颜色信号含义要与习惯兼容：若在日常生活中，某些颜色已有惯用的含义，作为信号时应尽可能与其习惯用意或已有观念相一致。如在日常生活中一般都把绿色与正常、安全等状态联系在一起，因此若用绿色灯光作为表示机器运行正常或表示道路可以通行的信号就很容易被接受。反之，若用绿灯表示危险告警信号，就违背了人们已形成的观念，容易发生误认。

信号的颜色对安全具有特别重要的意义，因此许多国家、国际组织或行业对颜色信号灯的使用都有统一的规定。作为警戒、禁止、停顿或指示不安全情况的信号灯，最好使用红色；提请注意的信号灯用黄色；表示正常运行的信号灯用绿色；其他信号灯的颜色可按用途选择。如公路和铁路上的交通信号灯颜色就是按此原则选择的：红色表示有危险或许立即采取行动；黄色表示情况有变化或即将发生变化；绿色表示正常或允许运行；蓝色可以按需要制订成除红、黄、绿三色之外任何含义；白色则无特定用意，可以表示任何含义。

灯光信号颜色显示常常具有很重要的作用。如航空母舰执行夜间作战训练期间，通过菲涅尔透镜（Fresnel lens）发出五层光束，光束与降落跑道平行。舰载机飞行员若看到中间橙色灯光信号颜色显示，则表示飞机下滑道正常可安全降落；若看到黄色灯光信号，则表示飞机已向上或向下偏离正常下滑道；若看到红色灯光，则表示向上或向下偏离过大。如机场着陆航行灯常用不同的颜色显示表示飞机起飞滑行、着陆滑行的距离变化，飞机航行灯常常用左机翼红色灯、右机翼绿色灯、垂尾尖白色灯颜色显示构型表明飞机是相同方向还是迎头方向甚至可以据此判断出机型大小等信息。海上灯塔、铁路路基信号灯也是通过灯光信号颜色显示保障交通安全的。

（郭小朝　李宏汀）

灯光信号图文显示

dēngguāng xìnhào túwén xiǎnshì

灯光信号图文显示（text and graphic display of light signal）
在信号灯外表上绘以不同的图形或印上不同的文字以表示不同含义的信号。如在每层楼的电梯出入口上方用编以序号的指示灯表示电梯运行方向和所达到的层次；在飞机座舱内的信号盒的每个信号灯的表面分别印上透光的"左发火""右发火""起落架""火箭""炸弹"等字样，或绘以透光的与上述文字含意的图形，若其中某个信号灯点亮，飞行员可以从照亮的文字或图形很快知道飞机相应部位发生的情形。

在较多灯光信号集中使用时，采取灯光信号的图文显示方式对辨认信号是十有利的。此类显示方式又可有不同的做法，如只用文字显示，或只用图形显示，或者用图文结合起来显示。图形显示的特点是直观、形象，对识字与不识字的人或对使用不同文字的人都能使用，其不足之处是有的信号较难用形象性的图形描绘。用文字显示的优点与局限性则与图形显示相反，文字表述不受信号内容的限制，但只适合用于识字的人。

信号灯的形状应简单、明显，与期所代表的含义应有逻辑上的联系，以便于区别。如用"→"表示方向；用"×"表示禁止；用"！"表示警觉、危险等。此外，图形的数量不应该太多，不宜超过正常成人的短时记忆容量。

灯光信号图文显示多以导光面板形式集成设计用于飞机、舰船、汽车等驾驶舱室。导光面板表面刻写文字符号用来表达含义，导光面板背后安装灯具光源，光源点亮时吸引驾驶员注意被透光显示的文字符号内容。这种形式常用于集中告警灯盒设计。当导光面板作为按键可以操作时，显示控制设计就可以一体化了。

（郭小朝　李宏汀）

信号灯组合显示

xìnhàodēng zǔhé xiǎnshì

信号灯组合显示（combination display of signal light）　信号灯可以通过一定的组合形成不同的构形以表示不同意义的信号。这种信号具有显示距离远、造型可与信号意义相一致，能产生良好的效果。如用一定数量的灯光组合成箭头造型用以在夜间指示方向，要比颜色与文字方式显示得更远，而且易引人注目。飞机场的跑道两旁装置灯光以引导飞机起落。还可在飞机跑道灯两侧用灯光组合变化以显示飞机降落时下滑道情况，若下滑道过高、过低和恰好，灯光组合分别会显示出不同的信号灯构形。这样的信号灯组合造型对引导飞机夜间安全着陆很有帮助。航空母舰上的菲涅尔透镜（Fresnel lens）助降

系统、飞机上的航行灯都属于信号灯组合显示（见灯光信号颜色显示）。

（郭小朝　李宏汀）

信号灯闪烁显示

xìnhàodēng shǎnshuò xiǎnshì

信号灯闪烁显示（flickering display of signal light）　以灯光闪烁方式显示的灯光信号。信号灯采用闪光方式显示有两个作用：①比稳光更易引起人注意。②可以通过闪光频率变化或亮黑比变化使信号灯的信息编码维度增加，可扩大信号灯的编码范围。如铁路上以绿灯作为机车可以通过前方车站的信号，若只用绿色稳光，则只能表示可以通过或可以正常速度通过，若绿色灯光使之具有稳光、快闪、慢闪三种显示状态，则可使同一个信号灯具有表示三种通过速度的信号功能。这样就可做到一灯多用，既可节省费用，又可提高效率。

使用闪光信号灯必须注意以下几点：①灯光闪动的速度不能过快，也不可过慢。闪动过快，易和稳光相混淆；闪动过慢，则会减弱闪动效果，使信号观察者的辨认反应时延长。一般情况下闪光灯的闪动速度最好在 3～10 次/秒。②一个信号灯选用的闪光频率不应多于 4 个，一般以 2 个频率为宜，若选用频率超过 4 个，就容易发生混淆。③闪光信号应用于背景环境中无其他闪光的场合，若在背景环境中同时存在其他闪光灯，在黑夜中容易发生误认，甚至发生灯光似动现象。

（李宏汀　郭小朝）

信号灯二级显示

xìnhàodēng èrjí xiǎnshì

信号灯二级显示（secondary display of signal light）　在复杂的人机系统中，往往需要设置许多个告警信号灯。对告警信号人们要求能及时或以最快速度发觉

它。视觉告警信号灯最好能安放在视野的中央。但是当一个系统有许多告警信号灯时，显然不可能把每个告警信号灯都安置在视野中心。这时就可以对信号灯采取二级显示的方式，即在视野中央区域安放一个主告警灯，把其他告警信号灯集中安置在一个分割的信号盒内，把它放在离视野中心较远的地方。信号盒中任何一个告警信号灯启动时，主告警灯同时闪亮。这样就可以使操作人员根据主告警灯发出的信号及时去观看信号盒内所显示的是哪一个告警信号。在飞机驾驶舱和电站中央控制室等告警信号众多的人机系统中，一般均采用这种主告警灯与信号盒二级信号显示的设计模式。

（李宏汀　郭小朝）

zìfú biāozhì shèjì
字符标志设计（symbol marker display）

包含以字符作为设计元素的具有特殊意义的视觉传达符号。是视觉显示器用以显示信息的重要组成部分。这里所说的字符主要指各种拼音字母、数字、汉字等，这里所说的标志主要指图形符号。

人类文明充满了许多种类的视觉文字符号和标志，用来传达意思。如汽车控制面板上雨刷器的符号、显示在计算机屏幕上用来象征各种不同计算机操作的小图标（回收站、文件夹等）。

对于字符标志设计来说，涉及的有关工效学标准包括以下几种。①可见性：字符或者标志的显示质量，这种质量使其可以从周围环境中分离出来。②易读性：字符和标志的属性，这种属性使其可以从其他字符或标志中被识别出来。取决于字符或标志的笔画粗细、字体形式、对比度和亮度等方面。③可读性：使得材料信息内容可以被辨识的品质，这些材料内容被表达为有意义的字母、数字、字符、标志组合，如单词、句子或者特定标志符号等。

在到底是使用字符符号还是标志符号这个问题上，可能使用标志符号的效果会更好，条件是如果标志能在视觉上可靠地描述所要表达的对象。这可能是因为标志符号不需要像词语或文字那样需要重新编码。如交通标志显示一只鹿，马上传达了其含义，而使用文字"有鹿穿行"，则需要从文字到概念的重新编码。但是，有些标志符号无法在视觉上很好地描述所要表达的概念，因此需要学习和重新编码。

（李宏汀）

zìmǔ-shùzì shèjì
字母-数字设计（design of letter and number）

人对字母数字的识别在很大程度上受其结构特点和设计风格的影响。同样一个字母或数字，可以在形体上做出多种不同的设计。不同形体特点的字母数字，视觉效果可以有很大差别。设计字母数字一般需要考虑形体、高宽比、笔画宽度、大小等方面的因素。

字体　汉语拼音、英文字母和数字都有字形与字体的区别。例如，字母的字体有大写、小写、斜体等。液晶、发光二极管等电子显示器上常用的由7段直线构成的字母数字与铅印体字母数字在字形结构上的差异更为明显。这类字体上的差别会对人的视觉效果产生不同的影响。用大写印刷体排印的英文文本在阅读速度上要明显低于用小写体排印的文本。但在对单个字母的察觉任务中，则大写字母比小写字母更容易被察觉。

设计字母和数字时最重要的是要设法避免不同字母之间或不同数字之间发生混淆。大写字母中的I，J；C，G；O，Q；B，R；小写字母中的a，b，o；n，m；p，q等在形状上有一定相似处的字母，以及带有圆弧形的8，3，5，6，9等数字，在照明环境不良或呈现时间很短的情况下，相互间容易发生混淆。如果字母和数字混合使用，某些字母数字间更易混淆。为了提高字母数字在不利条件下的辨认效果和减少相互混淆，对字母数字的形体设计提出以下建议：①应尽可能突出每一个字母或数字特有的成分，同时使字母数字中可能与其他字母数字相混淆的成分相对减弱。②在照明暗、能见度低等条件下使用的字母数字，要多采用直线与尖角，因为在辨认条件较差时，尖角与直线比圆弧容易辨认。而在良好的照明条件下，采用尖角、直线与弧形构件适当结合的字母数字，则比单纯采用尖角、直线或弧形线段组成的字母数字具有更好的视觉效果。③把最容易混淆的字母数字加以特殊的设计。如在铅印体中，数字0与字母O差别很小，很容易混淆，若把数字0设计成内含斜杠的0（0），就不易与字母O相混。把某些容易相混淆的字母调整其构成成分之间的空间关系，或将容易相混的字母、数字采用不同的形体或粗细不同的笔画等都可以加大字母数字之间的差别，达到减少相互混淆的目的。

字形　用以构成字母数字的格式称为字形。笔画式和点阵式是字母数字最常见的构成格式。笔画式字母与数字，又可区分为由连贯的笔画组成和由若干条固定直线段组成两种。前者如普通印刷或书写所见的字母数字，后者中有用 7、14、16、20 等不同线段数构成的字母数字。构成笔画线段越多的字形越容易辨读。线段字形大多用在某些电子显示器中。一般来说，用 7 段线就能构成从 0~9 的 10 个数字，但只能构成 26 个英文字母中的部分字母，另一些字母则需要有更多的线段。用点阵构成的字母数字，其视觉效果比用线段构成的要好。自然，点阵式字形的视觉效果又与点阵中的像元素数目多少有关。一般认为 5×7 是构成字母数字的最小点阵。

字高宽比 字母数字的高度与宽度的比例称为高宽比。字高宽比是影响字母数字视觉效果的重要因素。多大的高宽比最有利于辨认，不同研究者得到的结果并不完全一致，但一般认为高宽比小于 1∶1 的扁平形字符的正确辨认率比较低。少数大写字母如 M、W 等的最佳高宽比为 1∶1。一般认为数字和大多数字母在正常环境条件下，取（5∶3）~（3∶2）的高宽比都能取得较满意的视觉效果。

笔画宽度 笔画宽度指笔画的厚度，一般用笔画宽与字母数字高度的比例表示。若一个字母的高度为 1cm，笔画宽度为 1mm，则其笔画宽与字母高之比为 1∶10。这个比例随照明水平、笔画与背景的亮度对比度以及字母数字大小等因素的变化而有所不同。如在低照明下的字母数字的笔画宽度应设计得比良好照明条件下的宽一些，前者笔画宽与字符高之比可取 1∶（5~6），后者可取 1∶（8~10）。大的字母数字，其笔画宽度比例可取 1∶8，小的字母数字的比例可取 1∶6。亮度对度高于 12∶1 时，字母数字若

为白字黑底，其笔画宽度比例可取 1∶（6~8），若为黑底白字则笔画宽度比例可取 1∶（8~10）。大小相等的黑、白两种字母数字在相同的笔画宽度比例时，由于光渗效应，白字的笔画看起来要比黑字的笔画粗一点。

字母数字大小与视距 字母数字的大小一般用字符所对应的视角表示。较大的字母数字比较小的字母数字容易辨读。字母尺寸过小时会使视觉清晰度降低，但若字符尺寸过大，则会增加辨认或阅读时的视线扫视范围，使辨读时间延长，阅读效率下降。因此，确定合适的字母数字尺寸对提高认读效率无疑是重要的。字母数字的适宜大小与视距、照明及辨读字符数字的重要性等因素有关。在候车室、候机室等公共场所使用字母数字材料，要考虑老年人和视力有缺陷的使用者，其尺寸应适当增大。

（李宏汀 郭小朝）

hànzì zìxíng shèjì

汉字字形设计（design of Chinese character font）

汉字与字母数字一样，主要表现在印刷材料、计算机屏幕显示和手写书文中。在机电仪表灯光显示器中使用的汉字一般采用印刷体，在电子显示器中使用的汉字大多采用点阵式显示。汉字在形体上与字母数字有很大的差异，因此也有其不同于字母数字的字形尺寸设计要求，具体要求如下所述。①汉字字体对判读的影响：汉字有多种不同的印刷字体。最常用的印刷字体有宋体、正仿宋体、长仿宋体和黑体等。在不良照明条件下，这些字体在视觉清晰度上有一定的差异。一般来说，宋体与黑体的效果高于正仿宋体和长仿宋体，其中长仿宋体又不如

正仿宋体。②汉字高一宽比要求：汉字是方块字，不同的汉字不论其笔画多少，都要放在一个方块内。因此一般情况下，汉字的高与宽相等，两者之比为 1∶1。在简体汉字中，总的说，横笔画数多于竖笔画数的字多一些。高略大于宽的字，看起来也比宽大于高的字显得好看一点。在印刷文字中，人们对汉字尺寸设计成高略大于宽的字体不会感到不协调，但若把汉字尺寸设计成宽略大于高，看起来就会感到不顺服。中国计算机汉字点阵显示标准规定最小点阵为 16×16，其中字距占用 1 个点位，一个字实际占用的点阵为 16×15，也即字高宽比为 16∶15。③汉字笔画宽度对判读的影响：汉字笔画宽度是指笔画的厚度。合适的笔画宽度往往随字的大小而变化，大字笔画应比小字笔画厚一些。笔画宽度可用笔画厚度与字高的比值表示。不同的汉字笔画数相差悬殊，若笔画宽度厚，笔画多的汉字就会显得拥挤，视觉清晰度就会降低。一般来说，当汉字笔画厚度与字高之比处在 1∶（10~16）时可获得最佳的判读效果。④汉字大小对判读的影响：人视觉辨认物体的绩效受物体大小和环境照明条件的制约。一般来说，过大或过小的对象与过强或过弱的照明都会对辨认绩效产生不利影响。对汉字的辨认自然也是如此，可见判读错误率随汉字增大而减少。要使判读错误率减到 1% 以下，汉字字高应等于或大于 21 分弧，相当于视距 0.5m 时，汉字字高应不小于 5mm。同时，环境照明强度不同对透光汉字的判读有明显不同的影响。无环境照明和强环境照明时的判读效果均不及中等环境照明强度下的效果好。

研究表明，黑体、仿宋体汉字的认读效果最好，当采用多种黑体汉字做设计时宜优先采用汉鼎简黑变、创意简粗黑、方正美黑简体汉字字形。

（郭小朝　李宏汀）

t**úxíng xìnhào shèjì**

图形信号设计（design of graphical sign）

图形信号是人类用以传递信息的工具。其制作简单、使用方便，因此被广泛地使用于人类生活的各个领域。图形标志的种类很多，表现形式极为多样。在人们的衣、食、住、行和工作、学习、娱乐等各种活动中，随处都可见到各种各样的图形标志。任何事物都可以用图形标志的形式加以表示。如国旗、国徽是国家的标志，军人的帽徽、肩章是军种、军衔的标志。每个社会团体、组织机构、公司企业、学校、医院等也都有自己的标志。安全标志、交通标志、商品标志更是人们所熟悉的标志。

用图形标志传递信息具有如下优点：①显示的形式直观、形象，容易理解。②传递信息不受使用者语言、文字的限制，因此对不同民族、种族和不同语种的人群均能适用。③制作简单、费用低廉。④图形标志的形式可以随需要而变化，可方便地用于人类活动的各种场合。

图形标志的视觉效果主要取决于如何进行设计。要想使图形标志具有良好的视觉效果，设计上必须遵循以下原则。①标志含义明确、使人容易理解：图形标志是一定事物或现象的代表，就是说每个图形标志都有其特定的含义。一个设计得好的标志，使人一看就知道是什么意思。如用箭头表示前进方向，用骷髅头上打一个"×"表示有剧毒危险，

用圆圈围住一根点燃的香烟再打上一个斜杆表示禁止吸烟，在男、女卫生间出入门上分别标以男、女性人头像等，都是标志含义明确的例子。一般来说，一个标志若采用与其所表示信息有自然联系的图形，人就容易理解其含义。标志采用与所代表信息自然联系强度高的图形，容易记住，不易混淆，可减少或避免发生差错。在用标志所表示的信息中，有的容易找到自然联系强度高的图形，有的不容易找到自然联系强度高的图形。因此在设计图形标志时，应对不同图形标志与所表示信息间的自然联系强度进行评价。通常采用对使用标志的人群做调查以确定其与所代表信息自然联系强度。②标志清晰醒目、易被觉察和识别：图形标志必须设计得图像清晰、醒目，使其容易被人觉察和识别。为了达到这一目的，设计时应该注意以下要点：a. 形-基分明。这里的形就是图形，基是图形的背景。要使图形与背景形成较强烈的对比或反差。如背景采用白色、黄色，图形采用黑色、蓝色或鲜红色。形与基的反差越大，越容易引人注意。b. 构图简洁明了。标志设计要突出最能反映其信息含义的成分。关键成分要强调，线条要粗，其他部分要尽可能简单。不可在标志上增添任何花饰。c. 标志边界稳定、构成完形。标志要有独立性，给人以整体感。自成整体的东西容易从周围的其他东西中区分开来。边界闭合，形成完形的标志就容易自成整体。为了加强图形标志的整体感，可以把图形符号放在方形、圆形或三角形的边框中。③图形标志的含义要与人的习惯及已有观念相容：人们在长期的生活中形成这样或那样

的观念与习惯。图形标志若与已有观念或习惯一致，就容易行得通，若同习惯与已有观念矛盾，推行起来就会费时费力，不易被采用和遵守。因此设计一种新的标志，先要了解标志使用者群体的文化传统和习俗。商标、服务性行标等类标志的设计更要注意这一点。有的国家或民族，有这样或那样的禁忌图案、禁忌颜色或禁忌数目字，如非洲禁用黑熊、美国禁用大象、印度禁用佛像、法国禁用核桃、意大利禁用菊花等做标志。非洲很多国家忌用黑色，而多哥、乍得、尼日利亚、贝宁等国家却忌用红色，德国也不喜欢使用红色。因此，向这些国家、地区、民族推销的商品就要避免采用他们禁忌的图案、颜色做标志。

在计算机显示设计中，数字窗（□）常默认为当前值，上下三角符（▲▼）联合使用常表示增减，大大的叉号（×）则表示失效、不可用或退出。需要统一规范。

（李宏汀　郭小朝）

x**ìnxī tīngjué chéngxiàn**

信息听觉呈现（auditory presentation of information）

借助于媒介的震动所产生的声波，通过听觉通道进行信息传递的方式。听觉实际上是通过空气等弹性介质从声源传到人耳并能被人耳听见的压力变化。声音信号具有以下一些特点：①声音向四周传播，人不必转移头部位置就能接受全方位的声音信息。②声音具有迫听性，容易收集人的注意力。③声音具有绕道和穿透烟雾的性能，可在雾天、雨天、夜间、有阻挡物等不利条件下传播信息。④声音传播的较远。由于这些特点，在某些情境下，听觉呈现能

比视觉呈现产生更好的效果，当然听觉也有易受其他声音干扰，有一定延时性等特点。

基本方法 信息听觉呈现的传递效率在很大程度上取决于其设计特性与人的听觉通道特性的匹配程度。即听觉显示器显示声音的特点要与人的听觉系统的特点相匹配。最基本的要求是显示的声音在强度、频率或组合方式上必须限制在听觉系统所能承受的限度之内，在此基础上尽可能做到优化配置。听觉信息呈现的一般工效学原则包括易识别性、易分辨性、兼容性、可控性、标准化等。①易识别性：听觉显示器的声音应容易被目标对象注意收听到。声音信号的易识别性受声音强度、频率因素和听觉适应因素的影响。声音强度频率因素要求显示的声音需要有适宜的强度与频率，这还必须考虑到环境背景噪声的掩蔽效应。信号的强度应高于背景噪声，保持足够的信噪比，一般信噪比提高到6~8dB时即能保证听觉信号被清晰地感知到。另外，信号频谱与环境噪声频谱的差异亦有利于防止环境噪声掩蔽效应带来的不利影响。同时，信号强度与频率也要避免使用人耳音高及响度感受曲线中极端段的参数。如极端响的信号会使人受到惊吓，并会提高环境的噪声级、干扰局部言语活动。听觉适应因素则要求在声音信号的选用上应尽量使用间歇或可变的声音信号，避免使用长时间稳定的信号，防止或减弱受众对长时间稳定声音信号的听觉适应。对于复杂的信息显示，可采用分段呈现的方式，第一段信号主要为引起注意识别，第二段信号才为精确指示。如在听觉告警设计中，可以先用一个纯音信号

作为先导信号以引起受众的注意识别，之后再呈现话音信号作为精确指示。②易分辨性：听觉信息呈现的不同声音信号及其含义应容易区分辨别。声音信号的易分辨性包括两类，一类是不同性质（含义）声音信号的易分辨性；另一类是同时及相近呈现声音信号的易分辨性。不同性质（含义）声音信号的易分辨性要求一个声音信号只表示一种含义，避免采用一音多义的信号。在采用声音的强度、频率、持续时间等维度作为信息代码时，应避免使用极端值，而且代码数目不应超过使用者的绝对辨别能力，否则不同声音信号难以分辨而导致声音信息传递容易发生混淆（表1）。声音信号除了可以从频率、强度、波形上扩大其差异外，还可以通过声音组合方式的变化增加其易分辨性，如可以采用高低频率变化的变频信号，也可以采用不同组合的间断声音信号。声音信号呈现的时间分离及空间分离可以提高信号的易分辨性，同时及相近呈现声音信号的易分辨性即是对此类呈现方式的要求。不同的声音信号尽量分时呈现，时间间隔不宜短于1秒。对于必须同时呈现的信号可采取将声源的空间位置分离或按其系统的重要程度提供优先注意的指示等方法以提高其易分辨性。③兼容性：声音信号所代表的意义一般应与人们已经学得的或自然的联系相一致。即信号含义应该与使用者旧有的思维习惯具有较高的兼容性。如尖哨声应同紧急情况相联系，高频声音同"向上"或"高速"相联系。选用的声音信号应尽量避免与以前使用过的信号相矛盾。某些类型的信号（警报声、铃声等）已被公认为与某些特定的活

动相联系，如消防车、救护车、警车等的信号各自表示特定的活动，具有这些特征的信号一般不应该用于其他的目的。在用新的听觉信号系统代替旧的信号系统（如视觉信号系统）时，可将两种信号系统同时并用一段时间，以便于人们适应新的听觉信号。④可控性：对于听觉信息呈现的声音信号，用户可以选择终止其显示。声音信号的迫听性，使得声音信号有时难以避免对无关人群形成侵扰。在听觉告警显示中，若险情已被操作者所觉察，紧迫的告警声音的持续将会对操作者的故障诊断及排除操作造成分心干扰等不良影响，因此应该允许操作者选择终止声音信号的继续显示。对于某些操作行为提供反馈信息的听觉显示，如手机按键声、相机拍照声等反馈声音信号，在用户已经熟悉或在特殊环境（如会议室中）中，也应允许操作者选择取消该类声音反馈，以避免造成不必要的噪声干扰。⑤标准化：对不同场合听觉信息呈现所使用的声音信号应尽可能统一与规范，这有利于人们的学习适应与沟通，提高工作效率。国际标准化组织（ISO）及中国国家标准化管理委员会都制定了许多有关听觉信号显示的标准，此类标准都是经过反复实验而制定出来的，科学性高，实用性强，在听觉信息呈现设计时应尽量参照采用。

表1 人对声音不同维度特征的绝对辨别等级数

声音维度	能辨别的等级数
强度	4~5
频率	4~7
持续时间	2~3

应用领域 听觉信息呈现的特点优势及视觉信息呈现的不足，共同决定了听觉信息呈现的适用领域。一般来说，除播放音乐、传递语音等信号源本身是声音的最基本的使用情况之外，听觉信息呈现还可以用于以下场合。①视觉超载：复杂多信息通道中，各类视觉显示信息过多，用户往往需要在短时间内处理大量的各类视觉信息，导致视觉信息负荷过重，易致使用户视觉疲劳或遗漏重要的目标信息，进而影响人机系统安全性。对于此类视觉通道信息过载的场合，可以采用听觉显示对信息传递进行分流。②视觉受限：对于夜间、雨雾天气、照明水平过低以及视线受阻挡而无法使用视觉显示的场合，以及因距离较远或显示空间受限使得显示内容难以辨认的情境等视觉受限情况，均可以通过听觉显示传递信息。③故障诊断与告警：告警是最能体现听觉显示器特性与优势的应用领域，对于偶尔才出现，但却是紧急的、需要及时处理的告警信息，一般优先采用听觉告警，或听觉显示和视觉显示并用。有些待传递的信息本身就具有声音的特性，此时声音显示还可起到故障诊断的作用。如医师可以通过听诊器显示的声音来诊断心脏活动是否异常，维修工可以通过听发动机工作时的声音而判断其是否正常或进行故障诊断等，因为这些故障信息都会在工作声音上有所体现。④移动作业与广播：对于信息接受者在工作过程中需要经常移动工作位置的情况，此时用户无法一直注视视觉界面而会遗漏信息，因此不受空间限制的听觉信息呈现来显示声音信息。听觉的全方位性、绕射性及迫听性也使得听觉显示器常用于向较大空间的人群以广播的形式传递声音信息。⑤虚拟环境：听觉信息呈现还常用于创造更具真实感的虚拟环境。使用多种声音来给虚拟现实提供丰富的声音环境，在虚拟现实系统中构造出非常逼真的自然声场效果，从而增强用户的沉浸感并改善人机交互的效果。⑥助残领域：常用于无障碍化或人性化的特殊用户产品，如能方便盲人、弱视者、手部残疾者等特殊群体使用的手机、计算机等设备。

(郭小朝　李宏汀)

tīngjué tōnglù

听觉通路（auditory path） 人从声波信号采集到完成信息加工这部分与外部世界进行信息沟通的重要通道。人通过听觉通路接收到声音。

基本内容 人体的听觉通路由耳、传入神经、和大脑听觉中枢等部分组成，其中任何一部分受损，听力就会发生障碍。人耳是声音刺激的感受器，包括外耳、中耳和内耳（图1）。

外耳主要起集声和传声的作用，最有利于传送 4 000Hz 左右的声波。对于 2 000Hz 以下或 6 000Hz 以上的声波传送效果较差。中耳主要由鼓膜和听小骨组成。鼓膜受到外耳传入声波的作用而发生振动。鼓膜的声能传递效率随声波频率提高而增大，约在 1 500Hz 达到最大值。鼓膜的振动推动听小骨中的锤骨。锤骨、砧骨和镫骨犹如机械传动中的杠杆，把鼓膜的振动传向内耳和前庭窗。内耳由前庭器官和耳蜗组成。前庭器感受身体姿态的平衡。耳蜗由基底膜分隔成两部分，里面充满了淋巴液。基底膜由大量的纤维组成，纤维的长度由耳蜗底到顶部逐渐增长。感受听觉的螺旋器（科尔蒂器）位于基底膜上。外界声能传入中耳，通过前庭窗的作用于耳蜗内的淋巴液，淋巴液的运动引起基底膜的振动，由于基底膜不同部位的横纤维长度不同，他们对于不同频率声波的作用具有不同的敏感性，较低的声波引起基底膜上较长的纤维产生最大幅度的振动，较高的频率引起基底膜上较短纤维最大频率的振动。这种振动在毛细胞内产生神经冲动，经由传入神经

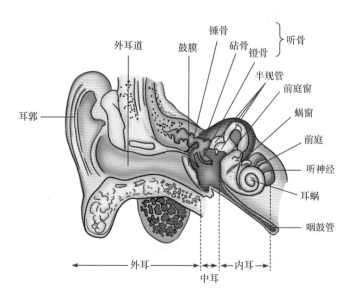

图1　人耳结构纵剖面

传入大脑听觉中枢，从而产生听觉。

毛细胞的轴突离开耳蜗组成了听神经，即第八对脑神经。先投射到脑干的髓质，然后和背侧或腹侧的耳蜗神经核形成突触。这些区域的细胞轴突形成外侧丘系，最后终止于下丘的离散区。从下丘开始，经过背侧和腹侧的内侧膝状体，形成了两条通道。腹侧通道投射到听觉的核心皮质（布鲁德曼 41 区），背侧通路投射到第二级区，和视觉系统不同，听觉系统为皮质提供了同侧和对侧的输入，以对侧为主。因此在皮质的每个耳蜗神经核中都有双向的表征。

（郭小朝　李宏汀）

shēngpín xìnhào gǎnzhī

声频信号感知（perception of sound signal）对声音频率信息的感知情况。

基本内容　人耳是一个非常灵敏的感觉器官。健康年轻人的可听声频率为 20 ~ 20 000Hz。健康人耳能听到的最弱声音幅值是 20 微帕斯卡（μPa），而人能承受的最大声压可高于 20μPa 一百万倍以上，其范围惊人地大。因此对声音强度的测量一般采用分贝制。声压级（SPL）的计算公式如下：

$$SPL = 10\log(P^2/P_0{}^2) = 20\log(P/P_0)$$

上式中 P 为测量声音的声压，P_0 为参照声压 20μPa，单位是 dB。

声音必须达到一定的强度才能被人听到。听阈曲线指示了在安静环境中不同频率的声音恰能引起听觉所需的最小强度。感觉阈曲线指示了人可容忍的最高声压，超过此水平，人耳将产生痒感、压感或痛感。

响度感觉主要取决于声音强度，但实际上是声音的强度与频率的函数。图中的曲线表示不同频率纯音要达到与 1 000Hz 纯音一样的响度所需的声压级。声音的响度感觉可用响度级标示，其响度级等于等响的 1 000Hz 纯音的声压级，单位为方（phon）。响度感觉的另一种度量是响度，取 40 方（等响于声压级为 40dB 的 1 000Hz 纯音，0dB = 20μPa）的声音的响度为 1 宋（sone），两倍响的声音为 2 宋，其他的可以此类推。响度级是各种声音主观等响的测量，而响度描述了不同声音的相对主观响度。从等响轮廓线可以看到，响度与人耳的灵敏度有关，人耳对 2 000 ~ 5 000Hz 的频率比较灵敏。从听觉信号设计的角度，特别要注意随人的年龄增加引起的渐进性高频声听力损失现象。

音高感觉主要取决于频率，但也是声音的频率和强度的函数。音高测量的单位是美（mels），40 方 1 000Hz 音调的音高定义为 1 000 美，随刺激频率增加主观音高按对数级增长。声音的强度也影响音高感觉。响度级从 40 方提高到 100 方时，100Hz 的音调音高似乎降低 10%，但 500Hz 的音调的音高仅降低 2%。

（郭小朝　李宏汀）

shēngpín xìnhào tèxìng

声频信号特性（characteristic of sound signal）声频信号特性设计需符合人类听觉通道的特点。与视觉信号相比，听觉显示器具有迫听性、全方位性、变化敏感性、绕射性及穿透性等特点。

基本内容　①迫听性：视觉通道可以受个体的控制（如闭眼）而关闭，而听觉通道在正常情况下是难以被主动关闭的。无论个体愿意与否，环境中的声音信号总会传入耳中，因此声音信号具有迫听性，容易引起人的不随意注意。若环境中有大的声音产生，人们往往都会迅速转向声音发出的方向，引起快速的朝向反射或惊跳反射。即使人正处于困倦或睡眠状态也会被一定强度的声音唤醒，因此听觉不会像视觉那样容易遗漏信息，非常适用于显示紧急的告警信息。②全方位性：声音信号在大气中是以球面波的方式向各个方向传播的，人耳能接收全方位的声音信号而不必转动头部。与视觉有限的视野及注意范围相比，听觉可以接收到整个 360° 空间中的声音。因此，在操作空间受限而使得某些视觉显示器不能设置在操作人员视场的情况下，听觉显示是较佳的选择。由于声音传播的全方位性及迫听性，人们总是听到声音知道有事情发生，然后再通过眼睛去查看发生了什么事情，也就是听觉信号可以引导用户通过视觉对目标进行精细分析，即所谓听觉是视觉的"眼睛"。③变化敏感性：声音信号是一种时间序列信号，因此人耳对声音信号随时间的变化特别敏感，时间解析度高，尤其是对于变频信号的时间解析度，几乎是视觉信号的一个数量级，而且听觉信号的检测快于视觉信号的检测。④绕射性与穿透性：声音传播的绕射性（衍射性）、折射性及反射性等使声音信号可以不受空间阻隔的限制，远距离传送。而且声音不受照明条件的限制，具有穿透烟雾等障碍的性能，可在夜间、雨雾天气及有阻挡物等不良条件下远距离传递信息。在一定情况下，即使中间隔有一般的障碍物或者距离较远也不要紧，只要将声音强度增加即可。

声频信号也有其不足之处，

如声音信号难以避免对无关人群形成侵扰，听觉信道容量、感觉记忆容量低于视觉，声音信号的瞬态特性也决定了其信号不可持久存在，听觉对复杂信息模式的短时记忆保持时间较短等。因此，声音信号与视觉、触觉等其他信号共同使用会达到更自然和更高效的人机交互效果，也可以缓解其他感觉通道的压力。

（郭小朝 李宏汀）

shēngpín xìnhào chuándǎo

声频信号传导 （conduction of sound signal to the ear）

声源物体发声时使周围空气的密度发生变化，产生声波，进而传播到人耳中的过程。声频信号的传导是通过声波进行的，声波是听觉的适宜刺激，由声源振动引起周围空气密度变化产生，密度大是气压高，密度小时气压低，空气的气压高低变化形成了声波，空气的压力高低均匀有节奏的变化产生的声波可用正弦函数表示。空气振动一次，气压高低发生一次周期变化。1 秒内的气压高低变化数称为声波的频率，不同声波除了有振幅、频率的不同之外，还可以有波形的变化。声波作用于人耳时，声波振幅反映为响度，振幅越大的声波越响；声波的频率反映为音高，声音频率越高音调也越高；声波波形反映为音色，不同波形的声音即使振幅、频率相同，仍能区别出是不同的声音。如各种乐器的声音听起来不会混淆，主要是由于不同乐器使人产生不同的音色感。

（郭小朝 李宏汀）

juéduì tīngyù

绝对听阈 （absolute threshold of hearing）

刚好使人听到声音的声音强度。在理想条件上，人对 1 000Hz 的纯音的绝对阈值为 0.000 02Pa。若声波强度逐渐增大，所听到的声音响度就会随之提高。声压达到绝对阈值的 100 万倍时，耳朵就会感到疼痛，受到伤害。人的听觉绝对阈值受到声波频率的影响。一般认为，低于 20Hz 和高于 20 000Hz 的声音，即使强度再大，人耳也难于感受到，人耳对 20~20 000Hz 的不同频率声音的绝对阈值有很大的差别（图 1）。

（郭小朝 李宏汀）

tīngjué shǔxìng

听觉属性 （auditory attribute）

人在感知听觉时的基本特性。一般包括听觉强度特性、听觉时间特性、听觉空间特性以及听觉掩蔽效应。

听觉强度特性 声音需要达到一定的绝对强度或者差异才能被人耳感知到，包括绝对感受阈和差别感受阈。①声音强度绝对感受阈：见绝对听阈。②声音强度差别感受阈：人对声音强度差别的辨别能力也有其最低限度。若两个声音强度相差太小，人就不能分辨它们在响度上的差别。只有当两个声音的强度差别达到某一值后，人才能感觉到一个声音比另一个声音响。人刚刚能分辨出两个声音响度级上不同时的强度之差，称为声音强度差别感觉阈值。人对声音强度的差别感受阈值不仅依赖于声音的强度，而且也取决于声音的频率。

听觉空间特性 人在感知到听觉信息时，也能感知到声源的距离和方向等空间信息。一个听觉正常的人听到一个声音，一般不仅能辨别这个声音来自哪个方向，而且还能判断声音的距离。这是听觉空间特性的表现。听觉所以能对声源进行空间定位，主要源于听觉的双耳效应。位于不同方向的声源发出的声音到达左右耳的距离有一定的差别。来自左侧的声音到达左耳的距离比右耳近，来自右侧的则相反。声源达到左右耳的距离相差 1cm，时间差异约为 0.029 毫秒。人的双耳时间差异感觉非常灵敏。另外，从左侧或右侧来的声音，由于头部的阴影效应，会使声音在双耳的强度或响度上具有一定的差异。人通过对一个声音在双耳发生的时间差异和强度差异的感觉，就可对声源的方位做出判断。对声音方位判断的准确性与声源所处的方位有关。对来自同一个水平面上的声音，正左或正右侧的方位判断正确性最高。对水平面声音的方位又比垂直面声音的方位

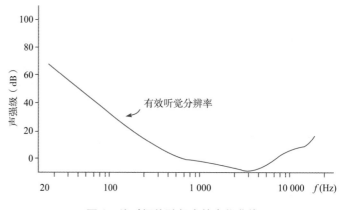

图 1 绝对阈值随频率的变化曲线

容易判断

听觉时间特性 声音的频率对听觉感知的影响。频率是声波的时间特性的表现，人的听觉器官对声波频率的感受能力也有一定的限度，20Hz 以下和 20 000Hz 以上的声音，即使强度再大，人也不能觉察到，20Hz 是人的频率听觉差别感受阈值的下限。20 000Hz 是人的频率听觉差别感受阈值的上限。人对声音频率的辨别能力一般用频率听觉差别感受阈值来衡量。频率听觉差别感受阈限指人恰能分辨出两个声音的音高有差别时的频率差异。据研究，声音的频率听觉差别感受阈值是被测声音的响度和频率的函数。声音响度不变时频率听觉差别感受阈限随着声音频率提高而增大，特别在高于 2 000Hz 后频率听觉差别感受阈限骤然上升，而频率听觉差别感受阈限随着声音响度降低而上升。

听觉掩蔽效应 一个声音作用时，使人对同时或继时发生的声音感受性降低或感受阈限上升的现象。如两人谈话时，旁边的电视机音量开得很大谈话声就会听不清楚，这是因为电视机的声音掩蔽了谈话声。声音掩蔽作用的大小不仅受掩蔽声强度的影响，而且也同掩蔽声和被掩蔽声的频率和性质有关。掩蔽声的强度越大时掩蔽作用也越大，且被掩蔽声的频率越广；与掩蔽声频率越接近的声音，被掩蔽的程度越大。噪声对不同频率的纯音也可以产生掩蔽作用，被掩蔽的频率范围也随着噪声强度的增大而扩大。

（郭小朝 李宏汀）

tīngjué jièmiàn

听觉界面（auditory interface）

机器发出声音信号通过人耳听觉传达信息的一种人机接口方式。

使用的声音来自录制采样或者是数字合成，在听觉界面中使用的声音主要有语音和非语音两种。因此，可以将听觉界面分为语音用户界面和非语音用户界面两大类。

语音用户界面 采用了语音作为人机交互信号，因此除了听觉显示器的特性之外，语音用户界面还具有一系列语音相关的特点。

优点 ①自然性：人机系统间的交互方式接近于人与人之间的正常交流方式。语音是日常生活中人与人之间最自然、最广泛的交流方式，语音用户界面使得用户无须经过特殊的训练即能以最自然的方式实现对系统输出的理解及系统的输入控制。②高效性：语音用户界面中使用者输入的效率较高。对于用户来说，说话这一表达方式比写字或者打字速度都要快捷，作为系统输入方式其效率也相对较高。③直接性：语音用户界面中呈现的语音信号含义明确，收听者即使未经过特殊信号代码的训练也能很容易地理解信号含义，特别适合于信息随机呈现并要求用户立即采取行动且提示其该如何行动的场合。④灵活性：语音用户界面传递的消息比非语音用户界面可传递的消息具有更大的灵活性，不受声音编码维度及数量的限制。在非语音信号的交互系统中，收听者周围的应急情况可能会使他们忘记非语音信号编码的意义。

缺点 ①被动性：在人机系统信息交互中，用户对声音信号的接收只能是被动接受，接受的速度取决于系统显示的速度，无法像视觉那样主动搜索或主动控制速度进程。②瞬态性：语音是短暂性的，无法持久，一旦发出来以后，语音信号就消失而不再

重现。实际使用中往往需要用户记住这些语音信息，这样会占用大量的短时记忆资源，增加了使用者的记忆负担。语音用户界面的信息传受受短时记忆容量限制，不利于传递大信息量数据。视觉图形用户界面中可执行程序的操作都可以显示出来供用户选择，但语音界面如果没有适当的提示，对该系统陌生的用户将可能感觉无所适从，不知道该做些什么，这也是由语音信号无法持久呈现的瞬态性所决定的。③串行性：言语声音的特点决定了语音用户界面的输入与输出是串行序列的。在输入方面，语音的自然性使语音用户界面的信息输入比手写或打字等输入方式较为高效；但是在输出方面，与视觉图形化的用户界面相比，语音界面的串行序列输出使信息传递的效率较低。这种输入的相对高效性与输出的低效性构成了语音用户界面输入输出的不对称性。④易受干扰性：相较于非语音信号，语音信号更易受环境噪声的干扰，嘈杂的环境背景噪声将使语音识别的准确性大大降低。此外，受技术发展的限制，当前语音用户界面中语音合成质量及语音输入识别率都还比较低，是影响语音用户界面质量及应用推广的关键技术因素。

非语音用户界面 呈现的是音调信号，如以某种特殊的声音如铃声作为某个事件的代码向操作人员传递信息。非语音用户界面具有以下特点。

优点 ①宽频性：人类语音信号的频率主要处于 500～4 000Hz，而非语音信号的频段则覆盖整个听阈范围，因此非语音界面中声音信号选择的可选频段更广。②保密性：非语音用户界面的声音信息通常有一定的编码

规则，不了解该规则的外人很难理解声音信号的具体含义，因此具有一定的保密性。③快捷性：非语音信号呈现速度较快，具有即时性，非常适合作为人机交互的及时信息反馈，但这也是语音交互的不足。非语音信号同样也适于传递紧急迫切的告警信号。④简洁性：非语音信号可以非常简短明了，听觉负荷不高，经常用作提示音。⑤抗干扰性：与语音信号相比，非语音信号更不易受环境背景噪声的影响，抗干扰性更强。

缺点 非语音信号大多有一定的编码规则，使用者需要经过一定程度的训练，否则无法理解声音信号的意义，或者在紧急情况下会忘记声音信号的含义。

（郭小朝 李宏汀）

tīngjué chéngxiàn yòngtú

听觉呈现用途（use of auditory presentation）

信息以听觉方式呈现给用户时的应用范围。听觉呈现的特点优势及视觉显示器的不足，共同决定了听觉显示器的适用领域。一般来说，除播放音乐、传递语音等信号源本身是声音的最基本的使用情况之外，听觉显示器还可以用于以下场合。①视觉超载：复杂的多显示器系统中，各类视觉显示信息过多，用户往往需要在短时间内处理大量的各类视觉信息，导致视觉信息负荷过重，易致使用户视觉疲劳或遗漏重要的目标信息，进而影响人机系统安全性。对于此类视觉通道信息过载的场合，可以采用听觉显示对信息传递进行分流。②视觉受限：对于夜间、雨雾天气、照明水平过低以及视线受阻挡而无法使用视觉显示的场合，以及因距离较远或显示空间受限使得显示内容难以辨认的情

境等视觉受限情况，均可以通过听觉显示传递信息。③故障诊断与告警：告警是最能体现听觉显示器特性与优势的应用领域，对于偶尔才出现，但却是紧急的、需要及时处理的告警信息，一般优先采用听觉告警，或听觉显示和视觉显示并用。有些待传递的信息本身就具有声音的特性，此时声音显示还可起到故障诊断的作用。如医师可以通过听诊器显示的声音来诊断心脏活动是否异常，维修工可以通过听发动机工作时的声音而判断其是否正常或进行故障诊断等，因为这些故障信息都会在工作声音上有所体现。④移动作业与广播：对于信息接受者在工作过程中需要经常移动工作位置的情况，此时用户无法一直注视视觉界面而会遗漏信息，因此以不受空间限制的听觉显示器来显示声音信息。听觉的全方位性、绕射性及迫听性也使得听觉显示器常用于向较大空间的人群以广播的形式传递声音信息。⑤虚拟环境：听觉显示器还常用于创造更具真实感的虚拟环境。使用多种声音来给虚拟现实提供丰富的声音环境，在虚拟现实系统中构造出非常逼真的自然声场效果，从而增强用户的沉浸感并改善人机交互的效果。⑥助残领域：常用于无障碍化或人性化的特殊用户产品，如能方便盲人、弱视者、手部残疾者等特殊群体使用的手机、计算机等设备。

（郭小朝 李宏汀）

tīngjué chéngxiàn shìhé xìnhào

听觉呈现适合信号（signal suited to auditory presentation）

适合以听觉方式呈现的信号。特指以听觉方式呈现时绩效更佳的信号。之所以要开发听觉显示器，主要原因有：①视觉通道已

不能满足人机交互的需要，传统的视觉人机界面在发挥着重要作用的同时仍存在众多难以弥补的缺陷。②听觉通道有着许多视觉通道不具有的优点，可以弥补视觉界面的不足，拓宽人机交互信道，降低视觉通道的负载。

由于人类视觉特性的限制，传统的视觉显示器主要存在以下问题。①视觉通道信息过载：现实生活中，人的交流是通过视听嗅触等多种感觉通道进行的。单纯的视觉通道使人的信息感知效率受限，尤其是在复杂的多显示器系统中，通常要求用户同时或在短时间内处理大量的视觉信息，这往往造成用户视觉信息过载，导致用户视觉疲劳或遗漏重要的目标信息。②视觉注意范围有限：视觉注意的空间特性与时间特性决定了用户很容易遗漏一些重要信息。由于视觉注意的空间范围非常有限，使用户会遗漏一些信息，尤其是在多显示器系统中或显示的信息量非常大时。视觉注意衰退较快，人很难保持长时间的视觉注意，使在一些持续的警戒或监控作业中，由于被试的身心疲劳，尤其是视觉疲劳而会导致信息被疏忽，从而引发事故。③视觉显示空间受限：视觉显示的效果受制于显示屏的大小，尤其是在距离较远时，为保证显示清晰度必须加大字符、加大显示屏幕，而在绝大多数情况下，显示屏的大小是受限的，尤其是在一些手持移动设备上或飞机驾驶舱等空间非常有限的条件下。④用户活动范围受限：在视觉界面的交互中，用户必须一直在较近距离内注视显示屏幕，否则将无法获取信息或遗漏信息，限制了使用者的活动范围。⑤照明环境依赖性：视觉显示器功能的发

挥还依赖于照明水平等环境因素，在夜间、雨雾天气或远距离阻隔等视觉受限条件下难以正常工作。同样视觉显示器也不适应于盲人或其他视觉缺陷者。

（郭小朝　李宏汀）

tīngjué chéngxiàn xíngshì xuǎnzé

听觉呈现形式选择（choosing the form of auditory presentation）　听觉界面中使用的声音来自录制采样或者是数字合成，在听觉界面中使用的声音主要有语音和非语音两种，因此可以将听觉界面分为语音用户界面和非语音用户界面两大类。

语音用户界面　语音用户界面采用了语音作为人机交互信号，因此除了听觉显示器的特性之外，语音用户界面还具有一系列语音相关的特点。人与人之间交往的需要促成了语言的诞生，语言是人类交往的最主要方式，也是人类进行思维的一种工具，即使是在网络与信息技术高度发达的今天，语言仍是是人与人之间最轻松、最有效、最自然的交流方式。企业绝大部分的客户服务查询仍是通过电话这一语音交互方式而非视觉的 Web 渠道。自然人机交互的发展趋势使得语音用户界面的价值日益凸现。现如今各类手机、掌上电脑和个人数字助理等小型移动信息设备已得到广泛应用，在这些信息设备的小型化发展进程中，传统的鼠标键盘输入方式已成为其中亟待克服的一个很大障碍，小型化使得传统输入方式难以进行，而语音交互的特性则使其成为解决这一问题的首选。语音用户界面目前已广泛应用于各个领域，如计算机输入中的听写识别系统、各种声讯服务台的交互语音应答系统（interactive voice response，IVR）、电子商

务中的语音门户、语音邮件以及结合云计算的语音搜索等。

语音用户界面的特点及听觉显示器的特性共同决定了语音用户界面适应于以下情境：①语音交互不需要一直占用用户的全部注意力，可在用户从事其他操作时同时使用，因此语音用户界面可与其他通道界面并行使用。②在工作环境或视觉条件受限，如空间狭小，照明不良等场合中可考虑采用语音用户界面。③在动作输入及视觉显示空间受限的情况下，如对于手持个人数字助理（PDA）等小型移动便携设备，系统的输入输出可以考虑采用语音交互；在宇宙飞船航天飞机中，语音用户界面的应用可解决宇航员由于失重引起的手足操作的诸多不便，使宇航员可以通过简单的语音命令对飞船进行操控。④面向盲人、弱视者、手部残疾者等特殊群体的产品，适于采用语音用户界面。

非语音用户界面　非语音听觉界面的设计中，听标与耳标是最为常用的两种基本表征方式。

听标　使用自然声音为信号的听觉界面设计方法，是计算机事件及其属性与自然的有声事件及其属性之间的映射。即把人们与现实世界日常交互中发生的声音与提供声音反馈的界面事件和对象对应起来，使人们能够利用现有的听觉技能来聆听计算机。如有研究者用盘子摔碎的声音来表示删除文件的操作。

耳标　使用乐声的听觉界面设计方法，是图标的听觉对应物。乐声的很多特性使其很适合作为耳标，而且乐声在不同的文化背景下，成功地用于交流已经有比较长的历史了，如报时的钟声、救护车的警报声、消防车及警车

的警笛声等。耳标由特定的短节奏音高序列构成，包括以下基本构成因素。①节奏：音乐在时间上的组织。节奏的改变可使乐音存在巨大的区分度。②音高：声音的相对高度，决定于发声体振动的频率。③音色：乐器或嗓音的音质。音高序列可通过音色差异实现有效区分。如小提琴音色与钢琴音色可用于表征不同的界面信息。④音域：嗓音或乐器的整个音高范围。⑤力度变化：音乐表演中的强弱变化，包括声音渐强和声音渐弱两种变化。力度变化可用于实现对界面信息的表征。如声音渐强可用于表征"放大窗口"。通过对上述五种属性的操纵组合可产生众多不同的声音序列以表征不同的信息。大量研究表明耳标的应用可以提高系统操作绩效。如布鲁斯特（Brewster）等将耳标应用于不同听觉界面的信息导航，结果发现耳标技术的采用有助于降低操作者的心理负荷，提高其任务绩效。马里亚（Maria）等的研究证实了语音菜单系统中，耳标的使用可以提高任务绩效，减少按键次数及任务完成时间。

（郭小朝　李宏汀）

tīngjué gàojǐng

听觉告警（auditory alarm）　以听觉方式将险情、故障、异常或重要状态变化报告给用户，能快速吸引注意、受到关注和处置的方式。是人机系统告警的其中一种方式。告警通常用于向有关人员传递危险信号、设备问题或其他值得注意的状态，以便操作人员及时采取纠正措施，避免事故发生。根据人的感觉方式，告警可以分为：视觉告警、听觉告警、嗅觉告警、触觉告警和味觉告警等不同的类型。听觉告警信号一般包括警觉信号和识别或动

作信号两个组成部分。警觉信号的功能是吸引操作人员的注意并提供关于告警紧急等级的初步信息。一般采用音调信号的形式呈现，又称主告警信号。识别信号提供问题的性质及产生部位等信息，动作信号提供引导操作人员采取矫正动作的信息，一般采用语音信号的形式呈现。声音信号由于其迫听性、全方向性、绕射性以及远距离传输等而特别适合于充当告警信号，尤其是在视觉工作过于繁忙，要求不断地走动或者长时间监控的工作条件下。而且在许多应激条件下（如振动引起视力下降、高过载力、缺氧等），听觉通道往往比视觉通道更不容易或更晚受到影响。听觉信号还可以用来提醒人们注意视觉信号，并通过视觉信号掌握更详尽的信息。

作用　关于听觉告警的作用或其适用场合，美国军方规定在下列情况下声学告警应优先选用：①为了呈现声学信号源。②为了呈现能够引起潜在或即将到来的危险的告警信息。③当视觉显示大量使用时（如飞机驾驶舱）。④为了呈现不依赖于头部位置的信息。⑤在黑暗限制或者视觉受限的情况下。⑥当人处于缺氧或加速度很大的情况下。⑦当信号必须区别于噪声，特别是噪声中的周期性信号时。

分类　基于不同的标准，可以对听觉告警进行不同的分类。

基于告警信号性质的分类　按照听觉告警使用的声音信号的性质，可以将听觉告警分为语音告警和非语音的音调告警。①语音告警：多采用语音信号的形式，其功能是向操作人员提供状态信息（系统产生问题的部位和性质等）和指导信息（引导操作人员

采取应对措施）。当要求用户迅速采取行为时，或为了将工作负荷从视觉通道转移到听觉通道时，应使用语音告警。②音调告警：一般采用音调信号的形式，其功能是吸引操作人员的注意并提供关于告警紧急等级的初步信息，有时也称预警信号。

基于告警紧急等级的分类　按照告警信息的紧急和重要程度，可以将告警信号分为3级：提示、注意、警告（也有研究者分为：注意与提示、告警、应急告警）。告警信号的分级有利于更有效地传递重要的告警信息。①提示级告警：表明需要提醒操作人员重视某些系统（设备）的安全或正常工作状态、性能状况以及提醒操作人员进行例行操作的信息。②注意级告警：表明将要出现危险状况或某系统（设备）故障，该故障将影响任务的完成或导致该系统（设备）性能的降级，需要让操作人员立即知道，但不必立即采取应对措施的信息。③警告级告警：表明已出现了危及安全的状况，必须让操作人员立即知道并立即采取应对措施的信息。

告警信息有时也分为五级，即增加两个级别：将个别严重危及安全且时间极其紧迫的警告信息设为危险级，将系统中的一般信号指示设为消息级。听觉信号主要用于危险级、警告级和注意级告警，可提高对重要告警的警觉性和觉察性。但是，听觉告警也不能滥用，否则将会引起操作人员的烦恼，或者干扰其他的正常工作。

（郭小朝　李宏汀）

xiǎnqíng tīngjué xìnhào

险情听觉信号（auditory signal for danger situation）　标示险情正在发生或即将出现的听觉信号。

必要时，还标示险情的持续与终止。根据险情对人身安全影响的紧急程度，险情听觉信号分为两类：警告听觉信号和紧急撤离听觉信号。险情听觉信号的特征必须是，在信号接收区内的任何人都能识别并对信号做出预期的反应。为了易于识别，险情听觉信号应该有别于其他一切听觉信号，紧急撤离听觉信号又应有别于一切警告听觉信号。要定期检查险情听觉信号的有效性。若启用新的听觉信号或出现新的噪声源，必须及时复查险情听觉信号的有效性。为了可靠地识别险情听觉信号，该信号必须具备：清晰可听性、可分辨性、含义明确性。

（郭小朝　李宏汀）

jǐnggào tīngjué xìnhào

警告听觉信号（auditory signal for warning）　标示可能或正在发生的险情，还表示应对险情使用相应手段予以控制、消除及其实施程序的听觉信号。信号必须清晰可听，超过掩蔽阈。通常用A计权声级分析时，信号的A计权声级超过环境噪声A计权声级15dB即可。使用倍频程分析或1/3倍频程分析均能得到更为精确的结果。在大多数情况下使用倍频程分析已经足够精确。做倍频程分析时，信号在300~3 000Hz，有一个倍频程或多个倍频程的信号频带声压级至少超过掩蔽阈10dB。做1/3倍频程分析时，信号在300~3 000Hz，有一个1/3倍频程或多个1/3倍频程的信号频带声压级至少超过掩蔽阈13dB。此外还应该考虑信号接收区人员的听力和护耳器的使用。为了保证对听力正常人及轻度耳聋人员的清晰可听性，信号的A计权声级一般不得低于65dB；若当信号A计权声级小于65dB，接

收区的人员确实都能识别，则该信号也可以采用。此时人员应做收听检验。信号接收区的人员中，如有中度耳聋及重度耳聋人员时，则在做收听检验时，一定要有上述代表参加，否则不能认为该信号已被识别。

（郭小朝　李宏汀）

jǐnjí chèlí tīngjué xìnhào

紧急撤离听觉信号 （auditory signal for emergency evacuate）

标示开始出现或正在发生的有可能造成伤害的紧急情况，以可识别的方式命令人们立即离开危险区的听觉信号。紧急撤离听觉信号是专用的险情听觉信号，一切其他险情听觉信号的瞬时图必须与其有显著区别（图1）。

（郭小朝　李宏汀）

tīngjué gàojǐng xìnhào cānshù

听觉告警信号参数 （auditory alarm signal grading）
听觉告警的优势能否充分发挥，取决于听觉告警显示器的设计是否与人耳的听觉特性相匹配，是否符合听觉工效学原则。除遵循易识别性、易分辨性、兼容性、可控性、标准化等听觉显示器设计的一般工效学原则之外，告警显示器的设计还在告警信号强度、频率、音色以及呈现方式等方面有着特定的要求。

非语音听觉告警　包括以下几方面。

强度　非语音听觉告警信号必须有足够的强度才能唤起人的注意，保证信号的清晰可听性。告警信号具体强度的确定取决于环境噪声水平、传送的距离告警等级以及接受区人员听力与护耳器的使用等因素。为保证非语音听觉告警信号在工作环境中的可听性，其信号强度应高于绝对阈60dB以上，在噪声环境中，信号强度应高于掩蔽阈8±3dB。《人类工效学　公共场所和工作区域的险情信号　险情听觉信号》（GB/T 1251.1—2008）中规定，在用A计权声压级分析时，信号的A计权声级应超过背景噪声的A计权声压级15dB以上。如果噪声强度会随任务阶段发生变化，则应采用自动增益控制来保持适宜的信噪比。但是，告警信号强度也不能过强，那样会干扰操作人员做出决策和完成其他操作，或者会引起不舒适感或出现耳鸣后效。如果周围噪声太强，此时若要保持告警信号的可听性，那么告警信号的强度水平将会太强，甚至会引起痛觉或使听觉器官受损伤，这种情况下应通过耳机传送信号。非语音听觉告警信号还应根据告警级别确定相应的音量，如马治家等认为，在载人航天器中，应急告警的声音信号强度应该使舱内所有人员都能感知到，睡眠中的人员也能被叫醒；而对告警级的听觉显示，要保证至少有一个人总能收到告警信号，根据警告程度决定是否叫醒睡眠者。

频率　非语音听觉告警信号频率的选定应遵循以下几点：①应使用200～5 000Hz（最好为500～3 000Hz）的声音，因为人耳对这一频率范围内的声音最为敏感。②长距离传送声音告警信号时，频率最好选在1 000Hz以下，并且要用较大的功率发送，因为频率越高的声音在远距离传输时衰减得越快。③如果声音告警信号必须绕过较大的障碍物或穿过隔板时，应使用500Hz以下频率的声音。④如果存在背景噪声，应使用与任何背景噪声频率都不同的声音告警信号。这样做是为了尽量减小噪声的掩蔽效应，使告警信号与噪声和其他信号区别，确保告警信号的易识别性。⑤最好采用变频的方式，使音调有上升和下降的变化，这类信号与正常信号之间有足够大的差别，容易引起注意。如紧急信号，其音频可以在1秒之内由最高频（1 200Hz）降低到最低频（500Hz），然后听不见，再突然上升，以便再次从最高频降低到最低频。这种变频声可使信号变得特别刺耳，可明显地与环境噪声和其他声信号相区别。

音色　最好选用音色上具有特异性的声音作为信号，以便及时引起人们对告警信号的注意。复合音比纯音具有更鲜明的音色特点，而且变化也多，更容易引起人们的注意，所以听觉告警一般都采用音色特异的复合音作为信号。非语音听觉告警信号音色的选择还应具有较高的信号可分辨性，以便在紧急时刻能使操作人员快速准确地区分辨别告警信号。如在节拍与谐音的使用上应具有易于区分辨别的差异。非语音听觉告警信号音色的选择还应

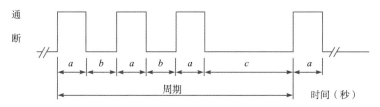

a：0.50±10%s 通；*b*：0.50±10%s 断；*c*：1.50±10%s 断；全周期：4.00±10%s。

图1　紧急撤离听觉信号声级瞬时图

满足含义明确性的要求，不能和用于其他目的的信号或背景噪声信号相似而导致混淆。如导航信号或编码无线电传播的调制或断续音调；啸声、静态的或偶发的无线电信号；电气干扰的脉冲串；空调或任何其他设备产生的随机噪声信号。

呈现方式 在使用多种非语音听觉告警信号的场合，应该设法使它们分时段呈现，避免同时呈现，以免因掩蔽效应而发生错乱反应。若一定要同时呈现，则可考虑采用通道分开的方法，将警告信号分别送入左右耳。

非语音听觉告警信号应采用双耳呈现法。若因操作情境限制而需要单耳呈现，则应将耳机戴在听力更好的耳朵上。告警信号的声音在空间感知定位上至少应与对抗声源间隔90°。若信号源无法明确定位应使用宽带信号。用具有某种特点的调制声音传递告警信息也能产生很好的告警效果。常用的调制声音一般有三种形式，分别是对声音的频率、强度、时间进行调制。经过这几种方式调制的声音都能强烈的吸引人们的注意。如为了引起注意，可采用时间上均匀变化的 $0.2 \sim 5Hz$ 的脉冲声信号，但是要避免其脉冲持续时间和重复频率与干扰声脉冲的持续时间和重复频率重合或接近。另外，对于显示重要信号的音响装置和报警装置，最好也同时使用视觉信号，组成"视听"双重报警信号，以防信号遗漏。

非语音听觉告警信号的呈现，不应干扰任何其他关键的功能或告警信号，或掩蔽任何其他关键的信号。若告警信号可能掩蔽另一个必不可少的听觉信号，则可采用通道分开的方法，将告警信号送入一耳，而将必不可少的其他听觉信号送入另一耳。在此类情况及操作条件有所要求时，这种双重耳呈现法可进一步将这两个信号在两耳交替呈现。

除了以上对告警信号强度、频率、音色及呈现方式的要求之外，无论基于听觉显示器可控性原则将听觉告警信号设计成自动终止还是手动终止，抑或两者兼可，都应提供自动复位功能，使信号系统可以重新返回到起始状态，以保证险情重复出现时告警装置能再次发出告警信号。

语音听觉告警 对于语音告警信号的设计，除遵循听觉显示器设计的一般原则并借鉴以上非语音听觉告警设计的要求之外，还必须注意以下几点。

语音特性 语音告警信号的语音特性应该是独特的和高可懂度的，必须先通过言语可懂度测试。在语音模式选择上多推荐采用女声播送。在语调选择上应用单调的语调播送，紧急的语调可能会使已经非常紧张的气氛更加紧张。

内容格式 语音告警信号的内容、格式应满足如下要求：①语音告警信号应该由能清楚辨认的问题或要采取的动作的短语构成，在告警词汇的选择上应按可懂度、恰当性、简明性的顺序确定优先权，多音节词优于单音节词。②对于危险级的警告级信号，后继的语音告警信号应提供操作指导信息。③对于其他的警告级信号和注意级信号，后继的语音告警信号应提供系统状态信息。④对于危险级的语音告警信号，其操作指导信息应包含动作和方向2个元素（如拉起来）。⑤对于其他的警告级信号和注意级信号，语音告警信号提供的系统状态信息应包含总标题、子系统或部位、问题性质三个元素，如"1号发动机着火"。

呈现方式 ①时间呈现要求：语音告警信号与作为预警音的音调信号之间应至少间隔0.15秒，但不能超过0.5秒（预警音间隔最佳为 $0.35 \sim 0.45$ 秒）。对于危急时刻的警告级信号，告警音调信号与语音告警信号的总播送时间不能超过2.5秒。另外，关于语音告警信息的呈现语速、语句字数等具体参数，国内外相关研究尚无统一的结论。如关于飞机驾驶舱的语音告警的语速呈现标准，张彤等的实验研究结果表明，语音告警信号的适宜语速为 $3.33 \sim 5$ 字/秒，最佳语速为 4 字/秒。刘宝善等在关于战斗机舱的模拟实验中得出最佳语速为 $4 \sim 6$ 字/秒；而美国军用标准则是 $2.5 \sim 3$ 字/秒。韩东旭等的研究认为语音告警信号的语句字数应控制在 9 字以内，最好不多于 7 字。②空间呈现要求：应该用双耳呈现法播送语音告警信号，若使用单耳机，耳机应戴在飞行员的优势耳上。语音告警信号显示器与相竞争的声源至少应间隔90°，以保证告警信号的正确接收。③视听综合呈现：对于重要告警信息用视听综合方式（音调-话音-视觉方式）呈现是较好的。张彤等的研究认为，最佳的告警方式是警告级信号采用视觉方式与纯语音方式的组合，而注意与提示级信号仅采用视觉方式；使用视觉加语音告警方式可缩短危急时刻警告信号的反应时，在高度紧张和高视觉负荷的情况下，语音告警信息对减轻工作负荷是有效的。

优先顺序 告警系统中应设置优先权程序，使系统能据危急性顺序呈现多重语音告警信息。

若无适宜的优先权程序，则可按以下方法调节多重语音告警信息：①应按紧急等级决定呈现哪个语音告警信号，危急时刻的警告级信号先于其他警告级信号呈现，警告级信号先于注意级信号呈现。②两个或更多个同一紧急级别的告警信号时间接近地相继出现时，应按时间顺序对每一个信号呈现完整信息。③两个或更多个同一紧急级别的告警信号同时出现时，应采用分离呈现的方式。多重告警信号的呈现方式包括重叠呈现（将多种听觉信号叠加并同时呈现给双耳）和分离呈现（将听觉信号分离开，并将两者在同一时间内分别呈现给双耳）两种。葛列众等对多重听觉告警信号呈现方法研究结果表明，在多重听觉信号呈现条件下，与叠加法相比，采用分离法作为多重听觉信号的呈现方法有助于对告警语音的语言理解。

除了上述四点，按照听觉显示器可控性原则的要求，语音听觉告警系统也应提供手动终止或手动静音装置，使操作者在听清告警内容之后可终止声音信号，但若是视听综合告警则视觉告警显示必须保留，直至故障排除后报警系统自动复位。手动静音不应妨碍现已存在但尚未播报的内容或后续语音信息的播报。

另外，国家各相关部门还制定了声音信号显示的相应标准，如《人类工效学 公共场所和工作区域的险情信号 险情听觉信号》（GB/T 1251.1—2008）、《声学 紧急撤离听觉信号》（GB 12800—91）、《军用飞机听觉告警系统汉语话音工效学要求》（GJB 2782—96）等。这些标准在设计听觉告警显示器时可参照执行。

（郭小朝 李宏汀）

tīngjué gàojǐng xìnhào fēnjí

听觉告警信号分级 （signal degree of auditory alarm）

特指基于告警紧急等级的分类。见听觉告警。告警等级又称告警优先级，通常设置警告级、注意级、提示级，也可以设置危险级告警。在人机系统设计中，危险级告警具有最高优先级，警告级仅次于危险级，注意级次于警告级，提示级次于注意级。当有高优先级告警信号发生时，应插队超越低优先级告警信号先行播报；当有低优先级告警信号出现时，应排队于高优先级和同等优先级告警信号之后依序播报。

（郭小朝）

yǔyīn tōngxìn

语音通信 （speech communication）

通过人的语言信号进行信息传递的活动。语言是人类最自然、最直接的交流工具，语音通信是人类传递信息、交换信息、获取信息的重要方式之一。在现代社会中，语音通信系统一般特指通过电、光、磁等方式实现语音信号传递的通信系统。语音通信工效指系统完成信息传递任务的工作效率，主要研究系统中人、设备、工作环境之间的相互作用规律，目的是使系统的设计与运行与人的身心特点相匹配，从而提高系统效率，保障人机安全，并使人在系统中能够有效而舒适地工作。随着现代科学技术的发展，借助于语音通信系统，语音通信活动几乎能够覆盖人类所能到达的任何地方。

基本内容 ①语音通信系统组成：一般由语音信源、发送设备、信道、噪声源、接收设备和信宿组成（图1）。信源，又称发送端，其作用是把语音消息转换成原始电信号。信宿是语音信号的受信者，又称收终端，将接收设备复原的原始信号转换成相应的语音信号。信道指信号的传输媒介，可以分为有线信道和无线信道，有线信道有明线、双绞线、电缆、光纤、波导等。无线信道指无线电波，常用的无线信道包括中长波地表面传播、超短波及微波视距传播，卫星中继传播、短波电离层反射、超短波流星余迹散射、超短波及微波对流层散射、超短波电离层散射、超短波视距绕射等。通过研究，人们已经掌握了许多信道传输信号时的特征和规律，并不断开发新的信道。发送设备的作用是将表征语音信号的原始电信号通过一系列技术将其转换成适宜于信道传送的形式，通过信道发送出去。接收设备的作用，一是正确接收由信道传来的信号；二是将所收信号经过发送设备的逆变换处理，以恢复出原始信号。噪声源指影响信号传输的一切噪声和干扰，噪声信号在通信系统的所有环节都存在，其使信号产生畸变和失真，影响信号的正确接收。原理上分析噪声对通信系统的影响时，

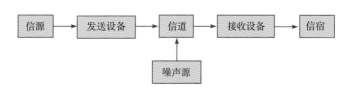

图1 通信系统组成

一般把所有噪声和干扰统一设为一个噪声源，并认为噪声信号是通过信道加入系统的。对于军事语音通信，应考虑信号保密性、可靠性、有效性因素。②通信方式：对于点对点之间的通信，按消息的发送方向和时间关系，通信方式可分为单工通信、半双工通信和全双工通信方式。单工通信是指消息只能单方向传输的工作方式，如收听广播就是一种单工通信方式。双工通信是指收发双方可同时收发消息的工作方式，如人们常用的固定电话、手机等。半双工通信则是指收发双方都能收发消息，但不能同时进行接收和发射的通信方式。如对讲机、飞机上的无线电台等。③模拟语音通信系统和数字语音通信系统：模拟通信系统中传输的信号是连续信号（又称模拟信号），人们发出的语音可以通过传感器（如声压转换装置）变换成时域和频域上连续的电信号。模拟通信系统通过各种技术对这些信号进行处理和变换，完成信号的发送、传输和接收环节，实现语音通信的目的。如早期的电话系统就是一种模拟通信系统。数字通信系统信道中传输的信号是数字信号，不失一般性，人们主要关注和研究二进制信号"1"和"0"序列。可以找到一些技术方法将连续信号变换成数字序列。换句话说，"1"和"0"构成的二进制数字序列可以表征包括语音信号在内的所有连续信号。在数字语音通信系统中，首先将表征语音信号的连续波信号转换成数字序列后，再采用适当的技术完成数字序列的发送、传输和接收。最后将数字序列还原回模拟语音信号，完成整个语音通信的过程。数字信号与模拟信号相比具有很

多方面的优点。如与模拟信号相比抗干扰能力强；能够适应各种通信业务的要求；便于采用大规模集成电路；易于与计算机技术、数字存储技术、数字交换技术、数字处理技术相结合等。研究数字通信系统时，人们采用信源编码技术以提高数字信号的有效性；采用信道编码技术控制减小数字序列传输的出错概率，从而提高了数字传输的可靠性；采用保密编码技术对数字序列进行加密，提高了数字传输的保密性。正是由于数字信号与模拟信号相比所具有的巨大优越性，使当今社会中数字化成为重要的发展方向。④主要性能指标：通信系统的性能指标涉及其有效性、可靠性、适应性、标准性、经济性及可维护性等多个方面。从研究信息传输的角度来说，有效性和可靠性是其主要性能指标。有效性主要指信息传输的速率问题，而可靠性则主要指信息传输的质量问题。对于模拟通信系统，信息传输速率主要取决于信息所含信息量的大小和对连续消息（即信源）的处理方法。人们从信息论的角度研究信源所包含的信息量，以便用信号表征语音消息时，提高信号表征消息的有效性。消息传输速率可用单位时间内传送的信息量来衡量。模拟通信系统的可靠性指标可用均方误差和信噪比来衡量。均方误差衡量发送的模拟信号与接收端恢复的模拟信号之间的误差程度，均方误差越小，说明恢复的信号越逼真。信噪比是信号平均功率和噪声平均功率之比。在相同条件下，系统输出端信噪比越高，说明该系统通信质量越好，即该系统抗噪声能力越强。语音通信系统还常用可懂度、清晰度等指标来衡量所恢复

语音信号的质量。对于数字通信系统，主要用传输速率和差错率来衡量其有效性和可靠性。数字信号的传输速率通常用码元传输速率和信息传输速率来表征。码元传输速率，称码元速率或传码率，被定义为单位时间内传送码元的数量，单位为波特。信息传输速率，又称信息速率或传信率，是指单位时间内传递的信息量，单位为比特/秒，记为 bit/s 或 bps。差错率有两种表述方式：误码率和误信率，误码率为错误接收的码元数在传送总码元数中所占的比例，即码元在传输系统中被传错的概率。误信率则是指错误接收的信息量在传送信息总量中所占的比例，或者说，误信率是码元的信息量在传输系统中被丢失的概率。

作用功能 语音通信是人类最重要的信息交流方式之一。运用领域及其广泛，涉及各种行业。从日常生活的信息交流到特殊情况的快速处置，从深海区域到太空领域，人类在探索宇宙世界的过程中不断地拓展着语音通信的应用范围。让机器听懂人的语言并做出反应（称为人机通信），已经成为语音通信领域非常重要的发展方向。

（杨 凯）

yǔyīn jièmiàn

语音界面（speech interface）

能够采用人的语音、机器合成语音作为交互媒介，实现人与计算机信息交互的软件界面。又称语音用户界面。语音界面主要研究通过自然语音或机器合成语音与计算机进行交互的技术。是一个多学科交叉的边缘学科，需要语言学、心理学、工程和计算机等领域的专业知识。不仅要对语音识别和语音合成技术进行研究，

还要对人在语音通道下的交互机制、行为方式等方面进行研究。

基本内容 语音界面可以分为听觉用户界面、结合语音的图形用户界面和非语音的声音界面。这里语音特指人的话音，而声音是指除去语音的其他声音，如音乐、铃声等。①听觉用户界面：一种主要或完全依靠音频进行交互的界面，音频包括语音和声音。也就是说，人们可以通过语音和声音向机器和计算机发送指令，对其进行控制；虽然也有键盘和鼠标等设备，但是视频显示并不用于关键信息。②结合语音的图形用户界面：是一个多通道界面，在这种界面中语音界面不再占主导地位，只是界面的一部分，和其他形式的界面（通常是图形界面）结合在一起。③非语音的声音界面：包含了音频的元素，但其中没有语音，而是音乐和声音。如在用户发生操作错误时，计算机发出蜂鸣声报警。

作用功能 随着语音技术的发展，语音界面的研究取得了很大的成果。根据现有的语音界面的技术条件，语音界面最适合的应用场合是通过电话、手持和移动设备（如手机和PDA）进行特定领域的信息查询，比较典型的应用包括使用电话、手机的自动语音应答系统，进行天气预报、订票业务和股票的查询；个人数字助手（personal digital assistant, PDA，又称掌上电脑）上的地理信息语音查询系统等。在国外，很多大学和公司的研究部门都已开发出了比较完善的语音交互系统，这些系统可以通过电话用语音进行天气查询、购票等活动，摆脱了传统的语音声讯电话用键盘来查询的模式。

（杨　凯）

yǔyīn fēnxī
语音分析 （speech analysis）

对语音信号内在规律性的特点进行解析，形成各种特征参数，将非结构化的语音信息转换为结构化的索引，以便于语音信号的处理、识别、合成，实现对海量录音文件、音频文件的知识挖掘的技术。语音分析技术通常围绕两方面而发展，一方面是解决人机交互的问题，如语音的理解/语音的特征分析等；另一方面是解决语音信号的数字传输和还原问题。

基本内容 语音分析技术可在多种参数域进行。通常将语音信号分析分为声学分析、时域分析、频域分析、倒谱域分析等。①声学分析：研究发声的特征规律。②时域分析：从语音信号时域波形中分析和提取其时域参数。这些参数有短时能量、短时过零率、短时自相关函数和短时平均幅度差函数等。③频域分析：将语音时域信号变换为频域信号，分析其频谱特征。④倒谱域分析：在对数频谱域上分析语音信号特征。另外，可以从语音分析方法上进行分类，如线性预测分析、语音统计分析等。

作用功能 通过语音传递信息是人类最重要、最有效、最方便的交换信息的形式，因此语音分析技术广泛应用于各种领域。结合计算机等其他领域的技术，当今产生出多种多样的语音信号数字化及还原的方法和算法，以及多种语音分析与合成集成电路，使人们可方便、灵活地建立相应的适用系统。

（杨　凯）

yǔyīn shíbié
语音识别 （speech identification）

以语音为研究对象，让机器自动识别和理解人类的口呼命令并把语音信号转变为相应文本或命令，使人机之间进行交互的技术。语言是人类获取、传递信息最自然的交流工具，让机器听懂人的语言，是人与计算机之间最方便的沟通形式之一。实现人与计算机的自然语言通信，一直是人类追求的理想。

基本内容 ①语音识别基本原理：语音识别属于模式识别范畴，其基本原理是提取待识别语音的模式，与参考模式库中的已知语音模式逐一比较，选取最佳匹配模式作为识别结果。其基本结构包括特征提取、模式匹配、参考模式库三个基本单元。②语音识别的方法：具有代表性的方法主要包括模板匹配法、随机模型法、矢量量化法和神经网络法等。

作用功能 语音识别的应用领域非常广泛。如通过"语音识别—机器翻译—语音合成"可将一种语言直接转换成另一种语言，实现多种语言的直接通信；带语音接口的计算机可以实现语音指令操作，引起操作系统的革命；某些特定情景下，如汽车、战车、飞机高速运行中驾驶员进行电话拨号或发布命令，失明者操作计算机等，都可以用语音识别实现，将操作者双手解放出来。语音识别技术在工业、家电、通信、医疗、家庭服务等领域深刻改变人类现有的日常生活方式。

（杨　凯）

yǔyīn biānmǎ
语音编码 （speech encoding）

将语音信号变换成数字信号，以便于在数字通信系统中传输的技术。

基本内容 主要包括以下几方面。

类别 语音编码通常分为波

形编码、参数编码和混合编码三类。①波形编码：对语音信号时域波形直接编码为数字信号，在接收端力求根据数字信号重建的语音波形保持原始语音信号的波形形状。②参数编码：又称声源编码或声码器。不求忠实反映语音原始波形，而是在语音信号频率域或其他正交域提取特征参数，对其编码生成数字信号进行传输，译码时根据收到的数字信号恢复特征参数，以重建语音信号。参数编码着眼于人耳的听觉特性，力求解码语音具有高可懂度和高清晰度。③混合编码：上述两种方法的有机结合。

技术指标 语音编码主要技术指标有编码速率、语音质量、编解码延时。①编码速率：编码器每秒输出的二元码数目。在保证语音质量的前提下，编码速率越小越好。②语音质量：语音质量评价方法有客观评价法和主观评价法，常用的主观评价法是平均评价得分。③编解码延时：解码器输出语音信号相对于编码器输入语音信号的延时。

作用功能 将语音模拟信号转化成数字信号以方便处理、传输和存储。为提高效率，要求这个转化过程尽可能多地保存原信号的信息，而得到的数据应尽可能少。

(杨 凯)

yǔyīn chónggòu

语音重构（speech reconfiguration） 根据语音信号的部分数据或信息在一定条件下重构原始语音信号的技术。通常语音信号数据的获取总是受到干扰或带有误差，或只能得到部分数据。因此，研究根据部分数据采用某种算法重构或恢复整个语音信号具有重要意义。

基本内容 ①语音重构基本原理：语音重构是信号重构理论在语音处理方面的应用，这里从部分数据重构信号，特指在一定条件下，若已知的语音数据包含了语音信号的全部信息，可采用某种算法重构语音信号。②语音重构的方法：分析信号内在规律时可以采用不同参数域，如时域参数分析、频域参数分析、Z域分析等。因此，信号重构方法原理上可以分为时域信号重构法、频域信号重构法和混合域信号重构法。时域信号重构法讨论已知部分时域数据重构信号的问题，主要有离散采样值重构信号、过零点重构信号等方法；频域信号重构法讨论已知部分频域数据重构信号的问题，如幅度谱重构信号、相位谱重构信号和幅度-相位谱结合重构信号；混合域信号重构法讨论不同域参数相互结合重构信号的问题。

作用功能 语音重构技术与语音编码、语音识别等技术相结合，广泛应用于多个领域。可用部分数据表征语音信号，因此语音重构技术在语音压缩、提高语音清晰度、抗噪性等方面都有很好的作用。

(杨 凯)

yǔyīn tèxìng

语音特性（characteristic of speech） 语音信号的内在规律性特征。表征语音特性的是一系列语音特征参数，从不同的角度、用不同的方法研究语音信号，可以得到各种各样的特征参数。语音信号不仅包含有语义信息，而且有个人特征信息。原则上讲特征参数应能准确、完全地表达语音信号所携带的全部信息，但是人类对语音信号的本质认识还不够深入，如对语音信号的发音机

制和心理、听觉机制和心理、语义的社会性等方面缺乏深入的研究，因此随着社会的进步，研究语音特性的方法还会有所发展，语音特征参数也会有所发展。现有的语音特征参数在语音识别研究中起着重要的作用。

基本内容 主要包括以下几方面。

语音的声学特性 主要包括音素、音节、音色、音调、音强、音长等。①音素：语音的最小单位，任何语言的语音都有元音和辅音两种音素。元音是声带振动发出的乐音，每个元音的特点是由声道形状和尺度决定的；辅音是由气流克服发音器官的阻碍产生的，形成阻碍的发音器官的部位和发音方法不同，产生的辅音就不同。②音节：一个或几个音素可以组成一个音节，音节是指听觉自然感受到的一个小语音片断。③音色：又称音质。因发声时声带是否振动、是否送气以及声道形状和尺寸的不同而不同，是一种声音区别于其他声音的重要特征。④音调：人耳主观感受到的声音的高低。在语言学中又称音高，是听觉赖以分辨乐音高低的一种特性。音调的高低主要决定于声波的频率，频率高的声音音调高，频率低的声音音调低。因此，音调是人耳对声波振动频率高低的主观感觉，单位是美（Mel）。⑤音强：声音的强弱，由声波振动的幅度决定。⑥音长：发音持续时间的长短。

语音信号的时域特征 语音信号是非常复杂的非平稳信号，和其他信号一样，都可以用幅度、频率、相位和包络来表征，这些参数是信号处理中最基本的参数。在时域内，语音信号具有短时性的特点，某些短时段中呈现出随

机噪声的特性，另一些短时段中则呈现出周期信号的特征。在总体上，语音信号的特征是随着时间而变化的，但在一段较短的时间间隔内，语音信号保持平稳，这段时间一般可取为 5 ~ 50 毫秒。语音信号的时域特征参数主要包括基音周期、短时能量、短时过零率、短时相关函数和短时平均幅度差函数等。①基音周期：发浊音时所产生的周期性声波的周期。携带着非常重要的具体辨音信息，是浊音的最重要的特性，其有无是清浊音的根本区别。②短时能量和短时平均幅度函数：主要用途有发浊音时语音信号的能量比发清音时大得多，可以用来区分浊音段和清音段；可以用来区分声母和韵母的分界、无声和有声的分界、连字的分界等；作为一种超音段信息，用于语音识别中。③短时过零率：表示一帧语音信号波形穿过横轴（时间轴）的次数。发浊音时语音信号能量约集中在 3 000Hz 以下，而发清音时能量集中在较高的频率上。因此，浊音具有较低的平均过零率，清音具有较高的平均过零率。利用短时平均过零率还可以从背景噪声中找出语音信号，也可用于判断语音信号寂静无声段和有声段的起点和终点位置。需要注意的问题是，在实际系统中计算过零率参数时，输入信号常包含有 50Hz 的工频干扰，导致计算的过零率参数很不准确，解决这一问题的方法是采用防混叠带通滤波器，低端截止频率应高于 50Hz，以有效抑制电源干扰。

语音信号的频域特征 在频域内，语音信号的频谱分量主要集中在 300 ~ 3 400Hz。语音信号的频域分析就是分析语音信号的频域特征。常采用短时傅立叶变换对语音信号的频谱进行分析，相应的频谱称为短时谱。语音信号的频域特征参数主要包括基音频率、共振峰频率等。①基音频率：基音周期的倒数。发浊音时声门处产生准周期性脉冲序列状的空气流，该脉冲序列的重复频率即为基音频率。基音频率、脉冲的形状和宽度与声带的厚度、尺度及张力等参数有关，声带的厚度越薄、尺度越小、张力越大，则人的听觉器官所感受到的声音的音调越高。一般男声的基音频率为 50 ~ 250Hz，女声的基音频率为 100 ~ 500Hz；歌声的基音频率更高，如升 C 调女高音可以达到 1 000Hz。②共振峰频率：语音产生过程中声道的频率特性呈现出一组共振峰特性，共振峰的高度随着频率的升高呈下降趋势，前三个共振峰对语音的音质及可懂度影响最大。

语音信号的统计特征 语音信号的统计特性可以用幅度概率密度函数、自相关函数或功率谱密度来描述。①幅度概率密度函数：表征语音信号各种幅度的分布规律，可分为长时平均幅度概率密度函数和短时平均幅度概率密度函数。采集一段长达数秒其至数十秒的语音信号采样数据，根据这些数据的绝对值计算直方图，便得到语音信号的长时幅度概率密度函数。如果采集的语音信号的持续时间很短（5 ~ 30 毫秒），则得到语音信号的短时幅度概率密度函数。语音信号的幅度概率密度函数通常用高斯（Gaussian）函数、拉普拉斯（Laplace）函数和伽马（Gamma）函数近似。②自相关函数和功率谱密度：也有长时平均和短时平均之分。自相关函数表征语音信号数据的相关特性，由于语音信号

是遍历性随机信号，其自相关函数可以用时间平均的方法代替统计平均的方法来计算。语音信号的短时功率谱可以区分浊音和清音，浊音信号段的短时功率谱具有谐波结构和谱包络的共振峰结构。根据谐波结构中相邻谱峰之间的距离可估算基音频率或基音周期，根据谱包络可以估算共振峰频率。通常在 5 000Hz 以下有 3 ~ 5 个共振峰，其中前三个共振峰一般在 3 000Hz 以下。共振峰频率随时间变化的轨迹及前三个共振峰的幅度和位置，对于语音的感知（特别是可懂度）有非常重要的影响。浊音信号段的功率谱随频率的升高呈迅速下降趋势，即具有低通特性。清音信号段的短时功率谱呈近似平坦特性，没有明显的共振峰和谐波结构。语音信号的长时平均功率谱密度表征语音信号中不同频率成分的平均出现概率。长时平均功率谱曲线一般呈现出低通特性，说明语音中持续元音和浊音等低频分量占主要成分。高频分量的功率相对较低，随频率的升高约以每倍频程 6dB 的速度下降。但是，值得注意的是，高频分量是语音（特别是摩擦音、阻塞音和清辅音）信息的重要携带者，在语音编码技术中应重点考虑。

语音信号的线性预测参数 线性预测参数是语音信号处理的一个非常重要的参数，可以广泛地应用于语音识别、语音编码和语音合成技术领域。语音信号的线性预测技术是指语音信号时间序列可以由其过去值及输入信号值的线性组合来预测，在此基础上设计一个预测器模型，基于某种准则求解预测器模型参数，使得语音信号的预测误差最小，这一求解过程就是线性预测分析。

理论上通常采用均方误差最小的准则。语音信号的线性预测方法有多种改进，常用的参数有线性预测倒谱系数（LPCC）、美尔频率倒谱系数（MFCC）、口音敏感倒谱系数（ASCC）和线谱对参数（LSP）等。①线性预测倒谱系数：线性预测参数在倒谱域中的表现，该特征基于语音信号是自回归信号的假设，利用线性预测分析获得倒谱系数。LPCC的优点是计算量小，易于实现，对元音有较好的描述能力，缺点是对辅音的描述能力差，抗噪声性能较差。②美尔频率倒谱系数：反映了人耳对频率高低的非线性感觉，将频谱转化为基于美尔（Mel）坐标的非线性频谱，然后转换到倒谱域上。具有良好的识别性能和抗噪能力，但其计算量和计算精度要求高。

作用功能　语音信号的各种特征参数在不同侧面描述语音信号的本质特性，对语音信号的传输、处理、识别、合成、重构等各种技术研究都必须在弄清语音信号特征的基础上进行。与语音识别技术相结合，语音信号特征广泛应用于各种领域。

（杨凯）

yǔyīn tōngxìn kědǒngdù

语音通信可懂度（intelligibility in speech communication）

有意义语言单位的清晰度得分，即听音人正确理解的语言单位数目与发送给听音人要求其做出响应的语言单位总数之比，以百分数表示。语音通信可懂度和清晰度是语音通信质量评定的重要指标。清晰度指无意义语言单位（如语音、音位或音节）的清晰度得分，等于听音人正确接收的语言单位与发送给听音人要求其做出响应的语言单位总数之比。对语音清

晰度的测试现在通称为可懂度测试。国际标准化组织（ISO）将可懂度定义为"理解言语效能的一种度量"。适当的可懂度测试和数据处理方法可以向通信系统提供性能诊断。

基本内容　1876年贝尔发明电话机以后，语音通信可懂度的问题便随之产生。英国声学家瑞利男爵最早开始研究可懂度问题，早期电话机对辅音［s］和［f］分辨不清，他通过实验研究指出，用1.5毫米厚的铁板代替碳板，就可以区分。1910年坎贝尔发表了《电话可懂度》论文，选用20个音节进行试验，指出最大畸变发生在用户设备中，随着通信线路的加长，可懂度显著降低。

1923年杜威出版的《英语语音相对频率》（*Relative Frequency of English Speech Sounds*）一书给出了比较完整的英语语音统计资料。1929年弗莱彻和斯坦伯格发表了《清晰度实验方法》（*Articulation Testing Methods*）一文，这是第一篇对清晰度试验进行系统而全面的研究，形成比较完整的试验方法的文章。他们认为，清晰度试验队由5名男性和5名女性组成，在言语频率范围内（100~8 000Hz）的听力损失不超过5dB，可以给出满意的实验结果。但没有考虑语音平衡的概念。

第二次世界大战后，语音通信系统得到很大发展，清晰度试验和可懂度理论也渐趋成熟。哈佛大学心理声学试验室的伊根（J. P. Egan）于1948年发表了另一篇《清晰度实验方法》论文，对清晰度试验表的编制作了专门研究，特别强调了语音平衡和语音单位的难度分布问题。编制了20个语音平衡的单音节词表，每表包含50个单词，成为PB-50

表，至今仍被广泛采用。

20世纪50年代，欧洲的一些国家，如苏联、匈牙利也都采用语音平衡音节表，苏联以贝科夫（Ю. С. Быков）为代表，他所取的元音辅音之比为44∶56，匈牙利以陶尔诺齐（M. Tarnozi）为代表，他所取的元音辅音比为42∶58。中国自20世纪50年代起，经过多年的试验检验并几经修订，最终于1995年形成了采用语音平衡音节表、词表和句表的汉语普通话清晰度试验方法和清晰度指数计算的国家标准。

1929年，科勒德（J. Collard）发表了《清晰度和可懂度的理论研究》论文，首先提出语音传递系统的可懂度理论计算方法，力图建立通过传递系统物理（声学）参数计算语音清晰度的模型和算法。之后，1947年弗伦奇和斯坦伯格提出清晰度指数的概念，1980年荷兰科学家斯滕内肯（H. J. M. Seeneken）和豪特哈斯特（T. Houtgast）提出言语传递指数（speech transmission index，STI）的概念，1997年美国制定了言语可懂度指数（speech intelligibility index，SII）的计算方法等。语音通信可懂度理论在不断的发展中。

测试方法　语音可懂度的度量，可以分为主观评测方法和客观评测方法。①主观评测方法：用专门设计的音节表、词表、句表，由经过训练的发音人和听音人组成测试队，在指定的工作环境下，由发音人在发送端发音，听音人在接收端听音并按要求做出响应的方法。主观方法需要组建符合一定条件的测试队，由测试队进行听音测试，并对结果统计后做出测评。其特点是费时费财费力，但被认为是最可信赖和

最准确的方法。②客观评测方法：根据一定的模型，通过语音通信系统的一些物理参数来预测可懂度的方法。比较有代表性的有清晰度指数测评法、可懂度指数测评法、言语传递指数测评法等。

作用功能 语音通信可懂度是语音通信系统的重要评价指标，可懂度理论对语音通信系统的发展起到了重要的作用。当今各种语言机器不断涌现，人机语音通信系统正在逐步建立。随着语音通信系统的发展，语音通信可懂度主观和客观测试方法也在不断改进。尤其是为了克服主观测试方法耗时费力的缺陷，各种客观语音可懂度测试方法发展很快。

（杨 凯）

yǔyīn tōngxìn kědǒngdù cèshì

语音通信可懂度测试（intelligibility test in speech communication）

语音通信系统在传递语音信号时，对评价其工作性能的可懂度指标所进行的测试方法。通过测试队人员根据测试表的内容进行发音、听音统计试验来计算语音通信系统的可懂度，属于可懂度测试中早期发展起来的的主观评测方法。采用这种方法对无意义语言单位（如语音、音位或音节）进行测试时，称为语音清晰度测试；对有意义语言单位进行测试时，称为语音可懂度测试。现在通称为可懂度测试。

基本方法 主要包括以下几方面。

测试方法 采用经过训练的测试队和专门设计的测试表，在指定的工作条件下，由发音人在语音通信系统的发送端发音，听音人在接收端听音并按要求做出响应，统计听音人正确接收理解的发音人所发语言单位的概率，即为可懂度指标。①测试队：参加可懂度测试的工作人员，包括听音人若干名和发音人若干名。条件允许时，最少由 4 名发音人和 4 名听音人组成。条件不具备时，也可只用 2 名发音人，最好一男一女。此外，为保证可懂度测试的进行，还包括必要的监控测试工作条件的技术人员。②测试表：包括经过专门设计的音节表、词表和句表。为保证一定的测试精度，每张测试表所包含的语言测试单位不应太少。③语音平衡：设计测试表时，语音在测试表中的相对出现频率，应当与日常口语中各种语音的相对出现频率保持一致。④难度分布平衡：测试表中语音单位的难度分布应保持平衡。如在多种试验条件下，那些经常被正确记录或经常被错误记录的语音单位应从测试表中剔出，以提高测试表的灵敏度。⑤汉语测试表：1995 年中国形成了采用语音平衡音节表、词表和句表的汉语普通话清晰度试验方法。其中音节表共有 KXY-1 至 KXY-10 十张表，用于汉语音节清晰度测试。每张表内包含 75 个音节，组号编为 1～25。测试时，每三个音节随机组成一组，发音时读成"第×组是×××"，当三个音节组合产生有意义的单词或其他联想时，舍弃这一组合，重新产生其他符合要求的音节组合。这样一张基本音节表可衍生出很多张实用的音节表，且便于消除听音人对音节表产生记忆的影响。经过多年使用验证这 10 张音节表是等价的。

汉语清晰度测试词表用于汉语单词可懂度测试。共有 KXC-1 至 KXC-10 十张表，每张表包含 100 个常用单词，其中单音节词、双音节词、三音节词和四音节词的数量符合统计分布。多于四音节的词由于出现频率较低，词表中没有收录。每张词表中的语音出现频率与大范围统计的出现频率一致。使用词表测试时，每四个单词随机组成一个合语法但不合逻辑的单句呈现给听音人，每张表产生 25 个类似的句子。采用这种单词不合逻辑的组合构成单句的办法，使得一张基本词表可以衍生出大量可用的测试词表来。

汉语清晰度测试句表用于汉语单句可懂度测试。通常以词表为参考依据来产生，将词表中的单词适当扩展得到常用基本词，作为关键词来造句，句子均为简单句，句长平均为七八个单词。由于句表缺乏统一标准，测试结果会受多种因素影响，一般不以单句可懂度作为评价标准。

简化测试方法 标准的可懂度测试方法，对测试队和测试材料要求都比较高，测试队需经过训练，测试材料需精心编制。听音人从所有的音节或单词中选择做出响应，是一种开集测试，进行起来费时费力。研究表明，在不利的传递条件下，辅音是最容易受到损害的语音成分，而其对可懂度的贡献很大。因此，在一般条件下只需保证辅音的清晰度足够高即可。简化的测试方法只关注辅音在语音通信系统中的清晰度测试，是一种闭集测试。对测试人员无特殊要求，测试材料简单，易操作，省时省力，但测试精度局限性大，只适合在特定条件下进行语音质量评测。①押韵测试法：采用 50 个单词的测试表，50 个单词从 250 个单音节词中任意抽选，分成 5 组，每组 5 个单音节词。每组单词的词干押韵，但开头辅音不同。听音人的测试表只印词干，分组排列，听音时只需在词干前填写听到的辅音即可。②改进的押韵测试法：测试表采用 300 个单音节词，分成 50 组，每组有 6 个押韵或发音相似的单音节词。在听音人的测试表中单词也全部印上，而不是只印词干。测试时听音人只要在认为听到的单词上画圈即可。测试词条呈现给听音人的方式可以是将单词嵌入某个负载句中的方式。欧洲也有将改进押韵测试法扩展到前辅音和后辅音都作为测试项目的。③诊断押韵测试法：其设计以语音的区别特征为基础。测试表采用 192 个单音节词，共分成 96 对，每对词中两个词仅有前辅音不同。测试时听音人从每对词中辨认哪个词是发音人读出的即可。从诊断押韵测试法中还衍生出诊断头韵测试法和诊断中间辅音测试法。诊断头韵测试法每对词词尾辅音不同，如 arc-art。辅音的差别分成六类，按类评分，用以辨别通信系统的特别问题。六类的平均分作为清晰度的度量，测试时一般不用负载句。诊断中间辅音测试法每对词的差别在于中间的辅音不同，如 bobble-bottle。

应用领域 语音通信可懂度的主观测试方法被认为是最可信赖和最准确的方法。它广泛应用于各种语音通信系统可懂度的测试试验研究。通过测试研究总结通信系统中各种传递条件和各种系统因素对可懂度的影响规律，以指导语音通信系统的设计。

（杨 凯）

yǔyīn tōngxìn kědǒngdù yùcè

语音通信可懂度预测 （intelligibility predication in speech communication）

根据计算语音可懂度的模型和算法，通过语音通信系统的一些物理参数来估测语音通信可懂度的方法。属于语音通信可懂度的客观评测方法。语音

通信可懂度的主观测试方法要求经过一定训练的测试队伍，测试过程中要求严格控制测试条件，还要选择经过精细设计和实验检验的测试材料（如音节表、词表和句表），进行起来费时费力费财，因此并不是在各种情况下都能进行。客观测试方法通过定义清晰度指数，使得可以根据语音通信系统的具体工作条件，利用物理参数和可懂度理论模型，来预测语音通信系统的清晰度和可懂度。

理论基础 通过清晰度和可懂度的主观测试方法可知，语音信号的音节清晰度与信号频带宽度的关系不具有按频带可加性，因此不能直接利用清晰度值对不同频带宽度的语音传递系统进行清晰度预测计算。需要寻找一个与语音传递系统的物理参数（如频带宽度、信噪比、混响时间等）直接关联的新参量。为此，建立一个具有按等清晰度频带可加性的过渡参数——清晰度指数。清晰度指数的概念由弗莱彻最早提出，1922 年他提出了建立清晰度指数的理论模型。1953 年，在他所著的《语音通信中的言语和听觉》一书中对清晰度指数作了全面系统的介绍。苏联的文献也称为共振峰清晰度。

根据语音清晰度 L 是正确接收所发送语音的概率，则语音错误接收概率为：$e = 1 - L$。将语音频带（$100 \sim 8\,000$Hz）分成 n 个子带。设 e_1 是仅用第一个子带传送时的语音错误接收概率，e_2 是仅用第二个子带传送时的语音错误接收概率，e_k 是仅用第 k 个子带传送时的语音错误接收概率。则 n 个子带同时传送时，所产生的语音错误接收概率 e 为：

$$e = e_1 e_2 \cdots e_k \cdots e_n \qquad (1)$$

这意味着将 e_n 作为独立事件来处理。由于 $e = 1 - L$，公式（1）又可以写为：

$$1 - L = (1 - L_1)(1 - L_2) \cdots (1 - L_k) \cdots (1 - L_n) \quad (2)$$

取对数后得：

$$\log(1 - L) = \sum_{k=1}^{n} \log(1 - L_k) \quad (3)$$

把 $\log(1 - L_k)$ 看作第 k 个子带对清晰度的贡献，则公式（3）表明整个语音频段对清晰度的贡献等于各个子频带对清晰度的贡献之和——具有了按频段的可加性。定义清晰度指数 A 为：

$$A = -\frac{Q}{P} \log(1 - L) \qquad (4)$$

其中 $P = P_t P_1$，称为熟练因子，P_t 是发音人熟练因数，P_1 是听音人熟练因数，Q 是比例常数。

需要注意的是，上述清晰度指数模型过于简化，因为对于语音感知来说，各频率子带之间并不是相互独立的。

基本方法 包括以下几种。

清晰度指数法 定义了清晰度指数后，根据清晰度指数 A 与语音清晰度 L 的关系，以及语音清晰度与语音信号通过频带宽度的关系，就能够找出清晰度指数与通过频带的关系。音清晰度与通过频带的关系是经过测试试验获得的。首先将语音信号经过低通滤波器或者高通滤波器滤波，滤波器的截止频率选定为不同的数值，在不同的截止频率下分别测试滤波器输出端语音信号的清晰度，即可获得高通滤波情况下或者低通滤波情况下清晰度与通过频带的关系。通常将整个语音频段分成 20 个等清晰度频带，由于语音信号在全频段内无干扰无畸变的条件下清晰度指数为 1，则

每个子带的清晰度指数 $A_n = 0.05$，即每个子带对清晰度指数的贡献为 5%。导出 20 个等清晰度频带的频率边界，这表明可以用系统频率因素来估测清晰度指数，再根据公式（4）来估测清晰度。当然，清晰度指数还受其他一些因素的影响，如语音信号的动态范围、语音信号的信噪比、混响时间等，这些因素必须考虑。导出清晰度指数后，言语可懂度的估测任务就是建立不同语言单位（如语音、音节、单词、单句）清晰度（可懂度）测试得分之间的统计关系。

音节清晰度与语音清晰度之间的统计关系　音节清晰度 S 与语音清晰度 L 之间的统计关系模型有两种。分别是独立概率模型和条件概率模型。独立概率模型是弗莱彻和斯坦伯格在"语音清晰度是纯机会性的，且一个音节中各个语音的感知相互独立"的假设前提下提出的。两者关系如下：

$$S = A_1L + A_2L^2 + A_3L^3 + \cdots + A_nL^n \tag{5}$$

式中，$L = （C+V）/2$，C 是辅音清晰度，V 是元音清晰度，A_n 是由 n 个语音组成的音节在音节表中所占的比例。

运用独立概率模型计算音节清晰度 S 时误差较大。张家騄和马大猷在 1963 年提出了运用条件概率模型来计算音节清晰度 S。条件概率模型表示如下：

$$P(A_i|B) = \frac{P(A_i)P(B|A_i)}{P(B)} \tag{6}$$

$$P(B) = \sum_{j=1}^{n} P(A_i)P(B|A_i) \tag{7}$$

式中，B 是听音人做出的一个音节响应事件，可以在 A_1，A_2，…

A_n 个条件下进行，$P(A_i)$ 是条件 A_i 的先验概率，$P(B)$ 是各种条件下做出一个音节响应的全概率。

由于不同语言的音节结构不同，由条件概率模型导出的音节清晰度 S 与语音清晰度 L 之间的关系式也不一样。这里以汉语为例加以说明。

在语音清晰度为 L 的条件下，听音人在做出一个音节响应时，有下列三种情况：①声母和韵母全听对，其先验概率 $P(A_1) = L^2$。②声母和韵母听对其中一个，其先验概率 $P(A_2) = 2L(1-L)$。③声母和韵母全听错，其先验概率 $P(A_3) = (1-L)^2$。

则做出一个汉语音节响应的全概率根据（7）式有

$$\begin{aligned} P(B) &= L^2P(B|A_1) + 2L(1-L)P(B|A_2) + \\ &\quad (1-L)^2P(B|A_3) \end{aligned} \tag{8}$$

音节清晰度 S 便是声母和韵母全听对的事后概率 $P(A_1|B)$，则为：

$$\begin{aligned} S &= P(A_1|B) = \frac{P(A_i)}{P(B)} \\ &= L^2/L^2P(B|A_1) + 2L(1-L) \\ &\quad P(B|A_2) + (1-L)^2P(B|A_3) \end{aligned} \tag{9}$$

词可懂度、单句可懂度与音节清晰度之间的统计关系　单词是由音节构成的。一个单词可以是单音节词、双音节词甚至是多音节词。因此，单词可懂度与音节清晰度之间的统计关系，可以在条件概率模型的基础上，采用音节清晰度 S 与语音清晰度 L 之间关系的类似方法，分别统计单音节词、双音节词或多音节词可懂度与音节清晰度之间的关系，再求它们的数学期望（均值）。单句是一定数量的单词按语法规则

和表达需要构成的一个单词序列。单词是构造单句的基本模块，在建立单句可懂度和音节清晰度之间的关系之前，应当先建立单句可懂度与单词可懂度之间的关系。

可懂度指数法　经过多年实际使用，美国对用于清晰度指数计算的国家标准方法《清晰度指数的计算方法》（ANSI S3.5-1969）进行重大修改，形成一个用于言语可懂度指数计算的国家标准方法。新标准与旧标准相比，计算清晰度指数的基本原理无原则差别。变化在于，新标准提供了一个确定可懂度模型输入变数的通用框架，能够引入等效言语谱级、等效噪声谱级、等效听觉阈限级等进行修正，使得新标准能够扩展到声场下和声压条件下的不同测量点。且名称上改为言语可懂度指数（SII）。言语可懂度指数 S 的计算方法如下：

$$S = \sum_{i=1}^{n} I_iA_i \tag{10}$$

式中，I_i 是频带重要性加权因数，A_i 是频带可听度函数。

根据所使用的滤波器带宽的不同，一般采用四种方法来计算言语可懂度指数。分别为：临界频带（21 频带）法、1/3 倍频程频带（18 频带）法、等贡献临界频带（17 频带）法和倍频程频带（6 频带法）。

言语传递指数法　言语传递指数是荷兰科学家斯滕内肯和豪特哈斯特于 1980 年提出的概念，是指言语信号经过传递系统后，与原始输入信号相比发生的频谱包络变化。这一变化可以通过调制转移函数的调制度降低因数来表示。因此可以通过调制转移函数求出言语传递指数，再根据言语传递指数与言语可懂度之间的

关系，换算出言语可懂度。其特点是噪声、混响等因素对可懂度的影响可以用调制转移函数的调制度降低因数来反映。言语传递指数法已经发展出快速（简化）的测量方法，称为快速分析言语传递指数法或房间声学言语传递指数法（RASTI），且生产出了专门的测量仪器。

应用领域　语音通信系统可懂度的客观评测方法，主要用于语音通信系统的设计阶段对系统可能达到的可懂度进行预先估测。语音通信系统已经应用于人类社会的方方面面，从日常生活到特情处置，从深海、深空到宇宙探测，当今人机语音通信系统正在逐步建立等。随着人类探索大自然的不断深入，各种复杂情况下语音通信系统的可懂度预测研究会不断深入，可懂度客观评测的理论和方法会不断发展。

（杨　凯）

yǔyīn tōngxìn zàoshēng

语音通信噪声（noice in speech communication）　待传输语音信号以外的有害随机干扰信号。广义上说，待传输语音信号以外的一切有害信号都是语音通信噪声。习惯上，其中周期性、有规则的有害信号称为干扰，其他随机有害干扰信号称为噪声。噪声是不可避免的，是影响语音信号发送、传输、检测、接收的重要因素，在语音通信系统的各个环节都存在。噪声的影响使信号产生失真，最终决定系统的性能。从人耳听觉感知角度考虑，噪声是一切不需要的声音。其存在使语音传递受到干扰或掩蔽，降低了语音通信效果，甚至在心理或生理上对人产生不良作用。因此，噪声研究是研究通信系统的重要内容，其目的之一是寻找减小甚至消除

噪声影响的方法和技术。

基本内容　噪声一般可分为系统内部噪声和外部噪声。①外部噪声：包括自然噪声和人为噪声。自然噪声是指自然界存在的各种电磁波源，如宇宙辐射噪声、天电噪声、大气噪声、大地热噪声等。一般情况下它对语音通信系统的影响较低。人为噪声主要来自各种电器设备所产生的干扰，如发动机点火噪声、电台干扰等。对于一些人为噪声，可以采用一些措施消除或至少减弱它们的影响。如采用适当的屏蔽、滤波、改善部件设计或者远离噪声源等。②内部噪声：语音通信系统设备本身产生的各种噪声。如电阻一类的导体中电子热运动引起热噪声，真空管中电子起伏性发射或半导体中载流子起伏变化引起散弹噪声及电源噪声等。散弹噪声，又称散粒噪声或颗粒噪声。是1918年肖特基（Schottky）研究此类噪声时用打在靶子上的子弹的噪声而命名的。电源噪声及接触不良或自激振荡等引起的噪声可以消除，但热噪声及散弹噪声一般无法避免，且是波形不能预测的随机噪声。

依据噪声特征，噪声又可分为脉冲噪声和起伏噪声。脉冲噪声是时间上无规则的突发噪声，其特点是突发脉冲幅度较大，持续时间较短，频谱上占有频带较宽。而热噪声、散弹噪声及宇宙噪声是典型的起伏噪声。研究语音通信时，除了噪声对语音通信系统的影响，还应关注人耳能够听见的噪声对收听者收听语音信号的影响，通常采用有噪声时语音可懂度试验得分的下降量来表示。

作用功能　噪声是随机信号，在语音通信系统中其主要作用是对待传输语音信号的发送、传输、

处理、检测和接收等各个环节产生干扰，影响系统的正常工作。一般在系统设计时就要考虑噪声的影响。噪声还对人的听觉产生干扰，降低语音信号的收听效果。尤其随着现代工业的不断发展，高噪声环境日益增多，噪声对人的影响问题日益受到重视，解决高噪声环境下的语音通信问题已成为一个很重要的课题。

（杨　凯）

yǔyīn tōngxìn xìnzàobǐ

语音通信信噪比（signal to noise radio in speech communication）　语音通信系统中信号平均功率与噪声平均功率之比。常用分贝来表征信噪比的大小。即如果信号功率为 S，噪声功率为 N，则信噪比为 $10 \lg (S/N)$ 分贝。信噪比是通信系统的可靠性指标之一。噪声对通信系统的影响特征可分为加性干扰和乘性干扰。对于加性干扰，无论信号有无始终存在，而乘性干扰只有当信号存在时才存在。因此一般情况下，系统的噪声影响分析主要考虑加性干扰的影响，这种影响造成的误差可用信噪比指标来衡量。

基本内容　①模拟通信系统信噪比：模拟通信系统中传输的是连续信号（又称模拟信号）。如早期的电话信道中传输的就是连续信号。噪声对系统的干扰程度可用系统输入端信噪比来表征，表明系统所面临噪声环境的恶劣程度。若信号功率小于噪声功率，说明信号已被噪声淹没，系统所处的噪声环境极其恶劣。模拟通信系统通常用系统输出端信噪比与输入端信噪比之比（称为调制制度增益）表示其对噪声影响的处理能力。调制制度增益越大，说明系统采用的处理方法效果越

好，则系统抗噪声性能也越强。在相同条件下，模拟通信系统也常用系统接收机输出端信噪比来衡量系统的传输可靠性。接收机输出信噪比越高，则该系统可靠性越高，通信质量越好，反之越低。②数字通信系统信噪比：数字通信系统传输的信号是数字信号，理论上一切连续信号都可以转换为数字信号。由于数字信号与连续信号相比具有许多优越性，使数字化成为现代科技的一个发展方向。数字通信系统的可靠性一般用差错率表征，差错率可分为误码率和误信率，两者表征差错率的角度不同。误码率是指系统错误传输码元的概率，误信率是指系统错误传输信息量的概率。对于系统的误码率和误信率，其中一个最重要的决定因素就是系统输入端的信噪比。因此，信噪比也是数字通信系统的重要质量指标。为了改善系统的信噪比指标，以降低噪声对系统中人和设备的影响，人们开展了许多研究工作。如采用滤波器滤除不需要的频带以消除系统某个环节频带外的噪声干扰，采用抗噪声性能更好的调制解调方式，运用噪声抵消技术，选择有效的噪声抑制算法等。这些都是从不同领域不同角度展开研究的改善噪声影响的技术措施和方法。20世纪80年代中期，世界各国开展的有源消声系统研究，可改善低中频噪声20dB左右，为治理局部环境噪声和改善人的语言通信质量做出了积极的贡献。随之出现了厅堂有源消声系统和有源自适应消声耳罩。90年代初中国研制出抗噪声无线通信耳罩。近年来国内外正在用较复杂的电子技术提取、处理有用信号，抑制噪声，提高信噪比。尤其是电子计算机的广泛应用，对噪声环境中的语言信号进行处理，在提高噪声环境中语言可懂度方面取得了一定的效果。

作用功能 信噪比是语音通信系统的关键质量指标之一。提高系统对噪声的处理能力，增大系统输出端信噪比，是改善语音通信质量的重要手段。语音通信系统的应用环境复杂多样，某些场合噪声环境十分恶劣，如钻探、采矿、炼钢、军舰、坦克和飞机上噪声级达120dB，高炮阵地噪声级达140dB以上，战争时还可能面临故意释放的大功率干扰，通信距离也已拓展到空天领域等。由此可见，人们所面临的高噪声环境日益增多，远距离通信导致信号的衰减和畸变问题突出。解决高噪声环境下的语音通信问题已成为一个十分重要的课题。语音通信任务的多样性推动信噪比改善的技术措施和方法不断发展。

（杨　凯）

ěr bǎohù zhuāngzhì

耳保护装置（ear-protective device） 阻隔或降低噪声对人耳听觉产生影响的防护器件。将进入人耳的噪声强度降低到对听力没有危害的分贝数，从而保护人的听觉免受噪声损伤。来自任何源头的噪声都会给人造成不悦及恼人的情绪，强烈的噪声甚至会伤害到内耳耳蜗里的听觉绒毛细胞，造成不可恢复性的伤害。一些耳保护装置同时兼具语音通信功能，是为了在强噪声环境中除了保护人耳听觉外，还能使人们能够对外联络，完成其他任务。

理论基础 人耳的结构远比外观上看到的复杂，耳部能感知并处理20～20 000Hz频率，但是耳朵受到的伤害却极易发生。噪声对于环境是一种严重污染，对人的听觉系统、心脑血管系统、视觉系统、消化系统、神经系统等均会有不同程度的损害。如噪声会影响人的神经行为功能，若噪声音量超过安全噪声界定，容易产生听觉效应，主要表现在听觉敏感度的下降、听阈的升高，即噪声引起的听力损失。

耳保护装置的传统降噪方法是利用声与材料的相互作用，使声能转化为其他形式的能量，从而达到降噪目的。这是一种被动式降噪方法。当前流行的主动降噪法则利用人为的声源（次级声源）使其产生的声场与原噪声源（初级声源）产生的声场发生相干性叠加产生静区，达到降噪的目的。这种方法引入了可控制的次级声源，因此称为主动式降噪方法。

工作内容 耳保护装置主要从接收者的防护方面来采取技术措施防止噪声对人的危害，利用隔声吸声的原理降低噪声，使用时除了要考虑实际场所的噪声水平，还要考虑作业特点和使用者的特殊要求来选择合适的耳保护装置。

工作方法 耳保护装置可分为耳塞、耳罩和防噪声头盔三类，根据不同的要求来对人耳进行保护。①耳塞：插入外耳道内，或置于外耳道口处的护耳装置，适用于115dB以下的噪声环境。②耳罩：形如耳机，装在弓架上把耳部罩住使噪声衰减的装置。耳罩的噪声衰减量可达10～40dB，适用于噪声较高的环境。③防噪声头盔：可把头部大部分保护起来的防噪装置。这种头盔具有防噪声、防碰撞、防寒、防暴风、防冲击波等功能，适用于强噪声环境。

工作要求 虽然耳保护装置结构简单，但学习使用方法和要求，进行正确的维护和保养也是非常重要的。佩戴方法不对，耳保护装置降噪效果就会打折扣，就不能达到最佳的防护效果，尤其是耳塞，要左右手配合，需要练习才能够确保左右耳塞佩戴位置同样好。有些耳罩可以调节佩戴位置，适合不同的头型，正确调节可以帮助取得更舒适的效果。要非常注意耳塞的摘取方法，由于耳塞插入耳道后，形成一定的气密，如果简单地将耳塞拔出，气压的突然变化，会使耳朵有非常疼痛的感觉，极个别情况还会损害鼓膜。耳保护装置每次使用后应作适当清洁，如果发现有损坏或无法清洁的现象，应及时更换。

(杨 凯)

duō tōngdào shōutīng

多通道收听（multichannel listening） 利用多通道通信技术对语音信号进行实时采集和播放，增加通信性能，提高语音收听时的接收质量和可扩展性的方法。多通道收听依据用户需求既可以实现对单个语音信号的收听，也可以实现对多个语音信号的同时收听。多通道通信技术在计算机语音通信中是一种并行利用多路网络链路通信，突破单链路互连环境下的性能瓶颈的新型技术。而在无线电语音通信中，主要解决扩展带宽后的高频语音信号的数字接收问题。其要求采样速度快、消耗资源多、难以实时处理，利用多通道技术可将接收信号的频带分割成互不交叠的几个部分，每部分对应一个接收通道，解决了大带宽信号不能够用模数转换（ADC）直接采样的困难。

基本内容 多通道收听的重点在于充分利用增加的物理通信带宽提高通信性能，与单通道语音通信环境不一样，需要考虑和解决的技术问题包括以下几个方面。①通道的分配和调度：由于多通道的存在，进行语音通信时都有多个通道可以选择。如何将多个通道有机的调度，提高通信效率和可靠性的同时保证高利用率是需要考虑的重要问题。如果没有有效的管理，就无法充分发挥所有通道的性能，造成设备浪费，严重时可能会造成接收的混乱，影响整个通信的正常收听。②可扩展性：随着语音通信数据量的增加和需求的扩大，可扩展性是评价大型语音通信系统的重要指标。多通道系统的可扩展性包括语音信号数量的可扩展性和通道数量的可扩展性。③性能评价指标：在多通道环境下，虽然增加了可用的物理通道，却不能直接提高每一路通道的通信性能。其评价指标在只作一路语音传送时，和单通道的性能评价指标相同，而在多信号通过多路通道同时传输和收听时，其评价指标应是每一路通信所取得的性能、通道利用效率等。

作用功能 多通道收听可以利用多通道通信技术消除单通道情况下通道复用导致的性能下降，通过并行利用多个通道提供了更高的带宽，提高了通信性能的同时提升了可用性和容错性。当某些通道出现故障，可以利用算法让其他的通道顶替故障通道的工作而不影响整个语音通信系统的运行。

(杨 凯)

gāokōng tōngxìn

高空通信（communication at high altitude） 在位于海拔20~50km的高空，使用相对地球处于固定位置且装载了无线通信系统的准静止长驻空飞行平台（气球、飞机、飞船、飞艇等）所进行的通信活动。海拔20~50km的高空称为平流层空间，这一高度上的通信平台服务区可以覆盖一个大都市。作为高空通信平台（HAP），可以与地面控制设备、信息接口设备以及各种类型的无线电用户终端进行通信，可以与其他平流层平台或卫星进行通信，从而提供多用户、多用途的各种固定、移动、宽带、窄带通信业务。高空平台通信作为一种新的移动通信手段，在提供高速、大容量多媒体业务方面具有广阔的应用前景，有可能成为继地面无线通信系统和卫星通信系统之后的第三个无线通信系统。高空平台通信系统可与卫星和地面通信系统互补，是实现无线宽带通信的一种重要手段。

基本内容 ①高空平台通信系统组成：高空平台通信系统由空间段和地面段组成。其空间段由与用户终端通信收发独立的相控阵天线，与网关站通信收发独立的面天线和多套具有再生能力的收发信机组成。收发信机的作用为接收频率转换、信号解调、信号解码、交换、信号编码、信号调制、发送。地面段由网关站和用户终端组成。每个终端站由其中一个网关站管理，每个网关站既是控制中心，又是交换中心。②高空平台通信系统工作频段：国际无线电联盟（ITU）分配给高空平台通信系统的工作频率为47.2~47.5GHz和47.9~48.2GHz。③高空平台通信系统特点：高空平台通信系统特别适合于构建一个无线城域网。与卫星通信系统相比，具有信号时延短、传输损耗小、频谱利用率高等特点；与地面通信系统相比，有覆盖区域大、容量大、适用性广等特点。

作用功能 高空平台通信系

统是近年来出现的一种新的通信方式，在因特网、电视会议、可视电话、远程医疗等多媒体业务的牵引下，其通信业务得到了空前的发展。其覆盖面积区域大、可快速部署和回收的特点特别适合于紧急事件或灾难事件的通信业务，如遇到自然灾害或突发事件，可临时升空或紧急调度一个平台到事发地上空，提供现场区域的通信联络保障。

（杨 凯）

miànzhào xià tōngxìn

面罩下通信 （communication through mask）

在面罩下内置多功能通话终端使操纵者在复杂环境下无须摘下面罩即可进行通话交流的方法。面罩是用来保护人员免受外界环境直接伤害的个人防护器材，在佩戴面罩时要求与人的面部紧密结合，隔绝了声音气流，阻断了佩戴人员之间的语言交流。而面罩通常使用在烟雾、水下、火灾、战场、飞机及其他复杂环境下，不适合语言直接交流，同时肢体语言也受到限制，所以需要在面罩下进行通信。不同应用需求下使用的面罩可能会有较大的差别。

基本内容 ①系统组网：面罩下通信的通信系统按通话功能一般分为星形网络和网状网络。星形网络实现点到多点的通话功能，网状网络实现点到点的通话功能。②终端组成：通信终端采用面罩一体化结构，其内部组成一般包括电池、电源管理模块、扬声器、麦克风、声码器、语音处理模块、主控模块、调制解调器模块和功放模块。③实现技术：面罩下通信根据需求的不同采用的技术手段也不同，一般的实现技术有以下几种。a. 噪声抑制技术。当人戴上面罩后，由于面罩

的振荡回声效应造成声音浑浊，终端内置噪声抑制模块使语音恢复到清晰状态。b. 交织编码及前向纠错技术。交织编码可将信道中的突发干扰所造成的连续错误分散到一定的码段中，然后再采用纠错技术纠正这些错误的编码，提高接收灵敏度和抗干扰能力。c. 时分双工技术。终端将信道时间分成不同的时隙，收发双方占用不同的时隙实现收发转换，实现全双工功能。时分双工是一种成本较低且可靠性很高的双工实现方式，可保证通话终端的低成本和使用灵活性。

作用功能 面罩下通信主要解决佩戴面罩时在复杂环境下的通信问题，其通信终端体积小巧，使用灵活，满足面罩装载和使用方便的需求，可实现点到多点、点到点的全双工通话功能。在军事应用条件下，对面罩下通信的要求较高。可配合跳频、直扩以及语音编码等技术满足安全保密、抗干扰、抗截获、远距离通话等需求。

（杨 凯）

tōngxìn xìtǒng xiàonéng

通信系统效能 （preformance of communication system）

通信系统在规定条件下达到其规定任务要求的程度度量。通信系统的应用领域极其广泛，主要通过语音传递和数据传输处理完成各种各样的任务。如日常生活中手机、电话完成语音联络任务；卫星通信系统实现各种任务信息的转发、传输保障任务；军用通信系统的任务一般要结合特殊条件、特殊需求以及其他关联系统装备的任务需要。从水下通信到深空通信，从日常生活到特情处置等，通信系统的应用覆盖了工业、农业、医疗、军事等各种行业。所

面临的条件也极其复杂，有地形地貌的遮挡影响，有气候变化的影响，有人为干扰的影响，有通信系统自身技术状态变化的影响等。影响系统效能的因素很多，导致系统效能评估是一个非常复杂的问题。因此，研究通信系统效能必须在明确了规定条件和任务的情况下进行。根据任务的不同，系统效能各种关联因素的影响权重也可能不同，则构建的效能指标体系和分析模型也不尽相同。国内外对系统效能的描述虽然本质上相同，但阐述方式可能略有区别。如美国工业界武器系统效能咨询委员会（WSEIAC）对系统效能的定义是"预期一个系统能满足一组特定任务要求的程度量度，是系统可用性、可信性和固有能力的函数"。美国航空无线电公司效能模型认为："系统效能是系统在规定条件下工作时，在规定时间内满足使用要求的概率。"

基本内容 包括以下几方面。

效能指标体系 进行系统效能评估时，其中的一个关键环节是建立科学有效的效能评估指标体系。影响通信系统效能发挥的要素很多，有的是定量要素，有的是定性要素——只能凭人的经验或感觉进行定性描述的要素。并且在不同的条件下通信系统完成不同的任务时，各种要素对效能的影响权重（重要性）不同，从而导致构建的指标体系也不尽相同。因此，构建系统效能评估指标体系时，选取的要素应全面、合理，应能反映各种要素对效能影响的重要性程度（权重），使效能评估能够体现通信系统整体的综合性全貌。为了使所有指标能够在统一的效能模型下进行综合考虑和评估计算，需要对定性指

标进行人为量化处理。对于影响系统效能的各种定量要素，可能其物理属性和数值量级都差别很大，且量纲也各不相同，需要对各种定量指标进行统一量纲处理，以便于在效能评估时能够用数学方法对它们进行比较、综合。统一量纲的处理模型由于研究者的观点和侧重面不同，有的称为隶属度函数，有的称为功效函数，有的称为无量纲化模型，也有的称为量纲映射求解等。从国内外众多效能评估研究成果看，所进行的统一量纲处理方法是对要素进行无量纲化。效能指标体系所涉及的要素范围广泛，包含了对象、任务、条件、时间、能力等多方面的内容。通信系统效能评估常用的指标有信道容量、通信时延、通信距离、传输速率、覆盖范围、通信误码率、信噪比、信扰比、保密性、可维修性、完好率、抗毁性、抗截获性、可通率等。

常用的效能评估方法 ①系统效能分析法：美国工业界武器系统效能咨询委员会提出的系统效能评价方法。以系统总体构成为对象，以所完成任务为前提对系统效能进行评估。该评价模型的基本表达式为 $E = A \cdot D \cdot C$，其中 E 为系统效能，A 为有效性向量，D 是可信赖性矩阵，C 是能力向量。A 和 D 反映了系统可靠性和维修性方面的内容。C 指系统最终完成任务的能力，是系统各种性能的集中表现。国内文献依据其计算公式简称该方法为 ADC 法。用 ADC 法评估系统效能的工作程序是阐明任务、描述系统、确定系统品质因素、选定对系统影响较大的因素、建立模型、搜集数据、确定参数、运用模型计算分析。②层次分析法：将复杂问题分解为一个个小问题（称

为元素），然后将各种元素按不同属性分成若干组，形成不同层次结构。同一层次元素作为准则对下一层元素起支配作用，同时又受上一层次元素支配。这种从上至下的支配关系，形成一个递阶层次结构，最上层通常只有一个元素，是分析问题的预定目标或理想结果（即通信系统效能），中间层次一般是准则、子准则，最底层是决策方案。层次结构的合理性非常重要，元素层次错位会导致其对系统效能的影响权重发生 10 倍数量级的变化，影响评估结果的正确性。层次分析法是将定性和定量分析相结合的一种系统分析方法，是分析多目标、多准则的复杂大系统的有力工具。该方法具有思路清晰、方法简便、使用性广及系统性强的特点。③德尔菲法：美国兰德公司 20 世纪 50 年代提出的一种处理问题的方法。其实质是一种专家调查法，又称专家征询法。其过程是将要评估的问题和必要的背景材料用通信的形式向专家提出，得到答复后，对各种意见进行综合、归纳和整理，再反馈给专家进一步征询意见，如此反复多次（一般反馈 2~4 次），直到评估的问题获得较为满意的结果为止。德尔菲法对于解决那些不能通过解析法进行量化的问题十分有效，特别适用于解决客观偶然性较大且缺少确切数据的评估问题。经过多年的实践，德尔菲法科学地解决了如何对专家进行调查、调查多少专家比较可信和对于调查数据结果如何处理等问题。目前已发展成为应用十分广泛的专家评估方法。④灰色评估法：灰色系统理论是中国邓聚龙教授创立的。内部结构、参数、特性等信息全部确知的系统称为白色系统；全

部未知的系统称为黑色系统；部分已知部分未知，介于黑色和白色之间的系统称为灰色系统。灰色系统理论是将系统科学和运筹学的数学方法相结合，定性分析和定量计算相结合来研究系统的理论和方法。其数学基础主要是点集拓扑学、数学分析、泛函分析、区间数学、线性代数、数值计算、格、场、群等。主要研究内容有系统分析、信息处理、灰色建模、灰色预测和决策、灰色控制、灰色聚类与灰色统计等，其研究对象一般是含有复杂因素的大系统，常用灰色参数、灰色代数方程和灰色矩阵等模型来描述。灰色评估法是以灰色理论为基础、以层次分析理论为指导的一种定性分析与定量计算相结合的评估方法，特别适用于对系统中不确知的定性因素进行定量化评估。其基本思想是先给出反应评价指标与各组成要素之间内在联系的层次结构，再根据少量已知信息，运用灰色聚类分析构造出尽可能完善的数学模型，确定出不同聚类指标的白化数，再按几个灰类进行综合、归纳，以判断聚类对象归属，最后得出对系统的总体评价。⑤模糊综合评判法：美国自动控制论教授扎德（L. A. Zadeh）于 1965 年创立了模糊集理论。模糊综合评判法是在模糊集理论的基础上，应用模糊关系合成原理，从多个因素对评判对象隶属等级状况进行综合评判的方法。通过建立在模糊集合概念上的数学规则，能够对不可量化和不精确的概念采用模糊隶属函数进行表达和处理。此外，系统效能评估还可能采用逻辑分析法、指数法、仿真模拟法、统计试验法等。

作用功能 系统效能是研制

使用该系统所追求的总目标，是系统规划、研制、使用的基本依据，是评价系统优劣最重要的综合性指标。系统效能评估最早起源于军事装备的综合效果需求分析，从单设备、简单系统发展到复杂综合系统的效能评估。现在效能评估的应用需求已经拓展到产品的规划、设计、研制、定型和鉴定等环节。由于影响系统效能的因素多种多样，导致其评估工作的方式方法很多，而且往往是多种方法综合使用，以达到系统效能评估结果客观、准确的目的。

（杨　凯）

gōngzuò chǎngsuǒ chǐcùn guīgé
工作场所尺寸规格（workplace dimension）

为满足人机系统能以最合理方式进行操作所需的活动空间和机器、设备、工具和操作对象所占空间的总和。该空间不仅要考虑到空间内个人的行为、舒适感和心理满足感，而且要考虑空间里人机之间和人-人交往的因素，而该规格的设计则成为核心内容，能够合理地解决布置操纵器、显示器以及控制台、工作座椅的设计中人体尺度问题。

理论基础　尺寸规格要以人为中心，充分考虑空间里人的需求，创造既安全、舒适，又经济、高效的工作场所。包括以下几点内容：①正确协调总体设计与局部设计之间的相互关系。根据系统任务和作业要求，首先应考虑总体布局，避免在某个局部的空间范围内，把机器、设备、工具和人员等安排得过于密集，造成单位尺寸规格的劳动负荷过大，然后再进行各局部作业规格之间的协调。在进行设计时，总体与局部的关系是相互依存和制约的，若总体空间布局不好，就不能保证每个局部有适当的空间，而只能保证个别局部有适当的空间，也不能保证整个系统的安全、高效、舒适与方便的工效学要求，因此必须协调好总体与局部设计之间的关系。②尺寸规格的设计要着眼于人，落实于设备。首先要考虑人的需要，为操作者创造舒适的作业条件，再把有关的作业对象进行合理的布置，否则会使操作者承受额外的心理和体力上的负担，结果不仅降低工作效率，而且不经济、不安全。在应用人体测量数据设计空间尺寸时，必须保证95%的操作者具有适应性、兼容性、操纵性和可达性。同时还要考虑人的认知特点和人体动作的自然性、同时性、对称性、节奏性、规律性、经济性和安全性。③作业对象的合理布置。人与机器的关系表现为人观察机器的运行状态，并对机器实行控制。根据这种情况，应将信息交换频率高的机器布置在离操纵者最近的位置，使操纵者便于观察和控制；同时应将最重要的设备布置在离操纵者最近或最方便的位置，防止误操作；还要根据操作机器或观察显示器的顺序规律布置设备，适合于固定程序或顺序操作，可以缩短人移动的距离，减少时间周期，提高看管效率；最后应把具有相同功能的设备布置在一起，便于操纵者记忆和管理。同时还要注意机-机关系和人-人关系考虑设备布置，通过统计分析计算产品在设备之间的流动次数和频率，人与人信息传递频率、重要程度、传递方式等因素，求出所有产品在统计意义上的最优布置，从而确定作业对象的合理布局。

工作内容　包括坐位、站立操纵者尺寸规格的设计，坐—站位的活动空间、单腿跪姿以及仰卧姿势等条件下尺寸规格的设计和布局，只有工作场所尺寸规格设计达到要求，包括显示器、控制器等下一级设备的布局设置以及坐位、站立操纵者尺寸规格的设计才能够科学地进行。

工作方法　必须经过一系列必要的设计步骤，方能完成合理的工作场所尺寸规格设计。①作业场所及调查：包括作业内容、过程、所需的工具和设备以及人体尺度、人体模型和培训要求等。②作业空间的初步设计方案：在明确作业空间的设计目的之后，进行初步的空间规划，依据生产作业程序进行人员、工具等布置。③建立坐姿空间尺寸模型：对于重要且复杂的作业空间设计，模型设计是一种必要的辅助设计手段，可以真实模拟所需空间，检验设计是否合理，全面分析设计结果。④设计论证与修改：对初步设计进行论证，调整没有体现设计要求的部分，补充不足的细节或配置，对于尺寸规格设计的合理性进行验证。⑤设计报告：设计过程的全面描述，从设计概念的建立、问题的提出，到最终解决方法的表述，同时也是设计的解释。

工作要求　包括活动尺寸规格、行动空间和心理空间三部分。

活动尺寸规格　从事各种作业都需要有足够的操作活动规格，而该规格受工作过程、工作设备、作业姿势以及在各种作业姿势下工作持续时间等因素的影响。

行动空间　人在作业过程中，为保证信息交流通畅、便捷而需要的运动空间，应满足如下要求。①保证通行顺利：作业空间设计，首先应考虑人能够顺利通行，这是保证作业空间适合于操纵者的最基本的原则。②操作联系方便：操作者在联系方面的要求，包括操作者与机器之间的联系和操作者相互之间的联系两个方面。③机器布置合理：人和设备安装位置的关系，应遵循便于人迅速而准确地使用机器的原则。④信息交流畅通：应使操作者在操作过程中能够看到自己操纵的机器而且必须方便与其他操作者的联系。

心理空间　人在作业时，对该场所的作业空间是用心理空间来感受的。心理空间设计的要求可以从人身空间、领域以及其他的环境条件考虑。①人身空间：环绕一个人的随人移动的具有不可见的边界线的封闭区域，其他人无故闯入该区域，则会引起人在行动上的反应。人与人交往时彼此保持的物理距离来衡量。95%的人群通常分为四种距离，即亲密距离（爱人0～45cm）、个人距离（朋友同事45～120cm）、社会距离（社会活动120～360cm）和公共距离（360～750cm）。人身空间受性别、年龄、个性、民族文化习俗、社会地位、熟识程度的影响。②领域

性：也是一种涉及人对空间要求的行为规则，与人身空间的区别，在于领域的位置是固定的，而不是随身携带的，其边界通常是可见的，具有可被识别的标记。

（马　进　李文斌）

zuòwèi cāozòngzhě gōngzuò chǎngsuǒ chǐcùn guīgé

坐位操纵者工作场所尺寸规格

（workplace dimension of seated operator）　坐位操纵指在地球常规重力条件下身躯伸直或稍向前倾10°～15°，上腿平放，下腿一般垂直地面或稍向前倾斜着地，身体处于舒适的体位。其工作场所尺寸规格指为满足人机系统能以最合理方式进行作业目的从而确定的适宜作业空间，该空间不仅要考虑到空间内个人的行为、舒适感和心理满足感，而且要考虑空间里人际交往的因素。

理论基础　人坐在工作台前手能够活动到的整个三维空间，随作业面的高度，手偏离身体中线的距离及手举高度的不同而变化。取决于肩关节的高度和手臂长两个因素（图1）。

工作内容　主要包括坐姿作业面的高度设计、人体活动余隙和下肢作业空间等的尺寸确定和布局等。

坐姿作业面　高度主要由人体参数和作业性质等因素决定，应该遵循以下基本原则：应能使人的上臂自然下垂，处于舒适放松的状态，下臂接近水平状态或略下斜；同时应使下部的高度提供足够的大腿空间，高于两腿交叉时的膝高，使膝部可上下活动。从人体参数方面看，一般用坐面高度加1/3坐高或坐姿时高度减25mm来确定。从作业性质来说，作业需要的力越大，则工作面高度就应越低；作业要求视力越强，高度就应越高（表1）。

表1　坐姿作业面高度

单位：cm

作业类型	男性	女性
精细作业（如钟表装配）	99～105	89～95
较精细作业（如机械装配）	89～94	82～87
写字或轻型装配	74～78	70～75
重负荷作业	69～72	66～70

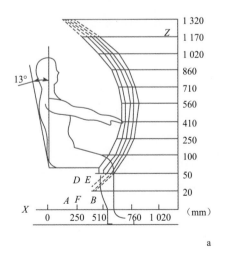
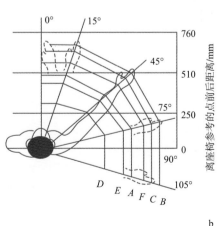

a. 主视图，零点位于通过臀部的垂线上，表示两臂向前的作业活动范围；b. 俯视图，零点位于正中矢状面上，表示两臂左右作业的活动范围；A、F为最适宜范围；B为手在上身不动时的可达范围。一般男性为65cm，女性为58cm。

图1　坐姿活动空间

人体活动余隙　为了保证坐姿作业者操作自由、动作舒展，必须保证坐姿位置有一定的活动余隙，有条件时，可以适当大些，一般应满足以下要求：①座椅放置的深度距离（工作台边缘至固定壁面的距离），至少应在81cm以上，以便容易向后移动椅子，方便坐位操纵者的起立与坐下等活动。②座椅扶手至侧面固定壁面的最小距离为61cm，以利作业者自由伸展上肢等。

下肢作业空间　下肢作业空间的尺寸设计，又称容膝、容足空间设计，在进行坐姿工作场所尺寸设计时，必须考虑腿部和脚的活动范围，否则作业很不舒适。因此，工作台面的底面高度与座椅平面的高度之差要超过人体大腿的厚度，工作台面应向人体方向伸出，以保证有足够的容膝和容足空间，便于腿脚方便活动及补充适当工作（图2，表2）。

工作方法　对于一个设计合理的作业空间，作业者应在任何时刻观察、操作都很方便，并且当较长时间维持某种作业姿势时，并无或尽可能少的产生不适感与疲劳。对于较为简单的和显示控制元件较少的作业空间，设计方法较易解决，各种元器件可以置

表2　容膝、容足空间尺寸

单位：cm

符号	尺度部位	尺寸 最小	尺寸 最大
a	容膝孔宽度	51	100
b	容膝孔高度	64	68
c	容膝孔深度	46	66
d	大腿空隙	20	24
e	容腿孔深度	66	100

于相对较优的位置，但是有些作业相当复杂，元件繁多，很难将元件布置在最佳的观察和控制范围。在这种情况下，必须经过一系列必要的设计步骤，通过作业调查、设计方案、模型、论证、修改、报告等，方能完成一个合理的坐位空间尺寸规格设计。见工作场所尺寸规格。

工作要求　当多个作业者在同一总体作业空间工作时，人不仅与机发生联系，还和总体空间内其他人存在社会性联系。如果尺寸规格的设计者不考虑人-人联系环节与人的社会要求，同样会影响人的效率、安全性与舒适感。通常把确定心理空间的距离分为四个范围，即亲密距离、个人距

离、社交距离和公共距离，亲密距离为35cm内，个人距离为35～120cm，社交距离为120～360cm，而公众距离为360～750cm，与作业空间设计有重要关系的是社交距离，因此在考虑尺寸规格设计时，有一个属于个人心理的空间场必须在考虑的范围内，否则会产生不愉快的消极反应或回避反应（图3）。

（马　进　李文斌）

zhànlì cāozòngzhě gōngzuò chǎngsuǒ chǐcùn guīgé

站立操纵者工作场所尺寸规格（workplace dimension of standing operator）　站立操纵指在地球常规重力条件下身体自然站立或躯干稍向前倾15°时垂直于所处地平面而进行的相应操作，当操作对象数量较多、分布区域较大，且需要手和脚做大幅度活动而坐姿操作又不方便，常采用立姿操作。其工作场所尺寸规格指为满足人机系统能以最合理方式进行作业目的从而确定的适宜作业空间，该空间不仅要考虑到空间内个人的行为、舒适感和心理满足感，而且要考虑空间里人

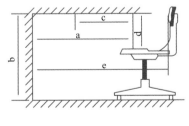
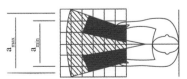

图2　容膝、容足空间尺寸

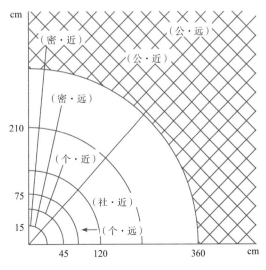

图3　人际交往心理距离

际交往的因素，而该规格的设计则成为核心内容。

理论基础 站立操纵的水平面作业范围与坐姿时相同，垂直作业范围则分为正常作业范围和最大作业范围，并分为正面和侧面两个方向。美国的法莱（Farley）将最大工作区域定义为以肩峰点为轴，上肢伸直在矢状面上移动时，手的移动轨迹所包括的范围；将正常工作区域定义为上臂自然下垂，以桡骨点为轴，前臂在矢状面上移动时，手的移动轨迹所包括的范围（图1）。

按照中国成年人群95%数据统计的原则，作业范围是以肩关节为中心，最大可及范围为720mm半径的两个圆弧，最大可抓取的作业范围，是以600mm为半径的圆弧，最舒适的作业范围由半径为300mm，上臂与身体躯干夹角不大于45°的两个圆弧构成，身体前部最舒适作业范围的半径可增大到400mm左右。垂直作业范围是设计控制台、控制-显示设备配对布局和确定控制位置的基础。

工作内容 立姿作业时，人的活动性比较大。为了保证作业者操作自由、动作舒展，必须使站立位置有一定的活动余隙。有

条件时，可以适当大些，场地较小时，应按有关人体参量的第95百分位数加上着冬季防寒服时的修正值进行设计，一般应满足以下几点要求。①站立用空间（作业者身前工作台边缘至身后墙壁之间的距离）：不得小于760mm，最好能达到910mm以上。②身体通过的宽度（身体左右两侧间距）：不得小于510mm，最好能保证在810mm以上。③身体通过的深度（在局部位置侧身通过的前后间距）：不得小于330mm，最好能满足380mm。④行走空间宽度（供双足行走的凹进或凸出的平整地面宽度）：不得小于305mm，一般须在380mm以上。⑤容膝、容足空间：立姿作业虽不需要，但提供了容膝、容足空间，可以使作业者站在工作台前能够屈膝和向前伸足。一方面站着舒适；另一方面使身体可能靠近工作台，扩大上肢在工作台上的可及深度。容膝空间最好有200mm以上，容足空间最好达到150mm×150mm以上。⑥过头顶余隙（地面至顶板的距离）：一些岗位的过头顶余隙就是楼层的高台，但许多大型设备常在机器旁建立比较矮小的操纵室，空间尺寸十分有限。如果过

头顶余隙过小，心理上就产生压迫感，影响作业的耐久性和正确性。过头顶余隙最好在2 100mm以上，在此高度下不应有任何构建通过。

立姿作业空间在垂直方向可划分为五个区域，每个区域所设计的内容不同。①0~500mm：足控区，只能设计足踏板，足踏钮。②500~700mm：手足不便区，不宜设计开关。③700~1 600mm：手操作区和观察区，各种重要的常用的手控制器、显示器、工作台面都设置在此区域。900~1 400mm为最佳操作区。④1 600~1 800mm：操作不方便区，视觉条件不好，少装开关。⑤1 800mm以上：报警器、音响装置等。

工作方法 见坐位操纵者工作场所尺寸规格。

工作要求 当多个作业者在同一总体作业空间工作时，人不仅与机发生联系，还和总体空间内其他人存在社会性联系。如果尺寸规格的设计者不考虑人-人联系环节与人的社会要求，同样会影响人的效率、安全性与舒适感。

（马　进　李文斌）

kòngzhì-xiǎnshì shèbèi dìngwèi

控制-显示设备定位（locating control and display）　控制装置和显示设备根据配合关系和关联程度在控制台并存位置的设计关系。控制装置及显示设备共同构成了物化的人机界面，显控协调是信息沟通、控制顺畅的关键，使显示与控制的关系达到人们的期望值。包括优先位置、分组原则、关联性程度以及共用设备的合理布置等内容。

理论基础 对于控制-显示设备的关系定位，不仅应使各自的性能最优，而且应使它们彼此之间的配合最优。这与人的功能特

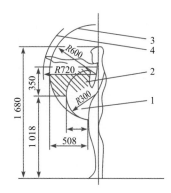
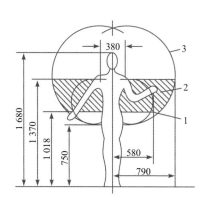

1. 有利的握取范围；2. 手操作最适宜范围；3. 操作最大范围；4. 手可达最大范围。

图1　手的垂直作业范围（单位：mm）

性、信息加工的复杂性以及人的习惯模式有关，控制装置与显示设备配合性好能够减少操纵者信息加工的复杂性，避免操控错误，缩短操控时间，提高工作效率，尤其是在紧急情况下，要求操作者非常迅速地进行操作，减少人为误差，避免事故的发生。

基本方法 ①空间协调性：在大多数情况下，控制设备应尽可能地靠近相联系的显示装置的正下方或右侧旁，但两者在排列顺序上要对应一致，可以用连线或字符加强联系或用颜色进行对应编码，还可以用声音加以区别。当空间受到限制时，控制器与显示器的位置之间，在空间位置上应有逻辑联系。主要包括：a. 显示与控制在设计上存在相似的形式特性。b. 显示与控制在布置位置上存在对应或者逻辑关系。②运动协调性：控制器的运动方向与显示器或执行系统的运动方向在逻辑上是一致的。显示指示部分的运动、所控制变量的增减方向是决定运动关系协调性的主要因素。同时在运动方向上的一致性应符合人的习惯定势（图1），必须遵循下述原则：a. 控制设备右移或右旋时，水平显示装置的指针应右移，垂直显示装置的指针应朝上移动。b. 控制设备朝上或朝前移动时，显示装置指针必须朝上或右移。c. 控制设备右移或顺时针转动时，被控量增加，显示装置应显示出增加。d. 若采用指针固定式显示装置，则控制设备右移时，表盘应左移，显示刻度从左至右表示数值增加，以保证控制设备右移时读数增加的相应关系。e. 控制设备朝上、朝前和右移时，显示装置应显示读数增加，或开关进入"开"的位置，反之亦然。控制-显示设备运

动协调性具体实例见图2。③概念协调性：显示与控制在概念上与人的期望一致，如绿色表示安全，黄色表示警戒，红色表示危险。此外，还可以用声音、连线以及字符等符号将控制与显示联系起来并加强这两者之间的对应关系。④控制-显示比：控制设备与显示装置位移大小之比，即 C/D 比。移动量可以是直线距离（如直线型刻度盘的显示量，操纵杆的移动量等），也可以是旋转的角度和

圈数（如圆形刻度盘指针显示量，旋钮的旋转圈数等）。C/D 反映了控制-显示界面的灵敏度高低，C/D 高，说明灵敏度低，即为操控位移量很大，但显示的移动量却很小；反之，C/D 低，说明灵敏度高，即为操控位移量小，但显示的移动量很大。在控制-显示界面中，对于控制设备的调节有两种形式：粗调和精调。C/D 的选择考虑粗调和精调时间，而不是简单地选择 C/D 高还是低。最

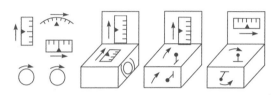

图1 控制-显示装置的运动相合性

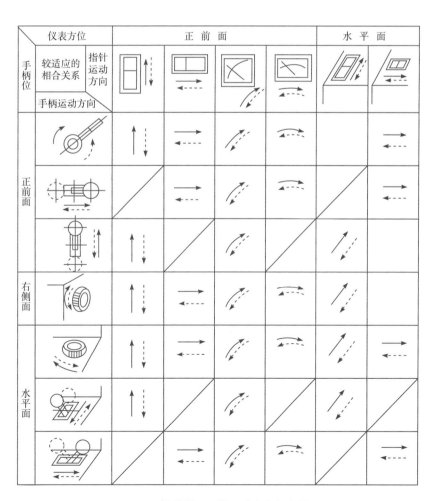

图2 操纵器显示器运动方向相合性

佳的 C/D 则是两种调节时间曲线相交处，这样可以使总的调节时间降到最低（图 3）。最佳的 C/D 选择还受到许多因素的影响，如显示器的大小/控制器的类型/观察距离以及调节误差的允许范围等，对于最佳 C/D 的选择往往是通过实验得出的，没有一个理想的计算公式。

应用领域 按钮开关、转换开关、操纵杆、足踏按钮、手轮和方向盘、用手操纵的转动机构、同心多层旋钮、键盘、曲柄、扭力扳手、杠杆、踏板、用手和臂操纵的转动机构、精度高的转动操纵器等控制–显示装备。①在工业方面，对于冶金、化工、电力系统、机械制造等生产过程中所需要的各种控制–显示装备，都有相应的布局及定位。在②军事技术方面，可应用于各种类型的伺服控制系统、火力控制系统、制导与控制系统等。③在航天、航空和航海方面，除了各种形式的控制系统外，应用的领域还包括导航系统、遥控系统和各种仿真器。④在其他领域，包括办公室自动化、图书管理、交通管理乃至日常家务方面，控制–显示设备定位也都有着实际的应用。随着控制理论和显示技术的发展，应

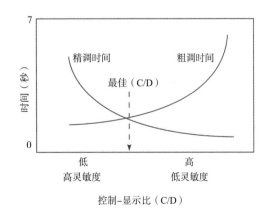

图 3 粗调时间与精调时间和控制–显示比（C/D）的关系

用领域还在不断扩大，几乎涉及生物、医学、生态、经济、社会等所有领域。

（马　进　李文斌）

xiǎnshìqì bùjú

显示器布局（display layout）向人表达机械运转、电子设备工作、环境状态等仪表或器件的全面规划和安排，可以根据显示器件的重要性、使用频率、使用顺序、功能分组等因素安排其位置。根据人接受信息的感觉通道不同，显示器又可分为视觉显示器、听觉显示器和触觉显示器，因为视觉显示器应用最为广泛，下文以视觉显示器为例解释显示器布局的相关内容。

理论基础 显示设备是能够把机械、电子等设备的有关信息以人能接受的形式显示给人，当这些信息作用到人的感受器官后，由人体内的传入神经经丘脑传达到大脑皮质，在大脑分析器中经过综合、分析、判断，最后做出决策。根据以上信息的传递方式，可以确定显示器显示信息时要准确、醒目、简单并且一致，布局应当尽量靠近，按照功能分区排列，区与区之间有明显的区分，最常用和最主要的显示器应安置在最能引起人注意的区域，并且适合人的生理特性。因大多数人均用右手操作，显示装置应排列在对应控制设备的左面或上方，以避免遮挡视线。

基本方法
显示器布局的基本原则如下：①按照重要程度布置，即把最重要的显示器布置

在最佳视觉区域内，依次类推。②按照使用频率布置，即把需要经常认读的显示器配置在最佳视区内，以此类推。③按照使用顺序布置，即把显示器的认读顺序按人的视感觉习惯顺序进行配置（如水平方向习惯从左到右，圆周方向习惯于按顺时针方向等）。④按照最佳零点方位布置，即应使显示装置在正常工作状态下全部指向一个方向，便于发现异常情况和提高认读速度。⑤按照功能分组布置，即把相关的显示器与控制器配置在相互对应的位置形成功能组。视觉显示器应布置在以视中心线为基准，在其上下各 15°的区域范围内；若眼球不动，水平视野 15°范围为最佳识读范围，其识读时间为 1 秒。当水平视野超过 24°以后，识读时间开始急剧增加。其中 24°以外区域的左半部识读时间比右半部正确识读时间短，最大区域为左右 35°，上方区域为 40°，下方区域为 20°；当视线与盘面垂直，可以减少视觉误差。人坐在控制台前，头部一般前倾，所以仪表盘应相应后仰 15°~30°，以保证视线与盘面垂直；最后根据视觉特征，经过实验数据发现仪表板的视距最好是 65~75cm（图 1）。

如果许多块仪表盘一字排开，结果眼睛至盘面上各点的视距不一样。盘面中心部位视距最短，识读效率最高，盘面边沿部位视距长，识读效率最差，造成人体的运动，加速疲劳，降低劳动生产率。为了保证工作效率和减少疲劳，一目了然地看清全部仪表，一般可根据仪表盘的数量选择一字形、弧形、弯折形布置形式。一字形布置的结构简单，安装方便，是目前控制室仪表盘的常见布置形式。此种形式的视距变化

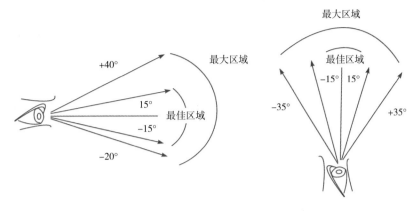

图1 视觉显示器设置的最大视区和最佳视区

较大，仅适用于仪表盘数量较少的小型控制室。弧形布置的结构比较复杂，既可是整体弧形，又可是组合弧形。这种弧形结构改善了视距变化较大的缺点，常用于 10 块仪表以上的中型控制室。弯折式布置由多个一字形构成，其结构比弧形简单，又使视距变化较大的缺点得到克服。因此该种布置形式常用于大中型控制室。若显示器垂直布局，请依照图2 的方式进行布局。同时，目标与背景之间要有合适的对比关系，包括亮度对比、颜色对比、形状对比等，整体上要满足人的生理特性及系统有效、安全运行的要求。

应用领域 ①在军事领域中，飞机、舰船、军用车辆的显示装置布局都应按照此条目的布置原则进行，还包括导航系统、遥控系统和各种仿真器，具体实施可以稍作调整，这样有利于军用武器装备的设计和使用。②在工业领域方面，对于冶金、化工、矿产、金属加工、机械制造等生产过程中所需要的各种显示装置，都有相应的布局方法。③在民航空管、铁路运输、大型电力企业等部门，显示装置的布局也得到了广泛应用，随着理论和技术的发展，显示器布局的应用领域还在不断扩大，几乎涉及生物、医学、生态、经济、社会等所有领域。

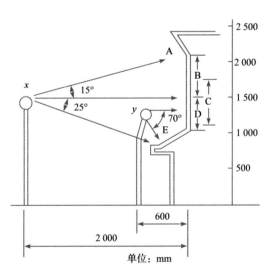

A 区域可布置反映全局、对系统工作有指导意义的各种显示装置；B 区域可布置反映整个系统工作及反映各主要设备运行情况的仪表；C 区域可布置监控者经常观察的各类显示装置；D 区域可布置指示调节器和记录仪及其操纵部件；E 区域是控制平面附带的操控台，可布置启动、制动、调节和信息转换按钮等，也可布置次要的显示装置。

图2 显示器垂直布局

（马 进 李文斌）

控制器布局（control layout）

供人操纵机械运转、电子设备运行、环境因素改变的控制装置的全面规划和安排，可以根据控制装置的重要性、使用频率、施力大小等因素安排其位置。

理论基础 控制器是指人将决策信息传递到骨骼肌，形成相应的操控装置。要有利于操作，尽量减少或避免不必要的操作动作，以保证系统工作效率，其运动方向应与预期的功能方向一致。而且操纵部分的大小、形状及指向必须便于把握和移动，外形应符合人手或脚等部位的解剖学特征（图1）。控制器的移动范围要根据操作者的身体部位、活动范围和人体尺寸确定，其阻力、惯性和转矩要适当，应在人体力适宜范围内，并确保安全，要能避免无意识操作引起的危险，以图2 为例说明控制器布局要符合人体的基本生理数据。控制器的材质应符合卫生学要求，使触摸时安全和舒适。在控制器较多的情况下，要根据系统的运行程序、作用的顺序来布局，以保证系统安全、准确和迅速地运行。同时利用编码提高对控制器的辨别效率，避免发生混同，减少操作失误。一般采用形状、位置、大小、操作方法、颜色和标记等方式进行控制器编码。其中，在中国 95% 的正常成年人范围内最佳角度 α 为 10°～15°，β 为 90°～150°，γ 为 90°～120°。

基本方法 控制器布局的基本原则如下：①按照重要程度布置，即把最重要的控制器布置在最佳操作区域内，依次类推。②按照使用频率布置，即把经常使用的控制器布置在最佳操作区域内，以此类推。③按照使用顺

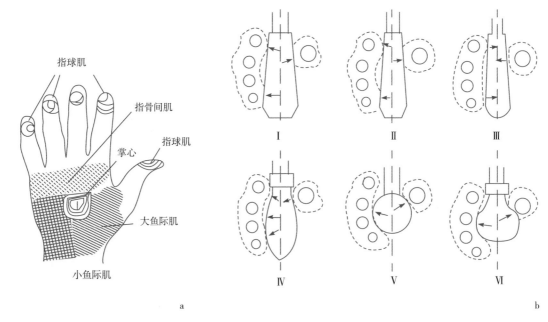

a. 手掌生理特点；b. 手动控制器形状。

图1 手动控制器与手掌生理特点

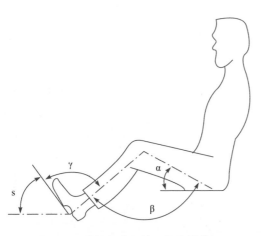

图2 足踏板与座位的一般位置关系

序布置，即把控制器的操作顺序按人习惯动作的顺序进行配置（如水平方向从左至右，圆周方向按顺时针方向等）。④按照功能分组布置，即把相关的控制器与显示器配置在相互对应的位置形成功能组。

控制器布局的位置除应遵守上述配置原则外，还要考虑各种控制器本身操作特点，将其布置在这种控制的最佳操作区域之内。

如颜色编码控制器应布置在最佳视觉领域之内；位置编码控制器应安排在习惯的操纵位置上等。此外，联系较多的控制器应尽量互相靠近，控制器的排列和位置要符合其操作程序和逻辑关系，还应该适合人左右手及左右足的能力。

许多控制器排列在一起时，控制器之间应有适宜的间距，若彼此之间间隔距离太大，将增加操作者四肢不必要的运动量，且不利于控制板空间的充分利用；若间隔距离太小，又极易发生无意触动，造成误操作。控制器的间距取决于控制器的形式，操作顺序和是否需要防护等因素。控制器的安排和间隔应尽可能做到

在定位等动作时，有较好的操作效率。

控制器的形式对于控制器间隔的影响很大，不同形式的控制器要求不同的使用方式，如按钮只需指尖向前推，对周围的影响最小。而扳动开关既要求手指在扳钮两侧有足够的空间以便捏住钮柄，又要求留出沿扳动方向的手活动空间。再如杠杆操纵器，如果两个杠杆必须用两手同时操作，两只手柄间就必须留有可容纳两只手动作时不会相碰的距离；如果两只杠杆是用一只手顺序操作，两支手柄的间距可以小得多。表1给出了各种控制器之间的间隔距离值，是针对中国95%的成年人的实际测量值而得出的，在没有限制保持最小间距时，应尽可能取表中的最佳值，以减少偶发启动。

对重要的控制器为避免误操作，可采取以下的措施：①将按钮或旋钮设置在凹的底座中，或加装栏杆等。②使操作手在越过

表1 各种控制器之间的间隔距离值 单位：mm

控制器名称	操作方式	控制器之间的距离（d）	
		最小值	最佳值
手动按钮	一只手指随机操作	12.7	50.8
	一只手指顺序连续操作	6.4	25.4
	各个手指随机或顺序操作	6.4	12.7
肘节开关	一只手指随机操作	19.2	50.8
	一只手指顺序连续操作	12.7	25.4
	各个手指随机或顺序操作	15.5	19.2
踏板	单脚随机操作	203.2	254.0
		101.6	152.4
	单脚顺序连续操作	152.4	203.2
		50.8	101.6
旋钮	单手随机操作	25.4	50.8
	双手左右操作	76.2	127.0
曲柄	单手随机操作	50.8	101.6
操纵杆	双手左右操作	76.2	127.0

此控制器时，手的运动方向与该控制器的运动方向不一致，如果操作时手是以铅直方向越过某杠杆，这时可以将此杠杆的动作方向设计成水平的，即使无意中被经过的手碰到也不会产生误动作。③在控制器上加盖或加锁。④按固定顺序操作的控制器，可以设计成连锁的形式，使之必须依次操作才能动作。⑤增加操作阻力，使较小外力不起作用。

应用领域 已被广泛应用于人类社会的各个领域。①在工业方面，对于冶金、化工、机械制造等生产过程中所需的各种控制器，都有相应的布局方法。②在军事技术方面，还可应用于各种类型的伺服控制系统、火力控制系统、制导与控制系统等。在航天、航空和航海方面，除了各种形式的控制系统外，应用的领域还包括导航系统、遥控系统和各种仿真器。③在其他领域，包括办公室自动化、图书管理、交通管理乃至日常家务方面，控制器布局也都有着实际的应用。随着控制理论和控制技术的发展，控制器布局的应用领域还在不断扩大，几乎涉及生物、医学、生态、经济、社会等所有领域。

（马 进 李文斌）

zuòyǐ shèjì

座椅设计（seat design） 在地球常规重力条件下为坐姿作业提供安全、舒适座椅的设计方法。设计时应考虑使就座者体重分布合理，大腿近似水平状态，两足自然着地，上臂不应负担体重，肌肉放松，躯干稳定性好并能够方便地变换坐姿。

理论基础 主要基于坐姿的生理形态，具体如下：在坐姿状态下，支持人体的主要结构是脊柱、骨盆、腿和足等。腰椎、骶骨和椎间盘及软组织承受坐姿时上身大部分负荷，还要实现弯腰扭转等动作。舒适的坐姿，应保持腰曲弧形处于正常状态，腰背肌肉处于松弛状态，从上体通向大腿的血管不受压迫，保持血液正常循环。因此，最舒适的坐姿是臀部稍离靠背向前移，使上体略向上后倾斜，保持上体与大腿间角度在90°~115°，同时，小腿向前伸，大腿与小腿间的角度是在100°~120°，小腿与足掌间的角度是在85°~95°。

基本方法 座椅设计应当考虑的因素很多，主要包括以下基本原则：①座椅的尺度必须参照人体测量学数据确定。②座椅的结构形式尽可能与坐姿工作的各种操作活动要求相适应，应能使操作者在工作过程中保持身体舒适、稳定、安全并准确地控制和操作。③座椅的坐高和靠腰部位应该是可调的，必须保证在座椅使用过程中不会改变，已调节好的位置不得松动。④座椅各零件的外露部分不得有易伤人的尖角锐边，不得有可能造成挤压、剪钳伤人的部位。⑤座椅的结构材料和装饰材料应耐用、阻燃、无毒。

座椅主要构件的设计细则和方法如下。①坐高：座位面距离地面的高度。工作椅面离地高度不宜超过40cm，休息椅的高度比工作椅稍低一些，一般不超过38cm，同时最好具有座位可调性，可以让使用者任意调节其座位面的高度。②坐宽：一般为43~45cm，带扶手的座椅不小于50cm。对单人使用的座椅，参考的人体尺寸是臀宽，对成排的座椅，应以肘间距的群体上限值为设计基准。③坐深：椅面的前后距离，一般休息用椅40~43cm，工作用椅35~40cm。④靠背：由肩靠和腰靠两部分构成，主要是腰靠起作用，一般设在由坐面往上的第二节腰椎骨处。最大高度可达48~63cm，最大宽度可达

35~48cm，靠背倾角一般取 115° 较为合适。⑤扶手：其高度一般可取坐垫有效厚度以上 20~30cm。⑥坐垫与靠垫：目的使体重压力能较均匀地分布在座位面上，其材料必须透气，不易打滑，要有一定的柔韧性，以增加舒适感，同时软硬要适度。

应用领域　工作座椅主要应用于各种实际工作环境中，如飞行员、汽车驾驶员、办公室、课堂、会议室、牙科医师坐姿作业等条件下，休息座椅主要应用于休息室、飞机客舱、火车客舱、长途汽车等场合。

（马　进　李文斌）

miànbǎn shèjì

面板设计（panel design）

人与机之间信息交流和控制活动的沟通通过感觉通道的形式传达出来的活动过程。主要包括了显示装置和操纵装置的选择、布局及其整体配合设计，还有面板的整体布局设计，应符合人的心理、生理特点，了解感觉器官功能的限度和能力以及使用时可能出现的积劳成疾，以保证人、机器之间的最佳协调。

理论基础　机器的各种显示都"作用"于人，实现机-人信息传递；人通过视觉和听觉等感官接受来自机器的信息，经过脑的加工、决策，然后做出反应，实现人机的信息传递。其设计应遵循的基本原则包括：①尺寸宜人、能提供舒适的操作姿势和适宜的身体支承。②显示器布局合理，适合人的视觉特性。③操纵器布置合理、方便操作。

基本方法　①视区的划分：在头部保持静止，眼睛正常活动的状态下，根据人眼对视觉信号的辨认清晰程度和辨认速度可分为以下四个视区：中心视区、最

佳视区、有效视区、最大视区。在控制面板的尺寸、结构设计和布局要充分应用最佳视区和有效视区。②在控制面板的操作中，95% 的情况下是采用坐姿操作。③操纵装置设计：应包括以下几个方面。a. 操纵器的选择。根据控制任务的需要和不同控制器的特点来选择符合要求的控制器。对于开关量信息的输入，可采用按键或按钮的形式；对于多项选择信息的输入，可采用一排按键的形式；对于连续信息的输入，可采用滑块形式等。b. 操纵器总体布局。操纵器的位置与操作者的操作和观测位置形成一定的空间几何关系，且所有操纵器都应尽量处于操作者的最佳观察范围内，并且最好是等视距的；要求精确调节的旋钮，最好设在与肩水平的上下区域内，尽量靠近被它控制的显示器附近；按操作顺序、重要性、使用频繁程度安排，当控制器较多时，可按其功能分区，各区可用线框、色彩等方法加以区分；要符合人眼的生理特征；要能引起操作人员的注意以达到告警之目的。

应用领域　主要包括控制面板设计、开关面板设计和产品面板设计，应用于汽车仪表、遥控器、手机、屋顶、机箱、数控机床、虚拟仪器等单面板设计，还有双面板设计，如双面板印制电路板（PCB）的设计与制作等。随着理论和技术的发展，面板设计的应用领域还在不断扩大，几乎涉及生物、医学、军事、工业、生态、经济、社会等所有领域。

（马　进　李文斌）

réntǐ dònglìxué

人体动力学（man-machine dynamics）

通过位置、速度、加速度等物理量描述和研究人体

和器械的位置随时间变化规律的学科。该学科主要研究人体活动规律，以人体为对象研究其建模方法，对其进行运动学和动力学分析，是人机结构仿真研究的基础理论学科之一，已在航空、汽车等领域得到了广泛应用。该学科对人体进行动力学分析是关键和基础，对其研究的深入程度直接关系到该学科的发展趋势和程度。同时，研究人体动力学的建模与仿真，获取有关运动、力学数据，对指导军事工效设计、人机界面仿真等都具有重要意义。

简史　早在 15 世纪末，意大利科学家列奥纳多·达·芬奇（Leonardo Da Vinci）研究了人体的各种姿势和运动，首先提出了"一切能够运动的生物体都遵循力学定律而运动"的重要观点。随着生命科学、力学和计算机技术的飞速发展，一门新的学科——人体动力学诞生了。人体动力学系统研究开始于 20 世纪 60 年代，从 60 年代到 80 年代，主要是研究系统的自动建模和数值求解，随着计算机技术与生物运动学技术的快速发展，该学科成为交叉融合的学科快速发展领域之一，是当代人体力学和计算机科学相结合的一项重要技术，具有十分广阔和重要的应用领域，在机器人学、仿生智能工程学、智能控制、人机交互、运动分析和虚拟现实等领域都有着广泛的应用，其中建模是整个研究人体运动的核心，目前的建模方法包括有限元分析、多刚体动力学、肌肉-骨骼建模、振动力学、运动学建模及具体实验等方法。

研究内容　人体动力学以力学定律为基础，把人体当作力学对象，研究其受力情况，其主要研究内容包括人体重力、支撑反

作用力、摩擦力、流体阻力、人体内力等。人体运动中的力包括：①从产生的结果区分。作用于人体的力与运动方向一致，且产生正加速度运动，此时的力称为人体运动的动力。作用于人体的力与运动方向相反，且产生负加速度运动，此时的力称为人体运动的阻力。②以人体作为研究对象区分。人体内部互相作用的力为内力。外部加于人体的力为外力。人体内力与外力无相互作用时，内力只能决定身体各环节的运动状态，但不能改变整个身体的运动状态。外力作用于人体，一定要引起身体内相应内力的出现，这时内力的作用为抵消、克服或利用外力对内力的作用。人体的内力作为运动的原动力，是内力与周围环境互相作用时产生的。人体的运动既取决于内力也取决于外力，取决于它们如何统一在整个运动所构成的动力结构之中。

人体的动力学特征包括以下两个主要特征：①人体是能划分为有限个分体的质点系。在肌肉变形对各分体质量分布的影响可忽略不计的前提下，各分体可抽象为刚体，联结各分体的关节可简化为球铰。因此人体可看作是由有限个刚体以球铰联结而成的链系统。②人体的各相邻分体之间存在肌肉的作用力，此作用力对关节中心的力矩能改变此相邻两分体之间的运动状态。一般情况下肌肉作用力不能用简单的弹簧或阻尼器来模拟。它的大小和方向是受脑神经控制的变量，由人的主观意识所确定。人根据其长期训练形成的习惯或本能，随时依据感觉器官接受的各种信息而调整其肌肉作用力的大小和方向以完成预定的动作。在运动过程中，人体积蓄的内能不断通过肌肉的活动转换成机械能。因此人体的力学模型不是一般的刚体系，而是包含肌肉动力系统的一种特殊的刚体系。

研究方法 人体动力学的研究核心是建模，因此建模的方法也就成为该学科的重点研究内容：①把整个模型看作由一些元件组成，这些元件的机械性质是可以知道的。实质上就是一个大的模型看作一些小的模型的集合。这种方法的难度随着模型的复杂程度而增加。②通过实验的方法，将人体作为一个整体（即系统）来研究。这种方法也可以称为"黑箱"方法。输入-输出之间的关系，可以用精确的数学表达式来表示，就是传递函数。这个模型仅仅是数学模型。把数学模型转换成机械阻抗模型，需要穿过"黑箱"，穿过黑箱的过程也就是识别出组成人体机械模型元件的一系列参数，这个过程实质上就是将黑箱"白化"的过程。黑箱理论不仅在人体模型建立中可以用到，在机械设计等方面，这种方法也很有实用价值。

应用领域 包括以下几方面。

竞技体育领域 包括：①研究动作结构与运动功能间的关系。②研究人体运动技术的力学规律。③研究运动技术的最佳化。④研究、设计和改进运动器械。⑤研究运动损伤的原因和预防措施和为运动员选材提供生物力学参数等。

临床与康复领域 包括临床治疗、康复工程等领域具有较为深入的应用。①可以更加清楚地了解人体肌骨系统的生理载荷模式，帮助分析非正常运动模式和病理状态下的力学异常，从而指导治疗方案制订和肌骨骨骼植入器械的设计。②借助现代计算机仿真技术和体外细胞力学加载技术开展的一系列研究能够初步为探讨心血管疾病的发病机制、制订个性化治疗方案和设计具有血液流变学优化特性的血管植/介入物提供了新的理论依据和技术手段。③为了使康复辅助工具达到设计目标，首先需要对障碍的特征进行有效的测量和评价，而人体力学特征是生理系统的重要指标之一，因此也是设计康复附件装备的重要依据。同时，为了对残障人的身体障碍进行补偿、替代或者修复，康复辅助工具必须和人体发生交互，在这个过程中，人体动力特征因素起到了重要的影响。

航空航天领域 主要包括长期或短时间之内的失重或超重环境下人体系统的生理功能变化规律及其防护措施。①正加速度对人体的影响：当歼击机做盘旋、跟斗、半跟斗翻转、俯冲改出等曲线飞行时，飞行员头朝向圆心，受到由足指向头的向心加速度作用，而惯性离心力则以相反方向作用于人体。飞行员受到持续性正加速度的作用。主要影响包括循环系统、呼吸系统、视觉功能及脑功能等多项生理系统指标的改变。②失重对人体的影响：在长期失重环境下，骨和钙代谢的进行性和积累性变化将导致骨密度下降和骨矿盐含量的再分布。失重引起的骨质降低及钙、磷代谢负平衡在返回后较难恢复，且可能出现骨折等损伤，影响航天员的健康。同时，重力负荷的消失将导致人体骨骼肌尤其是抗重力肌的明显萎缩，并伴有肌纤维类型、代谢方式以及肌肉收缩功能的改变等。失重性肌萎缩的发生不仅影响航天员的在轨飞行时间和工作效率，也严重影响了航天员返回地面后的再适应能力。还有失重对人体心血管系统具有广泛的影响，主要表现为航天后立位耐力不良，其主要原因是血液总量减少。

（马　进　李文斌）

bìhuán shǒukòng gēnzōng xìtǒng

闭环手控跟踪系统 （closed-loop manual-tracking system）

操作者通过不间断的操作动作以减少期望输出与系统输出之差，并将输出信息反馈回前级的系统。闭环系统是一种可以将系统输出信息反馈回前级的系统，这种反馈在开环系统中不存在。手控跟踪过程就是操作者试图通过不断地操作动作来减小期望输出与系统输出之差的过程。手控跟踪系统中，操作者主要起误差校正器的作用，其任务相当于一个自动控制装置。手控跟踪与自动控制装置具有相似性，因此可以用自动控制相关术语描述操作者的操作绩效。操作者接收到的信息就称为操作输入，其操作动作就称为操作输出。开环和闭环人机两种系统都包括显示器，其作用是描绘连续变化的信息（Xd），操作者通过视觉、听觉、触觉等感受到这一信息，做出相应的控制动作（Xo），操作者的控制输出（Xc）使机器产生输出，机器输出（Xm）就是系统输出（Xs）。机器在此处指的是除了显示器、人以及认得操作之外的其他系统组件。闭环系统中，系统绩效信息反馈给显示器，因此显示器给出的是系统输入和系统输出的组合（图1）。

（李　烨）

gēnzōng bǔcháng zhuīzōng

跟踪补偿追踪 （pursuit and compensatory tracking）

在闭环手控跟踪系统作业中，操作者——人，在操作工程中，使实际输出结果尽量与期望输出结果相匹配的过程。

这两种追踪的区别主要是显示的方式不同。跟踪显示包括两个运动要素，一个代表实际输出；另一个代表期望输出。实际输出受操作者控制，期望输出随时间不断变化，操作者的目的就是令实际输出尽量接近或者等于期望输出。从跟踪显示器提供的信息中，操作者可以预估期望输出的变化趋势，从而提前进行有效操作，减少人自身反应时间对输出操作的限制。操作动作是当前显示状态和连续有效信息共同作用的结果。

补偿显示只有一个运动要素，代表了跟踪误差，通常在0上下移动，补偿跟踪就是要尽量使跟踪误差为零。在理想的补偿追踪操作中，跟踪误差为0，运动要素在0基线位置处于静止状态。实际跟踪操作时，当运动要素偏离0点位置时，操作者无法判断到底是由期望输出改变、实际输出改变还是两者共同变化引起的，因此就无法预估期望输出的进一步变化状态。经过训练，操作者可以了解控制动作与运动要素变化趋势之间的关系，通过心算从显示偏离结果中减去实际输出，这样来估计期望输出变化趋势。对于高阶系统而言，这是一项高难度任务。

两种追踪方式的主要影响因素有：①期望输出。只有一个期望输出时，两种方式同样适用。期望输出增多后，复杂度增加，追踪跟踪更具优越性。②机器动力学。在位置控制中，如果期望输出是随时间变化的，则跟踪追踪较优。在速率控制中，如果截止频率高于0.1Hz，则跟踪追踪较优。在高阶系统中，跟踪追踪较优。③运动速率。运动要素变化很微弱或很慢时，期望输出的变化很小，跟踪追踪的优势就不存在了。④背景清晰度。跟踪追踪在显示背景定义明确，对比清晰的情况下，才会有效。⑤机器辅助跟踪。在操作者追踪过程中，机器能够自动做出适当的矫正，操作者只需做出针对误差的正确反映即可，这时补偿追踪更具优势。⑥显示尺寸。跟踪追踪需要显示整个输出范围，当输出范围较大，精度要求较高时，只有增大显示尺寸才能满足要求。⑦训练。在跟踪追踪占优的情况中，操作者通过训练可以缩小两者之间的差距。

（李　烨）

xiǎnshìqì xuǎnzé

显示器选择 （selecting the display）

对人机系统中的信息显示装置进行合理配置的方法。根据人体生理心理特性设计和选择人

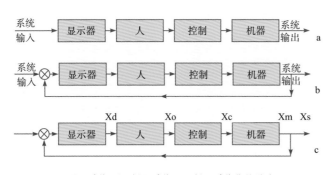

a. 开环系统；b. 闭环系统；c. 闭环系统信号通路。

图1　开环和闭环人机系统结构

机交互显示装置的形状、大小、颜色、分度、标记、布局、照明、强度、亮度、背景、变化等要素。提高人机工作效率，增强系统安全性与可靠性。

理论基础 显示器是人机系统中专门向人的感官传递信息的装置是人机界面的重要组成部分。按照接收感官的不同，可以分为三类。①视觉显示器：仪表、信号灯、显示屏、图表、地图等。②听觉显示器：蜂鸣器、喇叭、报警器等。③触觉显示器：振动、力反馈等。

选择原则 ①知觉原则：具有较好的易读、易听和可感知性。显示精度符合预定要求。尽量采用两种或以上的物理方式表达同一信息，增强抗干扰性。②心理模型原则：显示方式与用户的心理经验和预期相一致，如显示温度的升降或者运动空间方向的改变应该与实际变化方向相同。③注意原则：降低信息访问的时间和精力消耗。同时对多种信息进行加工时，尽量采用不同的信息传递方式，如有的用视觉传递，有的用听觉传递，避免信息混乱。④记忆原则：降低记忆负荷，增加辅助预测。尽量使多个显示器或多个系统的显示方式、编码方式、显示布局等保持一致，有利于保持原有记忆，避免信息互访困难。

应用领域 人机系统设计中的人体交互界面设计。

（李　烨）

xìnxī xiǎnshì jiànxiēxìng

信息显示间歇性（intermittency in the display of information）

在某些情况下，由于系统自身属性、任务的需要、系统部件行为异常，或是这几方面综合作用导致的显示信息不连续，操作者接收到的是间断的信息。①系统属性导致的间歇：在某些系统中，显示器提供的输入信息本身是间歇的。如平面显示器（PPI）雷达，示波器上显示一条慢扫描线和短余辉信号，每次扫描时信号出现在显示器上，但会很快消失，直到下一次扫描才会再次出现。在另一些系统中，操作者可以直接从外部环境接收信息，输入信号本身就是间歇的。典型的例子就是对云层中的飞机进行视觉跟踪。②任务需要导致的间歇：一些系统中，信息本身是连续的，但是操作者只能间歇的接收。如在多显示器场合，操作者只能以某种扫描方式间歇性的而不能同时连续的观察多个显示器，这主要是由于在切换注意力的过程中存在眼睛移动动作和脑力延迟。还有一些特殊因素导致信息显示的间歇性，如在灯火管制情况下，操作者只能短时间歇的点亮仪器面板的指示灯。③不良操作行为导致的间歇：巨大的噪声、闪光以及无意识眨眼等会导致注意力分散、转移，从而产生不良操作行为。眨眼动作阻挡视线的时间约是 0.25 秒，操作者在执行高难跟踪任务时应该尽量避免。

影响因素 信息显示间歇性会降低跟踪表现，然而操作者可能不会意识到这点。信息显示时间减少的比例与操作表现下降的程度近似呈线性关系。在一定时间段内，间歇形式可以是：无论间歇形式是怎样的，上述结论不变。①输入复杂度：如果目标移动速度较慢，路线变化不频繁，操作者不必频繁地观察显示器就能够较好地预测目标当下和未来的位置。若目标运动路线很复杂，操作者就必须频繁地观察显示器以保证跟踪效果。因此输入越复杂，显示间歇性造成的负面影响就越大。②显示亮度：闪烁显示器显示的信息是间歇的，闪烁持续时间通常会影响显示的亮度。持续时间长，亮度会相应的提高。亮度不足时，操作表现会下降。

基本内容 当显示内容比较简单，对反应速度和操作精度要求不高时，显示间歇性对系统的不良影响不大。但是，当显示输入内容较复杂（如运动速度和方向同时高速变化），跟踪操作精度要求较高时，信息显示间歇性将会降低跟踪绩效，此时应该尽量减少或消除显示间歇性。如果无法完全消除，则应该在系统总体设计时遵循以下原则：①显示可预期信息，包括使用跟踪显示以及报警装置。②尽量提高显示亮度。③消除所有可能分散注意力的要素。④如需使用多个显示器，则在设计排列位置时，应减小信息获取和显示器切换时间。⑤如果信号本身是间歇的，应该尽量延长其显示时间增大其显示频率。⑥条件允许时，可以使用辅助跟踪提高绩效。

（李　烨）

réntǐ chuándì hánshù

人体传递函数（human transfer function）

在跟踪系统中，描述在大脑的控制下人的输出情况（采集信息、发出指令、控制动作）的函数。传递函数是在拉氏变换基础之上，引入的描述线性定常系统或者元件输入、输出关系的函数。它是和微积分方程一一对应的数学模型，能方便地分析系统或元件结构参数变化对系统响应的影响。如果操作者的行为可以看作线性的，那么就可以用线性差分方程描述系统人体的输入关系和输出关系。其重要意义在于可以通过人体传递函数预测操作者对于复杂输入信号的反应。

此处的线性表示：如果一个复杂输入信号可以分解为一系列简单信号的和，则对该复杂信号的反应就是操作者对每个简单信号的反应的加和。在输入信号可以通过傅里叶变换分解为一系列正弦信号的情况下，这种叠加的方法非常有用。因此，如果操作者对各种频率和幅度的正弦信号的跟踪情况是已知的，那么其对复杂输入信号的跟踪表现就是可预测的。

线性模型表明当任务复杂度低于只有一个延时环节的低通滤波器（输入信号带宽有限，输出操作滞后于输入信号，但与输入信号成比例）时，人的操作表现最好。尽管总体上线性模型是有用的，是可以近似的描述人的跟踪行为的，但是线性模型在某种程度上是不完备的，因为没有考虑操作者如下几方面的属性：①操作者之间存在个体差异。②由于学习效应、积极性、疲劳程度、操作指示等因素，操作者自身的表现也是随时间变化的。③输出受到全部情景环境的影响，不是一个简单的输入和输出关系。在纠正错误时，操作者的反应受到当前错误和前期经验的共同影响。

(李　烨)

réntǐ shūrù xiǎngyìng

人体输入响应　（human response to various input）　操作员对于各种不同的外界输入信号产生的各种输出反应。典型的输入信号包括阶跃信号、斜波信号、正弦信号以及由不同信号组合而成的复杂信号。

阶跃输入信号的响应　在操作者控制动作开始之前都有一个

0.25~0.4 秒的时间延迟。初始延迟之后，操作者控制输出到预定位置。可能出现过冲、下冲、恰好到位三种情况。过冲和下冲可以通过练习来减少，逐渐接近或达到恰好到位。阶跃信号的幅度增大之后，操控速度、力量和距离都会相应增加。若输入信号为一系列幅度不同的阶跃信号，操作者对幅度较大的信号易产生下冲，对幅度较小的信号容易产生过冲。这种值域效应是误差的相对幅值的函数，操作者做出的是对总体情况的反应，因此用数学方法描述输入输出关系时必须考虑到输入信号的总体情况，而不仅仅是某个单一信号。

斜波信号的响应　在位置控制过程中，目标速度越快，操作者施加的控制力量就越大，其反应时间与斜波信号的斜率关系不大，当斜率较大，即斜波较陡峭时，易于出现下冲或者滞后，当斜率较小时，易于出现过冲或超前。理论上，在使用速率控制跟踪斜波输入时，操作者通过一个操作动作将适当的速度传递给机器，然后机器就可以自动将输出信号与输入信号相匹配。实际上操作者反应时间的限制会导致初始延迟，需要通过后续控制调整来弥补。

正弦信号的响应　跟踪周期为 2~4 秒的正弦信号，操作者可以很好地完成作业任务。通过学习，操作动作更加连续、平滑，由于可以预估期望位置，反应延时和动作延时减小甚至消失。理论上，无论是位置控制还是其他的高阶控制，操作者理想状态的跟踪输出与输入信号形状相同，只是相差一个相位偏移。实际上，在跟踪频率相对较高的正弦输入的时候，采用位置控制较好，当

频率降低时，高阶控制具有明显的优势。

复杂输入信号的响应　与对简单信号的响应相类似，复杂输入信号的响应具有时间或相位延迟，减小该延迟的方法就是为操作者提供预估输入信号行为的信息。若截止频率增加，操作表现会变差。控制等级对跟踪表现的影响取决于输入信号的频率。若频率较低速率控制的跟踪表现优于位置控制，若频率增加，位置控制的效果更好。

(李　烨)

réntǐ xiǎngyìng shíjiān yánchí

人体响应时间延迟　（human time lag）　从信号或刺激开始到操作者完成反应动作之间的时间差。又称人体反应时间。主要包括刺激感知时间、判断决策时间和反应动作时间三部分。人体响应时间延迟包含在人机系统总体操作时间之内，对那些实时性要求严格的作业任务而言，总体操作时间对于任务的成功与否至关重要，这种情况下人体响应时间延迟是决定任务成败的关键要素，十分重要。①感知时间：感觉到信号刺激的时间、是信号属性（尺寸、强度、持续时间等）的函数。通常情况下，感知时间为几百分之一秒。②决策时间：主要取决于决策的复杂度，变化范围较大。大体上决策时间与决策选项的数目的对数值成比例关系。③反应时间：反应复杂度（力、位移、精度要求等）以及肢体使用情况的函数，简单任务（比如按键动作）的反应时间通常为几百分之一秒，较复杂任务（如精确操纵游戏杆）的反应时通常要几十分之一秒。反应时具有可变性，对于一项给定的任务，其反应时间不是唯一不变的，不同

人的反应时间存在差异，即使同一个人在不同时间进行同一个任务，其反应时间也不是固定不变的。若工作条件变差，工作要求更苛刻，任务难度更大，不同操作者的反应时间差有增大的趋势（图1，图2）。这种变化的程度还取决于具体的工作环境和操作者本身。不同性别年龄的人反应时不同，老年人的反应时间比青年人稍长，男性的反应时间比女性

短而且更稳定。训练可以减少决策时间，减少无关操作动作，改善关键动作，缩短反应时间，特别是在完成复杂任务时，表现得非常明显。人体响应时间延迟的影响因素包括以下几方面。

感观 大多数情况下，视觉、听觉、触觉这三种最常用的感官的反应时间相差不大。味觉和痛觉是生理报警装置，其反应时间较长。同时接受两种以上混合信

号刺激的反应时间大于等于接受单一刺激信号的反应时间。与此同时，其他设计考虑也是同样重要的，如听觉背景噪声、可视区域内视频信号的辨识度等。

信号属性 ①尺寸：一定范围内，视觉信号可视区域增大有利于加快反应速度。②强度：一定范围内，增加信号强度可以加快反应速度。③持续时间：如果信号本身具有较好的可识别性，则其持续时间对反应时间的影响较小。时间很短（小于0.1秒）的信号会增加反应时间，因为该信号不易引起操作者的注意。④品质：其影响有待于进一步研究，但是某些信号的特定品质确实会加快反应速度。如人们对高频声音信号的反应速度快于低频声音信号。⑤位置：人们对可视区中心的视觉信号的反应速度快于对可视区边缘的视觉信号的反应速度。⑥间歇性：但需要判断信号是否闪烁以及闪烁频率时，信号的间歇性即闪烁周期对反应时间有直接影响。

信号复杂度 ①信号区分度：某些情况下，信号之间很难完美的区分开来，区分新号需要消耗时间，所以信号之间的区分度越差，反应时间就越长。②信号数量：随着有效信号数量的增加，操作者对每一个信号的反应时都会增加。

信号速率 ①心理不应期：在跟踪任务中，操作者的最大反应速率是2~3次/秒，其原因在于人在处理和判断前一个信号的过程中无法对一个新的信号做出反应，即处于心理不应期内。其不应程度主要受到信号时间间隔、操作精度、选项数目、预期信息等因素影响。②信号时间间隔：若在0.1秒时间间隔内先后产生

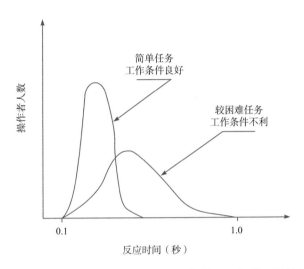

图1 反应时间分布趋势（大多数人在不同条件下，完成不同任务时的反应时间分布）

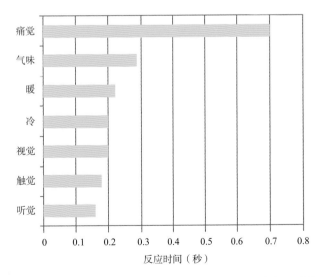

图2 通常条件下人的平均反应时间（人的不同感官单独作用时的平均反应时间）

两个信号，很有可能被当作一个信号处理。若时间间隔在 0.1~0.5 秒，可以对两个信号分别做出反应，但是由于存在心理不应期，对第二个信号的反应时间要比对第一个信号的反应时间长得多。若时间间隔大于 0.5 秒，可以对两个做出反应，并且不会受到不应期的影响。③操作者超负荷后的行为：若信号速率太快，操作者很难全部处理，而是倾向于忽略一部分，或者通过记忆，在信号速率较低时，滞后完成前面的操作。若信号速率始终处于较高水平，记忆法会失效，导致后续输入信号全部丢失。

预期信息 ①在动作信号之前加入适当的报警信号有助于操作者预测动作信号的发生，从而减少反应时间，报警信号能够将简单任务的反应时间缩短 40%。②对于单个信号，报警信号应该提前 2~8 秒产生，不应太长，如果提前时间超过 8 秒，操作者对动作信号到来时间的预测准确性会有所下降。反之如果两者之间的间隔过短（小于 0.1 秒），操作者的响应延迟时间反而会比没有报警信号时还要长。③多个信号连续产生时，前一个信号可以作为后一个信号的报警信号，当信号之间的时间间隔（大于 0.3 秒，小于 2 秒）固定后，人体响应时间延迟将会减小并趋近于 0。操作者对其操作施加一个节律能够提高操作精度。如果报警信号和动作信号之间的时间间隔不断变化，操作者的反应时间会变长。④某些系统能够全部或部分的提供预告信息用以指示动作信号将要发生的位置或时间。如 8 个动作信号可以被平均分成两组，可以用一个报警信号指示动作信号的组别，这样的预告信息能减少反应

时间。⑤对于单个任务来说，报警信号与动作信号的时间间隔设置在 2~8 秒较优。对于连续的任务，该间隔应设置在 0.3~2 秒。报警信号的持续时间大于 0.1 秒较为适宜。⑥对于那些模式不定的时变连续或离散信号，预告信息可以使操作者提前做好准备。

操作者自身情况 ①积极性：操作者积极性提高的程度取决于其本人对系统输出的可控程度。当操作动作能够显著影响系统输出时，积极性是一个重要因素。操作者能够从自身操作的表现当中获得有益经验，有助于进一步学习和提高工作表现，这类信息应该得到及时反馈。②练习：可以缩短人体响应时间延迟，如果操作者的初始反应时间较短（0.2 秒左右），则提高的空间不大，反之如果初始反应时间较长（1~2 秒），通过练习可以提高反应速度，原因在于练习能够减少决策时间，细化必要动作，减少无用动作。复杂度较高的任务要求操作者的反应速度在一段较长的时间内连续提高，这时大部分的提高是在几天或几周的初始练习中

获得的。③自我控速：在控制操作速度时，操作者可以比平均速度快，或者为了减少误差而降低速度。人本身处于不断变化之中，人对同一信号的反应时间也不是固定的。在自我控速时，操作者可以避免超时惩罚，从快速反应过程中获益，自我控速对简单重复操作很有好处。

(李 烨)

jīqì chuándì hánshù

机器传递函数（machine transfer function） 用来描述机器输入与输出关系的函数方程式。最简单的是零阶控制系统，控制输出直接决定了机器输出，又称位置控制（图1）。其增益、放大倍数是一个常数，用 K 来表示。一阶系统的复杂度高一些，控制输出直接决定了机器输出的变化率，通常称为速率控制，机器速率变化量与控制偏移量成正比。如果一阶系统内部还包含有零阶系统，这时就称为速率辅助控制系统。在设计速率辅助控制系统时，非常重要的一个点就是合理地选择常数 K1 和 K2 的值，从而计算速率辅助常数，其值为 K2/K1。更

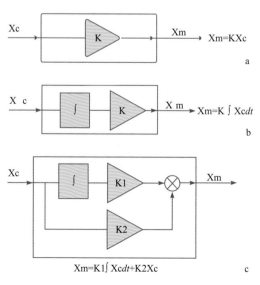

a. 位置控制系统；b. 速度控制系统；c. 速度辅助控制系统。

图1 零阶和一阶控制系统机器传递函数结构图

为复杂的系统是二阶控制系统（图2）。系统中，操作员的控制输出决定了机器输出的加速度。若操作者的输出位移到固定位置，机器输出将连续增加，其速度会越来越快，若操作者输出位移重新回到原点，机器将保持当前的速度做匀速运动。要使机器停止运动，操作者需要输出反方向的控制位移。二阶系统经常会包含有零阶或一阶系统，这种系统通常称为加速度辅助控制系统。

（李　烨）

jīqì fǔzhù gēnzōng

机器辅助跟踪（aided track-ing）　在速度和加速度恒定时，或者其他高阶派生元素恒定时，操作者输入信号，机器辅助计算并输出数据的系统。速率辅助跟踪是最简单常用的辅助跟踪形式，是包含了位置控制和速率控制的一阶系统，操作者控制输出会使机器输出的速率和位置都发生变化。辅助的最大优势在于用操作者简单的反应控制复杂的机器输出。如对于斜波输入信号，速率辅助跟踪可以减少操作者的反应次数，从而提高系统绩效。

辅助常数　K2/K1（见机器传递函数）的值就是辅助跟踪时间常数，简称辅助常数，通常以秒为单位。选择合适的辅助常数对有效的速率辅助跟踪至关重要。影响最优辅助常数的因素较多，该常数对提高跟踪绩效十分重要，因此对每一种特定的情况，都需要通过实验的方法来确定辅助常数值。对于连续的输入信号来说，最佳的常数在 0.2~0.8 秒。实验表明 0.5 秒接近于最优单值，其他证据表明最佳辅助常数是输入信号频率、复杂度以及显示器类型的函数。对于间歇性输入信号（比如雷达显示器）来说，最佳辅助常数就是两次修正的时间间隔。若雷达的扫描速率是 0.1 次/秒，操作者每次扫描时修正一次，则最佳辅助常数就是 10 秒，若操作者每两次扫描修正一次，则辅助常数就是 20 秒。若不能预测操作者的反应，则应该由计算机来设定辅助常数。此外，上述数值只适用于系统没有延迟环节、后冲环节以及其他降级环节的情况下。延时环节和后冲环节会与其他系统参数相互作用，从而影响跟踪绩效。

机器辅助跟踪效果　辅助跟踪时为了得到简单的机器输出，操作者需要使用比非辅助跟踪时更多地控制动作。对于阶跃输入信号，辅助跟踪的难度比简单位置控制的难度要大。机器辅助跟踪效果与所使用显示器类型有关。如果显示器能够让操作者估计出误差信息，机器辅助就没有效果了。为了更加有效，机器辅助要求操作者可以直接针对误差的幅度做出相应的反应。如果操作者的反应与误差和误差率两者的组合成比例，那就会失去机器辅助最主要的价值，操作者的操作绩效反而会比没有机器辅助时更差。若线路输入变化很慢，位置和速率之外的附加项目有助于提高绩效。对于速率固定的输入信号来说，加速度项可以帮助操作者用最少的控制动作进行跟踪。同样的，对于加速度固定的输入信号，引入加速度变化率能够带来类似的好处。在没有之后或后冲的条件下，K1、K2 和 K3 三者的最佳比率在 1∶2∶8 至 1∶4∶8 时，具有较好的效果。机器辅助应当在输入信号具有固定速率，固定加速度，或者其他高阶固定导数的情况下使用。

设计原则　①当输入（期望输出）为恒定速度，恒定加速度，或其他高阶恒定派生元素时，应采用辅助跟踪设计。②辅助环节的项目数应该比由输入派生出的恒定要素的项目数大一。③辅助常数应该在每个特定的场合下，通过实验验证后才能确定。

（李　烨）

jīqì dònglìxué réntǐ xiàoyìng

机器动力学人体效应（effect of machine dynamic on operator performance）　根据某些特定的可识别的属性研究机器动力学特性是十分有益的，因为机器动力学

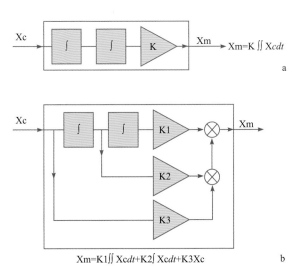

$$Xm=K\!\!\int\!\!\int Xcdt$$

a

$$Xm=K1\!\!\int\!\!\int Xcdt+K2\!\!\int Xcdt+K3Xc$$

b

a. 加速度控制系统；b. 加速度辅助控制系统。

图2　二阶系统

会影响操作绩效。主要影响因素包括延迟、增益、积分（图1）。

延迟的影响　延迟可分为几个不同的类型，可以出现在系统的不同部分。传输延迟通常以补偿显示的形式降低绩效，即使这种延迟小到操作员意识不到的程度。后冲延迟与传输延迟对于操作者的绩效表现的初始影响相类似，这是因为两者对系统的初始影响方式很相似，在系统对操作者的初始控制行为做出反应之前都存在一个时间差。指数延迟或者双曲线型延迟既可以提高又可以降低绩效，取决于与系统其他机器动力属性之间的相互作用。如当增益优化设置之后，控制输出和机器输出之间的指数延迟之和将会降低绩效，但是如果增益过高（比如导致连续过冲），延迟的加入将会减小输出幅度，因此提高绩效。

增益的影响　在零阶控制系统中，增益是影响跟踪绩效的最重要因素。在高阶控制系统中，每个输出项（位置、速录、加速度等）的相对增益（敏感度）也是极其重要的。此外，增益会与系统其他动力学属性交互作用。

积分的影响　控制输出和机器输出之间积分环节的数量决定了系统的控制阶数。最佳的积分环节数目与输入频率有关，还与每个积分器周围的反馈与前馈环路数目有关。通常情况下应该尽量减少积分环节的数量，但是当输入频率很低的时候，一阶控制比零阶控制的效果好。同样的，如果反馈或者前馈环节可以辅助或加快系统运行，那么至少需要两个积分环节。有时候甚至需要四个或五个积分环节来辅助操作员提高绩效。关于其他机器动力学要素，如差分、模拟相加、控制阻抗等的人体效应的研究也具有十分重要的意义，但还有待于进一步深入地开展。

（李　烨）

duō rénjī xìtǒng bùjú
多人机系统布局　（arrangement of group of man and machine）　是指通过一定手段对人机系统组成部件、人机交互界面进行科学试验、分析，综合采用人机工效学方法对系统布局进行有目标、有计划地规划设计，使人机系统效能最优化的过程。

理想的人机系统，除了要确切地反映"机"的状况外，还要根据人的感觉器官的生理特征来确定其结构，两者必须达到充分的协调。也就是说，机的形状、大小、颜色、分度、标记、空间布置、强度、亮度、响度、频率、照明、背景、环境和距离等多种因素，都必须适合人的信息接收和认识过程，使操作者对机所显示的信息辨认速度快，可靠性高，误读率少，并减轻精神紧张和身体疲劳。多人机系统布局要充分满足操作者能够安全、准确、迅速、舒适地连续操作的要求。因此，设计者应首先考虑的是操作者的体形和各种生理、心理特征，以及体力和能力的限度，使控制器设计中凡与人体有关的部位，都具有宜人性，如机的大小、形状等应适合人手脚的动作特征；用力范围应在人体用力部位的适宜用力范围之内；机应安装在人肢体活动空间之内，重要的或使用频繁的控制器应安装在人操作最方便、反应最灵活的最佳活动空间等。人机系统布局的设计好坏将直接影响人机系统的功能和效率。

多人机系统布局的方法　与系统方法密切相关。系统方法认为，系统设计时不仅要着眼于系统要素的性能提高，更要考虑系统要素间的良好配合，从而使多系统的整体性能得到最佳。从系统工程的角度看，系统方法可以分为六个部分：明确系统目的、确定系统分配的制约条件、建立系统的数学模型、研究数学模型、提出新系统方案、方案分析和评价。这六个部分是进行系统布局的通用程序，同样适用于多人机系统布局。

多人机系统总体布局的目标　人机系统总体设计的目标主要从系统的角度出发，对系统中的人、机和系统等方面的布局提出要求和目标。①安全目标：人在系统中不可能不犯错误。系统的

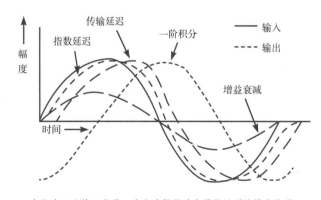

实线为正弦输入信号，虚线为机器动力学作用下的输出信号。

图1　多种机器动力学因素对正弦输入信号的人体效应作用结果

安全目标是人机系统总体布局最基本的目标。安全目标包括减少事故和避免人为错误两个方面。在布局设计中，可以对人的错误和事故进行分析，并提出相应的解决办法。②作业效能目标：提高人的作业效能直接关系到系统效能的提高。是人机系统总体布局设计中最重要的目标之一。合理分配作业、正确的设计和良好的环境，都可以改善操作者的作业效能。③用户满意度目标：人的心理因素逐渐受到广泛重视。是人机系统总体布局设计中心理和情感层面上的目标。研究发现，用户的心理压力与系统布局直接相关。在布局设计中，要建立良好的人机关系，提高用户的满意度。④系统效益目标：主要包括培训费用、人力资源的利用和生产效率三个方面。良好的作业程序和人机匹配以及工具设计，可以降低操作者对特殊能力和专门技能的要求，从而减少培训费用，更好地利用人力资源，提高生产效率。

应用领域　多人机系统布局多应用于工业设计、人机交互技术的研究等方面。领域涉及汽车舱室、飞机舱室的布局等。

（胡文东　张文娟）

duō rénjī xìtǒngliàn fēnxī

多人机系统链分析（link analysis of group of man and machine）

对人机系统中各子系统的相对位置、排列方法和交往次数等相互关联的过程，综合运用感知类型（视、听、触觉等）、使用频率、作用负荷和适应性，分析评价信息传递的方法。

理论基础　在多人机系统中，为完成某项监控活动，人需要通过视觉和听觉接受信息，经过大脑的分析和判断形成操纵命令，并通过手脚完成操纵指令的实施，这一过程可用系统链来描述。这里的系统链是指人机系统中相互联系的事，不是指有形的物。在人机系统中，系统链指人与机、机与机、人与人之间的相互作用关系。因此相应的系统链形式包括人-机链、机-机链和人-人链。人-机链是指作业者通过感觉器官接受机器发出的信息或作业者对机器实施控制操作而产生的作用关系；机-机链是指机械装置之间所存在的依次控制关系；人-人链是指作业者之间通过信息联络，协调系统正常运行而产生的作用关系。在进行人机系统布局评价时，将人体部位、机器及环境部位的相互关联成为系统链。

按连接的性质，人机系统的连接方式主要有对应连接和逐次连接两种。①对应连接：作业者通过感觉器官接受他人或机器发出的信息或作业者根据获得的信息进行操作而形成的作用关系。如操作人员观察显示器后，进行相应的操作；厂内运输驾驶员听到调度人员的指挥信号，驾驶员进行操作等。这些都是由显示器传给眼睛，或由声音信号传给耳朵后进行的。这种以视觉、听觉或触觉来接受指示形成的对应连接称为显示指示型对应连接；操作人员得到信息后，以各种反应动作操纵各种控制装置而形成的连接称为反应动作型对应连接。②逐次连接：人在进行某一作业过程中，往往不是一次动作便能达到目的，而需要多次逐个的连续动作。这种由逐次动作达到一个目的而形成的连接称为逐次连接。如内燃机车司机启动列车的操作过程为确认信号（信号机的灯光显示与车长的发车指令）—司机与副司机呼唤应答（人与人

连接）—手操纵列车制动器缓解—鸣笛—缓解机车制动器—置换向控制手柄于前进位—提主控手柄—打开撒砂开关—提主控手柄—关撒砂开关—置主控手柄于运转的合适位置。这一复杂操作过程即为典型的逐次连接。

基本方法　多人机系统链由连接关系图表示，链分析通过连接关系图进行。人机系统中的各种要素均用符号表示，各种要素之间的对应关系根据不同连接形式用不同的线型表示。系统链分析是一种由定性到定量的评价方法，常用于人机界面配置的设计与评价。其方法如下所述。①画出人机界面中操作者和设备联系链图，列出人机界面各要素的相互关系。一般用图形表示操作者、长方形表示设备；用细实线表示操作链、虚线表示视觉链；用点画线表示听觉链、双点画线表示行走链；用正方形表示重要度、三角形表示频率。②确定各个要素的重要程度和使用频率：各联系链的重要程度和使用频率可根据调查统计和经验确定其数值。一般用四级计分，即"极重要"和"频率极高"者为4分，"重要"和"频率高"者为3分，"一般"和"一般频率"者为2分，"不重要"和"频率低"者为1分。③计算联系链值：将各个联系链的重要程度值与频率值分别相乘，其乘积表示联系链值，链值高者表示重要程度和使用频率高，应布置在最佳区，操作链应处于人的最佳作业范围，视觉链应处于人的最佳视区，听觉链应使人的对话或听觉显示信号声最清楚，行走链应使行走距离最短等。如果不满足上述要求，就需要考虑重新布置。

链分析的步骤　可分为绘制

连接关系图和调整连接关系两步。

绘制连接关系图 根据人机系统，列出系统的主要要素，并用相应符号绘制连接关系图。

调整连接关系 为了使各子系统之间达到相对位置最优化，在调整连接关系时常使用以下三个优化原则。①减少交叉：为了使连接不交叉或减少交叉环节，通过调整人机关系及其相对位置来实现。经过多次作图分析，直至取得简单、合理的配置为止。②综合评价：对于较为复杂的人机系统，仅使用上述图解很难达到理想的效果。必须同时引入系统的重要程度和使用频率两个因素进行分析优化。a. 相对重要性。请有经验的人员确定连接的重要程度，根据"重要就近"原则进

行配置。b. 使用频率。按使用频率的大小对连接进行评价。c. 综合评价。将相对重要性和使用频率两者相对值之乘积的大小作为综合评价值，进行优化配置。③运用感觉特性配置系统的连接：从显示器获得信息或操纵控制器时，人与显示器或人与控制器之间形成视觉连接、听觉连接或触觉连接（控制、操纵连接）。视觉连接或触觉连接应配置在人的前面，这由人的感觉特性所决定。而听觉信号即使不来自人的前面也能被感知。因此，链分析还应考虑运用感觉特性配置系统的连接方式。

链分析的应用 ①对应连接分析：图1a为某雷达室的初始平面图。为了减少交叉和缩短行走

距离，运用连接分析优化雷达室内的人机间的连接。利用连接图将图1a简化为图1b。图1c所示为改进方案的连接图，改进方案的人机间连接关系与旧方案完全相同，但平面布置不同。改进方案的平面布置见图1d。②逐次连接分析：链分析可用于控制盘的布置。在实际控制过程中，某项作业的完成需对一系列控制器操纵才能完成。这些操纵动作往往按照一定的逻辑顺序进行，如果各控制器安排不当，各动作执行路线交叉太多，会影响控制的效率和准确性。运用逐次连接分析优化控制盘布置，可使各控制器的位置得到合理安排，减少动作线路的交叉及控制动作所经过的距离。图2是机载雷达的控制盘

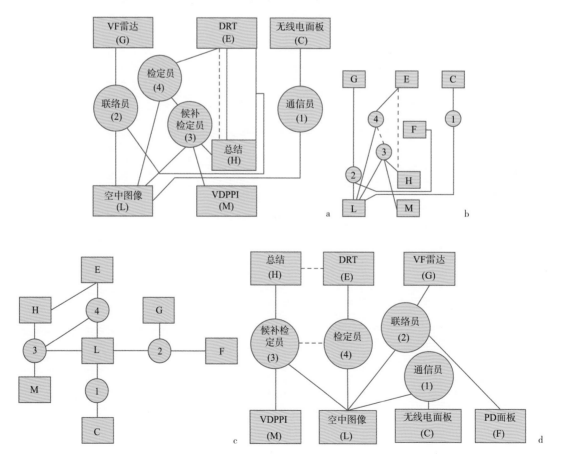

a. 初始平面图；b. 初始连接图；c. 改进连接图；d. 改进平面图。

图1 雷达室平面布置设计

示意图，标有数字的线是控制动作的正常连贯顺序。图 2a 是初始设计示意图。显然，操作动作既不规则又曲折。当操作连续进行时，通过对各个连接的分析，按每个操作的先后顺序，画出手从控制器到控制器的连续动作，得出控制器的最佳排列方案图 2b，使手的动作更趋于顺序化和协调化。

（胡文东　张文娟）

duō rénjī xìtǒng cāngshì bùjú

多人机系统舱室布局 （compartment layout of group of man and machine）

把人、机、环境三者视为相互关联的复杂系统，在深入分析和研究三者关系的基础上，运用现代设计的最新理论和方法，改变以往分散、孤立的设计和研究局面，使系统具有"安全、高效、舒适、易用"等综合效能。目前针对这类产品的开发设计，主要采用智能设计方法，如多学科优化设计、人机设计方法、计算机辅助设计技术、数字化设计技术等。

理论基础　舱室布局实质上是布置设计问题，属具、设备是布局物体，舱室空间是布局容器。舱室布局包含布局容器、布局物体及其相互之间的关系和要求。这些关系和要求即为布局的约束。舱室布局设计过程是约束的处理和使用过程。舱室布局约束是一种形式化的解释和符号描述，最终要将这些形式化的描述转化为具体的精确数值来定位布局物体。

多人机系统的舱室布局中必须充分考虑驾驶员和操纵装置构成的人机系统的和谐。由于多人机系统的结构复杂，信息显示器和控制器的数目增加，驾驶员的注意力主要集中在信息显示器和控制器上；在这种状态下，操纵装置设计和布局的不慎将增加人为失误。目前，国外在飞机、坦克和汽车设计中普遍采用了人体模型进行舱室优化布局和设计。要对多人机系统进行布局优化，需要充分考虑其内部特征和布置设计准则。考虑结合布局设计的具体情况，建立舱室多目标布局优化数学模型。

工作内容　对于多人机系统舱室布局问题，首先需要仔细分析影响布局设计的基本约束条件，并较为准确地建立描述布局问题的数学模型，然后通过对布局模型求解找到最优（或较优）的布局方案。在对舱室布置特点进行分析以后，对实际的舱室及其

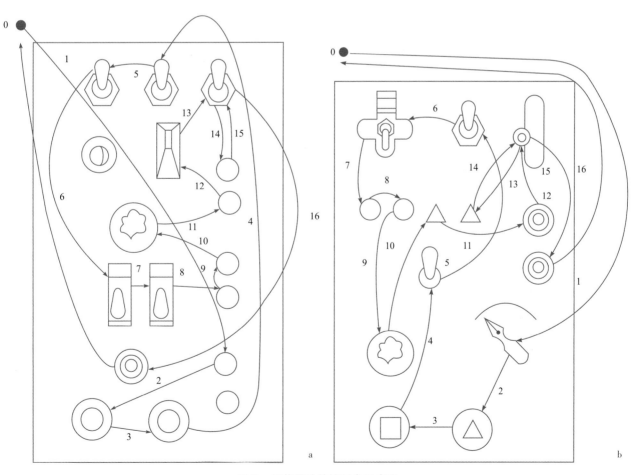

图 2　机载雷达的控制盘示意图

属具进行简化，以建立舱室布置的数学模型。其中布局容器为舱室，待布物为各种舱室属具（如床、桌和椅等）。将各舱室属具简化为矩形，建立舱室布置的数学模型。

工作方法 以多人机系统为分析对象，通过建立驾驶员操纵动力学模型，对具体作业进行仿真分析，以关节的受力情况为依据确定三维舒适操作域，同时依据某关节力矩达到最大可能值确定末端的最大操作力。运用这种方法不仅可以评判控制器的装配和空间布局是否满足操纵者生理特性，是否会对正常操纵带来负面的影响；还可用于操作力量分析和疲劳评估等。

工作要求 包括以下几方面。

飞机驾驶舱作业空间布局要求 ①驾驶舱基本布局尺寸：战斗机驾驶舱的空间布置应满足飞行员对舱外视界和舱内显示器的观察要求、对操纵器的触及性要求以及弹射座椅出舱的间隙要求。②飞行员视野：飞行员在飞机座舱里的视野可分为外视野和内视野两部分。外视野是指从设计眼位目视，不受飞机和座舱结构阻碍所能看到的座舱外部区域。在座舱设计中，应该给飞行员提供更大的切实可行的外视野和足够的进场着陆时的前下方和左前方视野。不同的机型有不同的外视野要求，对于单座歼（强）击机座舱，飞行员从设计眼位可得到不受妨碍的最小视角应该达到以下要求。a. 在正前方 0°方位，向下至少 11°，向上至少 10°。b. 在左右 20°方位，向下 20°。c. 在左右 30°方位，向下 25°。d. 在左右 90°方位，向下 40°。e. 在左右 135°方位，向下 20°。f. 从 135°～180°方位的后视野。内视野主要考虑的是仪表板视区，为保证飞行员能够适宜地观察仪表显示，座舱主仪表板距设计眼位的距离不应超过 635～760mm，应尽量垂直于飞行员的正常视线，应使视差减至最小限度。

舰船舱室作业空间布局要求 ①驾驶室布局：舰桥是操舰和指挥作战的地方，现代舰船大多将指挥室与驾驶室合二为一。驾驶室要求有良好的视野范围，通常都放在上层建筑最高一层甲板上，即驾驶甲板。驾驶室的面积要满足布置航电设备和驾驶室人员活动的需要。驾驶室尺寸在舰船的纵向应有 2.5～3.0m，横向一般不通到两舷，留出的两舷驾驶甲板用于驾驶员眺望和观测。从驾驶员的眼睛到船首端舷墙顶点引一直线，这一直线与水面的交点和船首柱间的一段区域称为盲区。盲区应尽量小，以便驾驶员及时发现船首附近的障碍物，采取必要的避让措施。军舰和客船的盲区长度一般要求不大于船长的 0.60～0.70 倍；货舱及油船满载时的盲区长度平均为 1.25 倍的船长。②居住舱室布局：舰船居住舱室的面积应能满足船员的基本起居需要，并尽可能创造一个有利于船员休息的环境。床铺应尽可能沿着舰船的纵向布置，以减少舰船横摇对舰员的影响。水面舰船居住舱室内的主要通道宽度应不小于 700mm；双层床铺长边间的通行宽度应不小于 500mm；三层床铺长边间的通行宽度应不小于 600mm。潜艇士兵床铺长边间的通行宽度应不小于 400mm；军官及军士长床铺长边间的通行宽度应不小于 450mm。③舰船属具设计：梯和舷梯是舰船上常用的属具。舰船的梯子有斜梯、直梯、盘梯、软梯和舷梯。在舰船

上安装斜梯时，为防止艇员头部与上舱口碰撞，斜梯下端第一级踏步与上舱口围板的下边缘净高度至少为 1850mm；对于层高大于 3500mm 的深舱，应在直梯或斜梯上设置过渡平台。斜梯的宽度一般为 600mm，斜度一般为 60°，最大斜度不大于 70°。斜梯踏步的间距一般为 180～230mm。直梯的宽度为 460～530mm，踏步间距为 300mm 为宜。直梯距后壁表面的间距应不小于 140mm，以留出容足空间。盘梯踏步间距约为 200mm，斜度一般为 45°，最大斜度应不大于 50°。软梯的宽度约 300mm。木踏板采用 32mm×32mm 的硬木，踏板间距为 330mm。舷梯布置方向一般应使登舰人员面向舰首登梯。舷梯的位置在舰船的中部或中后部右舷。舷梯斜度一般为 55°。舷梯下平台与舰船标准排水量水线的距离宜保持在 700mm 内。水面舰艇露天艏部舱口盖围板高度应不小于 250mm，露天艉部舱口盖围板高度应不小于 150mm。同时，露天艏部和艉部舱口盖围板高度应不大于 600mm。内部舱口盖围板高度一般为 50～150mm。潜艇出入舱口直径为 600mm。上盖的上翻角度应大于 95°。甲板上的人孔盖的通孔尺寸应不小于 450mm×350mm。舱壁上的人孔盖的瞳孔尺寸应不小于 450mm×600mm。栏杆高度为 900mm 或 1 050mm。外通道扶手距甲板高度为 1 000mm，内通道扶手距甲板高度为 900mm。扶手直径为 32mm。扶手距舱壁的有效间距为 40～50mm。

（胡文东 张文娟）

tōngdào kōngjiān bùjú

通道空间布局（layout of traffic space） 在狭长的带状地域内，由一种或一种以上的运输方式通

过时构成的运输格局。通道空间布局综合考虑运输通道中不同运输方式的有机配合和有效衔接，运用各种方式优化布局形态，确保运输系统的最优化。

理论基础　对通道空间进行布局是从建设、使用角度出发，对通道空间的发展需求、硬件条件进行分析和明确，建立与工效学发展规律相协调，与社会经济发展需求相一致的通道空间格局。通道空间布局包括通道内的线路走向、衔接方案的拟定与技术经济比较、优化工作。通道空间布局大多从各方式本身角度出发，通过单方式的布局优化论证，确定通道中的布局形态。但这种做法，只追求单独方式系统最优，并不能保证综合系统最优，不能较好考虑通道中不同方式的有机配合和有效衔接。一般来说，通道布局有以下几种形式。①直线式：所有的设备在摆布时互成直角，构成曲径通道。又称格子式。②斜线式：优点在于能使人随意浏览，气氛活跃，易使人看到更多机器设备。③自由滚动式：根据设备特点而形成的各种不同组合，或独立，或聚合，没有固定或专设的布局形式。

基本方法　要形成整体最优的通道布局规划方案，需要结合通道资源条件，做好不同备选线位与通道需求相配套的功能规划。

不同备选线位与各方式配置方案拟定　结合通道人口分布、资源富集程度分布及源汇点分布、人员分布对通道需求特性要求等方面资料，把握通道不同备选线位需求的特性。依据通道需求特性与不同方式的服务特性，建立走廊内方式分布的初步方案（一般应为多种可行方案集）。

分运输方式配置的优势与替代性分析　通道功能规划需要对初步规划方案进行优化，优化的实质在于通过分析不同方式之间如何以最经济的配置来满足通道本身多样性的需求，也就是不同通道方式在完成通道内不同要求的运输任务时，量和费方面的替代效益与费用最优。费用与效益方面可从经济、时效、舒适性方面的不同需求角度构造指标体系。基本方法是多指标体系下规划方案的优化与比选的费用效益法、层次分析法、线性规划法等。在通道分方式的比选中，需要注意能接受的方案应具备以下特点：单指标要有最低要求，某一指标低于某一不能接受的水准的方案不应被接受；在多指标组合评价中，指标取舍、指标权重、指标可接受的最低要求应采用模型与专家意见相结合的方法确定。通道分方式规划方案的比选、优化本身需要必要的反复，可将不同方案的优点组合后形成新的方案，也可以根据比选中发现的规划方案存在的不足，进行补充与完善。通过比选与优化，得到通道规划布局的运输方式，构成推荐方案。在通道的分方式规划比选过程中，对不同方案的利弊取舍，实际上也是对通道规划方案中不同部分定位的过程。布局规划的优化结果一旦得出，不同方式在通道内的角色就明确了。

基于运输方式整体协调的通道功能规划　需要将通道内不同方式、不同线位、不同衔接部位如何定位、如何互相配合、预期的效果、对通道不同使用者满足程度与原因清晰化，以有利于后期项目阶段对规划结果的理解、执行。因此，需要从功能的角度整理定义。这些定义，一方面要对运输方式进行基本定位，强调

主要承担何种性质的运输任务；另一方面要对替代性功能进行要点分析，强调哪些因素的突出变化会导致运输量生成和运输方式选择之间的转换倾向，为注重功能的运输通道建设提供依据。在通道功能规划基础上，衔接方案规划应明确不同运输方式转换或集散通道周边当地交通的枢纽位置，研究能与通道要求相匹配的衔接点位、衔接方式、衔接点用地及方案、衔接点对外交通组织线路与组织运营方式，要从运输与经济协调角度开展一些大型枢纽的衔接规划。①通道内各种运输方式之间的衔接规划：运输转换规划要突出衔接点功能对设施规划的指导。干线与干线运输衔接需要配置较多的换乘等候与走行设施，要注意设施服务水平保持一定水准；干线与支线运输换乘要注意转换环节的速度，要尽量减少干线设施在换乘环节的时耗，并要给支线换乘提供舒适的等候环境；不同运输方式的衔接转换，要注意降低运输使用者的转换成本，提供转换舒适性与时效性。②通道与资源富集区的衔接规划：由于不同资源有不同的通道需要，要针对资源富集区的具体需要，专门研究，做好通道衔接规划。衔接规划中要考虑的技术工作内容包括衔接与不衔接的对比分析、不同方案对通道社会发展与持续性影响测算分析、不同方案与使用者需求满足程度测算分析。此外，在通道布局的优化过程中，规划者必须详细说明推荐方案的原因。通过一些指标的测算，有利于规划者、决策者、公众对规划意图的沟通，有利于规划结果的互动与妥协，有利于规划的实施。作为布局规划的一部分，有必要构建通道布局

评价体系。布局评价体系的构建，可从运输能力与预期运输量满足程度、运输衔接的顺畅程度、通过运量的快捷性、对现代运输业产业扩展的适应性、对区域经济发展的带动或满足效果、规划方案的工程艰巨程度及与环境的适应性等方面构建评价指标体系。不同的运输通道其功能有所差异。因此，具体指标的选取及其最低要求、权重分配不宜一概而论，而应针对具体规划项目有不同的变化。

应用领域　就运输通道空间布局而言，考虑到中国经济发展水平比较低，在配置分析时，在运量、运输时效性、运输舒适性、运输费用承受能力方面，要有一定的提前量；此外，国土开发的倾向性要求，也要在运输走廊内运输方式分布的初步方案拟订中考虑。

大型火车客运站、大型机场的集散运输应突出对外客运如何与城市客运的协调；货物运输要从不同方式、不同方向货物之间的集散与重组需要出发，在优势点上规划方便衔接的货运枢纽场站或物流中心。客运枢纽要重视人性化方面设施规划，如换乘乘客到达枢纽的方便性（走行距离较短，有利于携带行李，乘客行走路线有引导标志、标线，候车等候环境舒适）等。对于货运枢纽有货物重新分拣后运输、货物简单加工后运输、货物运输集散的商业需求配套设施要求的，要做好枢纽配套的集散运输线路规划，要考虑衔接点运营方式组织方案、对外交通组织线路，要从通道效益最佳角度考虑集散硬件设施如何衔接周边运输网络、衔接硬件设施建设及运营成本如何回收。

（胡文东　张文娟）

zuòyè kōngjiān bùjú

作业空间布局（layout of plotting space）

人与机器设备、工作用具等所需空间总和的全面安排。以人机工程标准和原则为指导，依据操作者的操作范围、视觉范围以及作业姿势等一系列生理、心理因素对作业对象、机器设备、工具等进行合理的空间设计，给人、物等确定最佳的流通路线和占有区域，为操作者提供满足人的生理和心理特性的作业空间，以提高系统的可靠性、舒适性和经济性。作业空间的尺寸与人体尺寸、属具尺寸和作业姿态等物理因素有关，同时还与作业环境、人的性别、年龄和意识形态等因素有关。

作业空间分类　①近身作业空间：作业者在某一固定的工作岗位上，保持站姿或坐姿等一定的作业姿势时，由于人体的静态或动态尺寸的限制，作业者为完成作业所及的空间范围。作为作业空间设计的最基本内容，主要依据作业者在操作时四肢所及范围的静态尺寸和动态尺寸来确定。②个体作业场所：作业者周围与作业有关的、包含设备因素在内的作业区域。简称作业场所。如计算机、计算机桌、计算机椅就构成一个完整的个体作业场所。同近身作业空间相比，作业场所更复杂些，除了作业者的作业范围，还要包括相关设备所需的场地。③总体作业空间：多个相互联系的个体作业场所布置在一起就构成了总体作业空间。总体作业空间不是直接的作业场所，更多地强调多个个体作业场所之间尤其是多个作业者之间的相互关系。总体作业空间的设计除了需要考虑设备、用具所占的空间以及作业者的操作空间以外，还应给作业者留有足够的心理空间。

主要内容　包括以下几方面。

作业空间布局要求　①人体尺度要求：作业空间必须以人体尺寸为依据，满足视觉、听觉和运动器官的生理要求。操纵装置应布置在人体易于触及的空间范围内；显示器应布置在易于观察的视觉范围内；音响传示装置的位置应保证操作者能听清。同时，应有足够的活动空间供操作者调整操作姿态和出入。作业空间受工作过程、工作设备、作业姿势以及在各种作业姿势下工作持续时间等因素的影响。人在作业中常采用的作业姿势有立姿、坐姿、坐立交替姿、单腿跪姿、仰姿和卧姿等。作业姿势不同，所需的作业空间尺寸也不同。②机器尺度要求：对于小型机器设备，经常采用坐姿操作；对于大中型机器设备，往往采用立姿、坐姿、立姿交替、立姿和行走结合的操作方式。对于立姿和行走结合的操作方式，在作业空间设计中还需要增加通道的设计。③人与机器相对位置的要求：人与机器相对位置应便于人观察显示器，迅速而准确地操作操纵器，满足视觉可达性、听觉可达性和操作可达性的设计原则，具体要求如下。a. 工作面高度应适合操作者的身体尺寸及所要完成的工作类型。座位、工作面和工作台应能保证操作者舒适的身体姿势。身体躯干能自然挺直，身体重量能恰当地得到支撑，两肘可舒适地置于身体两侧、并使前臂呈水平状。b. 座椅应可调节，以满足不同身材操作者的生理和解剖学特点。c. 应为身体的活动（包括头、手臂、手、腿和足）提供足够的活动空间。d. 操纵器应布置在人体可达的范围内。e. 操作者的工作姿态依据工作要求确定，应优先选用坐姿。f. 对必须用较大的肌力才能完成的工作，则应采用合适的身体姿势，提供适当的身体支撑，使通过身体的力或力矩最小。g. 应为操作者提供变换身体姿势的空间，避免因长时间采用一种姿态而导致身体疲劳。④人与机器联系的要求：操作者应能通过视觉、听觉和触觉与机器发生联系。⑤人与人联系的要求：应根据具体需要，使操作者能（或不能）听到其他操作者的声音、能（或不能）看到其他操作者。⑥机器与机器联系的要求：机器之间相对位置的排列应满足安全距离和最小距离的要求。

社会方面要求　人的性别、年龄、民族、文化习俗、社会地位和所处环境等也是影响作业空间设计的重要因素。人对作业空间社会方面的要求可分为人身空间和领域两个方面。

原则　总原则是作业空间布局应以人的生理、心理特点为依据，不能超出作业者的作业范围，要处理好总体空间与局部空间之间的关系以及个体场所之间的相互关系。具体包括以下几点。①按使用频率和顺序进行布局：使用频率高的操纵器和显示器要布置在最佳的操作和视域范围内，并依据操作顺序的先后进行排列，形成流畅的操作线路，便于人的操纵和控制。②按机器的功能进行布局：按功能相关原则对显示器、操纵器等进行编组排列，以便于操作和管理。③按机器的重要程度进行布置：把重要的操纵器和显示器布置在最佳作业范围内，以便观察和操作。如某一操纵器或显示器，其使用频率不一定高，但在完成某项作业时却起着非常重要的作用，在进行布局

设计时就要特别注意作全面的衡量。④根据人的生理特征进行布局：根据人体生物力学、解剖学和运动学的特征来布置，做到既能使人高效率操作，又能减少人的疲劳。⑤相合性设计要求：武器装备的作业空间狭小，而要布置的显示与控制器数量众多，常是在操作者的前面、上下、左右和水平面上布满了各类显示器与操纵器。某些相互关联的显示器与控制器布置在不同的作业面上，因此对运动相合性的设计要求尤为突出。⑥全面衡量、注重安全：上述原则都是相互独立的，难以同时满足，往往是满足了某一原则就削弱或违背了其他原则。所以，在布置时要统一考虑，全面权衡。尤其要把武器装备系统的安全性放在首位。

作业空间布局类型　作业空间中空间尺度的确定主要取决于人的空间作业范围，即若人以站姿或坐姿等姿势进行作业，手和脚在水平面和垂直面内所能触及的最大轨迹所构成的空间范围，而人的空间作业范围又取决于操作者在作业过程中的作业姿势。最为常见的作业姿势是坐姿、立姿、坐立交替相结合的姿势，因此作业空间布局的类型包括立姿作业空间布局、坐姿作业空间布局和坐立姿交替的作业空间布局。依据人体测量数据，对作业空间进行布局时还应注意以下几点：衣着装备调整值，年龄、性别、健康状况，群体发育水平变化，地域、种族差异，心理修正量。

应用领域　作业空间布局主要应用于作业区域设计、作业空间布置、控制台、座椅和作业属具设计等方面。

（胡文东　张文娟）

rénjī xìtǒng rényuán fēnpèi

人机系统人员分配（arrangement of group of men in man-machine system）　根据人和机器各自的长处和局限性，把人-机系统中的任务进行分解，合理分配给人和机器去承担，使人与机器能够取长补短，相互匹配和协调，使系统安全、经济、高效地完成人和机器往往不能单独完成的工作任务。

理论基础　人机配合的好坏，不论是功能分配还是界面匹配，都可以通过人机系统的可靠性来衡量。人机系统的可靠性是人的可靠性和机的可靠性综合的结果。①人的可靠性：科学技术的不断进步和发展使机器系统的可靠性有了比较大的提高，在这样的情况下，人的可靠性的问题就显得十分突出。人的可靠性与前面提到的人的差错具有密切的联系。人的可靠性关键在于人具有很多不稳定的因素。人的活动和机器相比，具有很大的灵活性（又称自由度），这样的灵活性使人具有随机应变处理情况的能力。正是这样的自由度，让人产生差错，这就是人的不稳定性。人的不稳定因素有很多，因此影响人操作可靠性的因素也十分复杂。分析人的可靠性从本质上看就是分析人的错误及其原因。②机的可靠性：同样的，虽然人的可靠性在人机系统中处于重要地位，但是机的可靠性也值得关注。产品的设计质量、材料质量和生产质量已经成为机器可靠性的重要因素。

人机系统的可靠性可以看作是一种方法、一种概念和一种度量。从方法的角度看，人机系统可靠是一种预测系统差错的定量分析的方法；从概念的角度看，可靠性就意味着解释系统的错误

是如何产生的；从度量的角度看，可靠性就是系统完成某项作业的成功率。人机系统的可靠性，一般可以一般用可靠度、故障率和发生故障的平均时间来表示。可靠度一般指在一定的时间和条件下，无故障地发挥规定功能的概率。故障率与可靠度相反。故障率一般指在一定时间内发生故障的次数。发生故障的平均时间是指从开始使用到发生故障的时间。

工作内容 包括以下几方面。

静态人机功能分配 系统功能分析与设计人员根据系统的任务要求，进行系统功能分解与系统各功能技术规范的安排设计。这种功能安排是以固定的方式将某功能指定给系统中的某部件完成，系统在运行中不用随时加以调整，故称其为静态人机功能分配。静态人机功能分配主要通过功能化设计决策来完成，可用四个过程步骤来描述（图1）。①准备工作包括设计组织、细化要求（包括人的作用的详细说明）和资料文件的提出（包括国内外已有的类似系统的数据和人的能力数据等）。②分析定义功能构成一个假定的功能表（开始将仅包含一些主要的功能，然后增加许多细小的、具体的功能）。③决策设想又分为工程设计设想、功能分配设想以及人的因素设想。④测试评估包括推理演绎测试以及实验测试。

动态人机功能分配 科学技术的进步不断影响着人机功能分配。如随着信息技术和智能技术的进步，机器在感觉、信息处理甚至在决策与感知等方面的能力都大大提高。这就使得在人机功能分配决策中，原先分配给人的某些功能，可能转向分配给机器去完成，或由机器辅助人去完成。总之，虽然人机功能分配的基本原则的根本没有变化，但技术的发展使得人-机功能分配的决策过程与结果发生了巨大变化。有可能根据人的能力随环境、时间变化的情况，随时调整系统的功能分配决策。这不仅是在设计阶段的调整，而且也可在系统运行阶段动态地调整人机功能分配，使得功能分配更合理，实现的效果更佳。

对于像载人航天器这样复杂的人机环境系统而言，这种动态的作业分配决策尤其必要。因为航天器所处的飞行环境条件和航天员的功能状态都在随时间不断变化。如航天员在进入空间的最初一段时间，有的由于出现空间运动病，工作能力出现明显的下降。这就要求载人航天器系统一些作业的定义和分配策略能根据航天员当时的实际状况做出动态的改变，改变人参与系统工作的程度或减轻人的工作负荷。这对载人航天任务的圆满完成，甚至系统的安全都是非常重要的。

工作方法 包括以下几种。

静态人机功能分配方法 人机系统功能分配贯穿在系统分析、设计、验证和评估的每个阶段，必须和系统研制过程的各个环节紧密结合。在系统设计的初期，一个完整的功能很少完全分配给人或机。在主系统和分系统层次，大多数的功能都是由人与机共同来完成的，所以这些系统和分系统层次的功能必须再分解为更细微的层次，即最后达到将每个功能完全分配给人或机的系统分解层次。一般来说，决定人机功能分配决策的基本准则是：采用系统分析的方法，在定义系统及分系统功能的基础上，首先按功能的属性与重要性对其进行分类；然后以最佳实现某一功能为目标，来确定该功能究竟应该由人，还是由自动化系统完成。按功能化的设计思想进行设计的特点是把系统应具备的功能与其产生机制分离。这样可来两大益处：①可为各专业设计者提供抽象的、通用的设计语言。②可为各专业设计人属于人员联合设计提供方法论基础。事实上，只有通过功能分析与设计，把各功能分配给最适合于完成其系统构成要素来完成，才有可能实现人、机的优化整合，使人机环境系统在总体上实现安全、高效、经济（图2）。

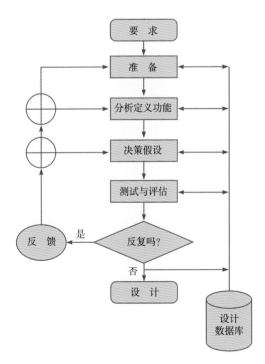

图1 系统功能化设计决策过程

对于那些很明确分配给人或机的功能和其分配受到法律和政策限制的功能，首先进行分配，并可能产生三种分配结果。①分配给机（记作 M）：由于规则条例、环境因素（热环境、噪声环境、振动环境、放射性环境等）和作业要求超过人的能力等原因，把某些功能强制分配给自动化系统或机器。②分配给人（记作 H）：由于决策的掌握与控制功能等原因，把功能强制分配给人。③无结果（记作 N）：可能出现一个不可接受的分配，其原因以下两点。a. 明令分配给自动化系统，但却缺少可行技术支持；或运用自动化系统代价过高；或自动化系统的可靠性不满足要求；或操作者不接受该自动化系统等。b. 某些功能明令分配给人，但该功能的要求却超过人的能力范围；或人的费用、人的可靠性不能满足要求等。

动态人机功能分配方法 在探讨系统运行阶段的动态人机功能分配之前，先就静态作业的分配情况作进一步讨论。静态的作业分配策略，是在忽略了作业的时变性与人响应的可变性的条件下产生的。实际情况是，人的工作负荷是分配给他的作业负荷与其可利用的资源之间差距的反映。这种差距是随时间变化的（图3）。在通常情况下，人将能够代偿这个变化，适应当前任务的要求与可利用能力之间的差距。然而，在某种情况下，这种差距可能过大，以致产生人不可接受的超负荷或低负荷。此时，作业者——人无法完全适应这种变化，或者出现工效降低，或者出现更严重的问题，从而造成系统无法实现原定的功能。那么，如何解决这种作业与人的特性出现大的

波动问题。很显然，这时需要有一个能动态地、最佳地实现作业分配的决策机制。在这个机制下，系统功能的分配能依据作业的定义、工作环境和当前系统组成要素的能力等条件，随时做出相应的分配决策。这就要求作业不是以一个固定的实体来设置。理想的情况是，作业的构造能随着系统的目标与要求而变化，同时也能随着作用于系统的环境约束数量与类型而变化。一个特定的作业定义给出之后，分配给人或机器的任务应由一个智能适应界面系统或辅助智能界面系统来实施。这个智能界面系统的输入，是当前作业要求与作业者可利用资源之间的失匹配信息。智能界面系

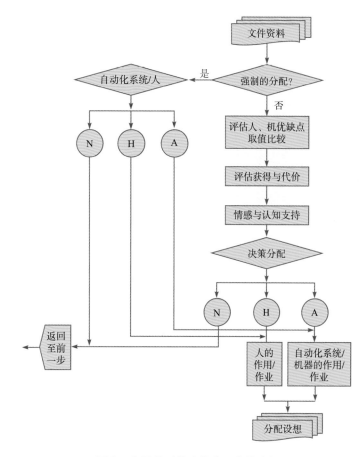

图 2 应用准则的功能分配决策过程

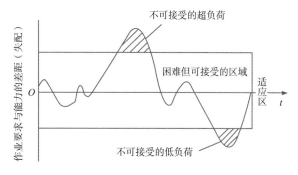

图 3 作业要求与可利用能力失配（阴影区域表示不可接受的负荷条件）

统能根据这个信息和相关的作业模型、机器系统模型、人的模型、工作负荷与能力关系模型等进行推理与预测。智能界面系统的输出，将是作业的重新构造与重新分配。动态的系统功能分配是要达到人、机两方面功能的互相支援、互相补充、互相促进的目的。很显然，这时，实际上是在原有的系统中加进了一个智能适应性机构部件。它的出现，也产生了新的困难和问题，所以动态的人机功能分配问题的实际实现，还有待进一步探索研究。

工作要求 系统功能的安排或指定，是依据一定原则进行的。①比较分配原则：比较就是关于人、机特性的分析比较。在比较分析的基础上，确定各个功能的优先分配。对任何一个功能，从人与机器两方面的特性进行比较，做出孰优、孰劣的评估。评估的主要要素包括效能、速度、可靠性和技术可行性等。通过评估得到一个复数值，其中，人的工效值为实部，机的工效值为虚部。这个复数值将落在决策矩阵图的某一区域，决策图共分六个区域，依次可以判断出功能最后分配给人还是机器（图4）。当某一功能需要人、机配合来完成时，则表明这一功能的分析尚需向更细的层次分解。这种通过比较分析来决定优先顺序的原则就是所谓比较分配原则。②剩余分配原则：将尽可能多的功能分配给机器完成，剩余的功能才分配给人。这一原则在实际分配决策上应用时可以和比较分配原则结合在一起来考虑。③经济分配原则：从获利与费用的角度来考虑某项功能的分配。同时用投入产出比的分析方法来考虑应将功能分配给人还是分配给机能够更节省费用。而系统的有些费用在设计阶段是不易直接估量的，如支付选拔、培训、维护的费用。因此，究竟是使用人经济，还是设计、生产制造、运行维护机器来实现该功能经济，都需要对具体功能进行深入分析考虑。④宜人分配原则：功能分配要有意识地多发挥人的技能，同时密切注意人的能力限度，既要使系统中人操作者不要在完成任务或作业后疲惫不堪，又不要让其长时间感到无事可做，工作警觉性下降。⑤弹性分配原则：一是由人自己决定参与系统行为的程度；二是智能机随时根据任务的难易和操作者的负荷来确定系统功能的分配，即动态人、机功能的分配。⑥情感与认知支持分配原则：由于前五条分配原则是把人作为一个与机器相比拟的部件来对待，在作决策时仅仅考虑在完成作业时的有效性、利益和代价，并没有考虑某些限制人的工效的特征。实上，人与机器不同，其完成工作的前提是某些要求首先被满足，如人的心理和社会等情感要求、对环境和信息等摄取的认知要求等。因此，需要从人的情感与认知支持等方面来考虑分配决策。

从上述分配决策过程可以看出，成功的功能分配决策将依赖于能否充分利用人、机功能要素所提供的能力，同时又要使每个功能的要求不超过人、机功能要素的能力或其各方面的限制。因此，对于分配给人的功能要作一定的作业分析，即对已分配给人来完成的任务作分析，看看分配给人的任务是否恰当。这时，不仅要充分注意到人能力的局限，同时还要充分考虑环境因素对人工作能力的影响。如在航空与载人航天活动中，持续很长时间的高度应激或限制活动，人的工作能力就会发生很大的变化。

（胡文东 韩 杨）

zuòcāng zīyuán guǎnlǐ

座舱资源管理（cockpit resource management，CRM）有效地利用所有可以利用的资源（包括硬件、软件、环境以及人力资源），以便达到安全、高效以及舒适飞行目的的过程。经过20多

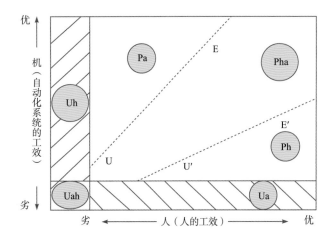

Uah 表示人、机工效都差的区；Ua 表示机的工效差的区；Uh 表示人的工效差的区；Pa 表示机占优势的区，决策选择时要依据下面的运用经济分配原则进行分配和从人的情感与认知支持来考虑分配决策两个方面进行考虑；Ph 表示人占优势的区；Pha 表示人、机并行区域，这时存在一个最佳分配问题。

图4 人机功能分配决策矩阵/空间图

年的研究和实践，CRM 的概念及由此产生的训练方法的改变大致可划分为五个时代：驾驶舱资源管理（cockpit resource management，CRM）、机组资源管理（crew resource management，CRM）、公司资源管理（corporate resource management，CRM）、第四代机组资源管理——错误管理（error management，EM，1998）、第五代机组资源管理——威胁与错误管理（threat & error management，TEM，2001）。以上关于其发展历程的划分及术语上的变化，主要来源于美国学者。但国际民用航空组织（ICAO）至今仍然采用驾驶舱资源管理这一术语，中国民航的广大飞行员已经习惯采用驾驶舱资源管理这一概念，这样也保持了这一学科的性质和它的研究范围的完整性。

CRM 是改善机组表现的一个综合系统，其训练大纲并不局限于几个特殊的，或者固定的案例，也不是独立于其他飞行训练活动的特殊体系；将机组作为一个整体进行训练，适用于所有的机组和所有飞行员；不仅仅是讲座形式的课堂教学，可以延伸到所有机组训练中；CRM 并不是给予机组成员怎样与其他人一起工作的特别处方，也不是指挥驾驶舱行为的固定管理模式，训练的侧重点在于机组成员的态度和行为以及对飞行安全的影响；是一种为飞行机组检验其行为的机会，通过这种检验，可以就如何改善驾驶舱群体工作做出努力；CRM 并不是一种速成，不是一夜之间就可以形成的技能。

基本内容 包括以下几方面。

驾驶舱资源的分类 根据资源的性质和来源，可以将驾驶舱资源划分为人力资源、运营信息、设备资源以及易耗资源。

人力资源 那些具有独到技能、能够提供有价值的帮助的人。是飞行员面临的最复杂、可变性最大，也是最有利于价值的资源，主要包括以下几点。①飞行机组资源：飞行员在飞行中需要优先使用的资源，这些资源包括飞行员个人资源和飞行机组组织资源。飞行员的个人资源是指飞行员的技术、交际能力以及术语化技能的总和，飞行员必须对其本身资源进行合理管理才能够安全高效地飞行，也即飞行员自己就是应该首先加以管理资源。飞行机组的组织资源是指除自己以外的、在驾驶舱内可以利用的人力资源，包括其他机组成员和空乘人员。②地面服务人员：主要包括气象人员、机械人员、公司调度、制造厂家的技术代表以及固定基地的操作人员等。这些人员可以提供丰富的信息和各种各样的服务，是飞行员可以利用的宝贵资源。③飞行服务人员：主要包括签派、航行管制一级飞行情报人员。都是飞行服务的主要提供者，也是为飞行机组提供帮助的快捷工具。

运营信息 飞行员有效地进行计划和做出决策所需要的各种资料，这些资料为飞行机组提供了非常有用的信息。这些信息包括飞行手册、检查单、性能手册、飞行员操作手册、民用航空条例、航图、机场细则以及公司运营手册等。所有这些资源都应该随机携带以便于机组在必要时查找。

机载设备 为了是飞行机组能够在更为复杂的环境中操作好飞机，已经研究出了许多精细的机载设备。可将这些机载设备资源做如下划分。①通信设备：如无线电、驾驶舱电话以及异频雷达发射机使得飞行员与许多可用的资源联结起来，提高了驾驶舱内外的信息传递速度和质量。②状态显示器：活的和保持高水平的处境意识的基础，它们不但提供了有关飞机和飞行的现实信息，而且还有助于提高机组的计划和判断决策能力。③趋势预测指示器：有助于飞行员准确地知道未来的飞行需要，并根据这些需要做出相应的计划。实时状态解释、燃油管理计算机、飞行计划计算机、内部导航系统以及与这些设备有关的装置实时地指出了潜在的问题，并使机组有足够的时间采取修正措施。这些趋势预测指示器的另外一些事例还包括失速警告系统、近地警告系统以及风切变提醒装置。④劳动保护服务装置：通过对飞行进程趋势的呈现使得飞行管理建立在更为坚实的基础之上，并能使飞行员将一些常规性的飞行任务交给自动驾驶系统去处理。通过提供负荷的分担，劳动保护装置可以降低飞行员的工作负荷。如同所有的飞行资源一样，这些种类繁多的机载设备是相互支持和相互补充的，综合使用这些设备资源可以使飞行机组获得和保持较高的处境意识水平。

易耗品资源 在飞行过程中的消耗品。这些资源非常昂贵，因此在每一次的飞行中配给的数量是相当有限的。最重要的三种易耗品资源是燃油、个人精力以及时间，有效地管理这些资源对于飞行来说非常重要。

驾驶舱资源管理的学科性质 驾驶舱资源管理是由多学科组成的一门边缘性学科，主要的相关学科包括以下几种。①飞行中人的因素：驾驶舱资源管理是在飞行中人的因素的基础上发展起来的，把机组作为一个整体来对待和研究的一门实用学科。从研究的主要内容来说，都是以人为研究重心。主要区别在于飞行中人的因素侧重于研究驾驶舱内的个体行为、个体生理、心理现象。而驾驶舱资源管理则更多地侧重于对驾驶舱机组群体行为的研究。②管理心理学：驾驶舱资源管理是管理心理学在驾驶舱中的具体运用。驾驶舱资源管理的许多理论框架都来源于这门学科。如驾驶舱领导行为和领导艺术已成为驾驶舱资源管理的重要内容之一，但其目前则大多采用管理心理学中的方格理论和情境理论作为其理论依据。③社会心理学：社会心理学是研究个体在其社会化和文化情境中的行为的科学（新大英百科全书，1974 年），驾驶舱资源管理的研究中心侧重于机组的群体行为和群体行为效益，那么社会心理学作为研究全人类社会心理现象的科学，理所当然地便成为其一个不可或缺的理论知识来源。④航空工效学：驾驶舱资源管理是对驾驶舱内所有资源，包括硬件、软件、环境以及人力资源有效和合理使用的过程，不可避免地就要涉及人机界面的诸多问题。航空工效学则正是研究显示器设计、操纵器设计、精密系统设计以及模拟器设计中的人的因素问题的科学。因此，它也是驾驶舱资源管理课程的必要组成部分。⑤测量学与统计学：驾驶舱资源管理研究和教学以及训练的一个重要手段是采用定性分析和定量分析相结合。这就要涉及测试问卷或者测验量表的编制、施测以及统计分析等过程。⑥事故调查研究：人的因素的飞行事故分析，是帮助读者理解驾驶舱资源管理有关知识、原理的强有力的手段。不但可以有效地引起读者的共鸣，也可以起到告诫飞行机组避免自己去犯同样的错误，同时更有利于在真实的飞行实践中运用所学到的驾驶舱资源管理技能。因此，飞行事故调查和案例分析也是驾驶舱资源管理科学的必然组成部分。

作用功能 驾驶舱资源管理着眼于人的因素的研究和团队群体训练，最终目的就是提高航空安全水平和工作绩效。通过驾驶舱资源管理训练可以提高机组的集体表现，减少飞行中人为失误。驾驶舱资源管理研究的领域非常广泛，根据国际民航组织（1989年）和大多数国家对驾驶舱资源管理研究内容的描述，可将驾驶舱资源管理的研究范围概括如下。

驾驶舱交流 有效地利用驾驶舱内外信息资源，是提高机组的处境水平的关键，信息交流技能是驾驶舱资源管理训练的核心内容，包括了人机之间信息交流和人-人之间的信息沟通，研究内容包括：①文化差异对驾驶舱交流的影响。②不同角色（年龄、机组成员的地位等）对驾驶舱交流的影响。③交流的果断性。④驾驶舱活动的参与对驾驶舱交流的影响。⑤倾听技能对驾驶舱交流的影响。⑥驾驶舱交流中的信息反馈。

驾驶舱处境意识 飞行处境意识是飞行机组在特定的时段内和特定的情景中对影响飞机和机组的各种因素、各种条件的准确知觉。简而言之，飞行处境意识就是飞行人员对自己所处环境的认识，也就是说，飞行人员要知道自己周围已经发生、正在发生和将要发生什么事情。座舱资源管理对驾驶舱处境意识进行研究的内容包括：①对周围环境的总体意识。②现实与知觉到的现实。③注意力固着。④监视。⑤失能（部分和全部失能、生理性失能与心理性失能）。

问题的解决和判断与决策 在驾驶舱资源管理中，飞行员对问题的解决和判断与决策是一项基本技能，其内容包括：①冲突的解决。②有时间压力的讲评。③群体判断和群体决策。

驾驶舱资源管理还涉及机组成员对应激的管理、人际交往技能，及其领导艺术的研究与训练，还会对飞行前后的飞行状态进行质询等。

（胡文东　代　静）

rén-jī-huánjìng xiàoyìng

人-机-环境效应 （effect of man-machine environment） 主要指环境对人机系统的影响。是用心理学、生理学、解剖学、人体测量学等学科的方法，使人-机-环境系统的设计符合人的身体结构和生理心理特点，以实现人、机、环境之间的最佳匹配，利于处于不同条件下的人能有效地、安全地、健康地、舒适地进行工作与生活。人-机-环境效应研究起源于欧洲，从最初关注人适应机的问题，发展到研究优化人机界面设计，使机器更好地适应人，以期发挥系统的最大效能。人-机-环境效应是从工效学发展而来的，随着机器（系统）功能、性能越来越高，人机交互技术不断发展，人机系统日趋复杂，涉及人的因素问题越来越突出，逐渐发展提出"人-机-环境效应"的概念。人-机-环境效应是人体科学、环境科学不断地向工程科学渗透和交叉的产物，是以人体科学中的人类学、生物学、心理学、卫生学、解剖学、生物力学、人体测量学等为"一肢"，以环境科学中的环境保护学、环境医学、

环境卫生学、环境心理学、环境检测学等学科为"另一肢"，以技术科学中的工业设计、安全工程、机械工程等学科为"躯干"，构成的学科体系（图1）。

人-机-环境效应的范畴非常宽泛，除了针对产品设计中的人机交互问题外，现已经扩展到产品研制全过程中对人的因素考虑。人-机-环境效应与其他邻近学科的不同之处在于不仅将人、机、环境作为一个整体系统来考虑（图2），考虑人-机-环境的安全、高效和经济（图3），并且强调在系统设计中充分考虑人的生理、心理特性以及人的能动作用。

发展历史 ①早期历史：20世纪初，弗兰克（Frank）和莉莲·吉尔布雷思（Lillian Gilbreth）就开始从事动作研究和工厂车间管理的研究工作，包括对疲劳和技术性工作绩效的研究，以及对残障人士使用的工作地和设备的设计。如他们对医院外科手术小组所做的分析，带来了直至今日仍在沿用的手术流程，即外科医师报出所需要的器材，并将手伸向护士，护士便把该器材以合适的方位放到他的手中。在吉尔布雷思（Gilbreth）夫妇的研究之前，外科医师自己从托盘中挑拣所需要的器材。吉尔布雷思夫妇发现，这种老式做法使得外科医师用在寻找器材的时间和处置患者的时间一样长。②专业的诞生（1945～1960年）：在第二次世界大战即将结束的1945年，美军陆军航空团（美国空军前身）和美国海军都建立了工程心理学实验室。几乎同时，以合同方式从事工程心理学研究的第一家民间咨询公司邓拉普联合公司（Dunlap & Associates）成立。1949年，工效学研究学会（现在简称

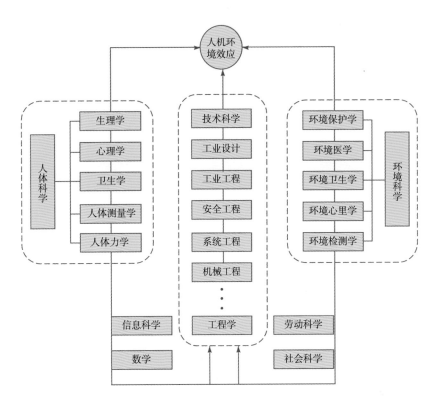

图1 人-机-环境效应与相关学科的关系

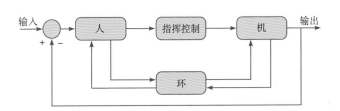

图2 广义的人-机-环境系统

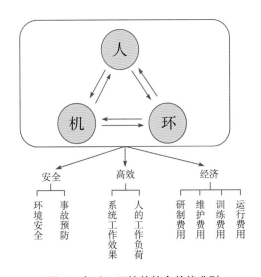

图3 人-机-环境的综合效能准则

工效学会）在英国成立，并且出版了第一本人因学著作——《应用试验心理学：工程设计中的人因素》（*Applied Experimental Psychology: Human Factors in Engineering Design*），作者是查帕尼斯（Chapanis），加纳（Garner）和摩根（Morgan）。1957 年，英国的工效研究学会的期刊《工效学》（*Ergonomics*）开始发行；美国的人因学学会成立；美国心理学会（APA）第 21 分会（工程心理学会）成立；该书的第一版问世；苏联发射了史普尼克 1 号（Sputnik1）人造卫星，人类的太空竞赛由此开始。1959 年，国际人类工效学学会成立，该学会把世界各国的人因和工效学学会联系起来。③快速成长期（1960~1980 年）：1960~1980 年，由于太空竞赛和载人太空飞行，人因学迅速成为太空计划中的重要部分。在 1960 年约有 500 位会员，但是到 1980 年会员就已超 3 000 人。许多生产药品、计算机、汽车和其他消费品的公司也都成立了人因学小组。工业界开始承认人因学对于工作地和产品制造的重要性和巨大贡献。④计算机技术发展（1980~1990 年）：计算机的使用带来的信息革命将人因学带到了引人注目的中心，计算机设备的、界面友好的软件和经过人性化考虑的办公室问题备注关注。新型控制装置、通过计算机显示器的信息显示方式以及新科技对人的影响等领域都为人因学专业带来了新的挑战。⑤1990 年以后：多领域拓展。美国国会 1988 年通过一项法律，命令联邦航空署（FAA）扩大其人因研究的规模，以提高航空安全。另外在医疗器械的设计、老年人用品和设施的设计、顾客满意度、生活幸福感和尊严等，为不发达国家的生活与工作品质的改善发挥更大的作用。

研究目标　提高工作效率和质量，满足人们的价值需要。随着技术的日新月异及生活品质的提高，人们将生活层次推向另一个境界。除了产品的材质、功能和品味外，人们希望产品本身的设计能更体贴和善解人意；而这体贴和善解人意不外乎期望能够更满足人类各方面的需求。满足就是有感觉且快乐合意的，若无感觉，则一切免谈；所以要有感觉，一切的设计就不能超出人类本能的极限。而这极限的探讨亦属人-机-环境效应的范畴。人因工程的主要目的有以下几点。①提高效率，如提高产质、减少失误，增加信赖度等。②增进人性价值，如降低工作压力和疲劳度，增进安全，提升舒适感和满足感，以及改善生活品质等。

研究内容　着重于研究人类以及其在工作和日常生活中所用到的产品、设备、设施、程序与环境之间的相互关系。具体研究范畴如下：①人特性的研究：人的工作能力研究；人的基本素质的测试与评价；人的体力负荷、脑力负荷和心理负荷研究；人的可靠性研究；人的数学模型（控制模型和决策模型）研究；人体测量技术研究；人员的选拔和训练研究等。②机特性的研究：被控对象动力学的建模技术；机的可操作性研究；机的可维护性研究；机的本质安全性（防错设计）研究等。③环境特性的研究：环境检测技术的研究；环境控制技术的研究；环境建模技术的研究等。④人机关系的研究：静态人机关系研究（作业域的布局与设计）；动态人机关系研究（人机界面研究、显示和控制技术研究、人机界面设计及评价技术研究、人机功能分配研究、人机功能比较研究、人机功能分配方法研究、人工智能研究）；多媒体技术在人机关系研究中的应用；数字人体在人机关系研究中的应用等。⑤人环关系的研究：境对人影响的研究；人对环境影响的研究；个体防护措施的研究等。⑥机-环关系的研究：环境对机器性能影响的研究；机器对环境影响的研究等。⑦人-机-环境系统总体性能的研究：人-机-环境系统总体数学模型的研究；人-机-环境系统模拟（数学模拟、半物理模拟和全物理模拟）技术的研究；人-机-环境系统总体性能（安全、高效、经济）的分析和评价研究；虚拟技术在系统总体性能研究中的应用等。⑧人-机-环境系统工程理论及应用研究：人-机-环境系统工程理论研究；人-机-环境系统工程在国民经济各部门（如航空、航天、航海、武器装备、核工业、能源、交通、运输、管理、企业生产等）中的应用研究等。

研究方法　将与人的能力、极限、特征、行为和动机相关的信息系统应用到人们使用的物品、流程以及环境的设计中去。这就涉及对人以及人对各种物品、环境等的反应的相关信息的科学调查。这些信息可用来为设计提供建议的基础，也可以用来预测各种备选设计方案的可能效果。人-机-环境效应的研究方法还包括对我设计的物品的评估，以确保物品能达到计划的设计目标，使人工作更有效、更舒适。

研究模型　目前在人因工程领域受国内大多数专家学者认可的模型为 SHEL 型。核心内容包括软件、硬件、环境和人。1972年，英国学者爱德华兹（Edwards）教授首次提出了安全工作中"人"所处的特定系统界面的原理，组成这个界面的元素包括：软件、硬件、环境和人，分别用其首字母 S、H、E、L 来代表，这四个元素组成的模型即是 SHEL 模型（图4）。

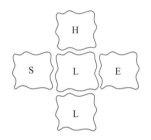

S-软件（software）；H-硬件（hardware）；E-环境（environment）；L-人（liveware）；L-人件（liveware, other persons）。

图4　SHEL模型

人处于模型的中心，是系统最关键最灵活的元素，也是系统中适应能力最强的部分这个广场边缘是锯齿状的，其他部分必须适应并与之相匹配，以避免系统内出现内应力而使系统完全崩溃。因此，重视人的因素，利用和发展人的潜力，必须注重研究人的特点，掌握人的特性。①人-硬件：以航空航天为例，主要体现在两个方面，一是飞行乘组要熟练使用飞机，发挥飞机技术装备的最大潜能，提高飞行品质；二是机务人员要确保飞机持续适航。这两个方面都是要建立良好的人与硬件的关系，达到人和飞机有交往的合作，融为一体。②人-软件：系统中的人与非结构件，如程序、规则、手册、检查单、工作单、象征版本号和计算机应用程序等软件。人与软件的关系不像人机界面那样有形可见，因而

较难觉察和解决。③人-环境：人与工作空间、设施配置的关系就是人与环境的关系。④人-人：即人-人之间的界面。领导、班组（机组）、团队和个性的影响，企业文化、企业风气、工作压力以及人和人之间的关系会对人的表现产生很大的影响。

由于界面间的元素不匹配而出现的差错，可以对人的误差进行分析。差错容易发生在处于中心位置的人与硬件，软件，环境及其他人之间的接点上。模型形象地描绘了现代生产的脆弱环节，对于安全工作有直接的指导作用；而且所描述的界面不仅仅存在于一线，生产组织的各个层次都有类似界面。因此，模型具有普遍意义。

（姚永杰　王　川）

gāokōng réntǐ xiàoyìng

高空人体效应（human body effect of altitude）

人从地球向高处上升，最终进入太空的过程中，受到的一系列高空环境因素作用的总和，这些环境因素包括缺氧、低压、低温及辐射等，其中对人体影响最明显的是缺氧及低压。大气是指包围在地球表面并随地球旋转的空气层，根据地球大气层的物理特点，大地测量学和地球物理学国际联盟将大气层分为对流层、平流层、中层、暖层、均匀层、非均匀层、臭氧层、电离层、散逸层。大气层的压力随高度而降低，至太空完全消失，其中大气每种组分的分压力也降低。温度和空气密度也随着高度的上升而降低。任何一个高度的大气压力与该处的温度和空气密度相关。大气为人类和生物提供了生理需要的气体环境，其中最重要的是氧气，人体功能的正常生理活动和体内的新陈代谢活动

都离不开氧气。高空环境对人体的影响主要是低气压影响及高空缺氧，主要威胁是高空缺氧。高空缺氧对人体的神经、心血管、呼吸、消化等系统均有不同的影响，其中对中枢神经系统的影响尤为明显。而低气压主要对人体产生物理性影响。在航空航天领域，高空效应会对人体的身体功能和操纵工效产生影响。

基本内容　①生物学影响：不断地向人体各组织细胞供氧是机体生存的必要条件。人上升到高空，由于大气压随高度升高而逐渐降低，吸入气中氧分压和肺泡氧分压也随之降低，单位时间内氧气由肺弥散到毛细血管的量减少，使动脉血中氧分压下降，血氧饱和度降低，血液和组织间氧分压压差减小，氧气由血液向组织弥散速率变小、量减少，以致组织细胞缺少代谢所需的氧气而出现一系列生理及病理表现（图1）。在缺氧分类中属于缺氧性缺氧。在完全缺氧的情况下，人在1分钟内将失去意识，10分钟内将丧命。部分缺氧将对机体的生理、心理功能产生影响。高空缺氧对人体的神经、心血管、呼吸、消化等系统均有不同程度的影响，对中枢神经系统的影响尤为明显。缺氧时，首先影响大脑皮质，可变现为精神不振、反应迟钝等症状，定向力、记忆力、判断力减弱；也可为类似轻度醉酒的症状，表现为兴奋、多话等。随着缺氧程度的加重，最终可导致意识丧失（图2）。总之，高空缺氧的影响程度依赖于缺氧的程度及缺氧的时间。高空低气压环境还可以对人体产生一些物理性影响。如空腔器官内气体膨胀，组织和体液中的气体离析出来，体液"沸腾"形成大量蒸气，肺、

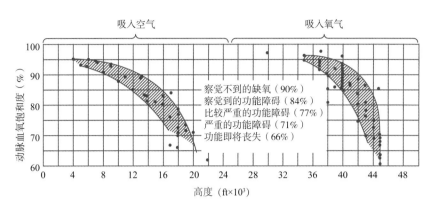

图1 不同高度的缺氧对机体的影响（缺氧情况以动脉血氧饱和度来表示）

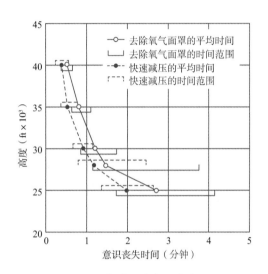

图2 不同条件下的意识丧失时间

中耳和鼻窦由于气压变化产生损伤。阐明高空环境对人体生理功能及作业工效的影响，利用相应的措施来维护工作人员的健康及促进工作安全，研制减轻高空环境不利影响的设备和设施是航空航天领域防护研究的主要内容和发展趋势。②类别：高空人体效应主要存在于航空航天领域、高原地区，包括高空缺氧、低气压、低温及辐射效应，高空缺氧及低气压对人体的影响较大。根据缺氧的严重程度、发展速度及暴露时间的长短分为暴发性、急性及慢性三种。低气压效应主要包括空腔器官内气体膨胀、气体解析、体液沸腾及一些脏器的损伤。

功能作用
高空辐射人体效应主要是由于来自大气层、宇宙空间的自然环境产生的辐射，包括电离辐射与非电离辐射；高空低温人体效应主要为局部组织受损、体温降低及工作能力下降。高空低气压效应和缺氧效应可体现在宏观水平、微观水平和工效水平。宏观上高空低气压效应可以导致胃肠胀气，表现为腹胀和腹痛。此外，飞机上升时，鼓室内气压相对较高形成正压，鼓膜向外膨隆，造成耳胀及听力减退。微观上，组织、血液中的气体离析出来，形成气泡，压迫局部组织、造成血管栓塞，体液由于低气压产生沸腾。工效方面，高空低气压下，由于腹痛、腹胀、局部组织压迫及血液栓塞、神经循环虚脱，严重影响作业工效，危及人体生命安全。

在航空领域暴发性高空缺氧和急性高空缺氧为多见。暴发性高空缺氧发生在人体突然暴露于稀薄空气中，出现氧的反向弥散，

突然发生意识丧失。急性高空缺氧是指在数分钟到几小时内人体暴露在低气压环境中的缺氧，多见于座舱压降低和供氧不足，发生头昏、视物模糊、情绪反应异常等。慢性高空缺氧是长期或者反复暴露于轻度或中等程度低氧环境条件下所引起。主要表现为劳动能力下降、体力及脑力活动均感疲劳且不易恢复，头痛、失眠、注意力、记忆力减退及消化功能障碍。高空缺氧最敏感的指标是视觉功能的减弱或丧失，表现为中心视力和外周视力的减弱。若高于10 000ft，复杂协调能力的任务如写字功能就会受影响，随着高度的增加，这种协调功能随着明显降低。反应能力在15 000～20 000ft 开始减弱。阅读、算术等智力在 10 000ft 就开始减弱。情绪性反应症状在 16 000～18 000ft 开始出现。

无论是哪种高空缺氧，不但会对飞行员的身体造成生理性或心理性影响，而且会影响飞行员的认知能力，降低作业工效。因此开展高空缺氧环境对操作者的影响及防护措施的研究，是航空领域人机工效学的重要课题。

（姚永杰　王庆敏）

wēndù réntǐ xiàoyìng
温度人体效应（human body effect of temperature）　人体代谢产生的热量与环境之间交换不平衡时引起的生理心理反应。当人体代谢产生的热量与环境之间的交换保持平衡状态时，体内温度恒定；当人体所处环境温度剧烈变化或长期暴露于高温或低温环境，并超出人体对温度的调节功能时，热平衡受到破坏，引起体内出现热积或热债现象，致使体温过高或过低，从而导致一系列生理心理效应。

影响因素 人体对环境温度的感觉不仅与环境温度有关，还与湿度、风速等因素有关。实验证明，环境温度为60℃的条件下，湿度为10%，人能够忍受；湿度为80%，人便不能忍受。皮肤表面的空气流动情况也影响人对环境温度和湿度的忍受度。此外，穿衣多少、劳动条件如何、职业、地区、年龄、性别等也都是影响温度感觉的主体因素。研究表明，人体感到舒适的环境温度夏季为18.9～23.9℃、冬季为17.2～21.7℃，但在实际生活中，这要受到诸多条件的影响。

高温的生理效应 高温通常指29℃以上的环境温度。突然的高温会引起皮肤烫感、烫痛甚至烫伤和烧伤。皮肤烫痛阈值一般为皮温41～45℃；烫伤阈值约为44℃。若皮肤温度高达50℃以上，几秒内即可造成烫伤。这些都属于人体对高温的急性效应。若环境温度并未高达足以使人烫痛或烫伤的程度，但人在其中停留时间较久，热平衡被破坏，也会产生不良的生理心理反应，其中最主要的是人体深部体温升高。若深部体温升高到38℃，人便会感觉不适，而且体温调节、水盐代谢、循环、呼吸等生理功能会出现紊乱，并对缺氧和超重的忍耐力下降。严重时还会出现头晕、头痛、耳鸣、视觉障碍、恶心、胸闷、疲乏、情绪不正常、自制能力降低乃至抽搐、中暑等症状。若深部体温达到39.1～39.4℃，排汗率和皮肤热传导量不再上升。这表明人体对高温的适应能力已达到极限。如果体温再继续升高，就会引起虚脱、肢体强直、晕厥、丧失意识，直至死亡。

高温对工作的影响，表现在使人体负荷的耐力降低、操作错误增多、事故率增高、工作效率下降，在一般情况下，环境温度在27～32℃，肌肉用力的工作效率下降，疲劳加剧。若环境温度高达32℃以上，需要高度注意的工作、警戒作业以及比较复杂的操纵活动的效率也开始受到影响，而一般智力工作（如统计）以及熟练的操作，则往往在更高的环境温度下才会受到影响。高温使大脑觉醒水平下降、注意力涣散、对动作的准确性和协调性以及反应能力与感觉的灵敏度都会产生不良影响。

严重的高温环境可导致热射病，人体出现下列三种临床形态，即日射病、热痉挛和热衰竭。①热射病：人体在热环境下，散热途径受阻，体温调节机制失调所致。其临床特点是在高温环境中突然发病，体温升高可达40℃以上，开始时大量出汗，以后出现无汗，并可伴有干热和意识障碍、嗜睡、昏迷等中枢神经系统症状。②热痉挛：由于大量出汗，体内钠、钾过量丢失所致。主要表现为明显的肌肉痉挛，伴有收缩痛。痉挛以四肢肌肉及腹肌等经常活动的肌肉为多见，尤以腓肠肌为最。痉挛常呈对称性，时而发作，时而缓解。患者神志清醒，体温多正常。③热衰竭：发病机制尚不明确，多数认为在高温、高湿环境下，皮肤血流的增加不伴有内脏血管收缩或血容量的相应增加，因此不能足够的代偿，致脑部暂时供血减少而晕厥。一般起病迅速，先有头晕、头痛、心悸、出汗、恶心、呕吐、皮肤湿冷、面色苍白、血压短暂下降，继而晕厥、体温不高或稍高。通常休息片刻即可清醒，一般不引起循环衰竭。

海军舰艇由于热源很多，舰艇主机和辅机的正常运转产热，舰艇钢铁等金属结构的良好导热，热带、亚热带海区夏季航行时的露天甲板所受的太阳辐射热，加上舰艇舱室环境密闭，通风条件差，人员拥挤，且长期生活和工作在一起，使舰艇舱室容易形成高温高湿环境，特别在主机舱、辅机舱和厨房的温度最高，一般可达35℃以上，有的甚至高达40%～50%，而舱室内的相对湿度一般都在50%～90%。因此，海军舰艇环境的防暑降温是舰艇人机环系统研究的重要方面。

低温的生理效应 低温通常指10℃以下的环境温度。低温环境除冬季低温外，主要见于高空、高山、潜水、南极和北极等地区以及低温工业。极低的低温会对人体产生急性效应，造成皮肤冻痛、冻僵和冻伤。有些低温环境虽不致引起冻伤，但如果暴露时间较长，也会造成对人体的伤害。

低温环境对人体的主要影响是使人体深部体温下降，从而引起一系列保护性或代偿性的生理反应，如寒战、人体表面血管收缩、代谢率升高、心率和呼吸率加速以及血液成分变化等。若深部体温降至34℃以下，人便会出现健忘、说话结巴和空间定向障碍；再下降至30℃时，则全身剧痛、意识模糊；若降至27℃以下，随意运动丧失，瞳孔反射、深部腱反射和皮肤反射均消失，人濒临死亡。通常，引起深部体温下降的环境温度在9.3℃以下。

低温对工作效率会产生重要影响。当环境温度低于18～20℃时，长时间的低温暴露会引起触觉辨别力下降；当手部皮肤温度低于15.5℃时，手的操作灵活性就会明显降低。不过，低温对听觉反应时和时间知觉等的影响较小。

由于水的导热系数约是空气的 25 倍，加上海上浪高涌急，人体在海水中以传导和对流的方式散失大量的体热。据国外文献报道，海上意外落水人员浸泡在海水中，在无防寒措施时，在一定的水温条件下人体能耐受的时间有限，超过了一定时间，就有生命危险。一般说来，在水温 18~20℃ 时，人在海水中能耐受的时间约 3 小时；16~18℃ 时，约 1 小时；13~16℃ 时，约 40 分钟；10~13℃ 时，约 20 分钟；当海水温度低于 15℃ 时，落水人员若得不到救援，将在 1~6 小时内死亡。

此外，海水的温度随着水深的增加而降低，一般说来在 40 米以下海水温度终年保持在 6℃ 以下，故低温是潜水作业的关键的问题，为了防止体温降低而造成的不良后果，对不同水温条件下的潜水，规定了相应的保温措施和保暖要求。

另据国外研究，在失事潜艇中，当舱室温度降到 4℃，相对湿度度增加到 85%，此外，CO_2 浓度逐渐增加到 2.5%，而 O_2 浓度逐渐下降到 17%，根据艇员在该环境中的新陈代谢情况，预计可能在该环境中可生存时间为 7 天。因此，失事潜艇援潜救生行动的紧迫性是显而易见的。

(姚永杰　陈伯华)

wūrǎnwù réntǐ xiàoyìng

污染物人体效应 (human body effect of contaminant)

环境中各种污染物与人体或人体组织发生相互作用，导致人体正常机体功能产生生理或病理性变化，从而对人体健康产生损害的效应。污染物是由诸多污染物组成的复杂混合物，可以分为化学性、生物性和物理性污染物三类。根据其存在状态，可分为气态和气溶胶两类。气态污染物主要有：二氧化硫 (SO_2)、氮氧化物 (NO_x)、一氧化碳 (CO) 和臭氧 (O_3)。气溶胶态的污染物即颗粒物 (particulate matter, PM)，按空气动力学直径可分为：总悬浮颗粒物 (total suspended particulate, TSP；粒径 ≤ 100μm)、可吸入颗粒物 (inhalable particle, IP；PM10；粒径 ≤ 10μm)、细颗粒物 (fine particle, FP；PM2.5；粒径 ≤ 2.5μm) 和超细颗粒物 (ultrafine particle, UFP；PM0.1；粒径 ≤ 0.1μm)。

基本内容 世界卫生组织 (WHO) 在 2005 年修订了世界卫生组织大气质量基准 (AQG) 提出目前全球主要大气污染物为以下四项：大气颗粒物、二氧化硫、二氧化氮和臭氧。

颗粒物 大小和形状决定颗粒最终进入人体的部位和对人体的危害程度，粒径 < 5.0μm 的尘埃则能进入肺中，其中粒径为 0.5~5.0μm 的可以沉积在细支气管中，经数小时后可由纤毛作用排除掉，而粒径 < 0.5μm 的可到达并滞留于肺泡中达数周、数月或数年，甚至可能进入血液通往全身。PM2.5 粒径小，表面积相对大，更易富集空气中的有毒重金属、酸性氧化物、有机污染物、细菌和病毒等。细颗粒物对心血管系统的影响被尤为关注。一般认为短期暴露于细颗粒物可诱发心律失常、心肌梗死、心肌缺血、心力衰竭、脑卒中、外周动脉疾病的加重以及猝死。长期暴露也可增加高血压和全身性动脉粥样硬化等多种心血管疾病的风险。

二氧化硫 易溶于水，被上呼吸道和支气管黏膜的黏液吸收，可对上呼吸道黏膜产生强烈的刺激作用，损伤呼吸道，减弱肺泡活性，从而引发气管炎、支气管哮喘等。二氧化硫在金属微粒催化下被氧化成三氧化硫，其危险性更高。二氧化硫与苯并芘 (B [a] P) 联合作用时可增加其致癌作用。另外，二氧化硫可吸附在 PM2.5 的表面进入呼吸道深部，使毒性增加 3~4 倍。

氮氧化物 尤其二氧化氮是可直接侵入肺泡内巨噬细胞，释放蛋白分解酶，破坏肺泡。正常健康者暴露在室内水平的二氧化氮 3 小时，会出现轻微呼吸道炎症。另外，大气环境中的氮氧化物和碳氢化合物在强烈太阳光紫外线照射下，经过复杂的光化学反应，可生成光化学烟雾，造成严重的二次污染，破坏生态环境。一氧化氮在无污染的大气中含量极低，城市生活区大气中则较高，具有广泛的生理学作用性，使细胞内 cGMP 水平升高而引起生物效应。同时，二氧化氮、一氧化氮作为环境毒物，都可以形成酸雨破坏臭氧层。

臭氧 光化学烟雾最重要的因子，可溶性气体，是城市中光化学氧化剂的主要成分，对人体的影响与接触的浓度、时间和接触者的运动量相关。免疫学研究表明，哮喘和非哮喘人群的呼吸系统疾病发病率和入院率的增加均与环境中臭氧浓度上升有关。

其他 多环芳烃 (PAH) 大部分是人类生活和生产活动过程中燃料的不完全燃烧产生的，本身并无毒性，进入机体后经过代谢活化呈现致癌作用。多环芳烃亦可和臭氧、氮氧化物、硝酸等反应，转化成致癌或诱变作用更强的化合物。目前动物实验证明的有较强致癌性的 PAH 有苯并［a］芘、苯并［a］蒽、苯并［b］荧蒽、二苯并［a，h］芘、二苯并［a，h］蒽等，其中以 B［a］P 的致癌作用最强。

铅可以损害神经、造血、消化、泌尿、生殖等多个系统，造成智力发育不良和造血功能障碍，且对成年后心血管异常、骨质疏松等也有影响。

功能作用 污染物对人体健康的作用主要表现在污染物对人体呼吸系统、心血管系统、免疫系统和神经系统等的危害。

对人体呼吸系统的危害 呼吸道是空气中悬浮颗粒物和其他有害物质进入人体的主要途径之一，呼吸系统是污染物直接作用的靶器官。流行病学观察认为短期暴露于户外颗粒物可增加上呼吸道疾病的发病率。污染物对呼吸系统损伤的确切机制还不完全明了，气态和颗粒污染物均能加重上下气道的潜在病理生理变化。活性氧簇的生成及其如何导致炎症反应是备受关注的重要机制，氧化应激还可促发氧化、还原反应敏感的信号通路，以协同方式激活前炎性细胞因子、化学因子和黏附受体的表达。另外，PM、O_3 等可以在气道表面生成免疫介导物过敏毒素 C3a，诱导气道高反应性。

人体心血管系统的危害 关于污染物与心血管系统关系的研究主要集中流行病学研究和毒理学研究两个方面，后者主要是组成成分分析研究和发病机制研究。大气污染对心血管的影响机制还不清楚。污染物的心血管效应可通过改变血管紧张性、动脉粥样性硬化、自主神经效应和全身性炎症反应等产生。健康成人吸入高浓度环境微粒 2 小时，动脉即收缩；短时间接触环境微粒后，

大鼠肺小动脉也收缩。PM2.5 可通过氧化损伤途径使血管内皮细胞死亡，导致心血管疾病的发生。空气污染还会导致动脉血管的突然收缩，这种血管的突然收缩会激发斑块的不稳定性或降低动脉粥样硬化患者的心肌灌注量，从而诱发急性冠脉综合征，可能是经由全身炎症反应和氧化应激导致了血管内皮功能障碍。短期（1~2 小时）暴露于污染颗粒物质，心率变异性（HRV）表现为下降，而 HRV 的下降与冠心病、心源性猝死以及致死性心律失常（如室速）等的发生都有关系，在老年人和具有明显心脏疾病的患者（如心肌梗死后的患者）中，HRV 的下降预示心血管疾病发病率和死亡率危险度都上升。

对人体免疫系统的作用 大气污染可以诱发机体出现超常的免疫反应如变态反应，用卵清蛋白（OVA）造模过敏小鼠，在致敏期间暴露于二氧化氮，加剧了过敏反应的程度和持续时间。此外，空气污染中的致癌物进入人体直接或经过代谢形成亲电基团后，可与肺组织靶器官 DNA 反应，形成 DNA 加合物导致 DNA 损害，最终诱导癌症。

对人体神经系统的作用 大气污染对人体神经系统的影响研究多集中于重金属和有机气体。重金属对人体生长发育有较为明显的不良影响，即使是低浓度的铅暴露，也可能与青少年的智力障碍，行为失调有关。甲醛的吸入能引起神经症状，如疲劳、记忆困难或情绪波动等。生理条件下 NO 在神经系统中是一种新型的神经信使，但在内源性 NO 产生或过量释放时，与超氧自由基反应产生活性氮自由基（reactive nitrogen species，RNS）会直接导

致神经毒性。

污染物的危害是多方面和多层次的，其与人群的健康状况息息相关。国内外流行病学和毒理学等学科的研究在该领域取得了很大成绩，使人们对污染物与健康关系的认识日新月异。当前，对颗粒物健康影响的研究重点已从 TSP 及 PM10 逐渐向 PM2.5 转移。细颗粒物和超细颗粒物（UFP）及其对人体健康的影响成为国际环境流行病学研究的热点之一，而 UFP 被认为是介导颗粒物不良健康效应的主要因素。但迄今为止，流行病学研究结果还尚未把健康效应特异地归因于某一种大气污染物，亦不能明确地观察到大气污染物对人群健康产生影响作用的阈值范围。研究工作还存在一定的问题：研究资料少而局限，缺少全国范围内大气污染造成的健康损失的定量资料；流行病学研究大多为时间序列分析和地区间比较的生态学研究，缺少精心设计的大规模人群队列研究；研究大气颗粒物污染对人群健康的影响时多考虑颗粒物的重量浓度，对空气中颗粒物表面吸附的化学、物理、生物污染物的种类考虑不足；此外，多数研究工作系在 20 世纪完成，时效性不强。

目前的科学研究成果还远远满足不了环境健康决策以及与大众进行环境健康风险交流的需求，还有很多科学问题需要解决，许多研究工作亟待开展。还需要通过大量研究人群的长期追踪调查，才能评估出长期空气污染暴露对疾病发病率和死亡率的影响。今后的研究工作中，应着重强调以下几点：寻找敏感的生物标志物；关注暴露引起疾病的早期效应，以人们因暴露在空气污染中患心

肺疾病及癌症的早期标志为基础制订和修改大气环境标准；由单纯的对大气污染物的监测发展为对居民或生物体内污染物负荷乃至疾病指标的监测等。

（姚永杰 许林军）

lìxué huánjìng

力学环境（mechanical environment）

人体在生产生活和军事作业过程中，受到的各种力学因素作用的总和。人类整个进化与发展过程中，受地球引力场的影响和作用，人体结构和生理功能已经高度适应地球表面的重力环境。如人体下肢抗重力肌群的质量和力量显著高于上肢肌肉群，因此可维持人体的站立姿势和直立行走，当重力环境发生改变时（超重或失重），人体组织和器官会发生变形、移位，体液发生惯性转移；在人体组织内部，也存在各种生物力学作用，如心肌收缩、泵血、血液流动、呼吸运动和肌肉关节活动等，都有力学因素的参与；在工农业生产和军事作业活动中，人体受到各种周期性和非周期性外力作用，会产生各种加速或减速运动，从而影响机体功能和操纵工效。因此，力学环境与人体功能和生产活动关系密切。

生物学影响 当物体受到外力作用时，物体各部分或各质点将产生相互作用的力，并表现为形变和速度改变，相互作用力、形变和速度变化可因各部分的密度、质量、黏弹性等力学性质以及整体结构情况的不同而不一致。因此，几何尺寸、质量、密度、结构等方面不同的物体对环境作用力的敏感性和响应也不同。如使蛋白质分子破坏约需 100 000 个 G（G 为物体受到的外力矢量和与处于地面静止条件下的重力的比值），使细胞器在细胞内部移位约需 1 000 个 G。动物身体由亿万个细胞组成，非常复杂，在较低 G 值作用下就可造成损伤或生理功能失调。如以心脏功能失调为耐力指标，小白鼠可以耐受几十或上百个 G，狗可耐受 10～20G，而人体则只能耐受 10G 左右。人体是一个具有复杂结构的有机整体。骨骼系统构成刚性的中心支架，骨及骨关节周围附有肌肉，体腔内充有密度、质量、黏弹性不同的各种组织器官。各部分之间又有由强度、弹性和阻尼不同的结缔组织、淋巴管和血管连接在一起，而血管中还有流动的血液。因此，力学环境对人体的影响可因作用力的大小、作用方向、持续时间、有无超调以及其变动情况等而有很大的差异。

阐明力学环境对人体生理功能及工作效率的影响，利用力学的有利因素和人体肌肉关节运动力学特点改进操作工具、兵器、航空航天器和船舰等人机操控界面设计，发展对抗力学不利影响的设备和设施，是力学环境效应与防护研究的主要内容和发展趋势。

功能作用 力学环境对人体的影响，表现为宏观层面、微观层面和工效层面。①宏观上，如持续性正加速度过载可引起物体重量增加、内脏器官向下变形移位、血液向下体惯性转移，继而发生脑缺血缺氧，导致意识丧失。②微观上，持续性正加速度可导致脑代谢障碍、神经细胞和心肌损伤、血管内皮和离子通道功能的改变等。③工效方面，持续性正加速度作用下，一方面，手臂向上运动变得吃力，精细操控和蹬舵等动作非常困难；另一方面，持续性正加速度引起的视野缩小、灰视及黑视显著影响仪表和外视景的视觉认知工效。

力学环境长期作用于机体可产生慢性累积性损伤，影响机体功能。舰载机着舰撞锁过程中飞行员受到横向减速过载作用，机体胸部以下躯体受安全带保护作用随座椅同步减速，而头颈部则由于惯性的作用（点头力矩）向前下方运动。由于颈部肌肉群、颈椎关节和韧带具有的生物力学特性，可起到缓冲和保护作用，可在一定程度上限制头颈部的相对运动，尽管如此，对飞行员造成的慢性累积性损伤仍不容忽视。美太平洋舰队 74% 的 F/A-18 舰载战斗机飞行员报道有以颈部疼痛为首发症状的头颈部不适和损伤的发生，给正常的飞行训练带来严重影响。

气流及机械原因引起的各种复杂振动和噪声对人体的影响，本质上是力对人体的作用。与持续性和冲击性力学环境比较，噪声和振动属于周期性的加速度和减速度作用，其对机体的影响更复杂，不仅与噪声、振动波的强度、频率有关，还与机体各组织器官的质量、黏弹性和固有频率等有关。如若组织器官的固有频率与外部振动频率接近或是其整数倍，组织器官受迫振动，并发生共振，可造成急慢性损伤。长期暴露高强度噪声环境中会引起内耳毛细胞变性、坏死，高频听力受损，进而累及语言频率，造成永久性听力丧失。航天失重（微重力）不仅对全身各系统造成生理性或病理性影响，还会给航天员的饮食、睡眠和操纵作业等带来麻烦，并影响其认知工效。因此，从宏观层面、微观层面和工效层面开展力学环境对操作者的影响及防护措施的研究，是军事人机工效学的重要课题。

类别 力学环境存在于人们生产生活的各个方面，包括重力环境变化引起的超重和失重、冲击性力学环境、振动和噪声力学环境、内外气体压力环境、与操纵器相互作用的力学环境以及人体组织器官相互作用的力学环境等（图1）。

（姚永杰）

jiāsùdù réntǐ xiàoyìng

加速度人体效应（human body effect of acceleration）

人体在生产生活和军事作业过程中，受到各种周期性和非周期性外力作用，产生各种加速或减速运动，生成的惯性力对机体的作用影响。这种作用可以影响人体的某些特定器官，或者影响人体整体，造成人体结构的损伤破坏，进而影响作业能力。这种效应与加速度本身的性质和人体方面的因素密切相关。人体在航空活动中受到的各种动力学因素主要是加速度的作用。加速度主要影响机体功能和操纵工效。对机体功能的影响主要包括循环系统、呼吸系统、视觉功能及脑功能的影响，还会

造成器官移位和变形、血液转移等；对操纵工效的影响，主要体现在对作业人员的某些动作及认知能力产生影响。

基本内容 ①生物学影响：当人体在加速度作用时会产生惯性力，这种惯性力会对机体产生生物学影响。这种生物学影响与加速度的性质和机体本身的因素密切相关。如离体细胞在200G的惯性力作用下完全不受影响，但在整体情况下，小于10G的作用力即可引起细胞超微结构发生改变。加速度对机体内不同黏弹性的器官组织的影响也有所不同。如骨骼质地坚硬、塑性形变小，在加速度作用下，几乎不产生移位，若达到耐受限值，主要引起损伤性变化，发生骨折；胸腹腔脏器质地比较柔软、塑性形变大，在加速度作用下主要发生移位和变形。而加速度对体液的移位影响是线性的。血液在惯性力的作用下，流体静脉压发生改变，并沿着作用力方向转移。此外，机体功能状态，如心血管调节功能状态、前庭功能的稳定性及年龄性别等差异也可导致加速度生物学影响不同。因此，加速度人体效应可因加速度的大小、作用方向、持续时间及机体本身的因素而有很大的差异。阐明加速度对人体影响的规律及工作效率的影响，寻求有效的防护措施和防护装备，保障人员健康和安全，是加速度人体效应与防护研究的主要内容

和发展趋势。②类别：加速度人体效应存在于人们生产生活和军事作业活动的各个方面，这种效应取决于加速度作用的强度、持续时间、增长率、身体受力范围、部位及方向。航空飞行中的加速度主要包括直线加速度、角加速度、径向加速度和科里奥利加速度等。加速度人体效应主要包括对人员的机体功能及对操作工效的影响。

功能作用 加速度对人体的影响，表现为宏观层面、微观层面和工效层面。①宏观上，如持续性正加速度过载可引起物体视重增加、内脏器官向骨盆方向变形移位、血液向下半身转移，引起人体一系列功能改变，如发生脑缺血缺氧，导致意识丧失。②微观上，持续性正加速度主要导致循环系统、呼吸系统、视觉功能及脑功能的改变。如引起血压及心脏功能的改变（图1）、肺功能改变（图2）、气体交换功能障碍、视觉基本功能改变及视力改变、脑电图变化及意识丧失。③工效方面，持续性正加速度作用下，一方面，手脚沉重，精细操控和蹬舵等动作非常困难；另一方面，持续性正加速度引起的视野缩小、视功能降低、仪表判读困难，影响作业工效。持续正加速度还可以导致组织、器官发生病理性改变。如持续正加速度可导致脑神经元损害、气胸、急性脊柱损伤、腹股沟疝和膈疝。

持续负加速度时，人体受到由足向头的力的惯性力作用。①宏观上，血液、内脏器官向头端移位，引起人体一系列功能改变。如面部、眼睛充血、呼吸吞咽困难、严重者意识丧失。②微观上，持续负加速度主要导致循环系统、呼吸系统、视觉功能及

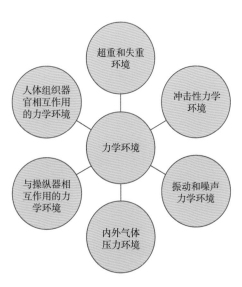

图1 与人机工效相关的力学环境构成

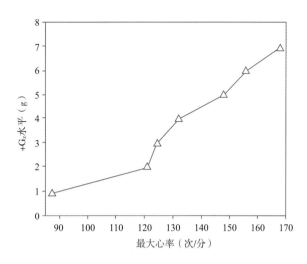

图1 增大的+G_z 对心率的影响

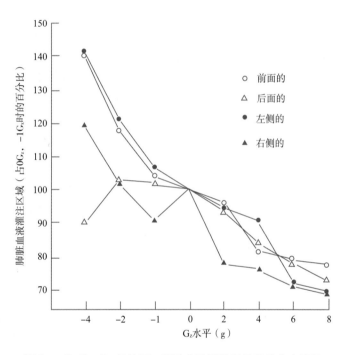

图2 +G_z 和-G_z 条件下，肺脏血流灌注量的定量分布情况

脑功能的改变。如引起眼水平动脉血压升高、脑静脉和静脉窦压力急剧升高、颈动脉血压急增加；肺通气量减少；产生红视、中心视力丧失、复视；脑缺血缺氧。③工效方面，视功能及脑功能减弱，导致作业人员作业能力下降。

持续横加速度（+G_x）时，肢体沉重、腹部受压、呼吸困难、视功能受损。-G_x 作用主要表现为呼吸困难、流涕、流涎、下眼睑下垂及身体前侧部位出现点状淤血。G_y 横加速度时，主要影响飞行员的操纵动作。力学环境长期作用于机体可产生慢性累积性损伤，影响机体功能。舰载机着舰撞锁过程中飞行员受到横向减速过载作用，头部产生甩鞭样运动，对飞行员造成的慢性累积性损伤。因此，从宏观层面、微观层面和工效层面开展力学环境对操作者的影响及研究，是军事人机工效学的重要课题。

（姚永杰 王庆敏）

zhèndòng réntǐ xiàoyìng

振动人体效应（human body effect of vibration） 振动对人体的危害。人体通常受到来自三方面的振动影响：①高强度噪声传播到人体时，激起身体整个表面和某些部位振动。②振动通过人体支撑面传递到整个人体，引起全身振动。③振动通过工作台、操纵杆等传递到人的上肢或其他部位，引起局部振动。除此还有一种是人的眼睛同所观察的仪表或其他目标做相对运动。在这些振动中，全身振动是主要的，它对机体的影响最大。振动人体效应包括多个方面：①机体对振动的反应：从物理学的观点看，人体是一个十分复杂的系统，包括若干线性和非线性"部件"，其机械性能很不稳定，且因人而异，再加上心理因素情况就更加复杂。在较低的振动频率范围内，人体可描述为一个多自由度的集中参数系统，而在较高的频率范围内，人体可描述为复杂的分布参数系统。在低频低强度垂直振动作用时，足弓、膝关节和脊柱相当于减振器，在人体对振动的感觉中起到重要作用，若这些天然减振器效用减小或失去作用，人体对振动的耐受力就会减弱。人体对振动的感觉可用振动率和加速度来表征。人体对低频振动反应的主要现象是共振。因为人体与其他结构一样，其整体和组成部分（器官、组织）都有其固有振动频率，当外界激振力频率与人体某部分的固有频率相同时，就会出现共振，此时人对此一频率的振动特别敏感，容易引起明显的生理、心理反应，甚至出现病理改变。根据人体坐标系统，无论是坐势、立势还是仰卧势，均有一个振动方向：头-脚方向（Z轴）、胸-背方向（X轴）及左右方向（Y轴）。由此可见，人在舰船上处于坐势或立势时，垂向振动表现为Z轴，水平振动表现X轴和Y轴。而仰卧势时，垂向振动为X轴，水平振动为Y轴和Z轴。研究方法、实验条件、振动状态、人体姿势不同及个体差异，因此有关人体各器官、组织的共振频率，文献报道不一致。有研究指出，立位时，垂向振动（Z轴），人体出现三个共振峰，第一共振峰出现在4~8Hz频段内，主要是由胸腔共振形成；第二共振峰出现在10~12Hz，是由腹部内脏共振所致；第三共振峰出现在20~25Hz。此外，在全振动作用下，还会出现局部共振，脊柱的共振频率为30Hz，眼为18~50Hz，头部为2~30Hz和500~1 000Hz，手为30~40Hz，上下颌6~8Hz。水平（X轴）振动，头部为1~2Hz，膝和肩部为1~3Hz。坐势时，垂向振动（Z轴），人体有两个共振峰，共振频率分别为4~5Hz和12~15Hz。躯干的共振频率为3~6Hz，胸部为4~6Hz，肩部为2~6Hz，腹部为4~7Hz。仰卧势时，垂向振动（X轴），全身的共振频率为5~8Hz，胸部为6~12Hz，腹部为4~8Hz，头部为50~70Hz，足部为16~31Hz。水平振动（Y轴）足部为0.8~4Hz，头部为0.6~4Hz；水平振动（Z轴），足部为1~3Hz，腹部为1.5~6Hz，头部为1~4Hz。可见，人体全身和局部的共振频率主要在低频。人体对船舶振动加速度的反应见表1。②对中枢神经系统的影响：振动对中枢神经系统的影响，主要表现为大脑的觉醒状态或觉醒水平。1~2Hz中等强度振动，可起到催眠作用，使人思睡；而频率较高不稳定的强烈振动，能提高人的觉醒水平，使人呈兴奋状态；持续的振动能抑制或阻断正常的神经肌肉反射；17~25Hz中等强度振动，可引起中枢神经系统共振，使人的觉醒状态、注意力集中程度、思维判断、精细操作能力等心理特征发生改变。同时，振动刺激前庭神经和脊髓运动神经，可使视觉运动系统发生改变，从而加重了振动的心理反应。胸、腹、头颈和肩部谐振，会使神经系统、骨关节系统失常，引起心悸、恶心、多汗、肌力降低、动脉血压升高、视力降低、记忆力衰退等现象。18Hz 2.5m/s^{2}的振动可引起下肢腱反射减弱。强烈振动可使人员自主神经功能紊乱、注意力分散、反应时延长、焦虑、虚弱、头痛、头晕、恶心呕吐、食欲不振和失眠。③对心血管功能的影响：人暴露于中等强度振动，初始阶段心率略有增加，但很快适应而趋正常，只有在20Hz以下频率范围的强烈振动，才会引起明显的心率增加。振动可使多数人出现血管痉挛反射、小动脉收缩、血管运动功能障碍、外周血流量减少、血压升高等。同时，振动可使血液中的水分减少，血细胞比容上升，红细胞中的色素蛋白质增加，尿量减少。有人观察到，长期全身振动，可导致心肌缺血、窦性心动过缓、心电图ST段下移、心室高电压、后束支传导阻滞。④对消化系统的影响：全身振动可使胃肠蠕动增加，收缩加强，胃液分泌功能发生障碍。在全身振动下的作业人员常出现胃酸过多、慢性胃炎、溃疡、胆囊炎等消化系统疾病的发病率上升。强烈的振动还可引起胃肠道振伤，出现胃肠道出血、腹痛、便血等症状。⑤对呼吸系统的影响：振动对呼吸功能的影响，主要表现为呼吸频率、肺通气量和耗氧量的增加，这是由于反射性肌肉收缩引起机体代谢功能增强所致。而肺通气量的增加，则可能是由于内脏振动刺激膈肌使腹壁产生被动运动所致。有研究发现，振动可使血液氧分压略有增高，而二氧化碳分压和血液酸碱度却没有改变。振动引起呼吸功能变化的主观症状主要为胸痛和呼吸表浅而频率加快。⑥对肌肉骨骼的

表1 人体对船舶振动加速度的反应

主感反应	垂直振动（r.m.s, m/s^2）		水平振动（r.m.s, m/s^2）	
	舱舰部	居住区	舱舰部	居住区
很微弱振动感	<0.1	—	—	—
微弱振动	0.10~0.25	<0.1	<0.1	—
无不适感	0.25~0.50	0.10~0.25	0.10~0.25	<0.1
稍感不适	0.50~1.20	0.25~0.50	0.25~0.50	0.10~0.25
很不适	1.20~2.50	0.50~1.25	0.50~1.25	0.25~0.50
极为不适	2.50~5.00	1.25~2.50	1.25~2.50	0.50~1.25
勉强忍受	5.00~10.00	2.50~5.00	2.50~5.00	1.25~2.50
无法忍受	>10.00	>5.00	>5.00	>2.50

注：表中 r.m.s 为均方根值。

影响：振动作用可引起人体的肌肉群收缩。连续的振动暴露，人的静态肌肉群处于持续的紧张状态，抑制或阻断正常的神经肌肉反射。这主要是由于机体为改变自身固有频率以减轻共振的一种代偿性反应。引起肌肉反射性紧张的振动频率主要在 10～200Hz。为了避免或减轻振动引起内脏发生移位，腹壁肌肉也会发生收缩。人处于坐势时，可观察到肌电活动的增强。若振动频率为从 2～3Hz 直至 6Hz，颈部肌肉组织的肌电图电位都在增大。但仰卧的研究结果和坐位时相反，振动并未引起明显的颈肩部肌肉的肌电活动变化。1～100Hz 的振动，可使人的手和手指震颤增强和人的坐势不稳现象。强烈而长时间的振动可引起肌萎缩、肌张力下降，甚至引起骨骼损伤。20Hz 的振动能在短时间内使膝反射消失，并且在振动停止后间隔一段时间才恢复。坐势时，18Hz 2.5m/s^2 和 20Hz 1m/s^2 的振动均能引起显著的听阈偏移；振动为人体共振频率时，引起的听阈偏移最大。许多研究表明，振动与稳态噪声或脉冲噪声联合作用，均可加重听觉的损伤，如 85dBA 和 98dBA 的宽带噪声与 5Hz 2.12m/s^2 和正弦振动联合作用，引起的听阈偏移比单独噪声暴露大得多。155dB、1Hz 的脉冲噪声与 30Hz 9.8m/s^2 的全身振动联合作用，可引起 23～33dB 的永久性听阈偏移，而单独脉冲噪声暴露最终引起的永久性听阈偏移只有 15～20dB。振动作用于前庭器官感受器，可引起前庭壶腹纤维的退行性变，导致前庭功能异常。在全身振动作用下，前庭和内脏的反射，可引起自主神经功能障碍。0.1～0.63Hz 的低频船舶振动刺激前庭

器官，是引起运动病的重要原因。在舰船远航中，人们观察到若振动频率从 0.5Hz 下降到 0.1Hz，运动病的发病率明显增加。实验也证明，若全身振动频率低到 0.17Hz，运动病的发病率随加速度增加而增加。运动病是航海中的常见病，主要由舰船的速度变化、多向振动加速度以及角速度同时反复作用所致，常见的症状有头胀、头痛、眩晕、面色苍白、出冷汗、恶心、呕吐、心悸、胸闷、厌食等。振动对视功能影响。5～8Hz 的垂向振动，视敏度变化不大，但振动频率为 16～31Hz 及 80Hz 时，视敏度明显下降。1.5～4.5Hz，3.5～5.0m/s^2 的振动，可使视觉分辨能力下降 30% 左右。

（姚永杰 李中付）

zàoshēng réntǐ xiàoyìng

噪声人体效应（human body effect of noise） 噪声对人体的危害。噪声是影响最广的一种环境污染，不仅损伤人体的听觉系统，而且对非听觉系统、睡眠和语言交流等都有较大影响。

基本内容 噪声人体效应是多方面的，噪声可对人体听觉系统产生损伤，还可对神经系统、心血管系统、消化系统、前庭功能、视觉功能、免疫功能产生危害。①对听觉的影响：噪声对听觉的影响是特异性的，主要表现为听觉敏感度下降，听阈升高，也就是噪声引起的听觉损失。听觉损失可分为暂时性和永久性两种。在较强的噪声下短时间停留，可引起耳鸣，听觉出现少量下降，脱离噪声后数分钟即恢复正常，这种现象称为听觉适应。在噪声下停留更长时间后，听觉进一步下降，离开噪声后几小时甚至几天才恢复到原来水平，这种现象

称为听觉疲劳或暂时性听阈偏移（TTS）。如果噪声暴露后引起不可恢复性听力变化，称为永久性听阈偏移（PTS），临床上称为噪声性耳聋。长期在宽带稳态噪声下暴露听力损失首先在高频范围出现，然后逐渐扩展至语频。同时低频损失轻，高频损失明显，往往在 3 000～6 000Hz 处形成 V 形或 U 形听谷（图1）。稳态噪声引起的听力损伤程度取决于噪声强度、频率和暴露时间。脉冲噪声以损伤听觉系统为主，只有当压力峰值特别大（185dB 以上）听觉系统的损伤已达到相当严重的程度时，内脏才可能出现伤情。脉冲噪声对听觉的损伤部位不在中枢，而仅局限于周边听觉器官，即中耳和内耳，常表现为中耳和内耳兼有的急性混合伤。脉冲噪声对听觉的损伤，主要取决于压力峰值、脉宽和重复次数。脉冲噪声与稳态噪声联合作用的听觉效应与噪声的强度、频谱、联合作用时间等因素有关。②对神经系统的影响：噪声作用于人的中枢神经系统，可引起大脑皮质功能紊乱，使兴奋和抑制平衡失调，条件反射异常。长期暴露于噪声下，会产生积累效应，引起自主神经功能紊乱，使人出现头晕、头痛、头胀、烦躁、失眠、多梦、乏力、嗜睡、心悸、恶心、记忆力减退等。③对心血管系统的影响：噪声对心血管系统的影响，主要表现为心悸、血压、心电图的改变。噪声对心血管的影响归为两种情况，一种属于即时效应，即开始接触噪声时，机体产生保护性反应，表现为交感神经兴奋，心率加快，心输出量增加，收缩压升高，噪声越强这种反应越明显。随着噪声暴露时间的延长，机体的应激反应逐渐减弱，继而

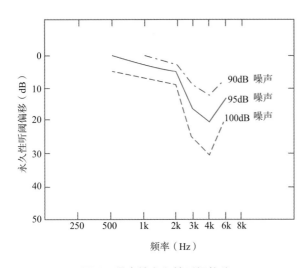

图1 噪声性永久性听阈偏移

出现抑制，表现为心率减慢，心输出量减少，收缩压下降。另一种属于远期效应或称慢性损伤效应，主要表现为脉搏和血压波动，心电图呈缺血型改变或传导阻滞，以及外围血流阻力变化等。④对消化系统的影响：高噪声刺激可引起消化功能减退、胃功能紊乱、消化液分泌异常、胃张力减低、蠕动无力、排空减慢、胃酸度改变，从而导致消化不良、食欲减退、营养不良、体重减轻等。⑤对前庭和视觉功能的影响：噪声刺激前庭器官，可出现眩晕和眼球震颤，严重时可使身体平衡和空间定向功能出现障碍，如两耳听力相差很大，或强声从一侧传来，两耳受到的刺激不等时，表现更为明显。噪声作用可引起瞳孔散大，视野向心性缩小，视敏感度和视野调节速度减低。研究表明，在噪声作用下，蓝色和绿色视野增大，而红色视野缩小。噪声导致视力清晰度和视运动反应时的改变与噪声强度密相关，噪声越强，视力清晰度越差，潜伏期越长。此外，噪声还可引起视幻觉，如观察一根垂直紧挂于空中的直线时，在噪声刺激下，就会发现直线渐渐偏离刺激声大的一边而靠拢刺激声小的一边。如观察空中一个亮点时，将得出相反的感觉，亮点偏离刺激声小的一边而靠近刺激声大的一边。⑥对内分泌、代谢和免疫功能的影响：噪声作用可使肾上腺素分泌增加，儿茶酚胺排出量提高，机体免疫功能降低。噪声作用可引起内分泌紊乱，导致妇女月经失调（周期紊乱、经期延长、经量增多等）、卵巢功能障碍、组织缺氧、使受精卵或早期胚胎破坏，自然流产率或早产率增高。⑦对心理的影响：几乎所有船员或舰员都有过因舱室噪声而引起烦恼的体验。噪声引起的烦恼除与暴露噪声的特征（频率、强度、持续时间、噪声的类型等）有关外，还与听者复杂的心理状态、环境因素及工作性质等有关。因为前者直接通过听觉起作用，故称为听觉因素，后者称为非听觉因素。引起烦恼的非听觉因素比较广泛与复杂，对同一噪声，不同的人或同一人在不同时间、不同地点可能出现不同程度的烦恼。⑧对睡眠的影响：休息和睡眠是人员恢复疲劳保持正常状态所必要的生理过程，经常性睡眠不足，将会造成皮质细胞的损伤，从而导致疲劳，并进一步影响工作效率，而噪声作为一种干扰因素，使人感到烦恼甚至无法休息和入睡。噪声引起的睡眠障碍是一种生理功能紊乱，其影响主要表现为两方面，一方面引起觉醒，其阈值约只比听阈高20dB；另一方面改变人的睡眠状态，使睡眠由熟睡变为浅睡或使睡眠中断、时间缩短。⑨对语言交谈的影响：语言和声音信号是人员间交流的重要手段，在紧急情况下如错误理解语言或报警信号内容将导致严重后果。

（姚永杰　李中付）

guānghuánjìng réntǐ xiàoyìng

光环境人体效应（human body effect of luminous environment）

光环境作用于人体后所产生的各种生物效应。光在人类的生活中起着重要的作用，只有光辐射才能引起视觉，人从外界获取的信息中有80%以上来自视觉。光环境是从生理和心理效果来评价的照明环境，照明系统（天然光和人工光）和环境中所有表面的光度特性的综合结果，直接影响人机界面的视觉信息交流和视觉功能，同时也影响整个人体的生理功能和心理状态。

基本内容 光环境作用于人体，敏感靶器官为人眼，若人眼适应高于几个坎德拉每平方米（cd/m^2）亮度，主要由视网膜的锥体细胞起作用，能辨别外界物体的细节和颜色；当人眼适应于$2 \sim 10 cd/m^2$亮度，主要由视网膜的锥体细胞和杆体细胞同时起作用的视觉；人眼处于暗视觉状态，主要由视网膜的杆体细胞起作用。明视觉和暗视觉的视见函数峰值分别为555nm和510nm；中间视觉的视见函数峰值随亮度变化，反映了不同亮度下两种细胞作用比例的变化。光环境中光源色温的高低如冷色调（>5 300K）、中间色调（3 300~5 300K）、暖色调（<3 300K）作用于人体可以进行冷、暖感觉的调节，在暖色调的灯光下，较低的照度即可以达到舒适感，在冷色调的灯光下，则需要较高的照度才能达到舒适。光环境中不同的光谱和不同的强度变化作用于人体还会产生一些皮肤效应和非视觉生物效应。

作用功能 ①视觉效应：眼睛是光的接收器，当光线通过角膜与晶状体会聚到视网膜的感光细胞上，经转换成神经脉冲，沿视神经传到大脑，产生视觉，从而认识和辨别外界事物，其中包括形觉、光觉、色觉等方面。②皮肤效应：红斑是最常见的光环境中紫外线照射的皮肤效应。③眼部效应：光环境中过量的紫外照射可导致眼角膜结膜炎，但很少引起持久性的视觉损伤。④抗佝偻效应：光环境中紫外线可以使皮肤中的7-脱氢胆固醇分子转化为维生素D_3，后者可促进骨骼的钙化。⑤非视觉生物效应：人眼视网膜特化感光神经节细胞接收光环境中的光信号后，将信息传递到大脑的视交叉上核，从而控制褪黑素等激素的分泌，产生生物节律变化等非视觉方面的效应。

（姚永杰　时粉周）

wēixiǎo qìhòu réntǐ xiàoyìng

微小气候人体效应 （ human body effect of microclimate ）

在舰船范围内的空气物理状况，主要由气温、气湿、气流、热辐射等四种物理因素组成。不仅受舰船本身各种因素的制约，而且受外界气候的影响，形成舰船特有的局部气候环境。良好的舰船微小气候可保持人体热平衡，使体温调节处于正常状态，从而有利于提高工效、恢复体力。不良的微小气候则可使体温调节处于紧张状态，并可能影响机体其他系统的功能。长期处于不良微小气候环境中，可使舰船员机体抵抗力下降，工作能力降低。

基本内容 ①气温：舰船微小气候各要素中，气温对人体的影响最大。通常气温以干球温度表示。微小气候的气温主要取决于太阳辐射和大气温度，同时也受舰船舱室环境中各种热源影响。舰船上主要的高温场所是机舱、锅炉舱、厨房和阳光直接照射的甲板。舰船上热源很多，主要有动力机械运转及仪器设备、电灶、电灯等的产热；大面积受阳光照射的甲板可使舱室蓄热而使舱温增高；舰船舱室空间狭小，人员密度较高，人体散热也是重要热源。而金属结构的船体又促使热迅速吸收和传播。密闭或狭小的舱门和舷窗，以及多层结构的建筑，导致通风不畅、排热困难，水蒸气不易扩散，因此易形成舱室内高温高湿的环境。②湿度：舰船舱内湿气的来源主要是人体的呼出气和汗液蒸发、生活中的烹调与清洗以及舱底的积水。一般舰船舱室的气湿变化主要决定于外界大气候条件，而密闭和空调舱室气湿的主要来源是舰船员呼气和汗液蒸发。此外，烹调、淋浴、晾晒或烘干衣服，舱底积水等蒸发形成的水蒸气，可使有关舱室相对湿度增高。③气流：舰船舱室自然通风时气流微弱，尤其是潜艇潜航时，气流一般不超过0.1~0.2m/s，但各舱室的气流极不一致，当舱外温度降低时，靠近升降梯和舱口的舱室，气流有时可达6m/s左右。气流的急剧改变也可引起舰船员不适和感冒。④热辐射：舱室内热辐射的来源主要是动力机械炽热的表面、炊炉及仪器设备等。机舱和锅炉舱工作区的热辐射强度一般约为2.09J/（cm^2·min），而居住舱约为0.42J/（cm^2·min）。在舰船舱室高气温的环境下，强烈的热辐射可加重人体的热应激。

功能作用 微小气候四种物理因素形成温度环境综合作用于机体，人体通过适当的体温调节功能，使产热与散热速率处于基本平衡状态，体内无明显的热债或冷债，主观感觉良好，达到热平衡状态。热平衡状态不仅能保证机体正常生理功能，并可保持正常工作效率而不致产生温度性疲劳。

高温和热辐射对人体的影响

①热紧张与过热：皮肤温度是反映高温气象条件对人体综合作用和体温调节的敏感指标，一般比较稳定，躯干为31~34℃，四肢较低，相差不超过4℃。体温的动态变化可显示体温调节的强度和机体的总热负荷状况，所以人体受热时的耐受能力，不仅取决于体内的热负荷状况，在很大程度上取决于体表的热负荷状况。②对水盐代谢的影响：热环境中劳动作业时，由于排汗可丧失大量水分，每人每天出汗量4~8L，极少数在10L以上。出汗量的多少主要取决于热强度和劳动强度的高低；同样的热强度和劳动强度时，湿度越大，出汗越多。汗液是低渗性液体，固体成分占0.3%~0.8%。其中电解质占绝大部分，主要是氯化钠和多种常量或微量元素；还有蛋白质和生物活性物质以及与血液化学成分相

同的物质。③对心血管系统的影响：在舰船甲板和舱室热环境里劳动作业时，循环系统处于高度紧张状态。机体为适应散热和供氧的双重需要，体温调节中枢在内、外热刺激的作用下，皮肤血管网高度扩张，内脏血管收缩，血液重新分配，心肌氧耗量增加，提高了心输出量，使大量血液流入体表，机体血液的重分配，大量血液流向体表，常使大脑和心肌缺血，引起脑缺血和心衰。高温使得人体心率加快，末梢血管紧张度降低，血压稍降。心电图显示心肌相对缺氧、T 波倒置、ST 段压低，偶见 P 波增宽、P-R 间期延长、T 波和 R 波电压增高以及室性期外收缩等。④对其他系统的影响：热应激时，消化系统功能呈抑制反应。由于血液重新分配，引起消化道贫血；而大量排汗和氯化物的损失，使血液中形成胃酸所必需的氯离子储备量减少。高温还可引起呼吸频率和肺通气量增高，以利于气体交换和肺蒸发散热。⑤热适应与热习服：机体对于环境热刺激的一种保护性反应。热适应甚至需若干世代的适应性作用，其适应性的建立不限于生理功能方面，在器官结构方面也有其特点，这种适应性具有遗传性。热习服是后天获得的，是在热刺激的反复长期作用下逐步建立，可出现一系列生理、心理、行为、形态方面的适应性反应，使紧张的生理功能得到改善，一旦热刺激作用停止，热习服水平会逐渐减弱和消退。因此热习服具有产生、巩固、减弱和脱失等特点。人在热环境中耐受体力活动的另一个重要因素，还取决于体力锻炼状况。

低温对人体的影响 人体受冷作用后的客观反映，首先是皮肤温度的下降，其下降程度与冷作用于机体的强度相一致，皮肤温度下降值越大，冷感越明显，冷的影响越严重。寒冷环境中体温的变化受环境冷强度、受冷时间、着装、机体状况及冷适应水平等改变，人在冷水中皮肤温度很快地呈指数曲线下降到接近水温，体心温度难以维持，造成低温损害。面颊直接暴露于冷空气，如气温过低、暴露时间过长，易发生面部冻伤。寒冷时人体生理功能改变的状况随寒冷习服程度、寒冷强度、衣着状况及身体的一般状况而有所不同。人体为抵御寒冷的影响，通过体温调节中枢促使代谢增强，产热增加，皮肤血管收缩，减少散热，以维持体温恒定。

空气湿度对人体的影响 空气湿度对人体并没有直接不利影响，但在高温时能增加热负荷，所以高温高湿对人体散热不利，并使人感到闷热；低温低湿则空气干燥，使人鼻咽黏膜和上呼吸道受刺激；低温高湿又使人有阴冷潮湿的感觉。所以相对湿度要求在 40%~60%。

气流和温差对人体的影响 过低的风速往往会造成风量不足和温度不均，使温差加大。在高温场所加大风速可增加散热，降低空气湿度，减轻闷热感。舱内外温差过大，可使进出人员感到温度冲击。人在冷热环境频繁交替的影响下，不仅主观感觉忽冷忽热，而且还会产生一系列不适应的反应。

（姚永杰 许林军）

réntǐ cèliángxué

人体测量学（anthropometry）
研究人体形态特征及其应用，通过测量人体各部位尺寸来确定个体之间和群体之间在人体尺寸上的差别，从而为工业和工程设计、安全设计、国防、医疗卫生、体育和人类学研究等提供人体基础资料的学科。人体测量数据主要用于保障产品、设备和设施能恰当地适应于目标人群，让使用者能够安全、健康、舒适、高效地工作和生活，被广泛应用于工装设备、个体防护产品、交通工具、服装鞋帽、家具的设计与制造以及空间的合理布置等诸多领域。

简史 人体测量最早可追溯到 2000 年前中国战国时期的《内经·灵枢》之《骨度篇》。

系统的人体测量学起源于 18 世纪末的西欧。1870 年比利时的数学家奎特里特（Quitlet），发表了《人体测量学》一书，逐渐形成了人体测量学这门学科。人体测量学最初主要应用于人类学分类、美学和生理学研究。20 世纪 40 年代前后随着工业化社会的发展，人们对人体测量有了新的认识。人体测量数据被广泛应用于工业设计之中，其工业应用价值受到了前所未有的重视。第二次世界大战的爆发更推动了其在军事工业上的应用，成为军事装备设计手册中必不可少的部分。1946 年，美、英进行了大规模的海、空军人体测量，并编制了航空部队人体尺寸和人员装备研究报告。后来又有过新的测量。社会主义中国在 1958 年、1974 年、2000 年、2020 年组织进行过四次空军飞行人员大样本人体测量，也于 1986 年开展了首次全国成年人人体尺寸测量，共测量了 22 000 余名 18~59 岁的成年人，并在此基础上制定了《中国成年人人体尺寸》（GB 10000—88）等一系列人体尺寸国家标准。这些标准一经提出，就在中国各行各业得到了普遍的关注和广泛的应用。

为保证测量的有效性和数据的一致性，人体测量的国际标准化工作也同步展开。人体测量国际标准化工作主要由国际标准化组织第 159 技术委员会第 3 分委会（ISO/TC159/SC3）主导，该分委会在 1996 年制定了《用于技术设计的人体测量基础项目》（ISO 7250—1996），确立了 56 项基础测量项目的定义和测量方法。ISO/TC159/SC3 后续还制定了三维人体测量方法、计算机人体模型、人体测量数据库等一系列人体测量标准。中国人体测量标准化工作由全国人类工效学标准化技术委员会负责，目前已建立了较为完善了人体测量标准体系，涵盖了测量方法、数据应用、数据存储和数据产品等多个技术领域。

21 世纪，随着"以人为中心"设计理念的深入人心，人体测量学获得更大的发展空间。各国各行业都更加重视人体测量工作和人体测量数据的应用。同时考虑到人体测量数据具有较强的时效性，一般每 10 年需要更新一次，各国纷纷开展了新一轮的数据更新工作。中国分别于 2005 年和 2013 年开展了第一次全国未成年人人体尺寸调查工作和第二次全国成年人人体尺寸调查工作。中国针对陆海空军等军事作业人员也开展了大样本人体尺寸测量工作，并制定了相关标准。

21 世纪人体测量技术和数据应用形式也得到了新的发展，出现了非接触式三维扫描测量技术和计算机人体模型。三维扫描人体测量一般首先利用光学测量技术获取人体体表的三维点云数据，然后由计算机软件实施人体尺寸的自动测量和交互测量，相比传统手工测量，具有准确、快捷、可靠和一致性强的优点，在数据

的完整性和再利用性上有着无可比拟的优势，能进行更深层次上的体型分析。因此 21 世纪的人体测量工作多数采用了三维人体测量技术。相比传统的二维人体模板，计算机人体模型则为设计师提供一个更加方便的可视化设计环境，使之能够快速、方便、准确地进行适配性分析和评价。

研究内容 人体测量学研究主要包括人体测量技术、目标人群的形态特征和人体测量数据的应用等。①人体测量技术：主要包括测量项目的定义、测点、测量条件、测量设备、测量规程、测量误差的控制和数据库的建设等。②目标人群的形态特征：主要包括目标人群人体尺寸的分布规律、不同尺寸间的相关性等数据关系。③人体测量数据的应用：主要包括人体测量数据使用原则、人体模型系统研制、人机适配性分析等。

研究方法 人体测量工作是人体测量学研究的基础和根本。在现代工业化生产中产品设计很少是为了供某个人使用的，而往往是为了供某一地区某一国家或某一特定人群使用。因此，人体测量工作一般以群体为调查对象，按统计学的抽样方法，科学地选取被测样本，采用统一、规范的测量方法进行测量。所得数据代表了该群体的人

体形态特征及其分布规律，可作为工业设计的基本依据。

人体测量工作一般采用分层随机抽样。人体测量抽样方案的制订需考虑年龄、地区、性别、职业等因素，一般需据此将抽样总体分成子总体（层），然后从每个子总体中随机选取规定数目个体。抽取的样本总量应满足调查目的所需。在大多数情况下，对于技术设计而言，关注的是人体测量数据的第 5 百分位数和第 95 百分位数，因此测量一般要确保对该百分位数的估计精度。

人体测量首先要对测量条件和测量项目进行明确定义。

人体测量一般为裸体测量，被测者应免冠赤足，尽可能少着装。测量时被测者需保持规定的标准姿势。基本测量姿势为直立站姿和正直坐姿。测量基准面主要包括水平面、矢状面、冠状面和眼耳平面（图 1）。水平面是人

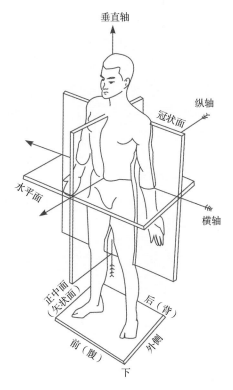

图 1　人体测量基准面

体的横断面，将身体分成上、下两个部分。矢状面是通过铅垂线将身体分成左、右两部分的平面。冠状面垂直于矢状面，是通过铅垂线将身体分成前、后两个部分。眼耳平面是通过左右耳屏点及右眼眶下点的平面，又称法兰克福平面。测量方向上靠近正中矢状面的方向称为内侧，远离方向称为外侧；靠近四肢附着部位的称为近位，远离方向称为远位；对于上肢，桡骨侧称为桡侧，尺骨侧称为尺侧；对于下肢，胫骨侧称为胫侧，腓骨侧称为腓侧。

测量项目多以人体解剖标志点为测点进行定义（图2）。如肩高的定义为地面到肩峰点的垂直距离。测量项目主要包括高度项（如身高）、长度项（如臂长）、围度项（如胸围）、厚度项（如体厚）和宽度项（如肩宽）。

人体测量仪器主要分手工测量仪器和三维测量仪器两类。①手工人体测量仪器：主要由马丁尺组成，包括软尺、人体测高仪、直脚规、弯脚规、三脚平行规以及量角器等（图3）。测量项目可分为直线测量、弧弦周长测量和角度测量等。软尺主要用于胸围、腰围等周长测量。人体测高仪主要用来测量立姿和坐姿状态下人体各部位高度尺寸，如身高、坐高、眼高等。人体测高仪还可拆分成圆杆直脚规和圆杆弯脚规，适用于人体局部宽度或厚度的较大尺寸的测量。人体测量用直脚规主要用来测量两点间的直线距离，特别适宜测量距离较短的不规则部位宽度或直径的小尺寸测量，如耳、脸、手、足。弯脚规主要用于不能直接以直尺测量的两点间距离的小尺寸测量，如头宽和头长等测量项。三脚平行规多用于骨骼尺寸和头面部尺寸的小尺寸测量。②三维测量仪器：主要有照相式三维测量仪、激光三维扫描仪和白光三维扫描仪。各类三维扫描系统拥有不同的技术基础，处理扫描数据的方法也各不相同，在提取与传统尺寸类同的尺寸数据时，其特征和性能也存在显著差异。为保证和传统手工测量的一致性，三维扫描测量时，通常需要事先在计算机不宜识别的骨质点上粘贴标记点。扫描姿势多以立姿和坐姿为主（图4）。

人体测量数据采集以后首先要建立规范的人体尺寸数据库，并对人体尺寸数据进行基本的统

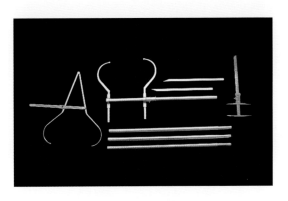

图3　马丁测量尺

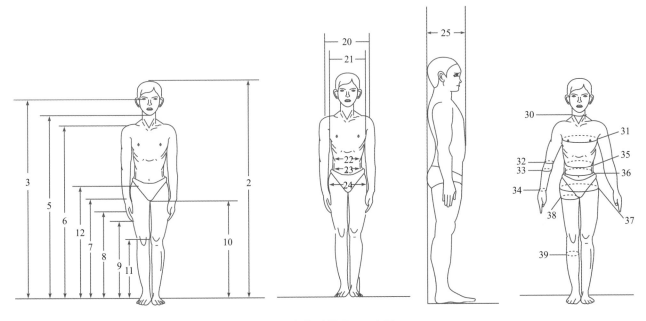

图2　人体测量项目示意图

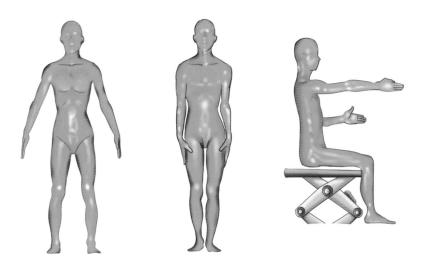

图4 三维扫描示意图

计计算。一般来说要对每一个测量项目进行以下运算：最小值、最大值、算数平均值、均值的标准误差、标准差、频数分布、偏度、峰度及百分位数。如年龄、性别、籍贯、民族和职业等人口统计学特征应完整记录在案。所采用的抽样方法亦需加以详细说明。

人体尺寸数据应用时最常使用的是人体尺寸百分位数。百分位数是一种位置指标，一个界值，以符号 P_k 表示，一个百分位数将样本的全部观测数值分为两部分：有 $K\%$ 的观测值等于和小于它，有 $(100-K)\%$ 的观测值大于它。如身高的第 50 百分位数为 168cm，指的是有50%人的身高等于和小于它。常用的百分位数主要包括第1，第5，第10，第50，第90，第95 和第99 百分位数。对于一般工业产品，选用第5百分位数和第95百分位数作为尺寸上下限值的依据，如座椅高度的调整范围。对涉及人的健康、安全的产品，应选用第1百分位数和第99百分位数作为尺寸上、下限值的依据，如最小安全孔径。对产品平均尺寸设计则选用第50

百分位数，如门把手的高度。在产品设计中也常常有需要依据两个人体尺寸数据进行设计的情况，此时常需要给出这两个项目数据的二维分布，由此可确定相应产品的型号和生产比例。如服装的大小和肥瘦既要考虑人体的身高尺寸又要考虑人体的胸围尺寸。人体测量一般是裸体测量数据，实际应用时需引进尺寸修正量。修正量包括穿着修正量、姿势修正量、操作修正量和为了消除空间压抑感、恐惧感，或为了美观等心理因素而加的心理修正量。

若人们需要同时考虑和应用许多相互关联的人体数据，进行工作空间、操作位置的综合设计分析，就必须结合人体尺寸数据分析，设计出合理的人体模型（图5）。人体模型代表了特定人群人体尺寸分布的特征，由体表轮廓尺寸和骨骼尺寸复合而成。计算机人体模型系统还可集成多种评估功能，如显示可达域和可视范围、计算所需力量和运动仿真。计算机人体模型可以在产品原型阶段进行工效学评价，降低用真人做测试以及用物理模型做评估的需求，能够快速、简易和

及早地发现可能存在的尺寸缺陷问题，评估与身体尺寸极值相关的、限制操作的关键尺寸，如有限空间中的匹配问题或可达性问题（图6）。

产品和环境的设计不能忽略人本身已存在的特性或限制。人的健康和舒适在很大程度上依赖于人体与周围环境和所用工具之间的比例协调关系，人体测量数据可为人们基本的健康安全需求提供支持。人体测量数据与日常生活息息相关，从日用品到工程建筑，从大小机具到高科技产品，从家庭活动到庞大的工业系统，无不涉及人体测量数据的应用。只有依据准确的人体测量数据，各行各业的设计师才能设计出适合用户身体特征的产品，从而使人们的生活更舒适、更安全、更健康，使人们真正享受到科学技术的发展带来的人性化关怀。建立完备的、实时更新的人体测量基础数据库，开发各类人体模型，提供多角度、多层次、细致的人体测量数据服务，是工业设计界的现实需求。

（郭小朝 张 欣）

réntǐ chǐcùn

人体尺寸（human body dimension）

人体体表物理尺寸和质量的测量值，如高度、长度、厚度、宽度和围长。人体尺寸测量项目主要包括立姿测量项目、坐姿测量项目、头、手、足等特定部位的测量项目以及功能测量项目。影响人体尺寸数据的主要有种族、年龄、性别、地理区域、职业、经济状况、年代等发育影响因子和测量时间、着装、体态等实验影响因子。

内容 主要包括静态人体尺寸和动态人体尺寸。静态人体尺寸是结构尺寸，是人体在呈刚性

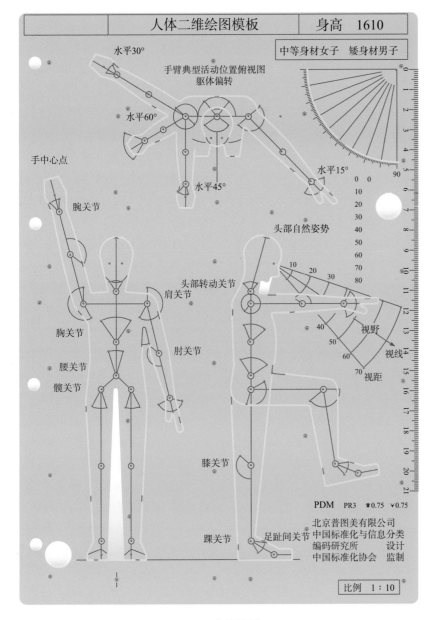

图5 人体模板

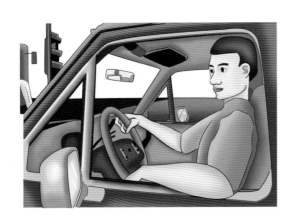

图6 计算机人体模型

健康和舒适在很大程度上依赖于人体与所用产品和周围环境之间的几何适配性，人体尺寸是产品结构设计、号型设置和空间布局的基本依据。从日用品到工程建筑，从大小机具到高科技产品，从家庭活动到庞大的工业系统，无不涉及人体尺寸数据的应用。房屋的高矮、通道（包括紧急通道）的宽窄、居室的布局、家具的样式、服装鞋帽的尺寸和规格、机械设备控制台的尺寸及控制键布局、操作台的高度、汽车和飞机等座舱的设计、个人防护救生装备等，设计师都必须依赖于相应用户群的人体尺寸数据来设计，才能确保产品适用于绝大多数的用户。国民的人体尺寸数据是一个国家重要的技术基础资源，对国防和国民经济具有重要作用。

（郭小朝 张 欣）

dòngtài réntǐ chǐcùn

动态人体尺寸（dynamic human body dimension） 人在工作姿势下或在某种操作活动状态下测量的尺寸。是人体动作范围的量化描述。在任何一种身体活动中，身体各部位的动作并不是独立完成的，而是协调一致的，具有连贯性和活动性。如手臂可及的极限并非唯一由手臂长度决定，还受到肩部运动、躯干的扭转、背部的屈曲以及操作本身特性的影响。动态人体测量受多种因素的影响，难以用静态人体测量资料来解决设计中的有关问题，故需单独测量。

内容 动态人体测量通常是对不同姿态下手、上肢、下肢、脚所及的范围进行测量。常用人体动态尺寸主要包括功能尺寸和可达域。动态人体尺寸测量姿势包括立姿、坐姿、跪姿、卧姿、爬姿等，其中以立姿和坐姿测量

标准化状态下测量的数据。如身高、眼高、坐高等。动态人体尺寸是功能尺寸，是人在工作姿势下或在某种操作活动状态下测量的尺寸，如两臂功能展开宽、可达域等。

应用 人的

项最为常用。①功能尺寸：主要包括上肢执握前伸长、中指指尖点上举高、双臂功能上举高、两臂展开宽、两肘展开宽、坐姿下肢长、坐姿两膝宽、拇指尖最大活动距离、最大握径、俯卧姿体长、俯卧姿体高、爬姿体长、爬姿体高。②可达域：若身体处于坐姿或其他束缚状态，肢体可能触及的极限范围。可达域与执行任务的特性、身体的姿态（立姿、坐姿、座椅靠背和座椅底座间的角度等）以及身体受到的限制密切相关。如全手抓握距离比其指尖抓握距离会减少约 5.5cm。

应用 动态人体尺寸是空间布局的基本依据，被广泛应用于驾驶舱、工作站、控制台的设计。如上肢可达域即操作者在能完成可靠操作动作时上肢可到达的空间区域，属于动态人体尺寸。如驾驶舱控制器的布局就要考虑驾驶员坐姿可达域的测量数据。

（郭小朝　张　欣）

jìngtài réntǐ chǐcùn

静态人体尺寸 （static human body dimension）

人体在呈刚性标准化状态下测量的数据。是人体形态特征的量化描述。

内容 静态人体尺寸主要分为高度尺寸、长度尺寸、围度尺寸、宽度尺寸和厚度尺寸五类。①高度尺寸：主要包括身高、眼高、颈椎点高、肩高、肘高、拳（握轴）高、髂前上棘点高、会阴高、胫骨点高、坐姿眼高、坐高、腘高、膝高等。②长度尺寸：主要包括全臂长、上臂长、前臂长、肩-肘距、肘-腕距、臀-腘距、臀-膝距、手长、掌长、足长、示指长、头长、形态面长等。③围度尺寸：主要包括头围、头矢状弧、耳屏间弧、颈围、胸围、腰围、腕围、大腿围、小腿围等。

④宽度尺寸：主要包括肩宽、胸宽、臀宽、两肘间宽、手宽、示指近位宽、示指远位宽、足宽、头宽等。⑤厚度尺寸：主要包括胸厚、体厚、大腿厚、腹厚、乳头点胸厚、臀-腹厚等。静态人体尺寸测量姿势包括立姿、坐姿、跪姿、卧姿等，其中以立姿和坐姿测量项最为常用。

应用 静态人体尺寸是最基础的人体尺寸数据，是产品结构设计、号型设置和空间布局的基本依据。如按照《用于技术设计的人体测量基础项目》（GB/T 5703—2010）测得的坐姿眼高数据属于静态人体尺寸，是坐姿工作岗位操作者"设计眼位"的基本依据（见飞行员设计眼位）。如手部静态尺寸是手动工具的设计依据，肘高是操作台高度的设计依据。

（郭小朝　张　欣）

jìsuànjī réntǐ móxíng

计算机人体模型 （computer manikin）

以人体测量数据为基础，通过计算机生成的具有目标人群身体几何特性和运动特征的虚拟人。计算机人体模型主要包括棍状模型、线框模型和曲面模型。

内容 计算机人体模型能模拟多种人体姿势和运动。从基于人体骨骼的简单棍状模型，到能部分表征身体表面的线框模型，再到曲面模型，或更加逼真的人体内部结构仿真模型，几何复杂度各不相同。若计算能力不能满足特定应用的要求，就需要使用棍状模型，如复杂的实时仿真和生物力学计算。利用详细的曲面定义可以给出一个逼真的人体外表。大量的人体体段和活动关节可以使模型更自然，能模拟更多的运动，特别是躯干和颈的极端

姿势。若为普通立姿和坐姿测定尺寸，较少的体段数就足够了。三维模型可以少至 15 个关节，若需要表现手指和脊柱的解剖细节，三维模型可以多至 70 个的关节。每个关节都有各自不同的自由度（旋转轴），如指关节只有 1 个，脊柱有 3 个或更多（如前/后弯曲，侧向弯曲和旋转等）。肩关节具有多个轴，而且其旋转中心在相当大的范围内是可移动的。由于一些实际原因，如考虑到姿势的易于操控性，一些关节活动的选择会有所限制。若计算机人体模型的连接和关节比真实人体简单，就会出现误差。如在为肩部建模时，如果没有一个可活动的肩胛骨，而仅仅用一个球窝关节来模拟肩关节，就无法模拟上肢前伸时的自然动作。向前的可达域会变短，由此引起的误差相当可观。

应用 计算机人体模型为设计师提供了一个方便的可视化设计环境，可以在产品原型阶段进行工效学评价，降低用真人做测试以及用物理模型做评估的需求，能够快速、简易和及早地发现可能存在的尺寸缺陷问题，评估与身体尺寸极值相关的，限制操作的关键尺寸。计算机人体模型已经广泛应用于汽车、航空航天设备、服装等的设计中。如德国的用于乘员仿真的计算机人体数模系统（简称 RAMSIS）系统运用人体模型技术优化车辆驾驶室设计，提高安全性和舒适性；美国的人体建模与仿真评价软件（名为 JACK）人体模型系统被广泛应用于设备设施的工效学评价；在载人飞船舱内航天服的研制中，也应用了人体模型。计算机人体模型为工业设计中更好地考虑人的因素、满足客户个性化的要求、

缩短产品的开发周期创造了极好的条件。但是，计算机人体模型的使用并不能自动保证产生适当的设计方案，有时会因为设计者不清楚其在人体测量、姿势和生物力学方面固有的局限性而被误用。

（郭小朝　张　欣）

sānwéi sǎomiáo réntǐ cèliáng

三维扫描人体测量（3-D scanning measurement of human body）

利用三维表面扫描系统采集人体形体数据的技术。三维扫描人体测量技术的研究始于20世纪70年代，到90年代末已基本发展成熟。21世纪初，三维扫描人体测量技术已被广泛应用于世界各国的大规模人体测量调查。三维扫描人体测量系统集光、机、电和计算机技术于一体，一般首先利用光学测量技术获取人体体表的三维点云数据，然后由计算机软件实施人体尺寸的自动测量和交互测量。三维扫描人体测量系统和数字化设计制造系统可以很方便地实现对接。常用的三维人体扫描仪有人体全身三维扫描仪、头部三维扫描仪和足部三维扫描仪和手部三维扫描仪。相比传统手工测量，三维扫描人体测量技术具有准确、快速、可靠和一致性强的优点，在数据的完整性和再利用性上有着无可比拟的优势。三维扫描人体测量系统单次扫描时间一般不超过20秒，测量精度不低于1mm，自动测量的人体尺寸数据往往多达上百项。三维扫描人体测量技术还可测取人体各种曲线和曲面的特征，能进行更深层次上的体型分析。三维扫描人体测量保存了被测者完整的人体体表三维图像，因此可以在任何时候调出原始扫描数据，测量新的人体尺寸项目。三维扫描人体测量系统的移动性一般较差，扫描范围有限，不适用于人体动态形体参数的测量。

理论基础　三维扫描人体测量技术按其作用原理主要可分为三类：立体摄影法、激光扫描法和光栅法。①立体摄影法：利用计算机视觉中的双目成像原理，即用位于不同位置的两台摄像机同时对人体进行摄影，然后分析人体表面上同一点在两幅图像中的对应关系，再利用几何光学三角测量原理计算得到该成像点的三维坐标。②激光扫描法：利用多个激光测距仪对站立在测量区域内的被测者从多个方位进行测量。激光测距仪由低功率安全激光器（Ⅰ级）和电荷耦合器件（CCD）摄像头组成。激光测距仪会发出激光对被测者进行从上到下或从左到右的扫描，其中的摄像头则同步接收从人体表面反射回来的激光光束。计算机会根据受光位置、时间间隔、光轴角度等算出人体表面各点的坐标值，从而得到人体体表的三维点云图。③光栅法：利用白光光源将光栅图投影到人体表面，人体表面的不规则形状会使光栅图产生畸变，摄像机把变形后的光栅图导入计算机内，经过数字图像处理后可得到人体表面的轮廓信息。光栅法根据投影的光学图样的不同，可分为莫尔条纹法和相位法。

基本方法　三维人体扫描仪在首次使用时应根据生产商提供的校准程序进行校准，并在以后定期校准，校准的频率与扫描仪的类型和使用频率有关。扫描仪被移动位置后，也必须进行校准。要得到最佳的人体测量数据，在扫描前必须让被测者做好充分的准备。这个准备包括选择合适的测量服、保持适当的测量姿势和标记解剖标志点。在被测者可接受范围内，测量时的着装宜尽量少。测量服应合体，没有松弛或褶皱，同时也不压迫皮肤。针对每个特定的扫描系统，需测试测量服的材质是否合适。如黑色的服装不适于使用激光扫描技术的三维测量系统。如果要测量头部尺寸，需佩戴合适的测量帽使头发紧贴头皮，以得到精确的头部数据。长发或不规则发型的人可使用后部有洞的弹性帽子，在其脑后将长发扎成一束至两束小辫。其位置不应影响头围、头矢状弧和头冠状弧等测量项目。测量姿势对于能否获得可靠数据非常重要。绝大多数三维扫描人体测量系统都存在遮挡问题，即在扫描图像中身体的一些部位会被其他部位遮挡。为将遮挡影响降至最低，三维扫描人体测量系统最常采用的立姿测量姿势为：身体挺直，头以法兰克福平面定位，两脚平行站立，间隔200mm左右，上臂外展，与身体成20°角，前臂自然下垂。在该姿势下测得的一些高度数据需通过数学变换进行修正。三维扫描人体测量系统对身体晃动非常敏感，被测量者在扫描期间呼吸应尽量保持平稳，确保身体不晃动。对于大批量的测量任务，应配备专门的测量员引导被测者摆好并保持正确的测量姿势。三维扫描人体测量与手工测量结果不一致的最主要误差来源是计算机软件对人体测量解剖标志点的识别误差。人体测量解剖标志点指的是人体上用于定义人体测量项目的点，如肩峰点（肩胛骨外缘的最外侧点）。不少人体测量解剖标志点相应位置附近的皮肤并没有明显曲率变化，计算机软件难以精确识别的，通过人眼亦很难在扫描图像中精确定位。因此，在有条件或有需要的情况下，应在身体皮肤表面的关键位置粘贴标记点。该标记点在计算机扫描图像中应清晰可见，或以形状标识，或以颜色标识。

三维扫描人体测量系统除提供人体尺寸自动测量功能外，通常还提供一定的交互测量功能。三维扫描人体测量系统一般允许用户手工修正计算机自动识别的标记点。对于已识别的点，三维扫描人体测量系统可以计算该点到某一指定平面的距离（如地面）、经过该点的水平或垂直围长、两点间的直线距离、两点间的垂直距离、两点间的水平距离、两点间的最短表面距离以及过这两点任一横截面上的曲线长等。三维扫描人体测量系统还可提取人体任意截面的形状，用以更细致的人体形态研究，如服装人台的研制。三维扫描人体测量系统一般允许用户从任意视角观察扫描图像，可以对扫描图像进行缩放、平移和旋转。部分系统还提供了图像分割功能，允许用户从人体中分割出身体的各个部分（如上肢、下肢、躯干等）。三维扫描人体测量系统通常以系统本身的原始格式存储数据，同时也能以一些标准的三维图像格式输出，如光固化立体造型（stere-lithography，STL）文件格式。

三维扫描人体测量设备产品说明中标称的准确度并非是整个人体测量系统的准确度，指的仅仅是硬件系统的准确度，没有考虑软件识别的误差，不同软件在提取与传统尺寸类同的尺寸数据时，其特征和性能存在显著差异。三维扫描人体测量系统硬件的准确度由其分辨率决定。分辨率是指扫描数据点云图中两点间的距离。往往三个坐标轴上的分辨率是不同的，在扫描范围内分辨率也会随被测对象的大小、位置和表面曲率一同变化，这种变化可能会影响到特定测量项目的准确度。三维扫描人体测量受其技术原理的限制，测量姿势有限，不同类扫描仪分辨率亦不同，因此并不是所有测量项目都适合从三维扫描图像中提取。如对全身扫描仪而言，为追求扫描速度，同时考虑到数据量的大小，分辨率往往不是很高，人体较小部分的测量准确度可能达不到应用要求，如手。人体测量是活体测量，人体尺寸的真值很难测定。考虑到与传统手工测量的一致性，一般用传统手工测量结果为基准来评估三维扫描人体测量方法的准确度。传统手工测量易受多种人为因素的影响，因此在实际比对测试中传统测量必须由资深的人体测量专家来完成。

应用领域 除人体测量调查外，三维人体测量技术还被广泛应用于工效学仿真评价、服装三维设计与展示、服装人台的制作、产品电子化定制、工作空间的设计、汽车设计以及工程和医学领域（如整形弥补术和塑形手术），使各类产品的生产和设计更具个性化和人性化。欧洲纺织组织（EURATEX）早在 2001 年就提出了利用三维人体扫描仪，结合现代网络技术和服装 CAD 技术，建立电子化量身定制（Electronic Made to Measure，eMTM）服装制作系统。2002 年，美国海军展开了海军制服计划（Navy Uniform Project），利用 eMTM 服装制作系统，成功地为 4 万名美国海军士兵定制了共 40 个体型系列的海军制服。此外，德国和加拿大亦在军服生产领域采用了以三维人体测量技术为基础的 eMTM 系统，以提高穿着舒适性，减少库存率。

（郭小朝 张 欣）

réntǐ cèliáng biāozhǔnhuà

人体测量标准化（anthropometric database）

通过各方面的协商一致，制定人体测量工作所遵循的技术标准。人体测量技术标准是人体尺寸数据准确采集、有效利用的根本保障，也是不同人群测量结果互相可比对的根本保障。

理论基础 标准是为在一定范围内获得最佳秩序，对活动或其结果规定共用的和重复使用的规则、指导原则或特性的文件。人体测量标准化工作以成熟的人体测量技术和经验的为基础，以最大程度地发挥人体测量工作效益为目的。

工作内容 人体测量标准化的核心内容就是对人体测量项目和测量条件进行明确的定义；对测量的设备与方法进行明确的规定；对测量数据按规定的方法进行统计和应用。具体包括测量项目的标准化、测量技术的标准化和数据应用的标准化。①测量项目标准化：首先规定人体测量的基本条件和要求，如基本姿势、着装要求等，其次规定人体体表的测量点，测量点一般以骨性标志点为基本参照点，或者以人体的体表显著位置作为参照点，最后以此为基础规定测量项目的名称和测量方法。②测量技术标准化：主要规定测量设备的结构、形式与材质、测量精度与测量误差范围、减少测量误差的方法等一般性技术要求。③测量数据应用标准化：主要规定人体尺寸数据库的建设要求、人体尺寸数据在产品设计中的应用原则、人体测量在人机适配性评价中的应用方法以及计算机人体模型系统的技术要求等。

工作方法 人体测量标准化工作由相应的标准化机构来负责实施。国际上，人体测量的标准化工作主要由国际标准化组织第159技术委员会第3分委会（ISO/TC159/SC3）即人类工效学技术委员会人体测量和生物力学分委会负责。中国人体测量的标准化工作亦相应地由国家标准化管理委员会第7技术委员会（SAC/TC7）即全国人类工效学标准化技术委员会负责。标委会成员首先会根据人体测量标准化需求提出相应的人体测量标准项目，经标准化管理机构批准立项后，将成立相应的工作组负责起草标准草案稿，标准草案稿将向各利益相关方广泛征求意见，进行反复的修改，最后由标委会全体成员投票表决。

工作要求 人体测量标准化工作需与人体测量技术的发展和应用方向保持一致，能够充分考虑最新的技术水平，如三维人体测量技术和计算机辅助设计的广泛应用。人体测量标准化工作还需遵循协商一致的原则，在重大问题上没有坚持的反对意见。

（郭小朝 张 欣）

gōngchéng xīnlǐxué

工程心理学（engineering psychology）

以人-机-环境系统为对象，研究系统中人的特性，以及人与机器和环境相互作用的学科。是工业心理学的分支之一。其目的是使系统的设计和运行与人的身心特点相匹配，从而提高系统效率、保障人机安全、并使人在系统中能够有效而舒适地工作。该学科是运用人体测量学、生理学、心理学、生物力学以及工程学等学科的研究方法和手段，研究人和机器及环境的相互作用，以达到完成作业任务的目的。整个人-机-环境系统要具有安全性、可靠性、舒适性、易操作性、可维护性、经济性等特征，并适应各种环境的要求。

人-机-环境系统是多学科研究的问题，从事这方面工作的有心理学家、生理学家、人体测量学家、医师、工程师等。在不同的国家或来自不同学科的专家往往使用不同的名称。中国、美国和苏联等的心理学界多称"工程心理学"，美国还使用"人类工程学""人的因素工程学"等名称；西欧各国则普遍称"工效学"。中国国家标准局于1982年命名为"人类工效学"。来自不同学科的专家在研究内容上各有侧重：工程心理学家强调研究系统中人的行为和身心功能特点，为系统设计提供有关人的数据；而工效学家或人的因素工程学家则侧重于研究把有关人的数据应用于系统设计。

简史 第二次世界大战推动了工业心理学的进一步发展。这主要表现在两个方面：一方面，与第一次世界大战时期相似，由于战争中各种兵员选拔、任用的需要，推动了工业心理学的发展；另一方面，战争推动了人机关系的研究。由最开始的训练人去适应武器装备，到后来使装备适应人的特点，这是工业心理学史上的又一重大转折点。20世纪40年代末到50年代初，美国的工程心理学、人机工程学或者人的因素工程学以及英国的工效学就是在这一转折基础上发展起来的，主要研究人机关系匹配。在1959年成立了国际工效学联合会（international ergonomics association，IEA）。这个组织每两年举行一次学术会议，对各国工程心理学和工效学的发展起着重要的促进作用。1961年国际工效学学会在斯德哥尔摩举行了第一次国际工效学会议，标志着人机工效已发展成一门独立的学科，进入新的发展阶段。

20世纪80~90年代，军事人机工效主要以研究人的认知信息加工（包括信息接收、传输、加工和反馈），分析人和武器装备的交互过程为主，从而使信息的传递和处理更加高效和准确。20世纪90年代后，人工智能被运用于武器装备，人机交互感知技术、人机综合推理技术和人机协同决策技术等成为研究热点。前面更简化，目前的最新研究内容加入眼动、脑机接口、大团队的协同研究。

视觉系统是人类获取外部信息最重要的通道，在实验心理学的早期历史中心理学家就开始注意到眼动特征及其规律的心理学意义，利用眼动技术探索人在各种不同条件下的信息加工机制也成为当代心理学研究的重要范型，其研究规模和涉及领域在国内外都迅速扩展。在20世纪中期以前，研究者就为心理学研究开发出许多眼动记录技术，只不过这些眼动记录技术都存在误差大、操作难和对被试眼动带来较大负担等缺点。20世纪中期以后，摄像技术的引入，特别是计算机技术的运用推动了高精度眼动仪的研发，极大地促进了眼动研究在国际心理学及相关学科中的应用。

脑机接口（brain computer interface，BCI）技术是一项不依赖人的外周神经和肌肉组织而实现人机交互通信的技术，使人类可以拥有一条不通过肌肉组织与外界交流而实现人机通信及控制的通道。随着技术的进一步发展，BCI 不仅在残疾人和老年人的康复治疗领域中彰显出独特的优势，并且在工程心理学、人工智能、军事领域等多方面也具有广阔的应用前景。如在人工智能领域，BCI 系统可以控制受试者进行实时的短消息通信；在军事领域，美国空军利用稳态视觉诱发电位进行了 BCI 系统的设计，使用脑电波对模拟飞行器进行了控制等。

团队已经被广泛地认为是当代组织最基本的构建模块，团队构成及团队成员协作如何影响团队绩效，受到国内外学者的极大关注，并且展开了大量的研究工作。如现代大型飞机控制和操纵十分复杂，可靠性要求高，很难由一个乘员单独完成，需要机组成员之间相互配合共同完成作业任务。飞行团队的合理搭配、科学训练及综合评价是高效安全完成飞行任务的重要保证，也是工程心理学以及座舱资源管理中的重要内容。

研究内容 见军事人机工效学。

研究核心 围绕人机系统效能与效率的发挥，工程心理学的核心问题可以分为以下四类。①人体生理心理特点和人的工作能力限度相适应的问题：在人机系统中，人机关系主要表现为两个方面，一是人机功能分配；二是人机特性匹配。工程心理学侧重于从工程设计的角度对身心因素进行研究。②人机过程和人机界面设计要求的相关问题：人机信息交换的效率，在很大程度上取决于显示器与控制器同人的感觉器官和运动器官的匹配程度。工程心理学为各类显示装置与控制装置的设计提供心理学的原则和人机匹配的参数。③工作空间设计要求的相关问题：在人机系统中，工作空间的大小、显示器与控制器的位置、工作台的高低、座位的尺寸、机具和加工件的排列、工作间的距离等，都会对操作人员的工作效率与系统的安全产生影响。④人的绩效和工作负荷的计算建模研究：通过计算机等技术和数学模型对人的各种活动进行模拟和预测，将是未来工程心理学发展的重要方向。其中，揭示人在操作过程中的心理特点与心理机制是回答以上问题的关键。而人的操作信息加工机制、认知操作与工作绩效的关系、心理负荷与意识的监测以及心理规律在人机交互设计中的应用是近年来的主要研究方向。

研究方法 见军事人机工效学。

研究领域 ①操作研究：随着技术水平的提高，对操作的研究也在变化。早期如弗雷德里克·温斯洛·泰勒（Frederick Winslow Taylor）的工作时间研究，弗兰克·吉尔布雷斯（Frank Bunker Gilbreth）和莉莲·吉尔布雷思（Lillian Evelyn Moller Gilbreth）夫妇的动作分析，以及后来关于传送带生产的操作研究等都是工程心理学中的经典性工作。如从机械工程过渡到自动化生产后，人远离被操纵的对象，监控成为人的主要操作方式。今后这方面的问题将变得更为重要，并成为综合性的研究课题。包括新型仪表的设计、人员的特殊训练和选拔以及工作制度安排等。②人机系统：在生产条件下，人与机器设备之间的信息传递和互相适应，是保证一个大系统的可靠性和高效率的前提。工程心理学在这方面做出不少贡献。把认知心理学的成果及客观分析人的心理过程的方法，应用于解决自动化控制系统和大型国防工程也具有十分重要的意义。当前的趋势是把人机系统扩大为人-机-环境-社会这样的更全面的系统。随着电子计算机的普及应用，人与计算机的交互作用将是今后工程心理学研究的重点。③提高工作生活质量：工作环境是否适合于保证人的安全、健康和舒适，并保证作业的高效率，是工程心理学的中心问题之一。这方面的研究，就是工作生活质量的内容，越来越受到人们普遍的关心。随着生活水平的普遍提高，人们不仅要求工作环境能适合生理上的需要，而且日益重视工作者心理上的需求。如重视工作内容的丰富化和扩大化，减少简单、重复的劳动，提高工作本身对人的意义，增加工作者的满意度等。④组织管理的改进：现代管理者应该善于为组织确定目标，协调组织内部的关系（如增强归属感、凝聚力），改善组织外部的联系（如加强沟通与协调），并注重采用组织开发的技术，使一个组织、一个单位具有自我完善的能力。但是，这些工作难以由组织本身来进行，专业的咨询机构将越来越多地参与改进组织管理的工作，也就是说，组织系统将逐渐从封闭走向开放。这将成为工程心理学发展的一个重要趋向。美国已将传统的工程心理学称为工程组织心理学。⑤人力资源开发作业：过程的自动化将改变人在作业中发挥作用的方式，但并不能排除人参与作业。而且随着技术的进步，人的作用将变得更为突出，对人的素质要求也将更高。工程心理学今后在提高人的激励水平，改善培训方法，对人进行科学的评价和选拔任用，以及职业的设计和人力资源安排等方面，都将发挥更大的作用。工程心理学也将为科学地制订有关人力资源管理的制度提供依据。

（胡文东 代 静）

rén de xìnxī jiēshōu

人的信息接收（human information reception）

人通过眼、耳、鼻、舌等各种感受器接收来自人体内外的各种信息刺激的过程。人所接收的信息有的来自近距离信源发出的光、声等刺激直接作用于人的眼、耳等感受器，例如对靠近人身四周所发生的事物，人可凭眼、耳直接感受而获得信息。对人不能直接感受到的远距离信源的信息，必须通过中介物的作用，改变信息载体能量的频谱或改变信息载体能量的强度，将信息传送到人能接收到的地方，再以电视画面、电话、雷达屏信号图像等形式作用于人的感受器，这是一条从信源间接获得信息的途径。随着电子学、计算机和自动化技术的发展，大量的信息都将以这种间接的方式进行传送。

基本内容 ①感受器与信息输入：人的眼、耳、鼻、舌等各种感受器是接收信息的专门装置。来自人体内外的各种信息通过一定的刺激形式作用于感受器，引起分布于感受器内的神经末梢发生神经冲动，这种冲动沿着神经通路传送到大脑皮质相应的感觉区而产生感觉。每一种感受器只对某种特定能量形式的刺激作用特别敏感，这种刺激就称为该种感受器的适宜刺激。感受器对非适宜刺激的作用，一般不发生反应，或只能发生很模糊的反应。视觉感受器的适宜刺激是波长为380~780nm的电磁波，听觉感受器的适宜刺激是频率为20~

20 000Hz的声波等。②人的信息接收能力：人的各种感受器是性能上有较大局限性的信息接收器。对刺激作用的感受在强度上有一定的限制。若适宜刺激的强度太小，就不能被感受到，若刺激强度太大，则会超过感受器的承受能力，甚至有可能造成感受器的损伤。那种刚刚引起人的感觉的最小刺激强度称为绝对感觉阈下限，强度低于绝对阈下限的刺激，称为阈下刺激。人能感觉到最小或最大刺激的能力称为绝对感受性。那种刚刚使人产生不正常感觉或引起感受器不适的刺激强度称为绝对感觉阈上限。刺激的强度控制在绝对感觉阈上、下限范围之内。如视觉的光亮度感绝对阈下限是 10^{-5} cd/m^2，上限为 10^4 cd/m^2，其光谱波长绝对阈下限是 380nm，上限为 700nm；如听觉声波强度绝对阈下限是 0dB，上限为 120dB，其声波频率的绝对阈下限是 20Hz，上限为 20 000Hz 等。

作用功能 人通过眼、耳、鼻、舌等各种感受器接收来自人体内外的各种信息，感觉虽然很简单，但却很重要，在人的生活和工作中有重要的意义。①人通过感觉器官接收了内外环境的信息。通过感觉，人能够认识外界物体的颜色、明度、气味、软硬等，从而能够了解事物的各种属性。工人操纵机器生产工业产品，农民种植庄稼提供粮食和蔬菜，科学家们观测日月星辰，发现宇宙的奥秘，都离不开感觉提供的信息。通过感觉还能认识自己机体的各种状态，如饥饿、寒冷等，因此有可能实现自我调节，如饥则食，渴则饮。没有感觉提供的信息，人就不可能根据自己机体的状态来调节自己的行为。②信

息接收过程保证了机体与环境的信息平衡。人要正常的生活，必须和环境保持平衡，其中包括信息的平衡。具体些说，人们从周围环境获得必要的信息，是保证机体正常生活所必需的。相反，信息超载或不足，都会破坏信息的平衡，给机体带来严重的不良影响。有学者认为，大城市中由于信息超载，会使人产生"冷漠"的态度；相反，由感觉剥夺造成的信息不足，将使人无法忍受由此而产生的不安和痛苦。可见，不能顺利接收外界信息，人就不能正常生存。③通过感官所接收的信息是一切较高级、较复杂的心理现象的基础，是人的全部心理现象的基础。人的知觉、记忆、思维等复杂的认识活动，必须借助于感觉提供的原始资料。人的情绪体验，也必须依靠人对环境和身体内部状态的感觉。因此，没有感觉，一切较复杂、较高级的心理现象就无从产生。

人接受信息的过程具有反射的性质。感觉不仅包含了感受器的活动，而且包含了效应器的活动。以视觉为例，为了得到清晰而稳定的视觉映象，不仅需要由视觉感受器提供正确的信息，而且需要神经中枢在对输入的信息进行分析后，对感受器做出反射性的调整，对正确地感觉外界事物有着重要的意义。

根据刺激物的性质以及其所作用的感官的性质，可以将感觉区分为外部感觉和内部感觉。外部感觉接受外部世界的刺激，如视觉、听觉、嗅觉、味觉、触觉等。其中视觉、听觉、嗅觉接受远距离的刺激，又称距离感觉。内部感觉接受机体内部的刺激（机体自身的运动与状态），如运动觉、平衡觉、内脏感觉等。不

同的信息接收方式，对人有着不同的意义。

（胡文东 代 静）

rén de xìnxī zhōngshū jiāgōng

人的信息中枢加工 （human information center processing）

对传向神经中枢的信息进行知觉、记忆、思维和决策等的过程。感觉登记是人接收信息的第一步，信息加工的这一步主要在外周感受器内进行，这个过程称为感觉登记。若感觉登记中的神经兴奋达到一定强度，就会把信息传向神经中枢直至大脑。信息的中枢加工，主要表现在知觉、记忆、思维决策等过程中。知觉是在感觉基础上进行的，是多种感觉综合的结果。知觉过程也是当前输入信息与记忆中的信息进行综合加工的结果。正是由于记忆过程的参与，才使知觉具有反映客体整体形象的特点，使人在碰到一个客体时能立即知道它是什么。信息经知觉加工后，或存入记忆中，或进入思维加工。思维过程是更复杂的信息加工过程。思维活动需在知觉和记忆的基础上进行。在思维中通过比较、分析、综合、判断、推理等活动，排除与问题解决无关的信息，在与问题有关的信息中探寻信息间的因果联系，最后找到问题的答案。在进行上述信息加工过程中都离不开注意。注意的功能是使人把信息加工的过程指向于并集中于信息的内容，它对信息加工起着导向和支持作用。

基本内容 包括以下几方面。

知觉信息加工过程 知觉是刺激直接作用于人的感觉器官时对刺激形象的综合反映。在客观对象直接作用于感觉器官时，各种物质属性刺激感觉器官中的神经末梢，引起神经冲动，这时把物理过程转变为生理过程。神经冲动传至大脑皮质，人意识到物质属性的刺激时，就引起感觉。感觉是心理过程的开端，是人认识过程中最简单的过程。知觉是在感觉基础上产生的。其与感觉的主要区别在于感觉所反映的是刺激物的个别属性，而知觉所反映的是刺激物的综合形象。知觉的信息加工过程要比感觉复杂得多。知觉的信息加工过程主要涉及两个问题，一个是整体加工和局部加工的关系问题；另一个是自上而下加工和自下而上加工的关系问题。

记忆 包括信息储存和信息提取。

信息储存 人的记忆系统犹如电子计算机中的存储器。人能把输入并经过加工的信息在记忆系统中储存起来，到需用时再提取出来。记忆就是信息的储存和提取。根据现代心理学研究，人的记忆系统可以分为感觉记忆、短时记忆和长时记忆三部分。记忆的这三个部分既有区别又有密切联系（图1）。信息首先保存在感觉记忆中。信息在感觉记忆中保存的时间很短，若不经重复作用，就会很快丧失。重复作用的信息进入短时记忆。短时记忆中的信息可来自感觉记忆，也可来自长时记忆。信息不论来自何方，在短时记忆中都只能保持较短的时间，若不进行复述（或复习），信息也会很快丧失。短时记忆中的信息，通过复述可以保持较长的时间并进入长时记忆。长时记忆中的信息不易丧失，需要时可以将其提取到短时记忆中，但长时记忆中的信息若长期不提取，也会逐渐淡化，直至完全遗忘。

信息提取 信息提取包括了两种。①短时记忆信息提取：短时记忆中储存的信息可以随时被提取出来。对短时记忆中提取信息的过程，不同的学者提出不同的想法。有所谓系列扫描模型、直通模型和系列扫描与直通接合的双重模型。系列扫描模型论者认为短时记忆中的信息提取是通过对储存中的项目逐个进行扫描比较来实现的。因此，储存项目较多时，提取信息所需要的时间就较长。直通模型论者认为信息提取不是通过扫描比较，而是对需要的项目直接进行提取的。他们认为短时记忆中的各个项目都有一定的痕迹强度或熟悉值，而人对短时记忆中的项目有一个判定标准，当提取项目的熟悉值高于这个标准时就会做出肯定的反应，提取项目的熟悉值低于这个标准时就会做出否定的反应。提取项目的熟悉值越偏离（高于或低于）这个标准时做出反应越快。这个模型可以解释系列位置效应，但不能解释信息提取时间随储存

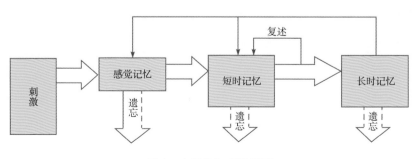

图1 人的记忆系统模型

项目增多而增长的现象。双重模型论者把上述两种模型结合起来，认为人在信息提取中有两个判定标准，一个是高标准，还有一个是低标准。若要求提取项目的熟悉值达到或高于高标准，就会迅速做出肯定反应；若要求提取项目的熟悉值达到或低于低标准，就会迅速做出否定反应。这两种情形下信息都按直通模型进行提取。而对于熟悉值处于高、低标准之间的项目，则要经过系列扫描才能做出反应。因此，反应时就比上面两种直通情况的来得长。看来，这个双重模型能够更好地解释短时记忆信息提取中的许多现象。②长时记忆信息提取：人的长时记忆的容量十分巨大，人所掌握的信息几乎全都储存在这个信息库中。当需用长时记忆中的信息时，需把信息临时从长时记忆信息库中提取到短时记忆或工作记忆中。使用过程中得到的新的信息又送回到长时记忆信息库中。因此长时记忆的信息提取对人的工作和活动有很重要的影响。

回忆的线索对回忆效果有重要影响。线索对回忆发生导向作用。如少年时代经历的事，由于时间久很难想得起来，但看了一场当年拍摄的电影，就可以回想起许多往事。线索对记忆提取具有导向作用，因此不同的线索自然会导出不同内容的回忆。

思维（或思考） 人类认识活动中最高级的心理过程。通过感知觉只能认识事物的表面现象，通过思维则能认识事物的本质特性和事物变化的规律性。如人们感知到太阳每天早上从东边升起，傍晚在西边落下，似乎太阳绕着地球转。实际与此相反，不是太阳绕地球转，而是地球绕太阳转。太阳的东升西落，地球上的昼夜变化，都不是太阳运动的结果，而是地球自转运动造成的。地球相对于太阳的运动及其与昼夜变化的规律性关系，不可能直接感知到，只有通过思维才能获得这种认识。思维可以从不同的角度加以分类，常见分类包括：①动作思维、形象思维和抽象思维。②聚敛式思维和发散式思维。③复制性思维与创造性思维。④算法式思维（或定程式思维）和启发式思维（或直断式思维）。

决策 人确定行动目标、选择行动方案并将方案付诸实施的过程。人在决策过程中需要根据已有的知识经验和客观条件对解决面临问题的可能性和可行性进行分析，做出决断。决策是复杂的思维过程。人的行动是决策的执行，因此决策的优劣直接关系到行动的成败。决策过程是心理学中研究得最少的领域之一。

作用功能 人的活动，不论是简单的或是复杂的，几乎都包括上述信息加工的全过程。如骑车想穿过十字路口，突然见到信号灯由绿光转为红光马上停车。从看红灯到停车只不过几秒钟时间，但从人的信息加工说，却包含着信息加工的全过程。看到红灯亮是信息的感觉输入；见红灯该停车，是记忆中储存的信息；决定停车是根据输入信息与记忆中提取的信息进行分析比较做出的判断与决策；最后把决策信息输向运动器官才做出停车的行动。信息的中枢加工过程，包括知觉辨认、信息存取、决策运算等。以往被认为是不可打开的黑箱，现在正成为认知心理学最热门的研究内容。近几十年来认知心理学对人的信息加工的研究，取得了许多研究成果。人在工作中的各种行为都是在信息加工的基础上发生的。因此，认知心理学已成为工业心理学特别是工程心理学的重要基础。

（胡文东 代 静）

rén de xìnxī jiāgōng móxíng

人的信息加工模型 （human information processing model）

人对外界信息作用的反应一般需要经过感觉、知觉、记忆、决策、运动反应等环节，这些环节联成一个前后连贯、相互作用的信息加工系统（图1）。

基本内容 ①感觉登记（或感官收录）是人对信息进行加工

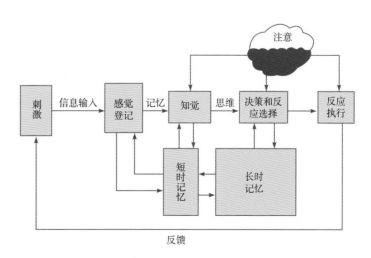

方框代表信息加工的各个基本环节，箭头表示信息流动的方向。

图1 人的信息加工过程模型

的第一个基本环节。这个环节的信息加工过程主要在外周感觉器官内进行。信息在这里加工的时间很短，如信息在视觉感觉器官内保持的时间一般不到1秒。若不进一步加工，就会很快衰减直至完全消除。若感觉加工后的信息具有一定的强度，就流向大脑中枢，引起知觉加工过程。②信息的知觉加工过程是在感觉信息基础上进行的，要比感觉登记复杂。知觉加工过程中还有记忆的作用。在知觉加工过程中，把从感觉中进入的信息同存储在记忆中的有关信息进行比较，并把其与已有经验联系起来，这样就可加速对进入知觉过程的信息的识别。正是由于记忆或经验的作用，使知觉形象具有概括性和整体性的特点，使人能够对具有多样外观特点的形象信息做出相同的反应。如人可把不同大小、不同颜色和不同形体或不同倾斜方向的字母A，都知觉成A；也可在一个物品只有部分特性的感觉信息传向知觉过程时把它们知觉成一个完整的物品。知觉的这种概括性和整体性就是通过每次接触具体对象时对其形象信息储存在记忆中的结果。正由于知觉加工有记忆参与其中，才使人在碰到任何一个物体时，一看就知道是什么东西。③信息经过知觉加工后，或存入记忆中，或进入思维过程作进一步加工。思维自然是更为复杂的信息加工过程。思维过程不仅需要在感知觉和记忆的基础下进行，而且还需要进行复杂的分析、综合、抽象、概括、判断、推理和决策。④决策是人的认知活动中最高级和最复杂的活动。即使做出最简单的决策，如司机开车到十字路口碰到黄灯闪亮时，他要做出加速强行通过还是停车

等待的决策，也需要有较多的知识经验。人在做出一项重大的行动决策时，往往需要动用他所掌握的全部有关知识和花费相当多的时日。信息经过决策加工后，或者将决策信息存入记忆中，或者付诸实行。实行决策，就是把决策信息输入手、口、足等执行器官，做出各种应对的反应。当然，人执行决策的过程往往不是一次信息输出就能完成，而要经过多次的调整或修正。信息加工的调整需要依赖信息反馈。通过反馈回路，将执行状态的信息输入感受器官，并进入中枢进行加工，再将决策信息输入执行器官，以改变或修正执行过程，如此循环反复，直至达到最后目的。⑤在进行上述信息加工过程中都离不开注意。注意的功能是使人把信息加工过程指向并集中于某种信息内容。其对信息加工起着导向和支持作用。人的注意能力是有限度的。一个人不可能同时集中注意于多个对象。有人表面看起来好像在同时做两种活动，但这不能证明他能同时把注意集中在几种活动上。因为人只有在两种活动中的一种活动或两种活动都达到熟练的情形下才可能同时进行。已经熟练的活动只要在注意边缘作用下就可持续进行。

作用功能 人的认知能力是做好一切工作的基础。现代认知心理学把人的认知过程看成是信息加工过程。人的信息加工过程包括信息输入、信息的中枢加工和信息输出等基本过程。认知过程中的感觉相当于信息输入过程，记忆与思维相当于信息的中枢加工，做出反应相当于信息输出。人的各种行为活动，不论简单还是复杂，都离不开信息加工过程。

(胡文东 代 静)

人的信息传递能力 （ human ability of information transfer）

人在单位时间内所能传递的信息量大小。又称人的信息传递率或人的传信通道容量（信道容量）。按理论推算，人的信息传递能力是很大的。根据生理学的研究，视神经纤维的反应期为1毫秒，即视神经一秒内最多可发出1000个反应。按神经活动的“全或无”定律，神经的每个反应又可在“有”与“无”两种可能状态中选取其一，即每个反应含有1比特信息。1000个反应就可传递1000比特信息，已知人约有10^6根视神经。因此，视觉感受器可传递的信息量约为10^9比特/秒。但是实际上人传递信息的能力不可能这么大，因为在信息传递过程中，传信能力在每一阶段都要受到种种主客观因素的影响而降低。刺激的信息量大小与选择反应时间存在着线性关系，在听觉、触觉及其感觉信息传递中也存在着类似结论。

基本内容 人的信息传递能力会受到多种因素而发生变化。下面是对信息传递能力有重要影响的几种因素。①信道容量：传信通道传送信息的最大速率。人从刺激发生作用到做出反应，其传信通道需要经历三个阶段。第一阶段是感觉输入，即信息从各种感官到大脑，这是信息传递的输入通道；第二阶段是中枢加工，即信息在大脑中的加工，在这里对信息做出辨别、判断、决策；第三阶段是运动输出，即从大脑到各种运动器官，这是信息传递的输出通道。人的各种信息输入通道与输出通道在信息传递能力上有明显的差异。传信通道的信息传递能力主要受两方面因素的

影响，一是通道的传信速度；二是通道的信息辨别力。不同通道的传信速度有很大的差别；人对信息的辨认随信息载体或刺激的特点而不同，如人的视觉辨别能力远高于听觉、触觉。②信息编码维度：用来传递信息的编码刺激可以独立变化的特性。如视觉刺激可以在形状、大小、颜色、明度等特征上分别加以变化，声音刺激可以在音高、响度、音色、延续时间等方面加以变化。每一种可独立变化的特征就是一个维度。只有一个特征可以变化的刺激称为单维刺激，有两个以上可以变化的特征复合的刺激称为多维刺激。用以编码的刺激维度数对人的信息传递能力有明显的影响。一般来说，用多维度编码的信号刺激比单维度编码的信号刺激能使人传递更多的信息，但人对多维度信号刺激的信息传递能力要小于这些维度单独编码的信息传递能力之和。③信息的熟悉程度：人对信息的熟悉程度对信息传递能力有明显的影响。不熟悉的信息传递效率低，熟悉的信息传递效率高。对信息传递的影响主要表现为反应速度或反应准确性的提高。人对信息的传递能力可随训练而提高。当然，这种提高仍然是有限度的，当训练达到高度熟习水平后，即使再继续训练，传递率也不可能再有明显的提高，但是可以提高其信息传递率的巩固度。④觉醒状态：人的觉醒状态会影响信息传递的效率。人在睡眠时，大脑处于抑制状态，这时不仅不能对信息进行加工，而且也几乎停止信息传递。只有在大脑处于一定的觉醒水平时才可能进行信息传递。一般来说，觉醒水平较高时，信息传递率也较高，但在觉醒水平超过一定限度后，信息传递率就不仅不再随觉醒水平提高而增大，而且还会随觉醒水平提高而减小。也就是说，人的觉醒水平与信息传递率之间存在着倒 U 形关系。⑤疲劳：人处于疲劳状态时，会对信息传递和信息加工过程产生不利影响。长时间的持续工作或超负荷工作都会使人产生疲劳。疲劳会降低人的觉醒水平，使人感受刺激作用的灵敏性降低，并使反应动作变得迟钝，从而导致信息传递速度放慢和信息加工精确性的降低。人在疲劳时容易发生操作事故，其主要原因就在这里。

作用功能 人从外界接收的信息只有在人体内通过不同的信道传递，并进行相应加工后，才能得到利用。信息在人们的社会生活中具有十分重要的作用。如科学研究，既要及时获得别人研究的成果，还要及时把自己研究的成果发表、告诉别人，只有通过这样相互交流信息，才能不断发展；打仗，必须及时获得有关敌人兵力布置的信息，还必须把各种作战命令及进传达给官兵；经商，必须及时了解各地市场的信息，才能确定进什么货，从哪里进货，到哪里去卖，卖什么；日常生活，必须及时获得有关天气、商品、文体活动、亲朋好友工作生活情况的信息，并经常把自己的工作、生活情况告诉亲朋好友。总之，人们之间只有不断交流信息，才能使生产、生活等活动正常进行，人们一时一刻也离不开信息。

因为信息有价值，对人们有用的东西，人们就会主动去接收，将有用信息转化为认识，并做出相应反应。信息也会在人们之间相互传递。

（胡文东　代　静）

rén de xìnxī chǔcún hé tíqǔ

人的信息储存和提取 （information store and extraction）　人把输入并经过加工的信息在记忆系统中储存起来，到需要时再提取出来的过程。记忆就是信息的储存和提取。根据现代心理学研究，人的记忆系统可以分为感觉记忆、短时记忆和长时记忆三部分。记忆的这三个部分既有区别又有密切联系（图1）。信息首先保持在感觉记忆中。信息在感觉记忆中保存的时间很短，若不经重复作用，就会很快丧失。重复作用的信息进入短时记忆。短时记忆中的信息可来自感觉记忆，也可来自长时记忆。信息不论来自何方，在短时记忆中都只能保持较短的时间，若不进行复述（或复习），信息也会很快丧失。短时记忆中的信息，通过复述可以保持较长的时间并进入长时记忆。长时记忆中的信息不易丧失，需要时可以将其提取到短时记忆中，但

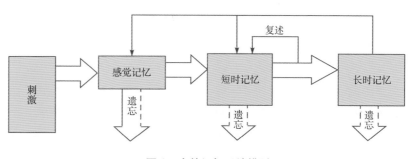

图1　人的记忆系统模型

长时记忆中的信息若长期不提取，也会逐渐淡化，直至完全遗忘。

基本内容 包括以下几方面。

信息储存 ①感觉记忆储存：感觉记忆又称感官收录（sensory register，SR），是指外部刺激引起的感性形象在刺激作用停止后的很短时间内仍保持不变的状态。这种记忆由于保持的时间以毫秒计，因此又称瞬时记忆（即时记忆）。电影就是利用感觉记忆的这个特点，使静止的分割的画面看成是连续的运动画面。②短时记忆储存：短时记忆（short-term memory，STM）是指信息保持时间不长于几十秒的记忆。如从电话本上查到一个电话号码，打了电话后这个号码就记不起来，就是因为这个电话号码当时只储存在短时记忆中而没有转入长时记忆的缘故。③短时记忆编码：记忆编码是指信息以什么代码形式保存在记忆中。在感觉记忆中，信息一般按与物理刺激特性相似的形式进行编码，如视觉以图像形式、听觉以声像形式进行编码。短时记忆的编码形式要比感觉记忆的复杂，在短时记忆中存在听觉、视觉、言语动觉、语义、字词形状等代码编码方式。④长时记忆存储：短时记忆中的信息，经过一定的复述之后可以进入长时记忆。长时记忆（long-term memory，LTM）是一个巨大的信息库。人的知识经验就是储存在长时记忆中的信息。知识经验随着人的学习和生活经历的增多而越来越丰富，因此，长时记忆的容量几乎是没有限制的。长时记忆中储存的信息在时间上很可能是永久性的。因此有学者把长时记忆称为永久记忆。⑤长时记忆编码：一般认为长时记忆中的语意性记忆是用意码（即语文代码）

储存信息的。主要表现为字词形式的储存。字词都有一定的意义，如笔指的是专用来进行书写和绘画的东西，动物指的是一切能进食而长有皮肤的生命体。"笔""动物"两个词就成为它们所指事物的代码。长时记忆中的大量信息，就是以字词形式储存的。长时记忆除了言词编码外，还有表象（或表征）形式的编码。人的许多情节性记忆，就是以视觉表象或听觉表象的形式进行编码的。自然，在人的长时记忆中，言词编码与视、听表象编码不是截然分割、互不相关的。人在回忆往事时往往不仅想起事情的内容，而且也会引出相应的视、听表象来。

信息提取 ①短时记忆信息提取：提取短时记忆中储存的信息可以随时被提取出来。对短时记忆中提取信息的过程，不同的学者提出不同的想法。主要有扫描模型、直通模型和系列扫描与直通接合的双重模型三种提取方式。②长时记忆信息提取：人的长时记忆的容量十分巨大，人所掌握的信息几乎全都储存在这个信息库中。若需用长时记忆中的信息，需把信息临时从长时记忆信息库中提取到短时记忆或工作记忆中。使用过程中得到的新的信息又送回到长时记忆信息库中。长时记忆中提取信息要比短时记忆中提取的过程复杂。长时记忆中存储的信息由于数量巨大，或信息久存不用，会给提取过程带来两点不如短时记忆的现象，一是提取速度快慢不一，经常使用的那些信息能较快地提取；二是信息容易失真（或变相）。信息失真的原因，一方面是由于储存的信息多，其中包含有许多具有不等相似度的信息，提取时故意发

生混淆；另一方面是由于储存时间久，有些信息有所丢失，使提取的信息有所缺损或变形。

根据研究，记忆材料的组织特点对信息提取的效果有明显的影响。回忆有组织的材料比回忆无组织材料的效果好，而且回忆的线索对回忆效果有重要影响。线索对回忆发生导向作用，例如少年时代经历的事，由于时间久很难想得起来，但看了一场当年拍摄的电影，就可以回想起许多往事来。电影中的镜头成了引导回忆的线索。

功能作用 记忆无论是在人们日常生活还是学习、工作当中，起着十分重要的作用。下面主要阐述其在工效学方面的作用。工作记忆保持的时间短，记忆的容量有限，工作记忆的这种限制对工效学设计有着重要意义。①最小化工作记忆的负荷：经验法则中总的一条就是操作者在完成任务过程中，必须使在工作记忆中的时间和字母数字项目的个数都维持在一个最小的数量上［洛夫特斯（Loftus）等，1979年］，设计者应该努力避免人们使用较长的任意数字或者数字串的编码［皮科克＆皮科克-格贝尔（Peacock ＆ Peacock-Goebel），2002年］。因此，任何能够尽量减少工作记忆中信息的技术都是有价值的。计算机的 Windows 系统能够同时在各种信息资源之间进行比较，而不用管屏幕之间的顺序对工作记忆造成的较大的工作需要。电子"便笺簿"也能够达到同样类似的目的［赖特（Wright）等，2000年］。②提供视觉反馈：不管在哪里使用合成语音来传递语言信息，这些信息能够，而且理论上也应该可以，与信息的视觉形式（打印文字）相互配合，这

样，人类使用材料时的工作记忆不会很快消退。如现代自动化电子帮助系统能够通过合成语音"说"出电话号码，同时，电话上的一小块视觉面板也能够以"视觉反馈"的方式显示同一个号码，这样，视觉材料能够很容易地被再次扫描到。③提供序列任务的位置空间：一些任务的操作可能在形式或者反馈上是相似的，需要很多的步骤。如果能够将已经完成的步骤做可视化提醒，那么对于这些任务的完成就很有好处。因此，那些容易分心的操作者就不需要因为忘记做过了什么而重新返回到任务当中，也不需要重新开始［格雷（Gray），2000年］。④利用组块：人们已经知道组块是怎样增加保持在工作记忆中材料的数量，以及如何促进信息转化到长时记忆的。因此，任何能够利用组块的方法都是有益的。广告就是利用这一原则把含有 8 个组块的数字串 1-800-663-5 900，转化为仅有 3 个组块的、以字母为主的 1-800-GET-HELP 字符串（"1-800"是美国人非常熟悉的字符串，因此只作为一个组块）。⑤把混淆最小化：通过把项目之间的物理区别转化成用来保持的素材，可以减少工作记忆中混淆的可能。如 3 和 2 之间混淆的可能性就比 A5433 和 A5423 之间混淆的可能性小。空间的分离也能够减少混淆的可能［赫斯（Hess），德特韦勒（Detweiler），埃利斯（Ellis），1999 年］。用四个不同的窗口分别显示四个不同的数量就比仅使用一个窗口循环显示四个数量更容易记住。⑥减少编码中不必要的 0：如 002385，其编码中的 0 是出于未来编码数目可能成百倍增加的预期而使用的（为了保持前后数字位数的一

致性，如将来可能出现的 238500），而这占用工作记忆中过多的空间。⑦在指示语中要考虑工作记忆的限制：指示语中的句子必须能够让人准确地理解。若指示语用来支持紧急程序，就不能有出错的可能性。在理解句子时，句子中的大多数词汇都需要保持在工作记忆中，一直到整个句子的意思都理解了。因此，较长的句子更容易出现问题。那些不熟悉的词汇或者编码就更容易出现问题。那些呈现较早的信息，直到整个句子的意思理解后，仍然需要保持（而不是遗忘）。

素材理解的设计者应该记住否定在工作记忆中增加了组块。即使否定在阅读或者听指示语时能够被知觉到，但是若这个指示语在保持，可能会在工作记忆中发生遗忘。在这种情况下，在记忆中可能保留的是默认的肯定信息。因此，用户可能会做出与指示语规定相反的事情。这是建议在指示语中尽可能地使用肯定性的语言表达的另一个原因［威肯斯 & 奥朗（Wickens & Hollands），2000 年］。

长时记忆有记忆容量大，存储时间长，但从长时记忆中提取信息会有较多限制。设计师可以依据长时记忆的性质特征进行工效学设计。下面是进行环境和系统设计的一些方法，使用这些方法，不会使人们因为长时记忆中提取信息不良而产生问题、错误、事故，或某种不方便。①鼓励经常使用信息来增加其总体和最近的使用频率。②鼓励对需要回忆的信息进行积极的口语化或者信息再组织。如在课堂上做笔记，或者要求积极地背诵，或者重读听到的指导语，这些都会增加记住信息的可能性。③标准化。减少

长时记忆负荷的一个方法就是使用环境和设备的标准化，包括控制器、显示器、符号和操作程序。如在自动化工业中，控制器的标准化就是其换挡模式，而控制器的电子窗口和灯光的位置和操作就没有标准化。标准化能够形成强大而简单的图式和心理模型，这些图式和心理模型可以应用于广泛的领域。当然，在各个工业领域进行标准化和继续保持产品形式的独特性之间的矛盾仍然是一个艰难的设计挑战。④使用记忆帮助。当一个任务不需要经常操作或者正确的任务操作很重要时，设计者应该提供计算机辅助或者硬拷贝形式的记忆帮助或者工作帮助。这些方法包括任务操作的关键信息，并且能够形成一个简单的程序系列，以便操作者不必依赖于"头脑里的知识"，即长时记忆。⑤仔细设计需要记住的信息。必须记住的，而且将来没有提取帮助的信息应该具有以下一些特点：a. 对个体有意义，并且语义上与其他信息有联系。b. 尽可能是具体的而不是抽象的词汇。c. 区别性的概念和信息（减少干扰）。d. 组织良好的信息集合（分组的或者是有联系的）。e. 可以依靠其他信息进行猜测（自上而下的加工）。f. 较少的技术术语。⑥支持用户形成正确的心理模型。形成正确心理模型的一个方法就是应用 1988 年诺曼（Norman）提出的可视化概念。这一原则认为，如果用户能够直接地、容易地确定装置的状态和可替代的行为，那么这个设备就应该具有可视化的特征。如用不同位置来显示开和关的状态就有可视性，但是没有这种特征的按钮/扳钮就没有可视性。可视化的概念也与系统的显示操作者行为

和最终系统反应之间干扰变量的能力有关。烤箱的显示器就能够表示输入已经读入了，加热系统正在预热，温度还没有达到目标温度。以恰当的词汇描述某一特定行为为什么是必需的，并且这一行为是什么的指导手册也能够促进心理模型的发展。

（胡文东　代　静）

cāozòngzhě juécè
操纵者决策 （decision-making）

操纵者确定行动目标、选择行动方案并将方案付诸实施的过程。操纵者在决策过程中需要根据已有的知识经验和客观条件对解决面临问题的可能性和可行性进行分析，做出决断。决策是复杂的思维过程。人的行动是决策的执行，因此决策的优劣直接关系到行动的成败。决策过程是心理学中研究得最少的领域之一。

基本内容　包括以下几方面。

决策过程　决策不论它们涉及的是什么内容，一般都包含以下几个环节（图1）。①第一步，明确任务。任务可以由决策者自己提出，也可以来自客观的要求。人只有明确自己应该做的任务后，才有可能去为完成任务进行决策。任务越明确，对决策越有利。②第二步，确定行动的目标。一个较大的行动往往需要拆分为一系列具体行动。行动目标也需要进行分解，即把总的目标分成若干分目标，每个分目标还可有子目标。不论任务是简单还是复杂，也不管确立多少层次目标，目标

都必须十分明确。目标越明确，越有利于顺利进行决策。③第三步，分析达到目标、完成任务的条件。这种条件包括客观方面的条件，如物质条件、人力和技术条件等。还有决策者主体方面的条件，如知识经验等。不仅要分析已有的条件，还要分析必需的但尚有待提供的条件。哪些条件是必不可少的、哪些条件是最急需的、哪些条件是现成的、哪些条件是需要自己创造的，决策者都要做到心中有数。④第四步，选择行动方案。行动方案有时可能有多个，不同方案各有其优点和缺点，这时就要权衡利弊进行选择，把最有利于达到目标的行动方案挑选出来。⑤第五步，实施方案。方案选定后，可以做出立即实施的决定，也可能由于条件不成熟而还不能立即实施。这时就只有把方案暂时放一下，等待时机成熟后再实施。什么时候最有利于将方案实施，这需要根据情况变化加以判断。在决策实施过程中，又会碰到新情况，出现新问题。决策者要根据反馈回来的信息，对原来的方案进行调整，或做出新的决策。如此往复，直至任务完成。

确定性决策和不确定性决策　确定性决策是指具有确定的客观要求和条件、选择方案明确具体、决策结果能够确切预测时的决策。不确定性决策是指作决策所需要的某些条件不明确，或提供的信息不确定，决策者对决策

结果不能确切预测时的决策。不确定决策包含不确定的因素，因此比确定性决策要困难一些。若几种方案损益期望值大致相等，但成功率不等时，人们一般倾向于选择风险小的方案。若不同方案损益期望值和成败概率都相等或相当，一般说会采取有风险的决策。

决策的个体差异　决策除了受客观因素制约外，同时也受决策者个性因素的影响。决策者掌握有关决策内容的知识经验越丰富，越有利于做出正确的决策。即使同样有知识，仍有能力的差异，有人善于决策，有人不善于决策。决策过程中，对决策因素的分析、行动方案的选择、决策结果的预测以及决策实施时机的判断等，都与决策者的思维能力有关。人们的知识、能力存在着差异，因此不同的人对同样一个问题可能做出很不相同的决策。

操纵者的性格类型也是影响决策过程的因素。如操纵者对自己成败的原因可有两种不同的归因。有的人把工作的成败主要归因于自己的能力、知识和努力等内在原因。这种人往往把决策好坏的责任归之于决策者个人。也有的人把工作成败主要归因于客观条件等外部因素。这两类性格倾向对决策过程有不同的影响。倾向作内在归因的人比倾向作外在归因的人在决策过程中更注意寻求有助于做出正确决策的信息，在决策过程发生困难时能更主动、更积极地去排除困难，且更多地注意决策实施后的信息反馈。

在人机系统中，操纵者是系统的决策者。操纵者的决策水平对确保系统安全有效地运行具有重要作用。在人机系统的设计中，既要考虑通过选拔和训练提高操

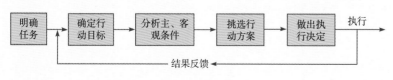

图1　决策环节

作人员的决策能力，同时又要看到人的决策能力的局限性，在具有较高要求的情况下，应为操作人员提供决策辅助工具。

作用功能 在现实情境中，人们通常有数年的经验能够详细描述决策规则并避免许多偏差。真实环境中的决策者也根据风险程度、时间压力和经验，从以技术和规则为基础的决策转向以知识为基础的决策来调整决策过程。若通过重新设计任务、决策支持系统或者训练来改善决策，必须考虑到其中的适应过程。

决策在操纵者安全和人因错误中也有重要的应用。若危险没能通过设计加以排除，或者没有有效地对危险进行防护，人们最终将为安全行为负责。即使使用安全防护装备的时候，人们也会频繁地产生弃之不用的心理，如做出不使用个人安全防护装备的选择。在安全行为与不安全行为之间的选择，从根本上说是一个以知识为背景的决策过程，最终，演变成规则性行为或者自动化行为。人因学的研究认为，许多因素影响人们做出安全行动的决策。安全行动的决策是影响这种决策过程的因素的函数——人们必须清楚存在危险（诊断），清楚有哪些行为选择（产生不同的行动方案），以及清楚安全行为和不安全行为各自的后果，以做出明智的选择（评估可选择的行动方案）。

（胡文东 代 静）

rén de xìnxī shūchū

人的信息输出 （human information output）

信息经中枢加工后传向效应器的过程，称为信息输出。人所获得并经过中枢加工的信息，只有传向效应器并引起效应器的反应活动，才能成为对外部世界发生作用的力量。信息输出表现为人的各种反应活动。

基本内容 包括以下几方面。

人的信息输出类型 按反应器特点分类，信息输出必须通过人体各种反应器官。可按反应器官将信息输出区分为手动输出、足动输出、言语输出、眼动输出等多种形式。手动输出和足动输出主要表现为如下八种基本动作。①弯曲：使肢体屈曲，或使围绕某关节点的肢体构成角的角度减小。②伸展：肢体伸直，或使围绕某关节点的肢体构成角的角度增大。③内收：上肢或下肢朝向身体中线移动。④外展：上肢或下肢背离身体中线移动。⑤中旋：上肢或下肢朝向身体中线转动。⑥侧旋：上肢或下肢背离身体中线移动。⑦俯转：转动前臂使掌心朝下。⑧仰转：转动前臂使掌心朝上。人的各种操作活动，一般由上述八种肢体动作组成。肢体的每种动作都有其可能达到的范围限度，操作活动若超越每种动作的范围限度，不仅会降低活动效率，而且容易造成肢体劳损。

言语是信息输出的又一基本形式。言语输出主要通过喉头和口腔等发声器官来实现。人的言语反应可以作很大的变化。中枢信息加工的结果都可用言语加以输出。人们不仅通过言语输出形式进行思想交流，而且还可通过言语输出实现人机交互作用。现在人与计算机之间已经实现了视觉-手控式的对话。信息科学界正在研究利用自然语言进行人与计算机对话。言语输出形式由于简单、方便而且实用，今后将越来越成为人的信息的重要输出形式，并将在人机系统设计中得到广泛应用。

长期以来，人们只把眼睛看作是人体的一个信息输入器官。随着眼动技术和计算机技术的发展，眼睛的信息输出作用已日益显示出其优越性。现在不仅可通过眼动输出研究人的信息加工的特点，而且还可通过眼睛注视点的变化向机器发出不同的控制信息。眼动式人-计算机信息交互作用的人机系统正在成为工程心理学的重要研究内容，并已在计算机的多媒体技术研究中得到了初步应用。

按操作要求分类，信息输出活动可分为以下几类。①定位运动：手或足从一处移动到另一处，如在使用按键控制器时就需要进行定位运动。②连续运动：需要进行不断调整的运动，如某些手控追踪运动如汽车驾驶员操纵方向盘的运动。③序列运动：把若干分开的独立的动作按一定的顺序组织起来形成一个序列的运动。如驾驶员启动汽车和工人启动机器时所做的运动。④重复运动：即一次又一次地重复进行某一种动作的运动。如用手锯锯木板、用榔头把钉子敲入木头、用手转动手轮等运动。⑤静态调节：一种没有外显动作的肢体紧张状态。由于静态调节，使人的肢体能在一定时间内保持某种姿势。如某些体操动作、杂技动作都需要作静态平衡运动。此类动作看起来没有什么运动，实际上肌肉的紧张度要比许多外显运动高得多。

信息输出速度 包括以下几方面。

反应时 速度和准确性是评价信息输出质量的主要指标。信息输出的速度一般用反应时（reaction time，RT）测量。一般将刺激出现到反应完成之间的时间称为反应时。包括两部分：第一部分是从刺激开始到反应开始之间的时间，称为反应潜伏时间，有的研究者将反应潜伏时间称为反应时；第二部分是从反应开始到反应完成的时间，称为运动时间。反应时有简单反应时和选择反应时的区分。如果刺激只有一个，只要在这个刺激出现时做出规定的反应，此时所测定的反应时称为简单反应时。如果呈现的刺激不止一个，要求对各个刺激出现时做出不同的反应，此时所测定的反应时称为选择反应时。选择反应时要对刺激做出辨认与判断，同时要对反应进行选择，因此比简单反应时要长得多。反应时的长短受许多因素的影响。如刺激性质、感觉通道、刺激强度、刺激呈现时间的不确定性程度等都会引起反应时的变化。

定位运动速度 受多种因素影响。费茨在1954年曾研究定位运动速度（所需时间）与运动距离及定位精度要求的关系。在实验中要求被试用铁笔在两钢片之间来回敲击。手臂运动距离在7.6~30.5cm内变化。定位的精确度要求（通过钢片的宽度变化控制）在0.3~2.5cm内变化。结果发现，若定位精确度不变，运动时间随定位距离的对数值呈线性增长；若定位距离不变，则运动时间随定位精确度要求的对数值呈线性增长。费茨根据这一研究得到的结果称为费茨定律（Fitts Law），其关系式如下：

$$MT = a + b\log_2(2D/W)$$

MT：代表运动时间；D：代表定位运动距离；W：代表定位目标的宽度；a、b：代表常数。

重复运动速度 许多操作活动都包含着肢体一定部位的重复运动。重复运动的速度有一定的限度。如用手指作重复敲击运动的最大速度一般不超过每秒5次。

不同手指的敲击速度也有所不同。示指敲击得最快，其次是中指和环指，小指的速度最慢（表1）。

表1 手指敲击最大速度
（15秒敲击次数）

手指	左手	右手
示指	66	70
中指	63	69
环指	57	62
小指	48	56

打字和计算机键盘输入的效率取决于击键速度。一个中等速度的英文打字员每分钟平均能打出50个英文单词，约每秒钟能打出4.17个印刷字符。一个优秀的打字员每分钟能平均打出75个单词，约每秒打出6.25个印刷字符。

信息输出精确性 包括以下几方面。

精确性的含义 精确性是评价信息输出质量的又一个重要指标。在许多场合，运动精确性比运动速度具有更为重要的意义。输出的精确性有两重含义。①正确性：其对立面是反应错误，如按错开关、讲错话、做错动作等。反应错误主要有两类原因，一类是由于做出错误的决策，输出不准确的信息，导致发生错误的反应；另一类是错误反应由疏忽或不在意的动作造成的，如书写中的笔误、操作中按错了相邻的按键、开车遇紧急情况刹车时错踏了油门的踏板等。②精度：同是正确的反应可以有精度上的差别。如打靶，靶子区有10环，打中最外一环只能得1分，打中第10环可得10分，虽然都是打中靶子，但差别很大。同是打中第10环，仍有精度差别，有的正中靶心，

有的接近环线。

定位运动精确性 定位运动一般都有较高的精确性要求。定位运动的精确性受多种因素的影响。运动距离、方向和速度是影响定位运动精确性的重要因素。施米特等在1978年曾对快速定位运动的精确性进行过研究。以运动终点分布的标准差作为衡量精确性的指标。结果发现，垂直方向和水平方向的运动精确性均随运动时间增长而提高，但精确性随着运动距离的增加而下降。他提出了如下的关系式，有学者称此关系式为施米特定律（Schmidt Law）：

$$We = a + b(D/MT)$$

We：代表运动终点分布的标准差；D：代表运动距离；MT：代表运动时间；a、b：代表常数。

在人机系统中，有时要求人在没有视觉参与的情形下对位于不同地方的多种不同控制器进行操作。这时就需要进行盲目定位运动。曾有研究者对盲目定位运动的准确性做过研究，表明不同方位上操作定位的精确性不一样。也有学者研究了手的运动方向对运动精确性的影响，手或手臂的不同运动方向对运动的精确性有不同的影响。

速度-精确性互换特性 人们都希望操作做到既快又好。但实际上，好与快存在着一定的矛盾。所谓好，主要指精度要高。精确性高就会放慢操作速度，加快操作速度就会降低精确性。此现象称为速度-精确性互换。

作用功能 人的信息输出特点在人机交互设计中有重要应用。人机系统中有很多种类的控制器，被用来激活或者改变系统的离散状态。除了让控制器更加显眼，

还可以根据人的信息输出特性，为控制器增加其他设计特征来提高控制器的容错性并减少延迟的影响。如扳钮开关的状态发生变化时，不仅有视觉上的明显变化，而且会发出咔嗒声，触觉上的阻力也会突然消失。听觉和触觉反馈为操作员提供了扳钮开关状态变化的即时反馈，而视觉反馈则进一步为操作员提供了与扳钮开关新状态相关的信息。按钮开关也有类似的特性，但是其提供的视觉反馈信息不明显，特别是若按钮开关在按下和弹起两种状态下的空间差别很小，视觉反馈会更不明显。

人机交互作用中的一项常见任务就是确定某物体的空间位置。如将指针指向屏幕的某个位置，用机械手拿一个物体，或者将收音机调到一个新的波段。通常将此类空间任务称为定位或指向。很多控制装置都能完成此类任务，如鼠标、操纵杆和便携式拇指调节开关等。

大量研究证据表明，直接定位控制器（触摸屏和光笔）和鼠标是用于重要指向任务的最理想的控制器。曾有研究者利用费茨定律，从移动距离和精确度两个方面对各种控制器的特点进行了分析，结果发现鼠标优于直接指向装置。但很显然直接控制器和鼠标各有优劣，直接定位控制器速度比较快但不够准确，而鼠标则相对要准确一些但速度却慢一些。

（胡文东 代 静）

jǐngjiè nénglì

警戒能力（vigilance performance）

在一段较长时间内，对具有较高不确定性、不常出现的目标保持注意的能力。任何认知活动都需要有注意的参与。一般

来说，对预见性较高的目标维持一定时间的注意比较容易，但如果需在一段较长时间内保持注意，同时所注意的目标不常出现具有较高的不确定性，则就比较困难了。后一情境下的作业活动常称为警戒作业。在警戒作业条件下，操作者的操作绩效会随时间而下降，此现象称为警戒下降。有关警戒作业的研究始于第二次世界大战，那时主要为了解决雷达员难以及时探测到潜水艇目标的问题。随着人机系统自动化的发展，操作者的作用已逐渐转变为重要信号的监控员，警戒问题的研究重要性更加突出。如在工业质量控制、空中交通管制、航空航天飞行和农业机械作业等领域内，警戒问题都比较突出。因此，研究如何保持较高的注意水平与如何克服警戒下降的不利效应，具有重要的实际意义。

基本内容　包括以下几方面。

警戒下降　不同研究各从不同侧面来解释警戒下降。警戒任务的绩效随作业时间延续而逐渐下降，非常类似于疲劳过程。因此有学者认为疲劳是造成警戒下降的原因。但更多的研究者从信号探察理论出发，认为警戒下降既可能源于操作者对信号敏感性的降低，又可能由于操作者的反应标准向比较保守的方向移动。分析表明，在一些警戒任务中，击中率的下降同时伴随着虚警率的下降，即反应标准向上调整，而敏感性基本维持在恒定的水平上。相反，通过增加事件发生的频率，可以使反应标准移动到一个较低的但更好的水平上。这说明，反应标准的变化可能是造成警戒下降更为重要的因素。

影响警戒下降的因素　影响警戒下降的主要因素有以下四种。

①作业时间：影响警戒下降的最明显的因素，即随着警戒作业时间的延长，发生信号漏失的可能性增大，击中率降低。警戒下降一般主要发生在警戒作业的前30分钟内，也有的发生在前20分钟内。②信号的醒目性：明亮、响亮、断续或具有其他醒目特征的事件容易被探察到，而对于一些细微的事件（或刺激），如单词中间的排字错误、电路板连线的微小间隙或轻微的光线变化等，其探察率（击中率）的损失会随时间延续而出现较大的增加。听觉信号比视觉信号更醒目，因此采用听觉事件一般比视觉事件更有效。若听觉信号与视觉信号混合、交替使用，对提高信号探察的敏感性更有利。③信号率：若信号事件以较低频率发生，检测就比较困难，击中率会降低。一部分原因是对信号的较低期望导致操作者采用一种比较保守的反应标准，从而出现更多的信号漏失和更低的虚警率；另一部分原因是，在警戒条件下，出现的事件往往成为维持操作者持续唤醒的"刺激器"，因此若信号率下降，相应的唤醒水平会降低。需注意的是，信号率较高也不一定有利于信号探察。若警戒作业要求操作者根据记忆中的标准作信号辨别，信号率较高反而对敏感性不利，因为操作者需要将每个事件与记忆中标准进行比较，从而加重了认知资源的负荷。④唤醒水平：操作者的作业绩效与唤醒水平之间存在倒U形的关系（图1）。此关系又称耶基斯-多德森斯（Yerkes-Dodsons）定律。警戒作业的主要问题是，很少存在任务相关的活动来维持信息加工系统的唤醒状态，以使知觉活动最佳化。也就是说，警戒作业的实际唤醒

水平远远低于最佳唤醒状态，因此对作业活动极为不利。

作用功能 在一些人机界面控制中，如雷达监控、汽车驾驶、仪表监控等，尤其在军事应用中，对人的警戒能力提出了更高的要求。警戒作业会受多种因素的显著影响，那么在警戒作业设计中充分考虑这些因素，必然能在某种程度上提高警戒作业的效率。①监视作业的时间不能安排得太长，应该给操作者充足的休息时间。在需要连续监视的作业情境下，应缩短操作者的工作轮换时间。但是，考虑到开始作业时操作者存在一个适应过程，因此过于频繁轮换也不利于作业，应对工作-休息周期作科学权衡。②信号应尽可能醒目，如采用高亮、高音、彩色和倒转显示等特性。但这并不总是容易实现的，实际中，可采用某些信号增强技术。③如果信号漏失率比较高，则可通过改变报酬策略（如对探察到信号给予更高的奖励）或信号期望率来调整操作者的信号反应标准。在信号或事件的实际发生率很低的情境中，有效改变信号期望率的唯一方法是引入虚假信号。如将一些带有明显纰漏的部件放到装配线上等。④尽可能创造或维持较高水平的唤醒状态。经常休息能提高唤醒水平，吸服适量水平的兴奋剂（如咖啡因）也有较好的作用。虽然采用音乐、噪声或会话等外部刺激也有利于唤醒，但在应用这些刺激时，应防止它们分散警戒作业的注意。另外，警戒作业容易导致操作者进入睡眠状态，因此应保证操作者在工作前有充足的睡眠。有学者对提高警戒作业效率的措施作了总结，具体描述如表1所示。

（胡文东　代　静）

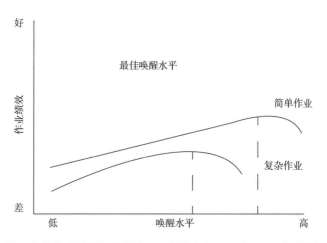

图1 操作者的作业绩效与唤醒水平之间存在倒U形的关系［耶基斯-多德森斯（Yerkes-Dodsons）定律］

表1 提高警戒作业效率的措施及其作用

改善警戒作业绩效的措施	作用
增加报酬	增加反应倾向
引入虚假信号，人为提高信号率	增加反应倾向
动机激励和告诫	增加反应倾向
提供有关结果的知识	提高反应敏捷性
降低信号呈现的速度	提高反应敏捷性
有选择地放大信号	提高反应敏捷性
使信号具有动态特性	提高反应敏捷性
增加休息次数	提高反应敏捷性
提供信号的视觉（或听觉）模板	提高反应敏捷性
提供察看信号的经验	提高反应敏捷性
为信号提供冗余表征	提高反应敏捷性

zhùyìlì
注意力（attention capability）人的心理活动指向和集中于某种事物的能力。是智力的五个基本因素之一，是记忆力、观察力、想象力、思维力的准备状态，故称为心灵的门户。"注意"是一个古老而又永恒的话题。俄罗斯教育家乌申斯基曾精辟地指出："'注意'是我们心灵的唯一门户，意识中的一切，必然都要经过它才能进来。"

注意有两个特点：指向性与集中性。①指向性：人在每一瞬间，其心理活动或意识选择了某个对象，而忽略了另一些对象。如一个人在剧院里看戏，其心理活动或意识选择了舞台上演员的台词、动作、表情、服饰，而忽略了剧场里的观众。对前者看得清、记得牢，而对后者只能留下非常模糊的印象，甚至看完了戏，还不知邻座的观众是一个什么样的人。因此，注意的指向性是指心理活动或意识在哪个方向上进行活动。指向性不同，人们从外界接受的信息也不同。②集中性：若心理活动或意识指向某个对象，它们会在这个对象上集中起来，即全神贯注起来，这就是注意的集中性。如医师在做复杂的外科手术时，其注意高度集中在患者的病患部位和自己的手术动作上，与手术无关的其他人和物，便排除在其意识中心之外。如果说，注意的指向性是指心理活动或意识朝向哪个对象，那么，集中性就是指心理活动或意识在一定方向上或顶的强度或紧张度。心理活动或意识的强度越大，紧张度越高，注意也就越集中。人在高度集中自己的注意时，注意指向的范围就缩小。这时，他对自己周围的一切就可能"视而不见，听而不闻"了。从这个意义上说，注意的指向性和集中性是密不可分的。

基本内容 包括以下方面。

注意的分类 ①选择性注意：个体在同时呈现的两种或两种以上的刺激中选择一种进行注意，而忽略另外的刺激。如在双耳分听实验中，用耳机分别向被试的双耳呈现不同的声音刺激，要求被试注意其中一耳的刺激，而忽略另一耳的刺激。用这种方法可以考察选择性注意。对选择性注意的研究，可以揭示人们如何有效地选择一类刺激而忽略另一类刺激，选择的具体过程等。②持续性注意：注意在一定时间内保持在某个认识的客体或活动上，又称注意的稳定性。如学生在45分钟的上课时间内，使自己的注意保持在与教学活动有关的对象上；外科医师在连续几小时的手术中聚精会神地工作；雷达观察站的观测员长时间地注视雷达荧光屏上可能出现的光信号等。③分配性注意：个体在同一时间对两种或两种以上的刺激进行注意，或将注意分配到不同的活动中。如学生在课堂上一边听讲，一边记笔记；汽车司机在驾驶汽车时手扶方向盘，足踩油门，眼睛还要注意路标和行人等。

注意的品质 注意力有四种品质，即注意的广度、注意的稳定性、注意的分配和注意的转移，是衡量一个人注意力好坏的标志。①注意的稳定性：一个人在一定时间内，比较稳定地把注意集中于某一特定的对象与活动的能力。如当孩子在听课时大部分时间处在"溜号"状态或者偶尔会出现"溜号"状态。导致孩子知识断点比较多，直接影响听课质量。②注意的广度：人们对于所注意的事物在一瞬间内清楚地觉察或认识的对象的数量。即注意的范围有多大。研究表明，在1秒钟内，一般人可以注意到4~6相互间联系的字母，5~7个相互间没有联系的数字，3~4个相互间没有联系的几何图形。当然，不同的人具有不同的注意广度。一般来说，孩子的注意广度要比成年人小。但是，随着孩子的成长及不断地有意识训练，注意广度会不断得到提高。③注意的分配性：一个人在进行多种活动时能够把注意力平均分配于活动当中。如孩子能够一边看书，一边记录书中的精彩语言；又如一边炒菜，一边听新闻。④注意的转移性：一个人能够主动地、有目的地及时将注意从一个对象或者活动调整到另一个对象或者活动。注意力转移的速度是思维灵活性的体现，也是快速加工信息形成判断的基本保证。如在孩子看完一个有趣的片子后，让隔壁的姐姐给孩子来讲解数学的解题思路，如果孩子能迅速地把注意力从片子中转到解题当中，孩子的注意转移性就不错。

作用功能 注意的基本功能在于选择信息，使之处于心理活动或意识的中心，以便能被有效地记录、加工和处理。飞行中有各种各样的刺激：来自座舱内、外环境的，如仪表显示，光、声信号，地形、地标变化；来自飞行人员自身的，如肤觉、动觉、前庭觉，以及记忆中的某件事，思考中的某个问题。飞行员在同一时间不能感知所有刺激，记起很多往事或考虑很多问题。为了保证信息接收清晰，处理精确、完整，在某一特定时间，心理活动只能集中指向某些对象，使关键目标处于意识中心，其他处在边缘。注意伴随飞行活动的全过程，从信息感知到信息评估、分析、判断、决策与动作等所有意识活动，无不需要对其对象的正确选择、指向和集中。

注意品质受应激或紧张程度的影响很大。应激水平增高到一定程度，会排除对无关刺激的定向，注意范围可集中到有效目标上。但在过高紧张刺激情况下，又会滤去与任务有关的目标或信息，出现注意范围狭窄（图1）。

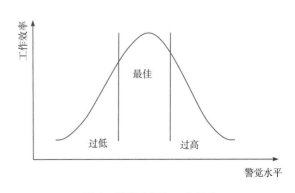

图1 警觉水平与工作效率

若警觉水平很低,则执行飞行任务的动机水平低,注意机制不活跃,不能执行困难任务,注意容易被无关刺激吸引。飞行中警觉水平低可能出现在巡航安静期与长时间的雷达监视时,或者在飞行疲劳、动机水平低下的情况下。这些情况下,就会发生"错""忘""漏";注意可能被无关的地形、标志所吸引;情境变化不能意识,以致危险或威胁信号出现也未能引起注意。如果飞行员的警觉水平处于最佳状态,作业的效率及可靠性均会提高。这时,注意能集中于所选择的主要任务上,同时又能实时分配或转移对有效信息的注意,还能排除无关刺激干扰,使注意范围处于最佳状态。飞行员要善于调节、控制自己的紧张水平,防止飞行疲劳,排除消极因素和过于紧张的情绪,使自己在飞行中保持最佳状态。必要时,通过适当话音、声调或高亮度显示与闪烁刺激等提醒飞行员,排除无关刺激干扰,注意危险的信号或关键点。对飞行员或其他人相关人员,进行注意技能的训练,对注意能力的提高也十分重要。

(胡文东 代 静)

gōngzuò fùhè cèliáng

工作负荷测量 (workload measurement)

人在从事各类活动时,人体总是需要承受一定大小的工作量,对这种单位时间内工作量的相对大小的测量。即工作量越大,工作负荷越高。

分类 根据工作性质的不同,工作负荷可区分为体力工作负荷和脑力工作负荷两类。

体力工作负荷 单位时间内个体承受的体力活动工作量。主要表现为动态或静态的肌肉工作的负荷。体力工作负荷具有以下

四个特征:①体力工作负荷所产生的效应存在极其显著的个体差异,对某一相同的负荷水平,体质差的个体可以产生高强度的负荷体验,而体质好的个体却可能根本没有这种体验。②个体对体力工作负荷的承受能力受工作类型的影响,如搬、拉、推、提和放重物的最大负荷耐受值显著不同。③个体的体力工作负荷承受能力具有随工作持续时间增加而降低的特征,这一特征与人体的代谢特点有关。④工作中采用的姿势和策略对工作负荷的承受能力有显著影响,因此,工作设计对减少工作负荷的不利效应尤为重要。

脑力工作负荷 单位时间内人体承受的心理活动工作量。表现为认知、思维、判断或情绪等负荷,主要出现在追踪、监控和决策等不需要明显体力负荷的场合。对相同的工作情境来说,随着经验的增多,个体所体验到的脑力工作负荷逐渐下降,即脑力工作负荷的效应受经验的显著影响。脑力工作负荷还会随工作动机不同而发生变化,在输入负荷增加的条件下,个体有时会通过改变工作策略或内在绩效标准来降低脑力工作负荷。不合理的工作负荷不仅对个体本人不利,也对工作不利。过高的体力工作负荷往往诱发过度疲劳,影响个体的认知和情绪状态甚至造成工伤事故。长此以往对个体的身心健康非常有害。而长期持续承受过高的心理工作负荷,除对认知能力和情绪状态有诸多不利影响外,还会损害人的神经系统,诱发心血管系统和消化系统疾病,降低免疫能力。

理论基础 见体力工作负荷测量和脑力工作负荷测量。

基本方法 见体力工作负荷测量和脑力工作负荷测量。

应用范围 研究与评价工作负荷对于人机系统的负荷设计、避免因负荷不合理而导致的工效下降和预防作业事故具有重要意义。工作中出现的效率低下、事故频发或工作满意感不高等问题往往与生理工作负荷不合理有关。如美国国家安全与卫生组织在20世纪80年代曾发现,工厂内发生的所有补偿性损伤中至少1/3是由生理工作负荷过高导致的疲劳引起的。如果能根据有关资料确定合适的工作负荷界限,这类损害大多可以避免。利用最大可接受负荷(maximum acceptable load,MAL)或劳动强度分级等方法,可以在很大程度上避免工作负荷的不利效应。最大可接受负荷是指在不影响工作者安全健康前提下能获得最大工效的生理工作负荷,其操作定义是作业者在正常工作条件下连续工作8小时且不发生过度疲劳的最大负荷。过度疲劳指工作中积累的疲劳无法通过正常休息途径得到恢复而影响到次日工作活动的情况。根据最大可接受负荷或劳动强度等级,为相同的工作类型确定相应的负荷保护标准是工程心理学和劳动卫生学研究的重要内容。

在中国,体力工作负荷在工作和生活活动的负荷中仍占较大的比重。但是,随着科学技术的迅猛发展,尤其是计算机和自动化技术的广泛应用,现代人机系统中人的作用和地位已发生了明显的变化,脑力工作负荷问题相应地也变得越来越突出。现代人机系统主要表现出四个典型特征。①信息量剧增。工作者需及时和准确地处理日益增多的大量信息,对任何信息的延误、误操作或遗

漏均可能造成严重后果。②信息量无限增多与工作者空间有限之间的矛盾日益突出。这使得传统的信息显示、控制方式已经难以适应现代人机系统的要求，从而采用多维度、分时显示方式和多功能转换开关，在这种新情境中，工作者不但要接收随时呈现的信息，而且还要确定信息在什么时候出现，以什么方式出现，显示在什么地方以及具体内容是什么，因此工作者必须具有感觉灵敏、思维清晰、反应迅速和动作敏捷的工作能力。③现代人机系统中各部分之间错综复杂的联系，使得工作者对机器的"失控感"日益增大，导致工作者的心理压力大大增加。④工作要求的增高导致"剩余资源"减少，工作者处理突发事件的能力下降，发生事故的可能性加大，从而也进一步增加了工作者的心理紧张度。现代人机系统的上述特点使得工作者处于一种生理工作负荷日益下降，而脑力工作负荷剧烈上升的状况。因此，对脑力负荷工作进行研究与测评具有越来越重要的意义。

（胡文东　代　静）

tǐlì gōngzuò fùhè cèliáng

体力工作负荷测量（measurement of physical workload）

对单位时间人体承受体力活动强度的测量。体力工作负荷强度与人体肌肉的静态与动态用力程度有密切关系。体力工作负荷高，消耗的体力也大。人体承受体力工作负荷有一定的限度，超过这个限度，不仅会使作业效率明显降低，而且容易产生疲劳，引起肌肉劳损或引发事故。体力工作的效率在很大程度上取决于所承受的负荷强度与人承受负荷能力的匹配情形。人体承受体力负荷的

能力有明显的个体差异。如挑担，挑上50kg重物，有的人能健步行走，有的人却会立不起腰。要使工作负荷强度做到与人的承受能力相匹配，可从两方面着手：首先安排体力工作要因人而异，安排体力小的人去做体力要求低的工作，安排身强力壮的人去做体力要求高的工作。若要人去做力不能及的工作，不仅无法提高工作效率，而且还会危害安全。要体力大的人去做体力要求低的工作，则会使人感到英雄无用武之地，不能充分发挥人的潜力，也会使工作效率的提高受到限制。其次，应尽可能把人所使用的工具设计成多种规格，使体力不同的操作者可以选用与自己的体能条件相适应的工具。这对使用需要用力的手工工具的工作是很有必要的。人只有处于最佳工作负荷状态时，才可能充分发挥作用，取得最好的工作效率。为了了解人的工作负荷与其承受能力的匹配情形，必须对体力工作负荷进行评定。

理论基础　人在从事各种体力工作时，生理上和心理上都会引起一定的变化。这种生理、心理变化，在一定的范围内是随体力工作负荷强度不同而异的。一般说，工作开始时，人体各系统由静息状态转为活动状态，这时由于能耗增加对养料和氧气的需求量增大，促使呼吸加快、血压升高、心率加快、血流加速、体内的某些物质（如乳酸、激素及化学酶）含量的活性或数量增加。体力活动的负荷越高，此类变化的程度也越大。除此之外，人在体力工作负荷强度变化时，作业效绩也会发生一定的变化，主观上就会有明显不同的感受。因此人的体力工作负荷水平高低可以

从生理效应、主观感受和作业效绩变化等方面进行测评。

基本方法　包括以下几种方法。

生理效应及测量　体力活动时人体内会发生一系列生理物理和生物化学变化。用来评价体力工作负荷水平的生理变化的常用指标主要有肺通气量、吸氧或耗氧量、心率、血压和肌电等。有时也使用某些由此派生的指标，如由耗氧量派生的氧债和心率恢复率等指标。肺通气量是指单位时间内通过肺呼吸进行气体交换的数量。心率一般指1分钟内心跳动的次数。氧需求大时，每分钟进出肺部的气体必然要求增多。氧气需求大，就要求运送氧的血红蛋白数多，这要依靠加快血流，增加心率来实现。因此氧耗量与肺通气量及心率有很高的相关，都随着体力工作负荷不同而变化。

体力工作负荷强度也可从工作后氧债偿还量和心率恢复率中反映出来。氧债是指体力工作中肌肉所需的氧超过当时血液循环系统所能提供的氧量，这缺少的氧要从工作结束后多吸取的氧来偿还（图1）。体力工作负荷越重，所欠氧债越大，偿还的时间就要求越长。

工作负荷程度也会反映在心率恢复所需的时间中。心率恢复状况可用心率恢复率来表示。

心率恢复率
$$= \frac{体力负荷心率 - 恢复心率}{体力负荷心率 - 工作前的静息心率}$$

体力工作刚结束时的心率恢复率为0，心率恢复到静息状态时的心率恢复率为1。一个人从事不同体力工作时的负荷强度差别，可以用相同时间做不同工作后心率恢复率达到1所需要的时间长

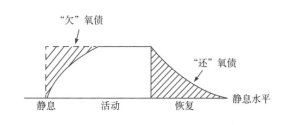

图1 体力活动中的氧债欠、还

短来评定。工作负荷越重，心率恢复所需要的时间越长。

生化测定 人体内的某些生化物质含量与体力工作负荷大小有密切关系，因此可以通过测定这些生化物质含量的变化，了解所承受的体力工作负荷情形。血乳酸、血糖、尿蛋白、儿茶酚胺等是用来检测工作负荷水平的常用生化指标。

主观评定 人根据自我感受评定工作负荷程度是最方便也是最常用的方法。主观评定法一般采用量表计分，例如把负荷水平定为5级、7级或更多级，规定每种水平的评定标准，要求受测人在做一定的体力工作过程中或工作后，根据自己的感受指出工作负荷达到标准中的哪一级水平。

作业绩效评定 体力工作负荷大小会在一定程度上影响工作效绩。如工作负荷重，需要支付的体力大，工作了一定时间后就容易引起疲劳，使工作速度降低，错误率增高或精确性下降。因此，工作效绩变化可以作为反映工作负荷高低的指标。但在使用工作效绩作为工作负荷指标时需要格外谨慎，因为工作效绩还受情绪、动机、工作态度等多方面因素的影响。另外，不同性质或不同内容的工作，计算效绩的方法和标准都有很大区别，不同工作间的

负荷难以比较。因此，作业效绩最好能与其他负荷评价方法结合作用。

应用领域

人的活动有体力活动与脑力活动区分，但是纯粹的体力活动或纯粹的脑力活动比较少见，多数活动或以体力为主或以脑力为主。体力活动需要有比脑力活动较多的能量消耗。人体基础代谢与静息代谢的能量消耗比较稳定，活动时的能耗则随使用体力的程度而变化。因此能耗量变化成为测量与评价体力工作负荷水平的重要指标。体力工作负荷的测量也是制订劳动定额、划分体力工作强度等级、制订作息制度、评价操作方法优劣和决定工作报酬与营养补贴等重要依据。

人的体质与体力也如躯体架构一样不仅在个体间有所不同，而且不同种族或民族间存在着较大的差异。体力工作中的最大可接受负荷及其能耗大小与人的体能条件有密切关系。体力工作的最大负荷水平会受到诸多因素的影响，如年龄、工作环境条件、操作物的形体特点等，在实际工作中，应根据现场条件加以测定。因此在制订与人的体力及能量代谢有关的标准和措施时，必须立足本国的研究，应以本土研究的资料为依据，为了贮备此类基础资料，需要组织专业队伍，有计划地对中国人民的身体素质、体能基础水平和国人对各种作业活动的最大可接受工作负荷水平开展调查和测量。这方面的测查也与人口调查与人体尺寸测查一样，

是对制定国家有关政策和提高人民体能素质与改善人们工作生活质量有重要影响的基础性工作，每隔若干年就应测查一次。

（胡文东　代　静）

nǎolì gōngzuò fùhè cèliáng

脑力工作负荷测量（measurement of mental workload） 对人在从事工作时心理紧张程度的测量。脑力负荷是一个比较复杂的概念，至今仍无统一的认识。有学者认为脑力负荷由输入负荷、个体努力和工作绩效三部分构成，也有学者认为只有操作中的信息加工和情绪压力才构成脑力负荷，还有人从工作性质或工作特点上区分脑力负荷和体力负荷，把体力支出少的偏于脑力工作的负荷称为脑力负荷。实际上脑力负荷不一定与某种工作直接相联系。如一个人若自己或亲人发生不幸事件，在相当长的时间内都会感到心情异常沉重，甚至会感到无法忍受。这时虽没有做什么工作，但其脑力负荷是很大的。可以把脑力负荷看作是心理上的紧张状态。不论做什么工作，也不问是否做工作，心理上都有可能处于某种紧张状态。这种心理上的紧张状态就是脑力负荷。心理紧张度高，即表明脑力负荷大，紧张度低，表明脑力负荷小。体力负荷表现为肌肉上的紧张状态，脑力负荷表现为精神上或心理上的紧张状态。这样就把脑力负荷与体力负荷放在同等的基点上。

在人的活动中，脑力负荷主要表现在操作、信息加工和情绪反应三类活动中。①操作活动的脑力负荷：人的任何操作活动都包含着一定的躯体活动和心理活动成分，在不同的操作活动中躯体活动和心理活动的内容和比例有差别。②信息加工活动的脑力

负荷：这里的信息加工（或信息处理）活动是指从感觉输入到思维决策过程的活动，也就是头脑的认知活动。在简单的认知活动中，脑力负荷是很低的，在较复杂的信息加工活动中，脑力负荷较高。③情绪性脑力负荷：由情绪激动而发生的脑力负荷。一般来说，人在愉快的时候，心情放松，脑力负荷减轻；不愉快的时候，心情沉重，脑力负荷加重。情绪性脑力负荷对人的身心健康会带来很不利的影响，应尽力防止发生。

理论基础 脑力负荷对人的身心活动产生多方面的影响。人的工作绩效、行为表现、生理状态和身心健康等都会因脑力负荷水平不同而变化。了解脑力负荷与身心变化状态及工作效绩的关系对提高人的工作效能和维护身心健康有重要的意义。

心率和血压变化 人处在心理紧张状态时，会引起一系列的生理变化。如心率、血压、血糖、内分泌、肠胃消化、脑功能等都会因脑力负荷水平不同而变化。心情紧张时，心率会加快，每个人都很可能有过这种体验。人在发生躯体性和心理性紧张状态时，往往会引起体内某些生化物质含量的变化。因此可以通过血液、尿液或脑脊液中某些生化物质含量的变化了解人处于一定情境时躯体性的和心理性的紧张状态。

脑力负荷与人健康的关系 健康不良与心理紧张状态有一定的关系。经常处于心理紧张状态中的人较容易发生高血压、心脏病、癌症、消化系统疾病、神经系统功能障碍等。这与心理紧张状态引起体内多种生化物质含量变化有关。如心理过度紧张会引起肾上腺素、去甲肾上腺素和皮质醇等激素的增高。这些激素增加后发生相互作用，开始时引起心脏的较大敏感性，导致心脏病发作。若长时处于心理高度紧张状态，心脏就会从功能性改变发展成结构性变化，导致冠状动脉硬化。

脑力负荷的行为表现 人的脑力负荷高低往往会在一定程度上反映在言语、举止和脸部表情等外部行为中。如若脑力负荷低，会表现出思想放松，注意力不集中，动作节奏减慢，与工作无关的动作增多等现象。反之，若工作任务重、时间紧迫，承受的脑力负荷高，心情就会紧张，工作中就会表现出注意专一、动作加快，不易受周围干扰因素的影响，即所谓听而不闻，视而不见，会把有限的心理资源集中到与作业效绩最有关的地方。人若长期从事脑力负荷高的工作，会表现出对工作的冷漠、不满、厌恶或回避。

心理负荷对工作效绩的影响 心理负荷过低或过重都会使工作效绩降低，只有中等程度的心理负荷下可以取得好的成绩。心理负荷的高低与工作效绩之间存在倒U形关系（图1）。图中 T_R 表示操作要求的时间，T_A 表示操作者实际所能提供的时间。当 $T_A \gg T_R$ 或 $T_R \gg T_A$ 时作业效绩都会明显降低，只有 T_A 与 T_R 大致相当时，才能保持较高的效绩。过度紧张不易取得好成绩，体操运动员比赛时若心理上过于紧张，就容易造成失误。

基本方法 人的活动可分为有意识活动和无意识活动两大类。人在清醒状态时的活动一般都属有意识活动，就是说在意识的指向和控制下进行的活动。意识的集中与指向表现为注意。心理资源是指人的意识投向不同加工活动的能力。人在一定时刻所能动用的心理资源（或注意资源）是有限度的，若工作负荷低，所需要的心理资源少，就能保证工作有效地进行，若工作负荷高，提供的心理资源就要多，剩余的心理资源就减少。工作负荷越高，剩余资源越少。当工作负荷超过某个高度后，由于资源供应不足，人就不能有效地完成工作任务。若资源需求量不超过资源储存限度，资源供应能随负荷提高而增加，这时工作效绩可均匀地保持在高水上。当工作负荷及相应的资源需求提高到资源储备极限时，资源不能再随工作负荷提高而增加（图2）。

次任务测量方法 工作中所需心理资源不达极限时，耗用的心理资源随工作负荷提高而增加，剩余心理资源则随工作负荷提高

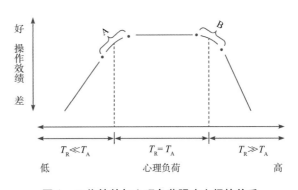

图1 工作绩效与心理负荷强度之间的关系

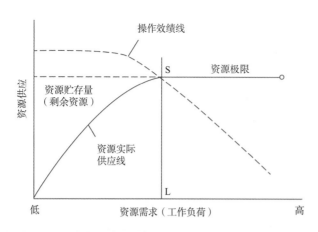

图2 工作负荷和资源需求，资源供应及工作效绩的关系

而减少。因此可通过测量工作时的心理资源的剩余量以评价工作中所承受的负荷水平。工作时的剩余心理资源一般用次任务方法或称第二任务方法进行测量。人在从事一种工作时若心理资源无剩余，就无能力进行第二种工作，若所做的工作负荷较低，就能在完成主任务的同时用剩余心理资源去做第二种工作。剩余心理资源越多，次任务的效绩就会越好，剩余心理资源越少，次任务的效绩就越差。这样，在保证主任务效绩的前提下，次任务的效绩水平就反映了人从事主任务时的剩余心理资源容量，并可据此评价从事主任务的工作负荷水平。

心理负荷的生理和生化测量方法 人在从事各种工作时会伴有一定的生理功能变化和体内某些生化物质含量的变化。这种变化往往与工作负荷水平有密切关系。生理与生化物质变化一般由自主神经系统支配，不易受人主观因素的影响，因此常被用作评价工作负荷的客观指标。下面介绍几种用得较多并为较多研究者所肯定的生理、生化指标。①心率（HR）和心率变异（HRV）：是两项在工作负荷评价中经常使用的生理指标。②大脑皮质诱发

电位：其变化与心理工作负荷有一定的关系。特别是诱发电位中的第三正电位波（P3）与心理工作负荷更有密切关系。第三正电位波在刺激后的300毫秒左右时间出现，故又称 P_{300}。③生化物质含量：工作负荷的高低会引起某些生化物质含量的变化，因此通常把这些生化物质含量变化作为评价工作负荷高低的客观指标。肾上腺素、去甲肾上腺素、多巴胺、精氨酸加压素等生化物质含量常被用来评价心理工作负荷的高低。

主观评定方法 操作者根据自己对操作中的工作难度、时间压力、紧张心情等的主观感受或体验对工作负荷水平进行评价的方法。脑力负荷的主观评定也有多种不同的方法，下面简要介绍几种较为常用的方法。①主观工作负荷评定法（subjective workload assessment technique，SWAT）：是一种多维评定量表。此法有一基本假定，认为心理负荷是由时间负荷、心理努力负荷和心理紧张负荷三个维度综合的结果。②库珀-哈珀评定量表（Cooper-Harper Scale，CH）法：CH是由库珀和哈珀提出的评价工作负荷的主观评定量表。这一个量表是以下

假设为基础的；工作负荷与操作者的工作质量之间存在直接关系。就是说工作质量要求高，就需要多花气力。③美国国家航空暨太空总署作业负荷指数（national aeronautics and space administration task load index，NASA-TLX）法：NASA-TLX 是由美国航空航天局的哈特等（Hart & Hauser，1987年）提出。他们认为脑力负荷是多维的，每个维度在脑力负荷结构中的加权值不同，其加权值随任务类型和情境不同而有所差异。脑力负荷由六个维度构成，每个维度均采用12cm线量表，每线的两端分别标以"低""高"一类双极形容词。被试根据操作中的感受与体验在每一维度量表线的相应处指出其所体验的程度。而后按各维度的加权值求出脑力负荷综合指数。

应用领域 当今脑力负荷的测量及应用工作主要集中于飞行器驾驶、核电站的控制、飞机场调度等在短时间内需要处理大量信息的工作，应用领域比较狭窄，而对一般职业人群脑力负荷的测量研究不足。但是，随着科学技术的迅猛发展，尤其是计算机和自动化技术的广泛应用，现代人机系统中人的作用和地位已发生了明显的变化，脑力工作负荷问题相应地也变得越来越突出。随着社会向信息化迈进，脑力工作者的队伍正在逐渐壮大，其中包括科研人员、大学教师及研究生、各企业技术人员等；在中小学教师行列中，他们承担着虽不是尖端的科技工作，却是繁重的脑力负荷，被各种决策问题所困扰的各阶层管理人员以及各种现代化系统（包括计算机）的操作人员等，还有医师、作家、记者、艺术家、财会人员等都是脑力工作

者，脑力工作负荷的研究与评估领域将会逐渐扩大，而且具有越来越重要的意义。

（胡文东　代　静）

zuòyè nénglì

作业能力（work capacity）

作业者完成某种作业所具备的生理、心理特征，综合体现人体蕴藏的内部潜力和能力。作业效率指一个人顺利完成一定活动表现出的生理、心理特征，直接决定着活动效率。在实际作业过程中，作业效率主要取决于作业能力和作业动机。在以体力劳动为主的作业中，如流水线作业，作业能力可以从作业者单位作业时间内生产的产品产量和质量间接地体现出来。在以脑力劳动和神经紧张型为主的作业中，如仪表监视、汽车、飞机的驾驶等，其作业能力可以用误动作率、感受性、视觉反应时间等作为衡量指标。

基本内容　包括以下几方面。

作业分类　关于疲劳的分类有许多种，每种分类方法都各有其侧重点。根据作业的直接负担者，可将作业分为手工作业和机器作业；根据作业研究的需要，可将作业分为手工作业（主要研究操作方法和技能）、机器作业（主要研究机器设备的设计）、人机系统作业（以系统特性、功能位研究重点）；根据人体能耗及作业特征，可将作业分为脑力作业、技能作业、体力作业。

作业研究　又称动作与时间研究，是指从空间和时间上对人的工作过程和操作方法进行观察、分析和研究，以达到改进工作方法、提高工作效率、促进生产发展的目的。作业研究由动作研究和时间研究两部分组成，两者相辅相成。①动作研究和时间研究的目的和方法是一致的：两者的目的都是为了降低作业操作成本，提高工作效率；两者采用了相同或相似的方法来描述、分析和测定作业。具体地说，均需应用流程图等方式来描述作业，均需将作业分解成工作单元，并确定所涉及工作单元的时间。②动作研究和时间研究的实现目的的途径是不同的：动作研究是通过建立最为经济的工作方法，即确定完成一个特定任务的最佳动作的个数及其组合来实现促进作业绩效的目的；时间研究是通过测定各项作业所需的合理时间，即在一定时间内所应达到的或合理的作业量，从而实现提高工时利用率的目的。③动作研究和时间研究相互依存，动作研究是时间研究的基础，时间研究是评价动作研究效果的有效途径。一方面，测定某项作业的标准时间前，必须保证该作业方法是经济、合理并且科学的，否则时间研究毫无意义，也就是说时间研究依赖于动作研究；另一方面，检验动作研究是否有效，其中一项重要的指标为新工作方法的工作时间是否低于原工作方法，而这个指标显然需要借助时间研究。另外，在动作研究过程中，取舍多种新工作方法时，一般需要通过对这些方法的作业时间进行测定比较来决策。因此，动作研究也依赖于时间研究。

动作研究　又称方法研究或工作方法设计。指在现有的工作条件下通过一定的手段对特定的生产程序和操作方法进行分析和改进，以寻求最经济的工作方法的作业研究技术。动作研究一般分为程序分析和动作分析。早期的动作研究要追溯到吉尔布雷斯（Frank Bunker Gilbreth，1868～1924 年）在 1885 年所进行的"砌砖研究"。当时，作为建筑工程师的吉尔布雷斯通过分析观察每个工人砌砖时所用的方法，发现工人砌砖方法不仅各不相同，而且往往不太固定。他设计了一种合理的砌砖方法训练工人，使工作效率大大提高，砌砖的速度从原来的 120 块/小时上升到 350 块/小时。之后，吉尔布雷斯还对细微动作等开展了非常重要的研究。这些研究取得的成果及其在这些研究中开发的技术对动作研究的发展产生了十分重要的影响。

时间研究　又称作业测量或工作测量。指确定现有条件下从事特定作业活动的标准时间技术。泰勒（Frederick Winslow Taylor，1856～1915 年）是时间研究的重要开创者。他所进行的"铁铲研究"是作业测量的经典案例之一。如泰勒考虑到铁屑与矿砂的比重不变。借助这一变革以及其他相应的激励措施，工人的工作效率获得了大幅提高，并装卸成本也相应降低了。泰勒当时所建立的时间研究程序在目前仍有十分重要的意义。

作用功能　作业研究在提高作业效率、改善工作环境、提高管理水平以及提高操作安全与舒适性等方面均有重要作用。①提高作业效率：通过作业研究，可以很大程度上减少生产过程中因不合理使用人员或设备等资源所造成的浪费，降低生产成本，提高生产效率。如通过流程程序分析，改善工厂车间布置，可减少运输时间和等待时间，加快流程速度；通过联合程序分析，可找出影响作业效率的关键设备并对其做出改进使之适合作业的要求；通过动作分析，可发现无效动作并予以删除，提高人员、机器和工具剩余能力的利用率。②改善工作环境：通过作业研究，对作业程序和作业动作进行分析和改进，寻求最经济的工作方法，不仅有利于提高工作效率，而且可以改善工作环境条件（照明、噪声、安全环境等）。而工作环境与工作效率及作业设计之间存在密切的联系。③提高管理水平：通过作业研究，企业可以进行科学的工时管理，而科学的工时管理有利于提高企业管理水平。如通过时间研究确定的标准工时，可进一步为制订工时定额、合理的工资报酬和奖罚制度、优化配置人员等资源以及估计生产成本（人工成本费和设备折旧费等）提供科学依据。④提高操作安全与舒适性：通过作业研究，可以删除无效动作、降低运输等工作量以及改善工作环境条件，这些结果使操作者的生理输出和心理消耗都大大降低，且疲劳程度显著下降，这不仅有利于维护操作者的安全和健康，也有利于提高其作业和生活的舒适性。

（胡文东　韩　杨）

zuòyè nénglì dòngtài fēnxī

作业能力动态分析 （dynamic analysis on human performance）

对作业过程中，作业完成者的生产成果产生的波动进行分析，并由此反映出作业完成者的作业能力。可以通过作业能力变化曲线进行分析，包括了入门期、稳定期、疲劳期和终末激发期四个时期。

理论基础　包括以下几方面。

作业能力的动态变化规律　作业能力是指作业者完成某种作业所具备的生理和心理特征，综合体现个体所蕴藏的内部潜力。这些心理和生理特征，可以从作业者单位作业时间内生产的产品数量和质量间接地体现出来。但

在实际生产过程中，生产成果（数量和质量）除受作业能力的影响外，还受作业动机等因素的影响。若作业动机一定，生产成果的波动主要反映了作业能力的变化。一般情况下，作业者一天内的作业动机相对不变。因此作业者单位作业时间所生产的产品数量的变动，反映了其作业能力的动态变化。典型的动态变化规律一般呈现三个阶段（图1）。以白班轻或中等强度的作业为例，工作日开始时，工作效率一般较低，这是由于神经调节系统在作业中"一时性协调功能"尚未完全恢复和建立，造成呼吸循环器官及四肢的调节迟缓所致。其后，作业者动作逐渐加快并趋于准确，效率增加，表明"一时性协调功能"加强，所做工作的动力定型得到巩固。这阶段称为入门期，一般可持续1~2小时。在入门期，劳动生产率逐渐提高，不良品率降低。当作业能力达到最高水平时，即进入稳定期，一般可维持1小时左右。此阶段劳动生产率以及其他指标变动不大。稳定期之后，作业者开始感到劳累，作业速度

和准确性开始降低，不良品开始增加，即转入疲劳期。午休后，又重复午休前的三个阶段，但第一、第二阶段的持续时间比午前短，疲劳期提前出现。有时在工作快结束时，也可能出现工作效率提高的现象，这与赶任务和争取完成或超额完成任务的情绪激发有关。这种现象称为终末激发，终末激发所能维持的时间很短。

作业能力的影响因素　影响作业能力的因素多而复杂，除了作业者个体差异之外，还受环境条件、劳动强度等因素的影响，其大致可归纳为生理因素、环境因素、工作条件和性质、锻炼与熟练效应四种。①生理和心理因素：a. 身体条件。体力劳动的作业能力，随作业者的身材、年龄、性别、健康和营养状况的不同而异。对于体力劳动者，在25岁以后，心血管功能和肺活量下降，作业能力也相应减弱。但在同一年龄段内，身材大小与作业能力的关系远比实际年龄更为重要。性别对体力劳动作业能力也有影响。男女生理差异较大，一般男性的心脏每搏最大输出量、肺的

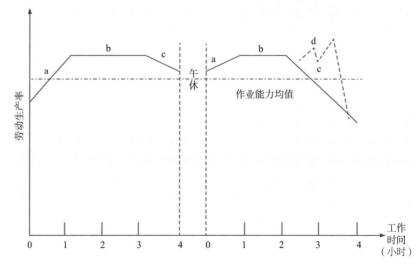

a. 入门期；b. 稳定期；c. 疲劳期；d. 终末激发期。

图1　白班轻或中等强度作业时作业能力变化曲线

最大通气量都较女性大，故男性的作业能力也较同年龄段的女性强。b. 情绪。积极情绪能对人的神经系统增加新的活力，刺激人的大脑皮质，发挥人体的潜在能力，提高人们的作业能力和工作效率，对人的生命活动产生极为良好的作用。消极情绪会使人失去心理上的平衡，削弱有机体潜力发挥的能力，产生肌肉的紧张度和负荷感，降低了作业能力。②环境因素：对作业能力的影响或是直接的，或是间接的，影响的程度视环境因素呈现的状况，以及该状况维持时间的长短而异。如空气被长期污染，可导致呼吸系统障碍、病变或健康水平下降。病变直接影响体力劳动的作业能力，而使机体健康水平下降，则间接影响作业能力。③工作条件和性质：生产设备与工具的好坏对作业能力的影响较大，这主要看在提高工效的同时，是否能减轻劳动强度，减少静态作业成分及作业的紧张程度等。劳动强度大的作业不能持久。许多研究结果指出，对 8 小时工作制的体力劳动，能量消耗量的最高水平以不超过作业最大能量消耗量的1/3为宜，在此水平以下即使连续工作 8 小时也不致引起过度疲劳。④锻炼与熟练效应：锻炼能使机体形成巩固的动作定型，可使参加运动的肌肉数量减少，动作更加协调、敏捷和准确，大脑皮质的负担减轻，故不易发生疲劳。体力锻炼还能使肌体的肌纤维变粗，糖原含量增多；呼吸加深，肺活量增大，呼吸次数也增加不多。这就使得机体在参与作业活动时有很好的适应性和持久性。锻炼对脑力劳动来讲。可以开发潜在的智力。熟练效应是指经常反复执行某一作业而产生的全身适应性变化，使机体器官各个系统之间更为协调，不易产生疲劳，使作业能力得到提高的现象。通过熟练效应可以使人对所进行的动作产生预定位。所谓预定位指人脑高级神经活动配合作业过程所产生的预先意识的生理和心理现象。典型的熟练效应曲线表明随着产品产量增加，作业者作业的熟练程度越高，平均单位工时的消耗就越少。反复进行同一作业是一种锻炼过程，是形成熟练效应的原因（图2）。

有外国学者将影响作业能力的因素归纳为以下三个方面。①作业类别：能量消耗大的劳动、作业速度快的劳动、作业对象种类多且变化大而复杂的劳动、作业范围广的劳动、精密度要求高的作业、注意力要求高度集中的作业、操作姿势特殊的作业、一次性持续时间长的作业、有危险的作业、环境恶劣的作业。②作业条件：作业不熟练、睡眠不足、上班时间长、休息时间不足、平均拘束时间过长、年龄过低或过高、疾病、生理周期不适。③劳动者主观条件：劳动情绪低、失业引起不安、工厂人事关系不和、家务不称心、担负责任过大、个人性格的不适应、对疲劳的暗示等。

基本方法

通过对作业能力影响因素的分析，可以得出作业能力分析的方法、技术及其改善措施。主要包括以下几点：①可根据作业者的身体和心理条件，根据不同作业时间，合理安排作业负荷。对轻和中等劳动强度的作业，作业时间过短，不能发挥作业者作业能力的最高水平；而作业时间过长，又会导致疲劳，不仅作业能力下降，还会影响作业者的健康水平。因此，必须针对不同性质的作业，制订出既能发挥作业者最高作业能力又不致损害其健康的合理作业时间。现代工业企业生产过程具有专业化水平高、加工过程连续性强、各生产环节均衡协调和一定的适应性等特点。因此，劳动组织与劳动制度的科学与合理性，对作业能力的发挥有很大影响。如作业轮班不仅会对作业者的正常的生物节律、身体健康、社会和家庭生活等产生较大的影响，而且也会对作业者的作业能力产生明显影响。②可通过加强作业者的锻炼强度，从而加强作业者的熟练程度。通过锻炼，作业者的动作会更加的协调、速度会更加的敏捷，大脑皮质的负担会减轻，对脑力劳动者来说，也可以开发潜在的智力，使发生疲劳的概率降低。个体如果反复的执行某一种作业，机体就会发生适应性变化，各器官系统之间的动作就会更协调，从而能够提高作业能力。如机车修理工人利用听觉的熟练，靠听铁锤敲打车轴的声音，鉴别火车车轴

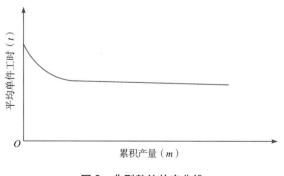

图 2 典型熟练效应曲线

有没有损坏；炼钢工人利用视觉的熟练，通过钢水颜色判断炼钢的情况；印染工人靠眼力辨别色度；皮革工人通过触觉判断皮革的品质。作业者作业的熟练程度越高，平均单位工时的消耗就越少。反复进行同一作业是一种锻炼过程，是形成熟练效应的原因。③可通过改善作业环境，提高作业者作业效率。安静、舒适的环境，对作业者的作业能力有促进的作用，嘈杂的环境可使作业者的工作效率降低。如果周围环境长期处于污染状态，就会导致呼吸系统障碍、病变或健康水平下降，这种改变将直接影响劳动者的作业能力。因此，通过改善作业环境，可以促进作业者的作业能力。

应用领域　可应用于工厂作业、企业管理、航空航天等技术领域。

（胡文东　韩　杨）

rén de zuòyè tèzhēng

人的作业特征（character of human performance）

人的作业特征是指在完成某种作业过程中，表现出的生理、心理特征。在人-机-环境系统中，操作者要不断地输出各类作业才能实现人-机-环境系统的目的，即人的作业是人-机-环境系统正常运行中不可缺少的组成部分。

人的作业负荷分类　人的作业负荷可分为体力作业负荷和脑力作业负荷两大类，人的作业特征在某种程度上取决于这两类负荷的分配比例。

体力作业负荷　人体单位时间内承受的体力工作量的大小。工作量越大，人体承受的体力作业负荷强度就越大。人体的工作能力是有一定限度的，超过这一限度，作业效率就会明显下降，同时其生理和心理状态也会出现十分明显的变化，严重时会使作业者处于高度应激状态，导致事故发生，造成人员财产的损失。对作业者承受负荷的状况进行准确评定，既能保证工作量，又能防止作业者超负荷工作，是人-机-环境系统设计中一项重要任务。

脑力作业负荷　又称心理负荷、精神负荷、脑负荷或脑力负担，最初是用来作为与体力负荷相对应的一个术语，指单位时间内人承受的脑力活动工作量，用来形容人在作业中的心理压力或信息处理能力。

1976年，北大西洋公约组织国家的一些科学家在美国麻省理工学院谢尔顿教授的主持下召开了"监视行为和控制"的专题会议，提出了在新的系统中测量人的脑力负荷的重要性。1977年，该组织的一些著名学者又召开了"脑力负荷的理论及测量"专题会议，系统地讨论了脑力负荷的定义、理论及测量方法。与会者从不同的角度定义了脑力负荷，但没有得出统一的、可被大家接受的定义。最后的结论是：脑力负荷是一个多维概念，它涉及工作要求、时间压力、作业者的能力和努力程度、行为表现及其他许多因素。下面给出关于脑力负荷具有代表性的几种定义：①脑力负荷是人在工作时的信息处理速度，即决策速度和决策的困难程度。这是北大西洋公约组织脑力负荷的组织者莫里（Moray）教授所给的定义。莫里教授是一位心理学家，专门研究人的信息处理系统和注意力，很自然地把脑力负荷与信息处理系统联系起来。②脑力负荷是人在工作时所占用的脑力资源的程度，即脑力负荷与人在工作时所剩余的能力是负相关的。在工作时用到的能力越少，脑力负荷就越轻；在工作时剩下的能力越少，脑力负荷就越重。使用这种定义时，脑力负荷的测量就变成了对人的能力或剩余能力的测量。③脑力负荷是人在工作中感受到的工作压力的大小，即脑力负荷与工作时感到的压力是相关的。工作时感到的压力越大，脑力负荷越重；感到的工作压力越小，脑力负荷就越轻。使用这种定义，脑力负荷的测量就变成了对人在工作时的压力的评估。④脑力负荷是人在工作中的繁忙程度，即作业人员在执行脑力工作时实际有多忙。作业人员越忙就说明脑力负荷越重，作业人员空闲的时间越多，说明脑力负荷越轻。持有这种观点的人主要是工程设计人员。因为对工程设计人员来说，作业人员能否及时完成系统赋予他的任务是最重要的，而这主要取决于作业人员有没有足够的时间。脑力负荷与人的闲置未用的信息处理能力之和就是人的信息处理能力。人的闲置未用的信息处理系统与人的信息处理能力、工作任务对人的要求、人工作时的努力程度等有关，因而脑力负荷也与这些因素有关。

基本内容　包括以下几方面。

人的体力作业负荷的测定　体力活动时，人的各种身心效应随活动强度的变化和活动时间的长短显示出规律性的变化。人体由休息状态转为活动状态的初期，兴奋水平逐渐上升，生理上表现为心率加快、血压增高、呼吸加快等，人体内各种化学酶和激素的活性或数量增加。作业强度越大，这些变化的幅度也就越大。同时随着活动时间的持续，人体

内许多代谢产物逐渐积累起来，导致内环境发生改变。因此，可运用上述生理和生化指标的变化来测定人体作业负荷水平。体力作业负荷大小具体可从生理、生化和主观感觉三个方面的变化来进行测定。①生理变化测定：主要通过吸氧量、肺通气量、心率、血压和肌电图等生理变量的变化来测定体力作业负荷。此外，能量消耗也是衡量作业负荷的一项重要指标。在体力作业负荷变化时，心肺功能是最容易引起变化的生理变量。大量的研究表明，吸氧量、肺通气量、心率及血压随着作业负荷水平的增加而增加。生理变化的测定也可以使用某些派生的吸氧量和心率指标。如氧债指标、活动结束后心率恢复到活动前水平所需要的时间及肌电图等。一般来说，体力负荷越大，人体在活动中氧债越大，心率恢复到活动前水平所需的时间越长；同时，肌电图中的电位则由容易分辨到不能区分，最后至无法分清。②生化变化测定：人体持续活动伴随着体内多种生化物质含量的变化。在这类变化中，乳酸和糖原的含量是比较重要的，也是经常被测定的项目。安静时，血液中乳酸的含量为 0.10 ~ 0.15mg/ml；中等强度作业开始时血液中乳酸含量略有增高；在较大强度作业时，血液中的乳酸含量可增加到 1 ~ 2mg/ml 或更高。人在安静时，机体血糖含量为 1mg/ml。在轻度作业时，血糖可保持在稳定水平；中等强度作业时，开始血糖稍有降低，但很快会使血糖含量维持在较高水平，直到作业停止后一段时间；若作业强度较大或持续时间过长，或肝糖原储备不足，则可出现血糖降低现象，若血糖降低至正常含

量的一半，人就不能继续作业了。体力负荷对人体尿蛋白含量有明显的影响，即产生所谓的"运动性尿蛋白"现象。正常情况下，健康人的尿中虽有微量的蛋白质成分，但含量极微，无法用常规方法测出。然而，在较强的体力活动后，人尿中的蛋白质含量会大幅度上升，用常规方法就可以测出；且蛋白质的含量及种类与人体活动状况相关。③主观感觉测定：是测定体力作业负荷最方便，同时也较常用的方法。该方法的特征是要求作业者根据作业中的主观体验对承受的负荷程度进行评判。

人的脑力作业负荷的影响因素　影响脑力负荷的因素很多，如工作内容、作业人员的能力及工作动机、系统对业绩的要求、系统错误的后果等。脑力负荷是研究人的，因此下面把人从人-机-环境系统中分解出来，可以得到三类因素，即工作内容、人的能力及人的业绩（图1）。这三个组成部分列为脑力负荷的测量都有十分重要的影响。①工作内容：工作内容对脑力负荷有直接影响。在其他条件不变的情况下，工作内容越多，越复杂，作业人员所承受的脑力负荷就越高。工作内容是一个非常笼统的概念，因此人们又把工作内容分为工作压力、工作任务的困难程度及工作强度等。显然，这些因素与脑力负荷都是相关的。脑力负荷首先与完成任务所需要的时间有关。一项任务所需要的时间越长，脑力负荷就越重。但仅用时间来考虑工作任务对脑力负荷的影响是不够的。脑力负荷还与工作任务的强

度有关系。所谓工作强度是指单位时间内的工作需求。脑力负荷不仅与工作时间长短有关，而且还与在单位时间内的工作多少有关。在单位时间内完成的工作越多，脑力负荷就越重。上面两个因素是工作任务的两个独立因素，在这两个因素的基础上，又产生了一些相互交叉的概念和因素，包括时间压力因素、工作困难因素和工作环境因素。时间压力简单地说就是在完成任务时间的紧迫感。时间越紧，人的脑力负荷就越重；工作越困难，脑力负荷就越重。困难是一个综合的概念，既包括了时间的长短，又包括了工作任务的强度。工作环境影响人对信息的接收。在照明不好或有噪声的情况下，人接收作业信息困难，影响下一步的信息处理。这将增加人们的脑力负荷。②人的能力：在脑力劳动中，个体之间的脑力劳动存在差异，干同样的工作，能力越大的人脑力负荷越轻，能力越小的人脑力负荷越重。人的能力并不是一成不变的，而是可以随着训练的增加而提高的，特别是在某一技能的学习阶段更是如此。工作是否努力、认真，对脑力负荷也有影响。努力程度对脑力负荷影响的趋势是不确定的。一般来说，当人们努力工作时，脑力负荷是增加的，因为这时人对工作的标准提高了，同时把平时可做可不做的事情做起来，使工作内容也增加了。有时，人在努力工作时，主动放弃休息时间，增加工作时间，这也

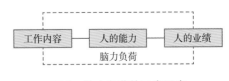

图1　脑力负荷的三类因素

增加脑力负荷。但有时人更努力时，可以使自己的能力增加，但研究也发现作业人员更努力时，反应时间加快。由于能力的增加，脑力负荷反而减轻了。③人的业绩（绩效）：脑力负荷的适当与否对系统的绩效、作业者的满意感及安全和健康均有很大影响。许多研究发现，工作绩效与脑力负荷强度存在明显的依赖关系。例如，人-机-环境系统中呈现的信息量较大，作业者由于脑力超负荷而处于应激状态。这时，作业者往往难以同时完成对全部信息的感知和加工，而出现感知信息的遗漏或错误感知，控制或决策失误。然而，若信息呈现较少，作业者长时间处于一种单调枯燥、注意力容易分散的状况，属于脑力低负荷状态。这时，作业者会表现出反应时间延长，反应敏感性较差，即使真的出现目标信息也很可能发生漏报。在这两种情形下，作业者的工作绩效往往降低。只有让作业者从事中等脑力负荷强度的作业，才能取得较佳的作业结果。作业者若长期在不利的脑力负荷情境下工作，将影响系统绩效，降低工作满意度和系统安全性，可能出现许多身心疾病，影响健康。因此，应研究脑力负荷的效应，预测和测量不同系统的脑力负荷状态，采取相应措施使系统处于一种较佳的负荷水平。

作用功能 在现代人-机-环境系统中，特别是在航空航天领域中，作业者不仅要承担一定量的体力作业负荷，完成体力作业目标，而且还面临着大量的信息加工任务。这就要求作业者不仅要具备一定的体力作业能力，而且还必须具有较高的反应速度和准确性。正确地预防体力、脑力

作业疲劳正是保障人作业能力的基础。因此，研究和测定作业时能量代谢和作业疲劳，并深入讨论脑力负荷对人-机-环境系统效率的影响，对于提高作业时的工作效率，减少损伤是具有重要意义的。

（胡文东　韩　杨）

pílao

疲劳（fatigue）　疲劳涉及复杂的生理和心理变化，其发生机制至今仍未研究清楚，学术界对于疲劳的定义仍有争议。1982年第五届国际运动生物化学会议将之定义为"机体生理过程不能维持其功能在一个特定水平或不能维持预定的运动强度"。该概念从输出表现方面对疲劳进行了定义。还有学者试图从其他的维度描述疲劳，大岛正光等用三个维度描述疲劳，即身体症状、精神症状和神经感觉症状。查尔德（Chalder）等认为疲劳是二维的，即心理疲劳和生理疲劳。斯梅茨（Smets）等则试图从五个维度对疲劳进行评估：总体疲劳、生理疲劳、心理疲劳、活动性下降和缺乏动机。但是阿斯贝格（Ahsberg）认为疲劳应当从另外五个维度评定：缺乏能量、身体疲乏、身体不舒适、缺乏动机和困倦。国外还有学者对疲劳进行了概括：疲劳是一种在清醒和睡眠之间的一种中间状态，强调了其特点是工作绩效降低并伴有厌倦等情绪反应，这一点也被大多数研究者认可。综上所述，可认为疲劳是人在工作中由于经受的活动力度较大或时间较长而产生的工作能力减退的状态。从生物学上看，疲劳是一种自然的防护性反应。因为人在工作和活动过程中，需要消耗贮备的能量和资源。活动力度大、时间长，消耗的能量就

多。若能量消耗得不到及时的补充而继续进行活动，就会对机体产生有害的作用。用力程度减少、活动速度放慢、活动质量降低等都是为了使机体储备的能量资源不至于过度消耗。因此，疲劳本身是一种防止机体身心负荷过载的反应。同时，疲劳也是向人发出需要补充活动能量资源的信号。人在感受到疲劳时，就意识到需要暂时中断活动进行休息，通过休息可以使消耗的能量资源得以恢复。

人体疲劳是在工作中逐渐产生和积累的。工作的开始阶段，是启动与热身阶段，这时活动水平不高，活动能力不会被完全表现出来，贮备的能量与资源消耗不大，不会产生疲劳。经过一定的工作时间后，人体身心调整到最佳状态，活动能力得到了最大的激发，活动效绩达到最高的水平。这个阶段自然消耗比较大的能量和资源，因此不可能持久。能量、资源消耗到一定程度后，就会出现疲劳。这时工作效率降低，速度减慢，力量减弱。随着工作的持续，疲劳不断积累，越积越重，若不调整工作或不进行休息，就会引起疲劳过度而暂时丧失活动能力，被迫中断工作。若经常引起过度疲劳，就容易形成慢性疲劳，使身心受到损害。

基本内容 包括以下几方面。
疲劳的特点 疲劳不仅是一种生理反应，还包括大量的心理和环境因素。①疲劳的可感受性：人在主观上能够感受到疲劳状态的存在，有自觉不适的反应，如感到身体不适、头晕、头痛、控制力下降、注意力涣散、信心不足等。人对疲劳的可感受性可以防止人产生过度疲劳。②疲劳的可耐受性：人对疲劳有一个从轻

微疲倦到精疲力竭的感受过程，这一过程所经历时间长短因人而异。③疲劳的滞后性：对疲劳的感受比较迟钝，虽然主观上尚未感受到疲劳，但机体早已进入疲劳状况，这是疲劳的滞后性。滞后性除与人的体质有关，也和心理状态有关，体质较好的人或活动时注意力较集中的人较能抑制疲劳感。疲劳的可耐性和滞后性有时会造成人的过度疲劳，甚至会积劳成疾。④疲劳的可恢复性：疲劳可以通过适当的休息得到恢复。⑤疲劳的超前性：人主观上已有疲倦感，而实际上机体尚未进入疲劳状态。疲劳的超前性是由人的心理作用所致，与人的工作动机、兴趣、事业心等有关。⑥疲劳的暗示性：分为自我暗示和他人暗示。a. 自我暗示是一个人在某项活动中，自己向自己发出某种指令。在同一活动过程中，由于自我暗示的不同会导致不同的结果，积极的自我暗示能使人废寝忘食，消极的疲劳暗示易使人疲劳。b. 他人暗示是指某人对疲劳的感受会传播给他人。如在紧要关头，领导者的坚持往往会使下属克服疲劳感而完成任务；而某人对疲劳的感受会暗示、传播给他人，使疲劳像传染病那样蔓延开来。

造成疲劳的因素 人体疲劳是在工作中逐渐产生和积累的。造成疲劳的因素多且复杂，大致可概括为以下五点：①过度的体力或脑力负荷：此处的过度，一是指单位时间内的负荷过大；二是指高强度的负荷施加的时间太长。两者都会造成作业者的疲劳。②作业者的生理节奏：人在一天的不同时刻，精神和身体状态是不一样的，这就是人的生理节奏。如人到了睡觉的时间就想睡觉。

如果工作的安排与人的生理节奏相矛盾，则人更容易产生疲劳。一般工人在上午十点和下午四点以后，工作效率会下降，这就是人的生理节奏产生疲劳的结果。③生理状况的个体差异：干同样的体力性工作，身体较差的人，如年龄较大的工人、妇女、身体不适者，显然更容易疲劳。另外，同样的人做同样的工作，操作者的心情不一样时，产生的疲劳也不一样。④作业方法及其熟练程度：作业方法的优劣，包括工作姿势、工作速度、搬运方法和操作的合理性等，都会大大影响作业效率，从而影响疲劳程度。同样，操作的熟练程度也会对疲劳造成一定的影响。⑤作业环境因素：主要有照明、噪声、温度、振动等物理环境因素。环境对人的影响是多种多样的。夏天通风条件不好时，做体力劳动的人特别容易发生疲劳。人在照明光线不足的条件下看书，眼睛就特别容易疲劳；人长期暴露在噪声环境中会变得迟钝等。

疲劳分类 关于疲劳的分类有许多种，每种分类方法都各有其侧重点。

根据导致疲劳的原因及机体的状态可以将之分为生理性疲劳和病理性疲劳。①生理性疲劳：由全身活动或者局部活动所引起，产生的代谢产物在体内堆积所导致，经过一定时间休息之后这种感觉即可得到有效缓解，身体不适感觉也可在一定程度上减轻，通过体育锻炼等方式可以显著提高对于生理性疲劳耐受程度。②病理性疲劳：由各种急慢性疾病等病理因素引起或者仅仅作为这些疾病的症状出现，各种病理性代谢产物或者疾病过度消耗都导致其发生，休息对于这种疲劳

的缓解作用不明显，而最直接方法就是祛除病因。

根据疲劳时，个体的不同表现部位，可以将之分为整体疲劳和局部疲劳。①整体疲劳：是全身性的疲劳，如人进行一天繁重工作所产生的疲劳就属全身性疲劳。整体疲劳的表现是多维度的，一般表现为体力衰减，活动速度变慢，效率降低，差错增多，注意不能集中，思维迟缓，动机减弱，精神不振。一个处于全身性疲劳的人，除了渴望休息外，什么都不想做。②局部疲劳：人体某一部分由于进行较强或较长时间的活动而产生的疲劳。如在照明不良条件下，进行长时间阅读作业所引起的视觉疲劳，前臂和手不断做提重作业所引起的前臂肌肉疲劳，进行长时计算机录入作业时的指腕肌肉关节疲劳等，都属于局部疲劳。整体疲劳与局部疲劳有一定的联系。人产生局部疲劳后若继续持续工作，就可能由于疲劳积累、蔓延，发展成整体疲劳。

根据疲劳时的主要表现，可以将之分为脑力疲劳和躯体疲劳。①脑力疲劳：又称心理疲劳。是由于工作环境单调，任务刺激单一引起，还受到主观动机等因素的影响。与体力活动有一定关系，但其产生与消除主要不取决于体力的消耗与恢复。心理疲劳一般与心理负荷水平及精神紧张状态相联系。产生原因和表现形式要比肌肉疲劳复杂得多。心理紧张度过高，精神负担过重，心情沉重，工作单调乏味等都会引起心理疲劳。心理疲劳时人会表现出身体乏力，注意力不能集中，思维和行动迟缓，情绪低落，精神不振，工作效率降低，做事容易发生差错等。心理疲劳严重时，

表现出对人冷漠, 对工作厌倦。若长期或经常发生心理疲劳, 还会引衰弱、失眠、目眩、头晕、食欲减退、消化不良、心血管系统功能紊乱症状。由于心理疲劳的复杂性, 消除心理疲劳不像肌肉疲劳那样容易。许多因操心过度而引起心理上极度疲劳的人, 要经过较长时间的休养和理疗才能从疲劳中恢复过来。②躯体疲劳: 又称肌肉疲劳。主要是由于外周肌肉不断受到刺激而处于收缩状态, 久之表现为收缩能力下降以及肌肉酸痛感等表现, 并伴有一定的主观感受。人做体力工作时, 必须依靠有关骨骼肌的收缩和伸展运动。较大的体力工作需要肌肉强烈收缩与伸展, 肌肉经一定次数或持续一定时间的强烈收缩后, 会产生疲劳。肌肉疲劳时收缩力量强度降低, 收缩与伸展的速度变慢, 收缩潜伏期增长, 操作速度缓慢, 工作效率降低。

疲劳的机制 ①肌肉疲劳的机制: 肌肉疲劳是由肌纤维进行大力度的或长时间的收缩活动引起的。肌肉收缩时需要消耗能量, 收缩的力度越大, 消耗的能量越多。肌肉中的腺苷三磷酸 (ATP)、磷酸肌酸 (CP) 是肌肉活动的直接能源。这种能源物质降低到一定水平时就会引起肌肉进行糖酵解反应, 再合成 ATP, 糖酵解伴随乳酸的形成与积累。乳酸的积累引起内环境中的氢离子浓度上升, 使肌肉酸碱度 (pH) 下降。内环境酸度增高促使糖酵解时的磷酸果糖酶活性下降, 导致腺苷三磷酸合成量减少。pH 的下降还造成肌质网结合钙离子的能力上升, 使钙离子释放量降低。这一变化阻碍了肌动蛋白的形成。最后导致肌肉收缩能力

降低, 表现出肌肉的疲劳现象。

肌肉疲劳的发展过程, 除了肌肉中发生上述生化物质的变化外, 还与中枢神经的活动状态存在一定的关系。这主要表现在两方面: 一方面是在肌肉疲劳的开始阶段, 中枢神经系统将会控制更多的肌纤维参与工作。由于参与工作的肌纤维增多, 使肌肉的总的工作力量得到补偿。这种补偿作用已在一些肌电图研究中得到证实 (图 1)。若肌肉在工作中受到重复刺激, 使收缩水平有所降低, 肌电图记录的电活动却在增高。这表明参与收缩的肌纤维在增多, 因此虽然每个肌纤维的收缩力量在降低, 但总的肌力仍可以维持在一定的水平上。当然, 若手臂继续用力进行工作, 引起疲劳的肌肉范围就会增大, 肌肉收缩的力量也会越来越弱。中枢神经的补偿作用也会渐趋降低。中枢神经系统除了对肌肉疲劳早期阶段具有上述补偿作用之外, 其本身也随着肌肉疲劳的加深和体内活动能源的消耗而产生疲劳。在大力度或长时间的体力工作中, 会引起体内血糖含量的较大下降。血糖是大脑活动的能量供应源, 血糖含量减少, 将导致中枢神经系统活动水平降低, 同时引起大脑内的抑制性神经递质 γ-氨基丁酸含量的增加, 使人脑的兴奋性下降, 从而使人的肢体活动的速度减慢, 工作效率降低。所以, 肢体长时间用力的结果, 可以使局部肌肉疲劳发展成全身性疲劳。②整体疲劳的机制: 人处于全身性疲劳时, 会感

到浑身疲乏无力。这时候人不仅肌肉力量减弱、操作速度减慢, 而且表现出警觉性降低, 注意不易集中, 信息加工的能力明显下降。若疲劳继续发展, 则会引起全身肌肉松弛, 最后活动停止, 进入睡眠状态。全身疲劳时的这种种表现, 都是与中枢神经系统的状态, 特别是与大脑活动状态有关的。众所周知, 兴奋与抑制是大脑的两种基本神经过程。兴奋是与大脑的清醒状态相联系的。人在清醒状态时, 能清晰反映内外刺激的作用, 能迅速有效地对各种事物的作用进行信息加工并做出反应。而人的清醒状态是由位于脑干中央部位的网状结构的活动来维持的。网状结构起着唤醒大脑的作用, 因此也称为网状激活系统 (RAS)。网状结构不仅与大脑之间存在联系通路, 而且也与躯体的各种感觉传入神经存在着联系通路。因此来自感觉器官的神经冲动通过直接通路进入大脑皮质, 同时也传入网状结构, 激起网状结构的活动。网状结构的活动信号传入大脑后使大脑保持觉醒状态。只有处于觉醒状态的大脑才能对来自体内外的感觉信号进行认知加工和做出各种控制活动。网状结构活动与大脑活动是相互影响的。网状结构的兴奋维持大脑的觉醒状态, 人脑接

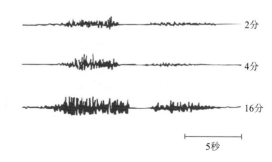

图 1　上臂肌肉多次重复用力而发生疲劳时记录的肌电图

[引自格朗让 (Grandjean), 1982 年]

受体内外的刺激引起的兴奋过程也会向下传至网状结构以加强或维持网状结构的激活水平。同样，大脑若工作过久或能量供应不足而处于抑制状态，这种抑制过程也会传入网状结构，使网状结构处于不同程度的抑制状态，这时人就会渐渐失去清醒状态，出现全身性疲劳时所发生的种种行为表现。疲劳现象除了与大脑皮质及网状结构的活动状态直接有关外，还与中枢神经系统中的边缘系统的活动有关。如用高频电流刺激杏仁核的背侧部可以引起大脑皮质电位的去同步化，引起类似于刺激中脑网状结构所出现的觉醒反应；用同一频率电流刺激杏仁核腹侧部则引起大脑皮质电位的同步化和类似睡眠状态时的脑电图。在疲劳时发生的肌肉紧张度下降、力量减弱、动作迟缓等现象，也与边缘系统的扣带回的活动有一定的关系。刺激扣带回可以使肌肉松弛，刺激胼胝体膝部周围的扣带回，则可获得类似睡眠样的状态，引起闭眼和使运动的肌肉紧张度消减等。

作用功能 在经济、技术逐步发展的今天，疲劳问题日益突出，成为一项重大的安全隐患。此外，不良的生活方式也可以影响个体的生理心理状态，从而造成安全隐患，因此，对疲劳的检测和预防尤为重要。疲劳现象的发生都伴有生理生化指标的变化。从理论角度分析，可以通过对生理生化指标的检测来评价和预测心理疲劳或生理疲劳。但疲劳涉及的生理和心理因素十分复杂，两者又是相伴发生，相互影响的，因此，需要从心理学、生理学、行为学多个角度，对疲劳做出综合有机的评定，这对工作岗位上的高负荷工作人员进行准确、快速的疲劳状态评定，降低疲劳导致的操作失误和安全事故具有重要的现实意义。

（胡文东　韩　杨）

pí láo píng dìng

疲劳评定（fatigue assessment）

对人在活动过程中机体的某些部分或整体功能的下降或衰竭状态进行评估。这里的活动，既指人的动作活动，又指思维活动或精神活动。

从生物学上看，疲劳是一种自然的防护性反应。因为人在工作和活动过程中，需要消耗储备的能量和资源。活动力度大、时间长，消耗的能量就多。如能量消耗得不到及时的补充而继续进行活动，就会对机体有害。因此，疲劳本身是一种防止机体身心负荷过载的反应。同时，疲劳也是向人发出需要补充活动能量资源的信号。人在感受到疲劳时，就意识到需要暂时中断活动进行休息。因此，要控制疲劳，就需要对疲劳做定量测定。

早期的疲劳测评是从机动车驾驶疲劳开始的。主要是从医学角度出发，借助医疗器械进行的，这些研究可以追溯到 1935 年美国交通部管辖的洲际商业协会（the interstate commerce commission, ICC）要求美国公共卫生服务署（the united states public health service, USPHS）对城市商业机动车驾驶员服务时间管理条例的合理性所进行的调查，但是对驾驶疲劳的实质性的研究工作是从 20 世纪 80 年代由美国国会批准交通部实施驾驶服务时间（HOS）改革，研究商业机动车驾驶和交通安全的关系，并健全卡车和公共汽车安全管理条例开始的。这样美国把驾驶疲劳的研究提到立法高度，保证了开展驾驶疲劳研究的合法性、有效性和持续性。

在现有的测定疲劳的方法中，除了主观评定法是以受测者对疲劳的切身体验为基础外，尚难找到直接测定疲劳的客观方法。因此只能通过间接地方法测定工作中的疲劳情形。

理论基础 包括以下几方面。

疲劳评定 分为四个层次。①第一层次：从工作绩效或者操控水平来看，脑力疲劳会影响工作绩效或操控水平，该层次也是疲劳后最直接的表现，用各种考察工作绩效的方法可以对这一层次的表现进行测量。②第二层次：从心理学角度来看，机体会产生疲劳感、动机缺乏、思维迟钝、注意力不易集中、记忆力下降等表现，一些有针对性的心理学测验即可进行测量。③第三层次：从生理学的角度讲，机体内稳态平衡被打破，会导致各种不良的生理变化，通过一些仪器可测量，如在脑电图中表现为 α 波出现次数的改变。④第四层次：就是在更深层次上探讨脑力疲劳的发生机制。

评估依据 大体来看疲劳的评定方法主要分为两种，即主观评定法和客观评定法。①主观评定法：疲劳最明显的特征就是伴有强烈的主观感受，如头脑昏沉、烦躁等，这些感受只有通过疲劳者主动报告或者从一些外在表现间接地了解到。因此，早期关于疲劳的评定也是从这个方面入手，量表也成为应用最广泛的一种方法，这种方法简单易行，可以提供许多疲劳的第一手信息，如主观不适感受、疲劳持续的时间以及导致疲劳的基本原因等。根据评定者是自己还是他人也可分为主观自评法和主观他评法，主观自评法要求被试根据自我的感受，然后比对各种感受的标准，自己对自己做出评分，疲劳时的感受无法被他人体验，而且难以描述清楚，因此这种方法使用较多；主观他评法是指评定者根据被评定者所出现的一些外在的表现对疲劳状态做出评定，如疲劳时面部表情麻木，对外界刺激反应缓慢、打哈欠、睁眼无力等。主观评定法具有简单快捷、操作容易、易开展等优点，是一种重要的评定方法，但是在实际应用当中也暴露出了许多主观方法都存在的问题，即标准粗糙、主观性强且易受影响等缺点，但是该方法曾经在研究和应用中发挥过巨大的作用，至今作为评定方法的一个重要组成部分，仍然具有一定的应用价值。②客观评定法：通过各种客观的指标对疲劳状态做出评定，如各种信息采集设备获得的信息、体内一些物质浓度的变化以及一些被试做出的客观表现等。这些方法都试图去除人的主观因素在评定当中的作用，避免了主观评定法粗糙和主观的缺点，使得判定结果的信度和效度有了很大提高。

基本方法 在研究疲劳的早期由于对其机制认识上的局限性以及受科技发展的影响，评定方法主要集中在主观评定领域，但该评定方法评定标准粗糙、受主观因素影响较大等原因，并不是评定的理想方法；而近代对于评定效度和信度要求越来越高，客观评定法已成为该领域大势所趋，伴随着研究的不断深入和技术的日益进步，也是的许多新的客观评定方法成为可能。

主观评定法 ①主观感觉评定法：疲劳时最明显的表现就是注意力下降、反应迟缓、头脑昏沉等。通过对各种感受进行标准

化分级并对每级内容进行相应的描述，被试便可以此做出判断。其中应用最多也最简单的一种就是目测比例定级法，该方法用一条线段表示人体关于疲劳感受的所有状态，左端点表示最机警而右端点表示最昏沉，而中间部分则是这两种状态的过渡状态，线段上有九个点将这条等分为十段，左端点对应 0 分，而右端点对应10 分。被试根据自己的状态在线段上做出标记，这个位置即表示被试所处的状态，对应的分值即为评定结果。该方法简单易行，但是所能够提供的信息量极为有限。②量表评定法：作为量表，包含多个维度，并且关于每个维度都有详细的指导说明，让评定者明白每个维度所要考察的问题，其中包括睡眠质量和睡眠时间、主观疲劳感、情绪反应、躯体症状等表现，然后对这些维度描述分级，给每个分级一个具体的分值，最后评出的总分数也是标准化的，不同被试使用同一个量表时这些分值之间可以相互比较。疲劳时大多的感受都无法被其他人所体验，而且每个人疲劳时的表现差异也很大，因此量表评定法多采用自评的形式。实际上有很多关于脑力疲劳的研究就是通过问卷调查的方式来进行的，如飞行疲劳的评定。在实际应用当中，研究者使用多维疲劳量表对纤维肌痛和慢性疼痛患者进行了评定，结果显示了该量表是评估疲劳的一个理想工具，并且认为疲劳状态是多维的，应当独立的测量其各个方面。a. NASA-TLX量表，该量表是美国国家航空航天局编制的用于测量脑力疲劳的一个常用量表，主要包含六个维度，脑力需求、体力需求、时间需求、表现水平、努力程度和受

挫程度。采用十分制计分方法，关于六个维度各自代表的意义都有详细的描述，首先，被试根据自己的状态做出评定并打分。量表中有六个维度两两组成共 15 组选择，而后，被试要在每个对子当中挑选出与当前脑力负荷状态相关程度更高维度。依据每个维度被选中的次数，由低到高排序，决定各个维度对总脑力负荷贡献度大小，并由此确定各个维度的权重，权重分别为 1/21，2/21，3/21，4/21，5/21，6/21 等。然后将每个维度的评分乘以对应的权重，即可得到加权分数，最后这些加权得分相加所得总分表示脑力负荷，分值越大，表示脑力疲劳程度越大。在主观评定量表中，该量表具有较好的信度和效度，尤其是在中低脑力负荷的评定中表现较好。b. 主观负荷评估技术（subjective workload assessment technique，SWAT），SWAT量表包括三个维度，分别为时间负荷、努力负荷、心理紧张负荷，每个维度从低到高分为三个等级，每个等级都有相应的描述，自评者根据自己的状况在每一个维度上选择一个等级，然后将这三个等级按照对疲劳的贡献程度排序，再从负荷表中查出各个等级所对应的分数，最后换算为百分制评分，即表示该自评者的疲劳程度，分值越大，负荷程度越大。经过实际使用，发现量表具有较好的信度和效度。

客观评定法 通过各种客观的指标对疲劳状态做出评定，如各种信息采集设备获得的信息、体内一些物质浓度的变化以及一些被试做出的客观表现等。这些方法都试图去除人的主观因素在评定当中的作用，避免了主观评定法粗糙和主观的缺点，使得判

定结果的信度和效度有了很大提高；由于标准的统一，不同结果之间也更具可比性。根据这些方法所依赖信息的种类丰要分为以下四类：生理学评定法、生化学评定法、行为学评定法、心理学评定法。①生理学评定法：利用各种物理量的传感器，测定人在疲劳状态下各种生理学的变化。疲劳涉及人体的多个系统，从细胞到器官的各个水平都会有不同程度的变化，利用生理学的研究方法对这些变化进行的测量，根据不同指标与疲劳之间的或大或小的相关性进行评定。主要有以下方法：a. 眼的测量。b. 脉搏。c. 心率变异性。d. 事件相关电位。e. 脑电图。f. 功能磁共振。g. 临界闪烁频率等。②生化学评定法：疲劳状态涉及多个系统的多方面改变，其中一个重要的变化就是与中枢神经活动的相关物质浓度的改变，糖皮质激素、免疫球蛋白、烯醇酮、褪黑激素、腺嘌呤等物质同睡眠和疲劳都有一定相关性，但是这些相关的神经化学变化复杂，现在对它们的研究也仍然是处在起步阶段。但是到目前为止绝大多数生化指标的采集都有赖于血液成分，这也就不可避免地需要进行有创检查，这一点也成为用生化方法研究和推广疲劳评定的一个瓶颈，如果能够有效解决这一问题，依靠各种物质所能提供的巨大信息量，生化检测将成为解决该问题潜在方法。常用的检测方法有：a. 血氧饱和度。b. 唾液成分。c. 血液成分等。③行为学评定法：疲劳通过各种生理作用对机体产生影响，最终会导致一些行为学上的改变，行为学研究就是找出这些行为改变的规律。相对于生理、生化指标，行为学的变化更容易观察到。

但是每个人的习惯都不同，行为也各有差异，因此还要根据规律制订出一个统一的标准，该方法对于疲劳的监测具有一定滞后性，在出现明显的行为学改变之前，人的认知能力往往已明显下降，这些方法只能探测到这些行为的明显改变且要持续一定的时间才能达到探测阈值。这些方法主要包括以下几种：a. 头部位置测量。b. 方向盘监测。c. 眼睑闭合度等。④心理学评定法：对于疲劳的监测主要是基于一些心理运动能力和心理学测验反应出人体的知觉、认知、运动以及反应方面的能力变化。在疲劳状态下，这些能力会有不同程度的下降，表现为注意力能力下降、反应速度下降、计算能力下降等，通过相应的测验就可以做出评定，如反应时间、简单操作、简单计算。

应用领域 以比较成熟和系统的驾驶疲劳测评研究为例子来说明疲劳测评及方法的应用，作为疲劳研究的范例。

国内驾驶疲劳测评研究状况 中国从 20 世纪 60 年代开始对驾驶疲劳进行实验性的研究工作，中国军事医学科学研究院陈信等用计算机分析器对 117 名飞行员进行研究，发现人体疲劳与脑电波的节律（1～4Hz）有关。认为正常人脑电波的节律是有规律而且丰富多彩的，节律变化缓慢说明产生了疲劳。1991 年哈尔滨工业大学的郭德文指出疲劳是一种自然性保护反应，不但与劳动强度有关，而且还与心情、健康程度、环境、兴趣和工作绩效有关。1998 年深圳长途汽车公司应用人体生理学、现代神经学、电子工程学分析了驾驶员疲劳事故隐患的起因，提出消除疲劳事故隐患必须消除司机开车时的异常疲劳

和大脑麻痹。根据这一思想他研发了佩戴于司机小腿部与手腕部的"司机疲劳事故预防器"，该仪器能在十几分钟至 1～2 小时内消除司机已有的疲劳状况，清醒人脑。目前国内外项目研究进展缓慢的根本原因是仅单纯从工程角度研究开发机动车辆驾驶员驾驶疲劳检测装置口。对交通事故统计资料的研究结果表明，80% 的交通事故与驾驶员的主动安全性因素有关。但是驾驶员的主动安全性因素包括许多复杂、多变和不确定性因素，或具有时滞、非线性等复杂关系，难以用通常的控制理论进行分析和控制。

驾驶疲劳测评方法 分为主观和客观两种方法。主观的方法主要依据主观调查表、驾驶员自我记录表、睡眠习惯调查表和斯坦福睡眠尺度表等来测评驾驶员的疲劳程度。最有代表性的主观调查是皮尔逊疲劳量表，分为 13 级。客观的方法有脑电图、眼电图、肌电图、呼吸气流（用鼻声传感器测量）、呼吸效果（用胸腔部传感器测量）、动脉血液氧饱和（用手指探针测量）时的体温（用红外线耳朵探针获取）、心电图（开车或睡眠时）等测量方法，尽管这些方法测量结果比较准确，但一般在驾驶前后测量，结果是超前或滞后的；而在驾驶室内安装上述仪器也是不现实的。

因此，寻求一种车载、实时、客观的疲劳测量装置成为国内外研究者的研究方向。20 世纪 90 年代，疲劳程度测量方法的研究有了很大的进展，许多国家已开始了驾驶疲劳车载电子测量装置的开发研究工作，尤其美国的研究发展较快。现有的研究成果中具代表性的产品有以下几种。①美国研制的打瞌睡驾驶员侦探系统

（the drowsy driver detection system, DDDS）：采用多普勒雷达和复杂的信号处理方法，可获取驾驶员烦躁不安的情绪活动、眨眼频率和持续时间等疲劳数据，用以判断驾驶员是否打瞌睡或睡着。②方向盘监视装置（steering attention monitor，SAM）：是一种监测方向盘非正常运动的传感器装置，适用于各种车辆。③DAS2000型路面警告系统（the DAS2000 road alert system）：一种设置在高速公路上用计算机控制的红外线监测装置，若行驶车辆摆过道路中线或路肩，向驾驶员发出警告。④反应时测试仪（the psychomotor vigilance test，PVT）：根据驾驶员对仪器屏幕上随机出现的光点的反应（光点出现时敲击键盘）速度测试驾驶员的反应时，用以判断其疲劳程度。⑤日本成功研制了电子"清醒带"：使用时固定在驾驶员头部，将"清醒带"一端的插头插入车内点烟器的插座，装在带子里的半导体温差电偶使平展在前额部位的铝片变凉，使驾驶员睡意消除，精神振作。

自2000年以来，随着计算机和集成电路制造技术的提高，使机动车驾驶员驾驶疲劳的研究有了进一步的发展。美国华盛顿大学的约翰·斯特恩（John Stern）博士是世界上研究眼部动态和驾驶疲劳的权威人士之一，他领导的由美国联邦公路管理局（National Highway Traffic Safety Administration，NHTSA）和汽车联合会资助的研究所，通过自行开发的专用照相机、脑电图仪和其他仪器来精确测量头部运动、瞳孔直径变化和眨眼频率，用以研究驾驶行为等问题。美国宾夕法尼亚大学智能交通实验室和NHTSA采

用眼睛闭合时间占特定时间的百分率（PERCLOS）作为精神生理疲劳程度的测量指标。精神生理疲劳程度的测量还采用脑电图仪（EEG）、头动探测器等，但是公认最有效的方法是PERCLOS法。2000年1月明尼苏达大学计算机科学与工程系的尼古拉斯·帕帕尼科洛普洛斯（Nikolas P. Papanikolopoulos）教授成功开发了一套驾驶员眼睛的追踪和定位系统，通过安置在车内的一个CCD摄像头监视驾驶员的脸部，实现以下功能：①用快速简单的算法确定驾驶员眼睛在脸部图像中的确切位置和其他脸部特征。②通过追踪多幅正面脸部特征图像来监控驾驶员是否驾驶疲劳。③追踪多幅侧面脸部特征图像来估算驾驶员是否驾驶疲劳。2000年3月，尼古拉斯对上述系统进行了改进，改用红外线彩色摄像头并加滤波器滤除图像的噪声和非脸部的图像。使搜索脸部图像的次数减少，加快了系统处理图像的速度，采用灰度模式匹配方法追踪输入图像序列来搜寻并确定眼睛区域，然后用同样的模式匹配方法来确定眼睛是睁开还是闭合。若搜索失败，系统可自动重新开始搜索。

驾驶疲劳测评研究的新方向

综合分析国内外关于机动车驾驶疲劳测评方法的研究状况，今后驾驶疲劳测评方法的研究，应当主要在如下几方面展开。①驾驶疲劳机制和模型的研究：从生理学、心理学和行为科学的角度深入研究机动车驾驶员驾驶疲劳的机制，建立驾驶行为与疲劳之间关系的数学模型，这种数学模型应当描述驾驶行为与疲劳的本质联系，所选取的测评参数应当是实时的、非接触式的，获取参

数的方式不应对驾驶员的驾驶操作行为产生干扰。②驾驶疲劳检测方法和评价标准的研究：基于驾驶疲劳的机制和相应的数学模型，研究确定驾驶疲劳的检测方法，研制相应的检测仪器，通过大量的实验研究确定驾驶疲劳的评价标准，以量化的数值加以表示。③实时、非接触式驾驶疲劳预警装置的研制：应当充分利用计算机图形图像处理技术、高灵敏传感器和智能控制技术等手段，研制实用的驾驶员疲劳预警及探测装置。这些装置能够实时、非接触式地检测驾驶员驾驶疲劳强度的本质参数，以此来预测驾驶员是否处于疲劳状态，同时适时给出预警信号。④融合多种方法提高驾驶疲劳预警装置的可靠性：驾驶环境不同，不同驾驶员个人差异很大，且每种疲劳测评方法侧重点小同，因此融合多种技术更适合不同的个人环境，也可使驾驶疲劳预警装置更加可靠有效。⑤车载机动车驾驶员驾驶疲劳预警装置的商品化和普及应用：当前实用的车载、非接触式、实时的驾驶疲劳预警装置还没有到实用化的程度，应当争取早日实现其商品化，并积极推广应用以增强机动车的安全性能。

（胡文东　魏焕成）

pí láo huī fù

疲劳恢复（fatigue recovery）

简单来讲就是机体从疲劳状态恢复至正常状态。疲劳是指人在工作中由于经受的活动力度较大或时间较长而产生的工作能力减退的状态。从广义角度来看，疲劳是指人在活动过程中机体的某些部分或整体功能的下降或衰竭状态。这里的活动，既指人的动作活动，又指思维活动或精神活动。从生物学上看，疲劳是一种自然

的防护性反应。因为人在工作和活动过程中，需要消耗储备的能量和资源。活动力度大、时间长，消耗的能量就多。如能量消耗得不到及时的补充而继续进行活动，就会对机体有害。因此，疲劳本身是一种防止机体身心负荷过载的反应。同时，疲劳也是向人发出需要补充活动能量资源的信号。人在感受到疲劳时，就意识到需要暂时中断活动进行休息，并采取适当的疲劳恢复措施。

基本方法 由于活动量不同，每个人情况不一样，产生的疲劳也有不同程度之分。一般将疲劳分成三个层次：轻度、中度和非常疲劳。无论是脑力或是体力劳动后，产生疲劳感是正常的。轻度疲劳可以在短时间内消除；中度疲劳通过采取一系列手段也很快能消除，不会影响身体；但如果重度疲劳不能及时消除，就会影响学习、生活以及工作，损伤身体。研究证明，运动员提高体育成绩最关键的两个条件是运动训练的科学性和恢复手段的有效性，由此可见消除疲劳、恢复体力的重要性。加快消除疲劳的方法有以下几种。①保证睡眠：睡眠是机体的活动与地球的自转周期相吻合，在不适于活动的时间段保存能量。慢波睡眠是消除疲劳及恢复体力的主要方式。如脑的质量虽然只有体重的2%，但是觉醒时脑消耗了身体能量的20%，而深睡眠时脑消耗的能量只占觉醒时的40%。在正常的作息情况下睡眠容易得到保证。在连续或持续工作或其他易干扰睡眠节律的工作（如长途跨时区飞行前），进行≥4小时的睡眠，有良好的预防作用，至少可保持24小时的工作能力。对于24~48小时睡眠剥夺者，给予8~10小时的自由

睡眠，就足以使其恢复原有的工作能力；给予4~6小时的睡眠，也可使睡眠剥夺48小时后的工作能力由50%提高到70%；对于72小时甚至更长时间的睡眠剥夺者，则需要给予12~20小时的睡眠，才足以恢复脑力工作至正常水平。由于存在明显的个体差异及心理恢复的需要，一般要求进行2~3天的全面休整才能保证机体功能完全恢复。②整理活动和肌肉按摩：持续工作或者锻炼产生疲劳感后，一定要坚持做整理活动。整理活动是一种积极的休息方式，可以使精神、肌肉、内脏比较一致地恢复平静，提高恢复体力的效率。整理活动应包括慢跑、呼吸体操及各肌群的伸展练习。运动后作伸展练习可消除肌肉痉挛，改善肌肉血液循环，减轻肌肉酸痛和僵硬程度，消除局部疲劳，对预防运动损伤发生也有良好作用。用推、揉、捏、按、压、拍击、抖动等手法按摩肌肉，能使肌肉中毛细血管扩张和开放，使局部的血液循环和营养得到改善，并可加速肌肉运动中废物——乳酸的排除，从而达到消除疲劳的作用。③温水浴：训练后进行温水淋浴室最简单易行的消除疲劳方法。温水浴可促进全身的血液循环，调节血流，加强新陈代谢，有利于机体内营养物质的运输和疲劳物质的排除。水温为42℃左右为宜。时间为10~15分钟，勿超过20分钟。训练结束半小时后，还可进行冷热水浴。冷水温为15℃，热水温为40℃。冷水淋浴1分钟，热水淋浴2分钟，交替3次。促进体内微循环，加速全身的血液循环，促进新陈代谢，加速疲劳的消除和体力的恢复。④及时补充营养：合理营养是消除疲劳或预防疲劳的重要手段。

运动后应及时补充热量、蛋白质、维生素和无机盐，恢复体力。糖、维生素C、维生素B_1、水等，均应得到足够的补充，有助于消除疲劳。脂肪类食物不易多吃。夏季或出汗多时，应及时补充盐分和水。食品应富有营养并易于消化，并尽量多吃些新鲜蔬菜、水果等碱性食物。一些事物成分也对睡眠觉醒具有一定的调节作用，如豆类、通心粉、土豆等富含碳水化合物的食物能增加5-羟色胺水平，从而促进睡眠，加速疲劳的恢复。⑤心理调节：人的身心是相互影响、密切联系的统一体，积极向上、乐观愉快的情绪能加速消除疲劳，而忧愁苦闷、悲观抑郁的心情可使消除疲劳的过程大大延长。因此，人疲劳可通过心理调节使情绪处于积极良好状态，从而有助于消除疲劳感。心理疲劳的引发因素较为复杂，要消除这种疲劳，首先需要找出导致疲劳的原因，然后对症下药。不同的原因引发的疲劳，适用不同的心理调节方法。常见的心理调节方法包括以下几种：a.静观与内省。b.及时沟通。c.音乐调节。d.强化自信。e.寻找快乐等。

应用领域 人与机器相比有一个很大的弱点，就是人在工作中容易产生疲劳。疲劳不仅会降低工作效率，而且不利于安全生产，甚至还会引起伤亡事故，经常发生疲劳还会使身心健康受到损害。所以疲劳问题一直受到工效学者和工业心理学者的重视，在各行各业中掀起了疲劳研究的热潮，做出了一定的成果，提出了一些有效的疲劳恢复方法；且为不同年龄、不同性别、不同职业等人群，也研究出了专门的疲劳恢复方法。

（胡文东　魏焕成）

shìjué chéngxiàn rényīn shèjì

视觉呈现人因设计 （human factor in visual display design）

在视觉显示器设计过程中，显示特点要与人的视觉信息接收特点相匹配，才能获得优良的显示效果。视觉是人与外部沟通的最重要的通道。人对外部世界的信息，约有80%是通过视觉通道获得的。因此，视觉和视觉显示器便成为人机系统中最重要和最常用的人机界面。视觉显示器按其显示内容与被显示对象的相似度关系，可以分成两类：①信号显示，以符号、标记、文字、灯光等形式表征客观事物的状态，如表盘式仪表、灯光信号、统计图表、安全标志、文字图形等均属这一类显示。这是一种间接的，需要进行编码译码过程的显示方式。②情景显示，即人通过显示器能看到不能由眼睛直接看到的外部事物的实际情景。视觉信息显示的最基本要求是要使人看得见、看得清、看得快和看得准。看得见就是要使信息显示能引人注意。看得清就要使信息显示具有高的清晰度。看得快和看得准，就要使信息显示具有良好的可辨性和可理解性。要满足这些要求，一方面需要提高显示器的技术性能；另一方面需要了解人的视觉特性，并使显示器的显示特点与人的视觉信息加工特点相适应。

基本内容　包括以下几方面。

视觉基本特性　视觉心理学的内容异常丰富。为人机系统的设计和使用提供了科学原理和依据。与视觉显示器设计和使用特别有关的若干视觉基本特性有如下几个方面。

视觉空间特性　人的空间视觉能力是人适应世界的基本能力。在视觉显示器的设计与使用中，要求与人的空间视觉能力特点相适应。①视野：人的头部固定不动时，眼睛所能看到的空间范围。视野范围用视角表示。视野有双眼视野与单眼视野之分。双眼视野范围大于单眼视野。人的视觉只能接收视野范围内对象所传送的信息。人对视野范围内对象的感受能力因对象在视野内的位置而不同。一般来说，处于视野中心区域的对象，看起来最清楚。在视线四周1.5°视野范围内的对象，落在视网膜中央凹内，这是视敏度最高的区域。视线周围15°是最佳视觉区，落在这一范围内的物体也能看得很清楚。离视野中心越远，视觉分辨力越差。处在视野边缘的对象，只能感知其存在，不能区分其颜色和细节。这表明，辨认显示细节时，应把显示器放在视野的中心范围内。人感受颜色的视野范围因颜色不同而异。图1中绘出了红、黄、绿、蓝、白等色的视野范围，可见白色视野最大，蓝色次之，红色又次之，绿色最小。在视野中设置颜色标志时，需要考虑不同颜色视野范围的差别。②视敏度（或视力）：辨认物体细节的视觉能力。人刚能辨认物体细节的能力通常用人眼节点构成的视角的倒数表示。人在5m距离处能辨认视角1′细节的视敏度定为1.0。若一个人在5m处能辨认视角为0.5′的细节，其视敏度就是2.0。

视觉时间特性　①视觉适应：视觉对刺激光的强度变化有很大的适应能力。从感受几十个光子的光到$10^5 cd/m^2$的光，人眼都能适应。但人眼对光感受的灵敏度，因周围亮度不同而异。一般在暗处灵敏度高，在亮处灵敏度低。人眼对光感受的灵敏度随时间而变化。②视觉后象：人的视觉是由光刺激引起的。光作用于眼睛，引起网膜感光细胞的神经冲动，传至大脑，产生视觉。视觉过程总是滞后于刺激过程。当刺激停止作用后，在一定时间内仍然保持着的感觉象称为后象。③闪光融合：作用于人眼的光有时为连续光，有时为间歇光。间歇光一般称为闪光。人的闪光感受能力受闪光频率的限制。当闪光频率达到一定次数后，由于视觉后象的作用，人就感觉不到其闪动而

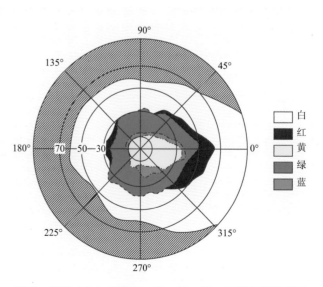

图1　单眼（右）视野白、红、黄、绿、蓝颜色视野范围

看成连续光，即产生闪光融合。引起闪光融合的最低频率称为闪光临界融合频率（critical flicker frequency，CFF）。

视觉光谱特性 ①电磁波与可见光谱：宇宙空间充满波长不同的电磁波。波长380nm到780nm的电磁波，能激发人眼感光细胞的活动，是人视觉的适宜刺激物。能引起光觉的电磁波称为可见光。可见光电磁波具有波长与振幅两个基本特性。波长与颜色相联系。不同波长的可见光波作用于人的眼睛时会引起不同的颜色感觉。光波的振幅与人的明度或亮度感觉相联系。电磁波能量越大，振幅越强，人感到光越明亮。人眼在不同可见光谱作用时产生颜色感觉（表1）。短波一端为紫色，长波一端为红色。②颜色光混合：表1列举的是由单一的光谱成分引起的颜色感觉。若有多种不同波长的光谱成分同时作用于人眼，人不是同时产生多种相应的颜色感觉，而是产生与作用光谱色不同的颜色感觉，这时感觉到的颜色称为混合色。③人的色光感受性：人眼对光的感受性因光谱成分而有所不同。对等能光谱（辐射能量相等的光谱）辐射感受的测定结果，表明人眼对不同光谱感受性是光谱中间部分高，随着光谱移向长波和短波两端，感受性渐次降低。

表1 光谱波长和颜色感觉的对应关系

单位：nm

颜色感觉	波长	波长范围
红	700	640~750
橙	620	600~640
黄	580	550~600
绿	510	480~550
蓝	470	450~480
紫	425	400~450

④影响颜色视觉的因素：人的颜色视觉除了取决于光谱波长外，还会受其他因素的影响而发生一定程度的变化。如颜色对比、颜色适应、色光强度和投光面大小、环境照明等。

视觉显示器的种类及设计原则 包括以下几方面。

视觉显示器的种类 视觉显示器是利用人的视觉通道传递信息的装置。人在生产和生活中使用着各种式样的视觉显示器。课堂上挂的时钟，每人手上戴的手表，收看节目的电视机，学生做作业用的计算器，公路上的交通标志牌，报纸上或室外马路边的各种广告牌，以及转速表、压力表、温度计、流量表、油量表、速度表和各种灯光信号都是用以显示各种信息的视觉显示器。可作如下分类。①以显示状态分类：视觉显示器按显示状态可区分为动态显示器和静态显示器。②以显示功能分类：显示器按显示功能分类，可分为定量显示器和定性显示器。③以结构和显示方式分类：按显示器的结构和显示方式分类，视觉显示器可区分为表盘指针式显示器，信号灯显示器，电子显示器。印刷材料也可归入这一类。

视觉显示器设计的工效学原则 ①视觉显示器的基本要求：a. 鲜明醒目。能使显示的对象引人注意，容易与干扰背景区分开来。b. 清晰可辨。显示的刺激模式彼此不易混淆。c. 明确易懂。刺激模式具有明确的意义且易被接收者迅速理解。②视觉显示器的设计和选用原则：a. 根据使用要求，选用最适宜的视觉刺激维度作为传递信息的代码，并将视觉代码的数目限制在人的绝对判别能力的允许范围以内。b. 使显

示精度与人的视觉辨认特性相适应。显示精度过高，会提高认读难度和增大工作负荷，导致信息接收速度和正确性下降。c. 尽量采用形象直观并与人的认知特点相匹配的显示格式。显示格式越复杂，人们认读和译码的时间越长，也越容易发生差错。应尽量加强显示格式与所表示意义间的逻辑联系。d. 对同时呈现的有关联的信息，应尽可能实现综合显示，以提高显示的效率。e. 目标和背景之间要有适宜的对比关系，包括亮度对比、颜色对比、运动对比和形状对比等。一般说，目标要有确定的形状、较强的亮度和鲜明的颜色，必要时还要使目标处于运动状态。背景应尽量保持静止状态。f. 必须具有良好的照明性质和适宜的照明水平，以保证颜色辨认和细节辨认。g. 要根据任务的性质和使用条件确定视觉显示器的尺寸和位置。h. 要与系统中的其他显示器和控制器在空间关系和运动关系上兼容。

视觉显示器设计和使用中的人的因素 包括以下几种。

表盘-指针式仪表设计中的人的因素 表盘-指针式仪表显示器是以指针相对于刻度盘的不同位置来显示信息的视觉显示器。自20世纪40年代以来，对表盘指针式仪表显示器进行过大量研究。下面对表盘、刻度、指针设计和使用中有关的人的因素问题作一简单叙述。①表盘设计：a. 表盘形状。表盘-指针式仪表可按表盘的形状和指针与表盘的运动关系进行分类。表盘表状一般有圆形、半圆形、方窗形、垂直带形、水平带形等多种。指针与表盘的运动关系可分为表盘固定指针动和指针固定表盘动两种方式。不同形式的仪表适用于不同的显示要

求。b. 表盘尺寸。表盘尺寸直接影响认读效果。如在视距75cm左右时，直径35mm以下的小表盘的判读效果随表盘直径增大而提高；中等大小的表盘，其判读效果比较稳定，差别不大；表盘直径超过75mm后，判读效果随表盘增大而下降。c. 表盘与指针运动关系。表盘和指针的运动关系直接影响认读的速度和准确性。表盘固定指针动和指针固定表盘动两类不同的运动关系在数量认读、校核、质量认读、调节与追踪等作业任务中的适用性如表2所示。其中"+"表示适用，"−"表示不适用。"+"越多，适用性越好。这表明在多数使用场合，以采用表盘固定指针动的方式为宜。②刻度标记设计：刻度标记是影响仪表判读的主要因素。刻度标记在不同用途的仪表中应有不同的要求。但在各种仪表的刻度标记设计中仍有若干共同的因素。a. 刻度间距和读数单位间距。仪表盘上两个最小刻度间的距离称刻度间距。刻度读数单位间距是需要读出数的最小单位在表盘上的间距。如一个圆形仪表盘面按周长的五十分之一作最小刻度，若要求读出数的精度为周长的百分之一，则最小刻度间距包含着两个读数，其最小读数单位间距就是最小刻度间距的二分之一，这时就要依靠内插法读数。最小刻度间距最好能与最小读数间距一致。在必须采用内插读数的场合，应使最小刻度间距为最小读数单位间距的2倍，5倍或10倍，因为这样的倍数有利于提高内插精度。b. 刻度尺寸。表盘上的刻度分为大、中、小三类。最小刻度尺寸的确定应考虑人的视觉分辨能力、照明水平、亮度对比和观察距离等因素的影响。在设计

最小刻度的宽度时，应和刻度间距大小统一加以考虑。一般说，小刻度宽度以取小刻度间距的5%~15%为宜，最小刻度的长度应为小刻度间距的25%~50%，中刻度的尺寸一般取小刻度尺寸的1~1.5倍，大刻度的尺寸一般取小刻度尺寸的1.5~2倍。c. 刻度数进级。表明表盘上不同大小刻度间的读数关系，每个仪表都有其独特的刻度进级，通常从相邻刻度所指示数值的差别可以判定它的刻度进级关系。按1或10进级的仪表，即刻度按0、1、2、3……；0、10、20、30……标数或读数，使用效果最好。按3，按6或按9进级的仪表，效果最差，应避免使用。刻度进级的选用应满足以下要求：最小刻度进级应与读出精度相适应；表盘具有大、中、小刻度时，各类刻度的进级应相互兼容；同时使用多个相同功能的仪表时，仪表刻度进级应尽量一致。d. 表盘数字定位。读数仪表上的数字位置对认读效果具有明显的影响。表盘数字定位应遵循以下要求：表盘固定指针动的仪表，数字应位于刻度外侧，并且要垂直向下，见表盘−指针式仪表设计图3a；指针固定表盘动、指针位于表盘外的仪表，数字应标存刻度内侧，并且应与刻度垂直，见表盘−指针式仪表设计图3b；开窗式仪表一般都是指针固定表盘动的，若仪表如表盘−指针式仪表设计图3c那样水平放置，则数字应位于刻度下侧；若仪表如表盘−指针式仪表设计图3d那样垂直放置，则数字应位于刻度右侧；水平带形仪表若指针位于表盘上侧，数字应位于刻度下侧；若指针位于表盘下侧，数字应位于刻度上侧；垂直带式仪表，若指针位于表盘左侧，数字应位于

刻度右侧；若指针位于表盘右侧，数字应位于刻度左侧。③指针设计：指针是表盘式仪表中指示读数的部件。它的设计是否符合工效学要求，对认读效果有重要影响。在指针设计中要特别重视其形状、大小、颜色以及指针与刻度和指针与表盘的位置关系对认读的影响。④仪表排列和仪表板设计：许多场合需要用多种仪表显示视觉信息。为了提高信息显示的效果，一般把各种仪表按照一定要求布设在仪表板上。这里有两个问题，一个是关于仪表如何在仪表板上排列的问题，另一个是关于仪表板的位置安排问题。

表2　表盘与指针的两类运动关系对四类作业任务的适用性比较

作业任务	表盘固定指针动	指针固定表盘动
数量认读	+	+
核读	+++	−
质量认读	+++	+
追踪和调节	+++	+

电子显示器设计和使用中的人因素　电子显示器由于具有占用空间小，显示内容和显示格式灵活可变，并能对信息进行综合显示等优点，越来越得到广泛的应用。特别随着电子技术与计算机技术的发展，它正在逐步取代机电仪表和其他显示装置，成为最重要的视觉显示器件。电子显示器的设计和使用中，存在着许多不同于表盘指针式仪表及其他视觉显示器的人的因素问题。研究和解决这些问题，对提高电子显示器的显示效果具有重要意义。阴极射线显像管（cathode-ray tube，CRT）是使用得最广泛的电子显示器件，阴极射线显像管显示中人的因素有以下几种。①分

辨率：电子显示器的分辨率是指可视图像中最小可辨或可测的细节。分辨率通常用屏幕的扫描线数或单位高度内的扫描线数表示。屏幕的扫描线数越多，分辨率就越高。分辨率高低直接影响电子显示器的清晰度。分辨率越高，显示的图像越清晰。②闪烁与余辉：阴极射线管是自发光显示，它是依靠电子束撞击显示屏里侧的荧光粉而发光的。电子束在荧光屏上自左向右和自上而下扫描，电子束在屏上每扫射一次，屏面图像就被刷新一次。每刷新一次，亮和暗就发生一次变化。若刷新频率低于人眼闪光临界融合频率，就会引起视觉闪烁现象。③目标和背景亮度：a. 环境照明对阴极射线管显示清晰度有影响，自发光显示器的亮度因素要比依靠反射光的显示器复杂得多。在阴极射线管等自发光显示器中，目标亮度与背景亮度的对比随着目标亮度不同而变化。b. 阴极射线管显示器显示的最佳亮度对比，阴极射线管显示器可以通过控制环境照明水平和调整显示亮度，把对比度控制在最有利于视觉作业的水平上。④阴极射线管显示的颜色：现在，彩色阴极射线管显示的颜色可以多达上千种，但在实际中使用的颜色是很有限的，因为使用的颜色多了，在绝对辨认中就容易发生混淆。

信号灯光显示的人的因素 信号灯是用灯光传递信息的视觉显示器。信号灯的传信效果受多种因素的影响。各种信号灯的设计必须适合于它的使用目的和条件。在不同的应用场合，对信号灯的亮度、信号灯的编码及位置选择都有不同的要求。

字符标志设计的人的因素 在大多数视觉信息显示中，都要使用各种字符与标志。字符、标志设计中的人因素研究对提高视觉显示器的效果具有重要意义。这里所说的字符主要指字母、数字、汉字。这里所说的标志主要指各种图形符号。①字符设计：不论数字、字母或者汉字，在视觉上都有一些共同的影响显示效果的因素。其中字体、字高宽比、笔画宽度等又是影响视觉效果的主要因素。②符号标志设计：用符号标志传递信息具有简单、不受文化知识和语言差异限制的优点，因此广泛地应用在工业、商业、交通、绘图和其他领域中。

作用功能 视觉是人与外部沟通的最重要的通道。人对外部世界的信息，约有80%是通过视觉通道获得的。因此，视觉和视觉显示器便成为人机系统中最重要和最常用的人机界面。显微镜、望远镜、电视、通信传真器等都属视觉显示装置。随着电子技术和计算机技术的发展，视觉显示将越来越多采用情景化显示方式。按照不同的分类方式，视觉显示器有多种不同的类型，不论哪一类显示方式，只有在它们的显示特点与人的视觉信息接收特点相匹配时，在各行各业都有各自的用途，相互间不可能完全被代替。电子显示器由于具有占用空间小，显示内容和显示格式灵活可变，并能对信息进行综合显示等优点，越来越得到广泛的应用。特别随着电子技术与计算机技术的发展，它正在逐步取代机电仪表和其他显示装置，成为最重要的视觉显示器件。电子显示器的设计和使用中，也存在着许多不同于表盘指针式仪表及其他视觉显示器的人的因素问题。研究和解决这些问题，对提高电子显示器的显示效果具有重要意义。信号灯是用灯光传递信息的视觉显示器。在工矿企业和交通运输中得到广泛使用。设置信号灯的目的主要是为了向人们指示某种状态。如在马路交叉路口设置红、绿信号灯，红灯示意前进有危险，不能通行，绿灯示意前进无危险，可以通行。信号灯大多用颜色进行编码。一般红灯多用来表示报警、告急和危险，黄灯用以提示人们注意，绿灯、蓝灯示意开通、安全、允许等。有的场合把灯光颜色与闪烁结合以增加信号灯的编码维度。如在铁路、公路、航空及电站中央控制室中都使用着闪光信号。用符号标志传递信息具有简单、不受文化知识和语言差异限制的优点，因此广泛地应用在工业、商业、交通、绘图和其他领域中。

（胡文东 代 静）

tīngjué chéngxiàn rényīn shèjì

听觉呈现人因设计（human factor in auditory display design）

听觉显示器的设计要符合人的听觉特性，满足人的听觉要求，达到有效传递信息的目的。听觉是人和外部世界进行信息交换的重要通道。具有其他感觉通道无可替代的作用。一个先天听觉障碍者，虽然有正常的发音器官，但无法掌握有声语言。后天听觉障碍者，即使掌握了语言，仍无法与人进行言语交往。他们不仅不可能充当现代人机系统的操作者，甚至独立生活也会发生一定困难。应该为这部分人设计具有特殊功能的声音显示与接收装置。这里主要讨论的是听觉正常人用的听觉显示器。这种听觉显示器的设计自然应该符合人的听觉特性，满足人的听觉要求，否则，难以通过听觉达到有效传递信息的目的。人的听觉器官是人类祖先在进化过程中在声波的长期不断刺激作用下形成的。因此具有反映声波基本特性的功能。响度是对声波振幅的反映，音高是对声波频率的反映，音色是声波复合特性的反映。人的听觉自然也有其局限性，如人只能接收20～20 000Hz的声音。对次声和超声人只能借助仪器的帮助才能了解它们。声音掩蔽效应也是人的听觉局限性的表现。了解人的听觉的潜能和局限性，无疑是听觉显示器设计和使用的依据。

基本内容 包括以下几方面。

听觉特性 包括以下几种。

声波的基本特性 一定范围的声波是听觉的适宜刺激物。声波是物体振动引起空气压力变化所产生的波动。声源振动引起声波犹如投石击水引起水波，水波从击水点向四周水面传播。声波从声源向四周传播，传入人耳经听觉感受器官接收并转化为神经冲动传至大脑后产生听觉。纯音的声波最简单，可用正弦函数描述。波动幅度的最大值称为声波的振幅。声音强度取决于声波的振幅。振幅越大，声音越强。声音的客观强度常用声强或声压表示。声波在1秒钟内完成的振动次数称为声音频率，单位为赫兹（hertz，Hz）。正常人能听见频率为每秒20～20 000Hz的声音。为了使用方便，人们常把可听声的频率范围分成若干频段，称为频带。每段频带以其中心频率来表示。上面讲的是纯音，其声波呈正弦波波形。在实际生活中，纯音很少。所听到的声音大多是由多种不同频率的声波组合成的复合音。不同的纯音相混合可以产生复合音。复合音可以分为乐音和噪声。乐音是周期性振动的声音，如钢琴音、提琴音。噪声则是非周期性振动的声音，如流水

声、汽笛声。用于描述复合音特性的常用方法有声谱分析法和傅里叶分析法。

听觉阈限 ①听觉绝对阈限：声音必须达到一定的强度才能被人听到。恰能引起听觉的最小声音强度称为听觉绝对阈限。听觉阈限与感受性成反比，听觉阈限高则感受性低，听觉阈限低则感受性高。听觉绝对阈限水平因频率而不同，一般低频的听觉阈限比中频、高频的高。人对1 000～4 000Hz的声音感受性最高。低于这一频率范围的声音，感受性随频率降低而迅速下降，高于这一频率范围的声音，感受性则随频率升高而迅速下降。因此不同频率的声音需要有不同的客观强度才能获得同样的响度感觉。②听觉差别阈限：人具有分辨声音强度与声音频率的能力。人能刚刚分辨出两个声音有差别时的差值称为听觉差别阈限。刚能引起声音强度差别感觉的声强之差值称为声音强度差别阈限。刚能辨别两个声音频率差别感觉的频率差值称为声音频率差别阈限。声音的强度差别阈限和频率差别阈限都不是绝对值，而是一个比例值。

声音掩蔽效益 对一个声音的听觉感受性由于另一声音的影响而降低的现象。在听觉显示器的设计和使用中必须考虑和控制噪声或其他声音对声音信号的掩蔽效应（图1）。声音掩蔽效应该具有以下特点：①掩蔽声越强，

掩蔽效应越大，受掩蔽的频率范围也越大。②掩蔽声对频率与其邻近的被掩蔽声的掩蔽效应最大，频率相差越远，掩蔽作用越弱。③掩蔽声对较高频率声音的掩蔽效应大，对较低频率声音的掩蔽效应小。了解声音掩蔽现象的这些特点，对有声环境中选择声音信号的频率与强度有重要的指导意义。

听觉报警显示器的设计要求 听觉显示器是通过声音传递信息的装置。通常使用的听觉显示器按其功能特点可以分为三类。①传送报警信号的显示器：如蜂鸣器、哨声、号角、汽笛、闹钟、摇铃等。②传递出言语通信的语音显示器：如电话、耳机、收音机等。③传送音乐声的显示器：如钢琴、提琴、笛子、二胡等各种演奏乐器。这三类听觉显示器由于功用不同，要求很不一样。报警信号显示器，最主要的要求是醒耳，能引人注意。语声显示器，主要要求清晰可懂。乐声显示器则要求保真度高，音域宽广。声音报警信号显示器广泛应用于各种工矿企业和各种人机系统中，

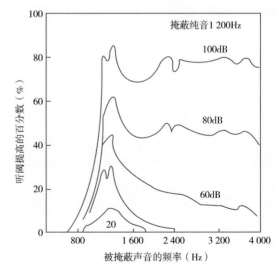

图1 1 200Hz不同强度纯音对不同频率纯音的掩蔽效应

设计得好与坏对生产安全具有重要的影响。语声显示器是言语通信，特别是人们进行远距离言语通信的重要设备。报警声音显示器和语声显示器的设计中均有不少人的因素问题。

音响报警装置的基本类型

人的听觉器官具有全方位敞开的特点，因此听觉信号特别适合用于告警系统。告警用的听觉显示器种类很多，最常用的有：①警报器：具有声音强度大，传播远，声调升降可变化，易引人注意，穿透噪声性能好等特点。最适合于传送大范围的紧急报警信号。②号角：有不同形式，有的利用动物骨质材料加工而成，如海岛渔民用海螺等壳体加工后作号角。喇叭状军号是最常见的号角。号角声的强度可以很高，频率可以高低变化，容易引人注意，穿透噪声的性能好，常用传送紧急信号。③汽笛：声强度大，传播远，频率可从低到高变化，穿透噪声性能好，容易引人注意，适合于传送紧急报警。④铜钟：撞击悬挂的铜钟，能发出深沉的很大响声。铜钟越大，声音越强，传播越远，适合用于紧急报警。⑤铃：手摇铃、电铃，形体小，使用方便。常用于自行车、电话机、学校、工厂上下班等场合，适用于显示提醒人们注意的信号。⑥哨子：形体小，可随身携带，使用方便，适合用于小范围、近距离传送报警信息。⑦蜂鸣器：发声强度和频率较低，声音柔和，适合在宁静环境和较小空间范围内使用。一般只用于提醒人们注意，而不用它显示紧急告警信号。

听觉报警信号的设计要求

声音信号的显示效果，很大程度上取决于警报信号的显示特点与人的听觉特性的匹配程度。听觉信号的设计应注意以下要求。①听觉信号强度选择：听觉信号必须有足够的强度。信号强度的确定主要取决于周围环境噪声的水平。在宁静环境中工作的人，若突然遇上过强听觉信号刺激，会引起惊跳、不安等反应。在宁静的环境中的听觉信号以取听阈以上50分贝左右为宜。若在噪声环境中，听觉信号强度必须超过环境噪声水平一定程度后才容易被区分出来。②听觉信号频率选择：人对不同声音的频率有不同的敏感性。因此听觉信号的设计中，频率是必须考虑的重要因素。总结前人的研究结果，对听觉告警信号的频率选择，提出如下建议：a. 听觉警告信号的频率不宜超出 200～5 000Hz，最好在 500～3 000Hz 选用，因为人耳对此频率范围特别敏感。b. 长距离传送的声音信号，频率应低于 1 000Hz，并且要用较大的功率发送。c. 声音信号若需绕过障碍物或隔离物时，频率应低于 500Hz，因为波长较长的声音有较好的绕射作用。d. 在噪声环境中使用声音信号时，若环境噪声比较稳定，信号频率最好低于噪声频率，因为噪声对频率低于它的声音掩蔽较小。e. 为了使信号减少被其他声音掩蔽的机会，信号最好由不少于四个主要频率成分组成，并且尽量使用由谐音频率组成的信号。对特别重要的信号宜采用谐音成分与少数非谐音频率成分的混合声。这种混合声具有特别引人注意的效果。f. 尽可能采用使听觉信号基频滑移的方法传送紧急报警信息。③增加信号可辨性：间歇性的脉冲声音容易被人从背景声中区别出来。脉冲声音信号的报警效果受脉冲强度、脉冲延续时间及脉冲间歇时间的影响。单个脉冲的延续时间不可低于150毫秒，但若延续时间过长，就会降低脉冲信号的作用。脉冲信号可以通过脉冲时程及脉冲间歇时程的变化组成不同的时间模式以提高其可辨性。④听觉信号编码：人对不同声音信号的识别依赖于对声音特性的绝对辨认能力。声音有强度、频率、方向、音色等特点。人对声音强度和声音频率的绝对辨认，均限于4~5个等级。

言语通信 ①言语通信的基本方式：人们在生产、工作、生活中随时随处都需要进行信息交流。语言的变化多、容量大，正常人几乎出生后几个月就从父母亲或周围人开始学习语言。语言是人们之间传递信息最方便、最有效的工具。语言有多种表现方式，有书面语、口头语、手势语、旗语等。随着现代电子技术的发展，远距离的口头言语通信不仅能做到语声高度保真，而且能做到闻声见颜，如同咫尺晤谈，更显出口头言语的优越性。自然，口头言语的表达与接收仍受到各种因素的限制。了解和研究这些因素对言语通信的影响，对设计言语通信设施和提高言语通信效率有重要意义。②言语可懂度：是指言语通信中传送的信文被接收者听懂的程度。可懂度主要与语声和语意两因素有关。语声是言语的物质外壳，语意是言语的内容。言语通信就是通过语声变化以传送语意信息。所谓听懂，就是在言语通信中能闻其声而知其义。一个人在言语通信中若只能听清另一个人发的声而不理解声音所包含的意义，就不能算听懂。语声清晰性与语意理解互相影响，互相促进。③言语可懂度测量：言语可懂度可以用专用的标准测验加以测量。测量言语可懂度的常用测验主要有下列几类：无意义音节测验、语音平衡词表测验、同韵词表测验、句子测验等。用上述方法可以直接测出不同情形下的言语可懂度。这种直接测量的方法使用起来费时费力，不便在现场应用。因此，一般采用间接的方法评价言语可懂度。清晰度指数（the articulation index，AI）与可懂度分数有很高的相关。可从清晰度指数推知言语可懂度。④影响语言可懂度的因素：言语可懂度受语声强度、讲话速度、言语频率特性及环境噪声等多方面因素的影响。⑤言语通信装置设计和使用要求：人们在相隔距离较远，话声无法通过空气直接由一方传向另一方时，就得使用有线电话或无线电话进行交谈。利用有线与无线电话通信时，其通信的效果除了受送话人的个体言语质量特点及收话人的听觉功能特点的影响以外，还受送话、受话装置设计特点的影响。电话听筒和送话器、麦克风、耳机、扬声器等是远距离言语通信的人机界面装置。明确这些装置设计的工效学要求，对提高通信效果有重要作用。

作用功能　普遍使用的信息显示方法是利用人的视觉。视觉显示技术是计算机用户分析大量数据的强有力的工具，已经广泛地应用于自然科学、工程技术、金融和商业等各个领域。然而，视觉显示信息维度有限，而且人们利用视觉显示的能力已接近极限。在一些场合，如处理和分析连续多维海量数据时，单靠视觉通道已显得力不从心。人们考虑利用听觉来解决视觉不能单独完成的任务，降低视觉负荷。

听觉显示器是人机系统中利用听觉通道向人传递信息的装置，按其所显示信息的特点可分为声音听觉显示器和言语听觉显示器。常见的听觉显示器有铃、蜂鸣器、枪、汽笛、哨子、号角和扬声器等。由于听觉通道比其他感觉通道具有易于引起人的不随意注意、反应速度快、不受照明影响和对复杂信息的短时记忆消退较快等特点，听觉显示器适用于下列各种场合：①信号源本身是声音。②视觉通道负荷过重。③信号需要及时处理，并立即采取行动。④流动工作岗位。⑤视觉观察条件（如照明或观察位置）受限。⑥预料操作者可能会出现疏忽。⑦显示某种连续变化而不需要作短时储存的信息等。听觉信号既可以作为独立的信源，也可以与视觉信号同时作用，以增加传递信息的冗余度，提高传递效率。

现在正在探索的听觉显示及应用研究不仅面向视觉正常的用户群体，而且还面向有视觉障碍的用户群体。听觉显示利用人的听觉对声音的感知，声音自然综合的特性适合于表现高维数据而不会使用户出现信息过载。在有许多变化参量或者必须同时监视暂态的复杂信息的场合非常适合用声音来表征数据。听觉显示研究中一些主要的研究领域也证明了在那些暂态特性非常重要或视觉通道负荷过重的场合，听觉通道在应用中优于其他通道。

听觉显示是一个比较新的研究领域，相对于视觉显示而言，研究的人员较少。近年来国内外在听觉显示方面主要对如下领域进行研究：①非语音声音信号的声学特征和用户听觉模型。②人机交互技术中的听觉通道扩展。③听觉显示原理技术、系统实现和设计原则。目前听觉显示所做的研究大体上分为两类，一类是听觉显示用户界面研究，即研究在用户界面中使用声音；另一类是可听化研究，即研究在可听化中使用声音，又分为数据可听化和算法/程序可听化，前者侧重于用声音表现数据，后者关注呈现算法和程序的状态产生听觉想象，来帮助理解软件（图2）。听觉显示界面研究与可听化研究的界限并不是很明显，通过加入听觉显示，可以扩展已有的视觉界面的功能，增强人机交互的效果。目前在移动设备以及电话界面等方面使用听觉显示，可以弥补视觉界面的不足，或在没有视觉界面的情况下尽可能达到高效的人机交互。对于有视觉障碍的用户，听觉显示可以作为一种辅助手段，或者作为视觉显示的替代方式引。

（胡文东　代　静）

chùjué chéngxiàn rényīn shèjì

触觉呈现人因设计　（human factor in tactual display design）

触觉显示是指主要通过操作者

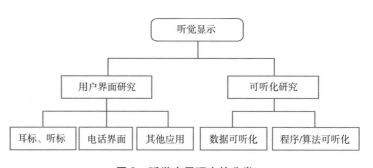

图2　听觉应用研究的分类

的触觉器官尤其是手或手指接触物体的轮廓、表面、几何形状而传递信息，触觉显示器设计必须要符合人的触觉信息的接收特点（图1）。

人类的感觉系统主要有视觉、听觉和触觉等，触觉的优点在于它能够和视听觉信号同时被感知，并具有和听觉一样的全方向的感觉能力。威肯斯（Wickens）的多资源理论认为，人们在利用感觉器官完成某项任务时，如果能充分调动和利用所有的感官系统，将大大减轻操作者的劳动强度。在飞行驾驶等领域，由于安全和精确操作的要求，操作者的视觉本质上应该是独占的，但是由于操作的复杂性，实际应用中，操作者不得不频繁地切换视觉视野来实现操作控制，如果能够将主视野之外的额外信息通过触觉通道传递给操作者将大大减轻其工作强度，对于保障飞行安全和精确操作具有重要意义。而且随着交互式遥控操作机器人技术和虚拟现实技术的广泛应用，将需要大量具有触觉反馈作用的人机接口装置——触觉显示器。通过触觉再现装置界面，用户不仅能看到屏幕上的物体，还能触摸和操控它们，产生更真实的沉浸感。触觉在交互过程中有着不可替代

的作用。在虚拟现实系统中，操作者通过该装置可以触摸虚拟环境中的虚拟物体，真实地感知虚拟物体的柔软度、材料质地、表面纹理、滑度等出具特性。在遥控操作机器人远程作业过程中，可以将机器人的作用对象的触觉信息反馈给操作人员，并在操作者的指端再现物体的触觉特性，使操作者产生"身临其境"的触觉感知效果，从而可以准确地判断和辨别物体的物理特性和分类。触觉交互已成为人机交互领域的最新技术，对人们的信息交流和沟通范式将产生深远的影响。

触觉信息显示装置用于显示定性信息和不精确定量信息，有时与操纵器结合起来使用。触觉显示主要应用于视觉、听觉信道负荷过重，或视觉、听觉信道使用条件受限制，作为其他感觉通道的替代，或用于使用者的视觉、听觉有缺陷的场合。

手部的触觉显示灵敏度非常高，因此触觉显示应该被设计成手操纵式，而且必须在操作者手可达域内。触觉显示应没有尖锐的边缘或尖角。如果操作者必须戴手套的话，触觉的灵敏度就会降低。此外，常见的触觉显示刺激还包括机械振动，如手机来电振动、力回馈游戏手柄等。触觉

显示常作为其他类型显示的补充，例如，操纵器的形状设计可以通过触摸来识别，这样视觉系统可用于其他感知任务。

基本内容　①触觉显示器的基本原理：手指皮肤附近有各种各样的感受器，担任触觉感受器的是对机械刺激反应的感受器，称机械感受器。有四种主要的机械感受器。a. 触觉小体：迈斯纳（Meissner）小体，敏感频带8～64Hz，可以感知纹理、压力。b. 默克尔（Merkel）细胞，敏感频带2～32Hz，可以感知外形、边沿、纹理。c. 环层小体：帕奇尼（Pacinian）小体，敏感频带64～400Hz，可以感知振动。d. 鲁菲尼（Ruffini）末梢，敏感频带1～16Hz，可以感知对皮肤的侧向拉伸、弹性。机械感受器在人体指尖皮肤分布密度最大，达每平方厘米135个。狭义地，将皮肤机械感受器起因的感觉称为触觉。触觉显示器是实现触觉再现的物理器件，能通过一定方式刺激人的感觉器官，使人产生触觉。触觉再现从实现途径上可分为直接重构和感官替代两大类。直接重构是直接刺激人类的皮肤而产生触觉感。感官替代是用其他感觉器官替代皮肤接收信号，间接地判断触觉感。当前触觉显示器多

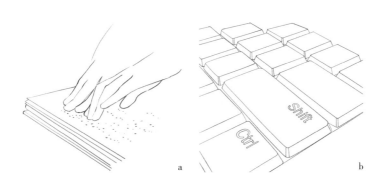
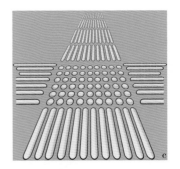

a. 传递文字信息的盲文；b. 传递定位信息的按键；c. 传递导向信息的盲道。

图1　常见的触觉显示形式

采用直接重构方式。当然此条目所涉及的触觉显示器也是属于直接重构的方式。②触觉编码：在有些情境中，要求人在没有视觉监视的情形下操纵控制器，如在夜间作业中照明突然中断时，或在视觉负担很重而很难对控制器的使用进行视觉监视时（如飞机在空中同敌机进行格斗时）都需要操作者仅凭触觉和运动觉操纵控制器。这种场合使用的控制器一般采用触觉编码。触觉编码方式应与人的触觉、动觉等认知活动特点相适应。触觉信号显示器的编码可以采用有源信号或无源信号的方式。有源信号触觉编码包括振动、位置改变、定位销或按扣、刚性制动器定位；无源信号触觉编码包括形状、表面粗糙度、凹凸和相对位置。在某些情形中，显示的信息值可以通过触觉编码增强。在这种情况下，触觉显示的编码应该和编码控制器符合或相似，如飞机的襟翼控制器的形状可以设计成和翼瓣相似。触觉显示不应该用于需要操作者同时分辨多个显示的场合。触觉器官编码应该具有简单的几何形状，并且操纵器之间的形状易于分辨。控制器的形状、位置、表纹等特征，都可以通过触摸所得的信息加以辨认。如美国空军有关飞机控制器手柄形状的标准中，建议将手柄的头端制作成与控制对象意义上有某种相似性的形状（图 2）。这样设计的控制器，在没有视觉帮助时，只凭触觉也能正确地辨认它们。表纹编码也可通过触觉加以辨别，不过表纹编码的数目很有限，一般只限于2~3 种。触觉显示通常不能用于表达主要的信息，除非是视觉和听觉无法显示的场合。③设计原则：适合触觉传递的信息必须是

人能接触并能感知、内容简单易辨别的信息，触觉显示装置必须在身体可及的范围（最好是在最佳区域）内。

作用功能 触觉显示器的功能是通过人工的方法刺激人的皮肤，使之产生诸如形状，高频振动，压力分布以及温度等触摸的感觉。这类装置在外科手术的虚拟训练，遥控操作以及帮助视障人士使用互联网等有极大的应用潜力。典型的触觉显示器是一个由独立可控的作动器组成的作动器阵列。其中每个作动单元可以对用户的皮肤施加法向力。通过对这些作动器的适当控制，一种相似于真实物体被人类手指触摸时的效果，就可以被人工地制造出来。迄今为止，研发出来的触觉显示器根据不同的应用目的可以分为两大类。①设计用于遥控

操作的，这类触觉显示器和人的手指皮肤之间没有相对的面内移动。②主要用于为视障人士提供可触摸的文字和图像信息。对于这类触觉显示器，用户需要在触觉显示器的表面上移动手指来辨识那些变化中的显示信息，由于触觉显示器在外科虚拟手术以及视障人士保障器材方面的应用潜力，以美国、英国、德国等为主，国外目前有几十家公司都在投资开发和生产该产品。

此外，触觉显示器还有着其他巨大的应用前景。①网上纺织品的电子商务活动中，产品的质地触感是交易双方需要传递的重要信息之一。②在机器人辅助手术操作中，医师需要逼真的触感来增强操作的临场感。③介入式内窥诊疗技术，是基于视觉信息的，但光凭视觉有时并不可靠，

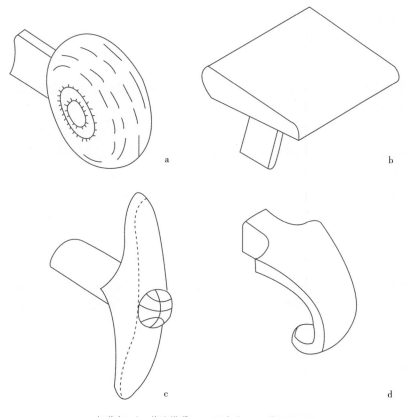

a. 起落架；b. 着陆襟翼；c. 阻力伞；d. 着陆拦阻钩。

图 2 飞机用标准手柄头形状举例

医师需要借助某种工具"触摸"病变组织来帮助更准确地诊断。④中医除了望诊外，还有切诊和叩诊，因此中医的远程医疗，必须解决触觉的远程交互问题。⑤虚拟手术训练系统中，触感是指导受训者正确操作的首要信息。⑥工业和公共安全等许多领域存在着大量的人无法接近的危险环境或视觉盲区，利用机器人获取现场的触觉信息再传递并还原给人类，是可选的方案。⑦缺少触感信息的虚拟现实环境总是不完美的，比如电子游戏中，一旦不小心触碰到某物体，除了伴音外，操作者身体并没有任何感受，这降低了游戏虚幻世界的沉浸感。

（胡文东　代　静）

kòngzhìqì rényīn shèjì

控制器人因设计（human factor in control design）

控制器的性能特点要与人的信息输出系统相匹配，必须适合于操作者使用的特点，使操作者使用起来方便、省力、高效和安全。控制器和显示器是人与机器发生交互作用的两个接口。人通过显示器了解机器活动的情形，通过控制器去影响或支配机器的活动。了解机器的目的是为了支配机器，使之为人的目的服务。控制器的质量对人的工作效率和生产安全具有十分重要的意义。劣质控制器不仅操作费力费时，降低工作效率，而且容易造成操作差错，导致人身伤亡事故。质量优良的控制器，必须具有两方面的特点：一是必须材料质地优良和功能上能满足要求；二是必须具有适合于操作者使用的特点，使操作者使用起来方便、省力、有效和安全。要满足后一要求，就必须把控制器的大小、控制力量、位置安排、形状特点、操作方法等设计成与人的身心行为特点相适应。因此，控制器的设计必须以人体尺寸、人体力量和人的信息输出特性等有关的数据为依据。人对包括机器在内的外部事物的控制，主要通过手、足、口等各种器官的运动。大多数控制器是用手操纵的，在手的负荷比较高的场合，足也可以承担某些精度要求不高的控制任务，在某些特定的场合还可采用声音或言语控制。下面将着重对各类控制器的一般设计原则进行讨论。

基本内容　人的任何活动都离不开控制。控制活动可分为自我控制和对身外对象的控制。人对身外对象的控制是以自身活动的控制为基础的。如要拿取桌子上的一支笔，就要把手伸向桌上笔所在的位置，手指碰上笔后把笔杆挟持住再把手缩回来。人的任何活动都需要通过很多次调整后才得以完成。活动调整过程中信息从效应器向中枢返回的过程称为信息反馈。人的活动和一切自动化系统一样，都依靠正、负反馈进行调节。没有信息反馈就不可能实现自动化控制。人机系统中，人控制机器也需要信息反馈。人在控制过程中除了需要自身运动的反馈信息外，还需依靠机器的反馈信息。显示器的作用就在于其将受控状态的信息反馈给人。人根据显示器所提供的反馈信息，做出是否需要对机器活动进行调整的决策，再通过手、足运动对机器做进一步控制。如此循环往返，直至使机器按预定的要求工作。

控制器的类型　控制器可从不同的角度进行分类。①旋转式与平移式：旋转式控制器通过转动改变控制量，如手轮、旋钮、曲柄、钥匙开关等都属旋转式控制器。平移式控制器通过前后移动或左右移动改变控制量。这两类控制器都适用于连续调节。②离散式与连续式：离散式控制器控制不连续的信息变化，例如拨动开关、波段开关、按键开关以及各种用于分档分级调节的控制器。这类控制器所控制的状态变化是跃变式的。一般在控制状态较少，或用数字、文字、言语输入控制信息时，需采用离散式控制器。连续式控制器所控制的状态变化是渐进式的。例如控制电流、水量、油量、音量等变化，一般使用连续式控制器。③按人的操作器官分类：手的活动要比身体其他部位的活动变化多，反应快，准确性高，因此人机系统中的大部分控制器是用手操作的。只有当手的工作负荷过高时，才需要考虑把一部分比较简单、精度要求不高的控制任务分给足去完成。在某些情况下，可利用声音或言语去操作控制器，甚至用眼睛运动进行控制。当然这类控制器不及手足控制器使用得普遍。目前还只作为一种辅助性的控制器加以使用。

控制器设计和使用的原则　控制器的式样和用途很多。不同的机器需要有不同的控制器。每种控制器都要根据使用的具体要求加以设计。但不管各种控制器有多大的区别，设计时都应该遵守一条基本原则，即控制器的外形、结构和使用方法等必须和使用者的身心行为特点相适应。从工程心理学和人类工效学的观点来看，控制器的设计和使用至少应考虑以下几方面。

控制器的空间特性与人体数据的匹配　控制器的形体尺寸要与使用者操作器官的形体尺寸相匹配。手控制器要适合于手形尺寸，足控制器要适合足形尺寸。

控制器的编码与人的认知相匹配　在控制器集中使用的场合，如何使操作人员正确、迅速地辨认控制器是一个十分重要的问题。若将较多的控制器放在一起，彼此之间不容易正确辨认，就容易发生差错，引发事故。控制器设计与人的认知特点的关系，主要表现在控制器的编码问题上。控制器可以根据需要进行多种编码。常用的编码有以下几种。①视觉编码：人对控制器的使用，往往在视觉监视下进行。因此，需要对控制器进行视觉编码。最常用的视觉编码是颜色、符号、标记、数字等编码。②触觉编码：在有些情境中，要求人在没有视觉监视的情形下操纵控制器，例如夜间作业中照明突然中断时，或在视觉负担很重而很难对控制器的使用进行视觉监视时（如飞机在空中同敌机进行格斗时）都需要操作者仅凭触觉和运动觉操纵控制器。这种场合使用的控制器一般采用触觉编码。触觉编码方式应与人的触觉、动觉等认知活动特点相适应。③位置编码：控制器的位置编码利用控制器所处的位置变化进行的信息编码。位置编码既可通过视觉去辨别，也可依靠动觉加以辨别。用动觉分辨位置时，控制器之间必须有足够的间距，而且编码数目有限。④操作方法编码：操作方法编码在某些特殊场合下使用。如文件柜的钥匙，保险箱的密码锁，以及某些特别重要需要格外慎重操纵的控制器，往往采用这类编码方式。采用这种编码法时，每个控制器都必须有各自独特的操作方法，并且只有按此种方法操作时控制器才能被启动。

控制器操作的信息反馈　人在操作控制器时需要有反馈信息。操作者可从反馈信息中判断自己操作的力度是否恰当，还可从反馈信息中发现操作上的无意差错而及时加以纠正。控制器操作过程的反馈信息来源于三个方面，一是人的手、足等操作器官本身的运动状态的反馈信息，二是由控制器运动本身产生的反馈信息，三是由显示器所提供的反馈信息。控制器运动所提供的反馈信息能使操作者及时调整操作的力度，对操作控制器的准确性具有重要作用。

控制器的防偶发启动　人在操作活动中，有时会无意中碰触到周围的物体而发生打破器物、启动开关等事故。控制器若没有一定的防范措施，就容易被这类无意碰触而发生偶发性启动。有些重大事故就是由于这类偶发启动酿成的。因此在设计控制器时应考虑到这类偶发启动的可能性，并力求使这种可能性减到最小。可采用如下各种防偶发启动措施：①使控制器具有一定的阻力。控制器的阻力过小，被无意碰触时很容易发生偶发启动。控制器的静摩擦力、黏滞阻尼、弹性阻力都有防偶发启动的作用。②将控制器陷入控制板内，以减少被无意碰触的机会。③在控制器上加保护盖，使用控制器时把保护盖打开，这种方法操作起来不方便，因此一般只在不常使用而又对安全具有重要作用的控制器上采用这种措施。④控制器采用较复杂的使用方法。如把控制器设计成二步启动。

控制器的位置安排　包括以下几方面。

控制器的位置选择　控制器的位置安排得是否合理，对操作效率和安全有重要的作用。前面

曾指出，控制器要尽可能安置在人的肢体所能伸及的范围内。而人的肢体伸及不同区域的操作效率仍有很大的差别。如有的区域双手能进行同样有效的操作，有的区域只能左手或右手能够有效地操作，有的区域用足操作比用手操作更为有效。人能施力的程度随空间位置而不同。各种控制器应该按其使用要求，尽可能安放在最有利于操作的位置上。

控制器的排列　复杂的机器一般有很多控制器。如一架飞机，在有限的个人座舱内，需要安装上百的各种控制器。一个电站中央控制室值班人员的操作台上，也要安装很多控制器。众多的控制器集中在一起，若不按照一定的原则加以排列，就容易发生混淆。控制器的排列要遵照以下原则。①重要性原则：按照各个控制器的重要程度来决定其位置安排的优先权。控制器越重要，越要安排在最有利于操作的位置上。②使用频次原则：按照各个控制器在完成任务中使用次数的多少决定其位置的优先权。把使用频次多的控制器装置在最便于操作的位置上。③功能原则：按照控制器的功能关系安排其位置。一般将同类功能或功能相近或相关的控制器组装在靠近的位置上。④使用顺序原则：对使用顺序固定的控制器，按照它们的使用顺序从左至右或从上至下加以排列。

控制器的间距　多个控制器排列在一个仪表板上时，为了操作时避免碰撞，相邻的控制器之间应保持必要的间距。控制器间距的大小主要取决于操作的肢体部位和控制器的特点。

控制器与显示器的兼容性　控制器与显示器很多时候是自然联系在一起的，其中包括两者的

空间安排关系、运动关系、使用习惯关系和逻辑概念上的关系。①空间兼容性：两者空间排列上保持一致的关系。特别在控制器与显示器具有一一对应的关系时，若能使两者在空间排列上保持一致关系，操作起来速度快、差错少。②运动关系兼容性：控制器的操作运动方向与由这种操作引起的显示器运动方向的一致性。两者运动方向一致，操作起来速度快、错误少，两者运动方向不一致，容易发生差错。③习惯兼容性：控制器的使用方法与人们已经形成的习惯相一致。人的习惯行为是在长期生活或工作过程中形成的。习惯形成以后，往往会自动表现出来，很不容易改除。因此控制器的操作若违背人的习惯方式，操作起来就会感到很别扭，容易发生差错。④概念兼容性：控制器与显示器的设计在概念关系上的一致性。如控制器和显示器的信息都要进行编码。在同一机器中，控制器与显示器使用代码时，含义上应取得统一。例如控制器与显示器都可用箭头表示方向，两者都应用"↑"表示向上，用"←"和"→"表示向左和向右。再如控制器和显示器若都采用颜色作为告警等级的编码时，同一颜色所代表的告警等级在控制器和显示器中应该相一致。⑤控制-显示比（control-display ratio，简称 C/D 比）：控制器与显示器的运动元素的动程之比，又称控制-反应比。是连续控制器的一个重要参数。对于平移或直线运动的控制器与显示器，动程按移动距离计算。对于需作较大旋转运动的控制器与显示器，动程按旋转角度或用旋转角度换算的移动距离计算。控制-显示比大，表示控制器灵敏度低，即较

大的控制运动只能引起较小的显示运动。控制-显示比小，表示控制器的灵敏度高，即较小的控制运动能引起较大的显示运动。

手和足控制器的设计要求　人机系统中使用的控制器绝大多数是用手操作的手控制器，其种类很多，如按钮、旋钮、肘节开关、旋转选择开关、手柄、曲柄、手轮、拇指轮等都是用手操作的。少数用足操作的，称为足控制器，其种类很少，主要是踏板。各种手、足控制器的设计除了要满足前面提到的控制器设计的一般要求外，还要考虑各自的独特要求：①按钮设计要考虑大小、阻力、位移、间距、形状等方面的参数。②旋钮也是各种人机系统中普遍使用的手控制器，一般用于连续调节。旋钮的大小要设计成使手指与旋钮轮缘有足够的接触面。③旋转选择开关也是普遍使用的手控制器。其与旋钮在功能上的区别在于旋钮多用于连续调节，而旋转选择开关则用于分档或分段控制。旋转选择开关的大小和形状要适合于手操作，还要有利于视觉对指示值的监视。指示器运动标尺固定的选择开关最好采用头尖的旋柄，并使尖头端尽可能接近标尺刻度，以减小视差。旋转选择开关一般采用弹性阻力。开关从一个定位开始旋动时阻力要大，进入下一位时阻力要小，这样可使选择开关准确置位而不会停止在两个位置之间。准确置位时最好能伴有咔嗒声的听觉反馈。④手柄和操纵杆都是杆式手控制器。一般在需要较大控制力时采用这两种控制器。它们利用弹性阻力，当用力拉、推时产生位移，手松开时能自动返回零位，位移距离与拉、推力成比例。手柄和操纵杆的粗细与用力大小有

关，用力大的应比用力小的粗一些，但最大不可超过手的握宽。⑤踏板是用得很普遍的足控制器。踏板一般用在施力大而精度要求不高的场合。人对踏板的施力限度与踏板的距离、高度、角度和操纵者的坐姿特点等有关。

声音与言语控制器　①声音控制器：长期以来，人们一直在寻求不用手、足操纵的控制器。声音、言语控制器就属于这类控制器。声音控制器，又称声控开关。是通过声音传感器将声能转化为电能，然后驱动一个电子开关，以达到控制的目的。声控开关的特点是任何声音只要达到其接收强度和落在其响应频率范围的，都能引起动作。为了使更多的人都能使用声控开关，其声音响应强度应尽可能低，响应频带应尽可能宽。声控开关极容易受环境噪声的干扰。在使用声控开关的地方，如果不能消除噪声，只有提高接收强度和限制响应带宽，使其不对噪声发生反应。②言语控制器：言语控制器实际上是一个以电子计算机为核心的言语识别装置。其先对输入的言语进行识别，然后按照预先编制的程序去执行不同的控制功能。

作用功能　人对机器的控制有直接和间接两种方式。直接控制一般多用于以人力为动力源的手工机具。如使用剪刀、榔头、钳子、手摇钻和手动或足动缝衣机等过程都是直接控制。使用电力或其他非人力为动力源的机器，人一般依靠间接的方式去控制。现代大型生产系统为了提高效率和节省人力，都采取集中控制方式。在中央控制室中布满了成百上千各种各样的显示器和控制器。值班人员就靠这些显示器和控制器掌握和控制着整个系统的运转。

在这种情况下，显示器和控制器设计和安排的质量对整个系统的效率与安全具有重要的影响。目前的言语识别装置一般能达到识别孤立的词或短语的水平。所采用的言语识别方法是将言语信号的频谱特征或发音的关键特征如摩擦、停顿等与储存在计算机中的每个词汇的参照模式进行比较。在使用言语识别装置时，首先要训练操作者以规定的讲话方式输入命令，然后将词汇表中的每个词向言语识别装置重复若干遍，使其生成个人的言语参照模式。以后操作者每一次都要以同样的方式输入言语控制命令。目前中国已研制出汉语言语识别装置，能识别汉语词汇数百个。言语识别装置在邮件分类、航空指挥、自动电话号码询问等许多方面已有实际应用，是一种很有前途的控制装置。

（胡文东 代 静）

jūnyòng chēliàng gōngxiàoxué

军用车辆工效学（military vehicle ergonomics）

以人（包括驾驶员和车内乘员）车环境系统为对象，以改善军用车辆驾驶员的劳动条件和车内乘员的舒适性为核心，以人的安全、健康、舒适、高效为目标，使整个系统的总体性能达到最优的学科。军用车辆工效学是人机工效学在军用车辆这一特定领域的应用分支，从人-机-环境系统方面看，与一般的车辆工效学相比存在以下特点：首先，军用车辆工效学研究的"人"应以战时和平时的军人为主，"机"则与普通车辆不同，而是特指军用车辆，"环境"需要着重考虑战时和平时各种复杂环境。

军用车辆是现代军队地面机动的主要装备，肩负着部队运输、伤员后送、物资补给、技术保障和武器运载等重任。军用车辆人机工效学的研究及其实际应用，对于改善军用车辆驾驶员的劳动条件和车内乘员的舒适性、保护驾驶员和车内乘员的身心健康、确保驾驶员和车内乘员的生命安全、提高军用车辆的宜人性和运行效率，都有明显的促进作用。

在中国军用车辆发展的历史上，最初一直存在着一个误区，那就是一味强调军用车辆自身机动性能、防护性能等作战性能的提高，而忽略了其使用者和操作者——"人"的感受，"以人为本"的车辆设计理念非常淡薄。而在现代信息化战争中，人和装备的关系间，主要的限制因素不是装备而是人，"人的因素"在设计中是不能忽视的一个重要条件。因此，对军事装备的研究本质上必须着眼于"系统中的人"，研究人的工作条件和工作方式，以改善人的生存条件和提高工作效率。装备不仅要求高工程性能质量，还要求有高"情感"特性，符合人的生理和心理需要，具有高宜人性、舒适性、安全性，使用方便、操作性好、不易疲劳，每一个细微的装备结构环节尽可能地贴近使用者的感觉，力求使装备适应于人。军用车辆的设计也应如此，因此，从20世纪90年代起，军用车辆的设计开始从"以人为本"的角度出发，将使用装备的人和所设计的装备以及人与装备所共处的环境作为一个系统来研究，越来越注重车辆的人机工效性能方面的提升。

在驾驶员-车辆环境系统中，驾驶员是人机系统研究的核心对象。随着机动车辆用途的日益扩大、形态的日益多样化、功率和工作速度的不断增长、自动化程度的不断提高、行驶道路和交通环境条件的日益复杂化，驾驶员的认知负荷越来越高，因而对改善驾驶员劳动条件的要求越来越迫切。这就使得机动车辆设计和使用中人机工效学的重要性更为突出。

机动车辆驾驶员的主要职能是：①用手和足操纵各种操纵机构以驾驶车辆和控制作业机具。②观察车辆和作业机具的工作情况，监控它们的工作状态。③确定合理而有效地完成作业任务的操作顺序。

军用车辆的种类很多，按用途分大致可分为战斗车辆、牵引运载车辆、运输车辆和特种车辆四种。按行驶方式分可分为轮式车辆和履带式车辆。其用途、功能、使用条件各不相同，对其性能指标、结构参数、人机关系匹配等方面的具体要求，可能差别很大。然而各种车辆所面临的人机工效问题，在很大程度上却有共同的内容。目前，车辆工程领域的人机工效问题可大致归纳为如下八个主要方面。①车辆驾驶操纵系统人机界面的优化匹配：机动车辆驾驶操纵系统是一种有驾驶员参与的反馈控制系统，其人机界面是典型的第一类人机界面。这类人机界面的优化匹配问题，在人机工效学科领域最有代表性，是人机工效学应当研究和解决的基本技术问题之一。因为驾驶操纵是机动车辆驾驶员最基本、最频繁、最重要的操作，所以驾驶操纵系统人机界面匹配的合理程度，对车辆行驶的安全性，对驾驶员的身心健康、驾驶操作的舒适度以及在正常工作时间内持续驾驶车辆所能保持的工作效率，都有重大的影响。目前，关于机动车辆驾驶操纵系统人机界面的优化匹配问题，在军用车辆的实际应用中尚需要继续进行研究。②车辆的行车安全性及车内乘员的人体保护技术：机动车辆的撞车、翻车事故是行车安全事故的主要形态，严重地威胁着人们生命和财产的安全。行车事故是在人-车-环境系统中产生不稳定或不平衡时发生的。提高机动车辆的安全技术性能，研究各种类型的撞车、翻车事故预警、预防技术装置，可以防止发生撞车、翻车事故；而一旦发生撞车、翻车事故时，则需利用有效的车内乘员人体保护技术来避免或减轻乘员可能遭受的严重伤害。③车辆的乘坐舒适性：机动车辆承载员的乘坐舒适性，主要取决于座椅与人体的人机界面能否为人提供舒适而稳定的坐姿、驾驶员（或乘员）一座椅一车辆系统能否有效地隔离或衰减来自路面不平度的激励而产生的振动以使驾驶员（或乘员）所承受的全身振动负荷低于规定的限值、驾驶员-座椅-驾驶室系统的几何位置关系能否为驾驶员提供良好的视野和相对于各种操纵机构与显示装置的合理配置。④车辆的噪声控制：机动车辆噪声控制的目的是保证车内驾驶员和乘员的耳旁噪声满足人的听力保护允许标准，车外噪声满足动态环境噪声允许标准。具体的标准限值因车辆类型，使用条件、运行环境的不同而异。⑤车辆车内微小环境气候的宜人化控制：影响车辆内部微小环境气候的因素很多，主要包括三个方面，一是车内人员、材料、仪器设备等产生的污染物对微环境的影响；二是车外工业设施、汽车尾气等产生的污染物和遭遇生化袭击时车外的生物、化学污染物对微环境的影响；三是暖通空

调系统设计或运行产生的影响，包括车内空气温湿度、新风量、通风方式、气流组织和过滤净化等。车辆内部微小环境气候是这三种影响因素共同作用的结果。车内微小环境气候的宜人化控制应注重各种影响因素的综合作用，最终实现车辆内部人员"安全、高效、舒适"的目标。⑥车辆驾驶员的驾驶适宜性：所谓驾驶适宜性，是指人具备圆满、不出差错地完成驾驶工作的素质。驾驶员是引起事故的主要因素。人不仅年龄和性别不同，而且在生理和心理方面也存在着较大的个体差异。并不是所有的人都适宜从事驾驶工作和都具备与驾驶工作相适应的生理和心理素质。国内外大量的交通事故统计资料表明，在基本相同的行车条件下，有些人发生的交通事故要明显多于其他人，这说明在驾驶员中确实存在着驾驶适宜性问题。开展驾驶适宜性研究并制订科学的驾驶适宜性检查方法，对于驾驶员的选拔和科学化管理具有重要的指导意义。如专门培训机构和车管部门可以通过驾驶适宜性检查对申请驾驶工作的人的身心素质有一个基本的了解，从中选拔具备条件的人当驾驶员；对在职驾驶员，如果发现其驾驶适宜性下降，可及时采取相应的预防或针对性指导训练措施；对于确实不再适宜做驾驶工作的人，可安排其他合适的工作。从而消除潜在的事故危险，做到防患于未然。⑦车辆的路（地）面交通适应性：应该把人-车-路作为一个系统来研究，设计车辆性能时既要充分考虑人的因素，如人体尺寸、人的生理和心理特性、人的习惯等人车关系问题，又要充分考虑现在及将来的道路交通特性，如道路的等

级、通行能力、管制等级等车-路关系问题；而在设计道路网及设计道路特性时，也必须把人的因素和车辆特性作为设计要素来考虑。应当从用户（主要是驾驶员）的角度出发评价车辆对道路交通条件的适应性，用以指导车辆的设计（如确定车辆的经济车速、外形尺寸、安全性等）和交通设施的调整，使它们协调一致。⑧人车路系统的综合优化：国外已经提出"人-车-路一体化设计"的概念，也已有成果公布，主要成果来自美国和德国。综合运用人机工效学、汽车工程学、交通工程学、计算机仿真技术、图形图像技术和数据库技术的基本理论，以"驾驶员-汽车-道路一体化设计概念"为指导的、基于计算机仿真技术的评价指标，研究驾驶员-汽车-道路交通环境系统的综合优化方法，将是摆在人机工程、车辆工程、交通工程学科领域的科技工作者面前的共同课题。

车辆设计和使用中的人机工效问题包括仪表显示、操纵控制、视野、驾驶者的生理和心理素质（含年龄、性别、性格的差异研究）、车内环境（含振动、噪声、微小环境气候、光环境的研究）、驾驶员-车辆道路交通环境系统等，几乎覆盖了人机工效学的全部主体内容。

军用车辆人机工效学的研究方法包括实验性研究和描述性研究两种。实验性研究是人为控制某些因素，通过实验的方法获得这些因素的影响规律。实验性研究方法对于发现基本规律和原理非常有用，但很多情况下的研究都是在真实世界中进行的，并且实际情况中的任务更能够发现复杂的、实际的规律。然而实际情

况下进行研究时，往往不能够像实验性研究那样对因素变量进行控制，只能直接测量一些因素并进行分析，称为描述性研究。观测法、调查问卷法、故障分析法等都属于描述性研究。

(李曙光　范立冬)

chēliàng gōngxiào shèjì

车辆工效设计 (ergonomic design of vehicle)

从工效学角度对车辆进行设计，以满足车辆的驾乘人员感到舒适、方便和不易疲劳的要求。随着信息和计算机技术的飞速发展，军用车辆驾驶室内采用的新技术装备越来越多，驾驶员需要处理的信息量逐渐增多，其作业工作负荷也逐渐增大。而驾驶环境中操纵设备设置及布局是否科学合理，驾驶室气候环境是否适宜，对驾驶员全面、准确地完成作业任务具有重大影响，也直接关系到车辆的行驶安全和效率。近年来，国内外在人体测量、视觉工效学评价、工作能力和工作负荷测量等方面开发了多种新技术，从工效学角度对车辆设计进行研究。车辆工效设计中应将"人的因素"作为主要考虑点，主要包括以下几个方面。

工作空间和工作设备的设计　包括以下几方面。

与身体尺寸有关的设计　对工作空间和工作设备的设计，应考虑到在工作过程中身体尺寸的因素。工作空间应适合于操作者，特别是下列各点：①工作高度应适合于操作者的身体尺寸及所要完成的工作类型。座位、工作面和/或工作台应设计得能保证适宜的身体姿势，即身体躯干自然直立，身体重量能适当地得到支撑，两肘置于身体两侧、前臂呈水平状。②座位装置应调节到适合于人的解剖、生理特点。③应为身体的活动，特别是头、手臂、手、腿和足的活动提供足够的空间。④操纵器应设置在机体功能可及的范围内。⑤把手和手柄应适合于手功能的解剖学特性。

有关身体姿势、肌力和身体动作的设计　工作设计应避免肌肉、关节、韧带以及呼吸和循环系统不必要的或过度的紧张，力的要求应在生理条件所允许的范围内。身体的动作应遵循自然节奏。身体姿势、力的使用与身体的动作应互相协调。

有关信号、显示器和操纵器设计　信号和显示器应以适合于人的感知特性的方式来加以选择、设计和配置。尤其应注意下列各点：①信号和显示器的种类和数量应符合信息的特性。②当显示器数量很多时，为了能清楚地识别信息，其空间配置应保证能清晰、迅速地提供可靠的信息。对它们的排列可根据工艺过程或特定信息的重要性和使用频度进行安排，也可依据过程的功能、测量的种类等来分成若干组。③信号和显示器的种类和设计应保证清晰易辨，这一点对于危险信号尤其重要。应考虑如强度、形状、大小、对比度、显著性和信噪比。④信号显示的变化速率和方向应与主信息源变化的速率和方向相一致。操纵器的选择、设计和配置应与人体操作部分的特性（特别是动作）相适合，并应考虑到技能、准确性、速度和力的要求。特别是下列各点：①操纵器的类型、设计和配置应适合于控制任务。应考虑到人的各项特性，包括习惯的和本能的反应。②操纵器的行程和操作阻力应根据控制任务和生物力学及人体测量数据加以选择。③控制动作、设备响应和信息显示应相互适应。④各种操纵器的功能应易于辨别，避免混淆。⑤在操纵器数量很多的场合，其配置应能确保操作的安全、明确和迅速，并可根据操纵器在过程中的作用和使用的顺序等将它们分组，其方法与信号的配置相似。⑥关键的操纵器应有防误操作保护装置。

工作环境设计　应以客观测定和主观评价为依据，保证工作环境中物理的、化学的和生物学的因素对人无害，以保证工作者的健康、工作能力及便于工作。对于工作环境应特别注意工作场所的大小（总体布置、工作空间和通道）应适当，调节通风和热环境，照明应为所需的活动提供最佳的视觉感受，在为房间和工作设备选择颜色时，应该考虑到它们对亮度分布、对视觉环境的结构和质量及对安全色感受的影响，声学工作环境应避免有害的或扰人的噪声的影响，传递给人的振动和冲击不应当引起身体损伤和病理反应或感觉运动神经系统失调，应避免使工作者接触危险物质及有害的辐射。

(李曙光　范立冬)

chēliàng jiàshǐ gōngxiào

车辆驾驶工效 (vehicle driving ergonomics)

在车辆的驾驶过程中，驾驶员安全、舒适、高效的程度。驾驶室内部是乘员的主要活动空间，使车辆驾驶工效研究的主要内容，其设置应以成员为中心，满足操纵方便、乘坐舒适、安全可靠等要求。具体有如下要求：①乘员坐姿和座椅布置符合目标乘员群体舒适乘坐要求。②保证车内必须的空间（如腿部空间、头部空间、转向盘与驾驶员躯干之间的空间等），以保证驾驶员操作灵活准确，后排乘员能够自如地调整身体姿态，以增强舒适性和安全性。③操纵装置的布置位置和作用力大小应符合人体操纵范围和操纵力特点，使驾驶员操纵自然、迅速、准确、轻便，以降低操纵疲劳。④驾驶员视觉信息系统应适合人眼视觉特性和驾驶员视野要求，且能及时获得正确的驾驶信息。⑤具有被动安全措施，这些措施要符合人体运动特点和车内环境，如正确地设置安全带铰接点位置和对人体的约束力可以降低车辆正碰时二次碰撞的伤害程度。为了达到车辆的驾驶过程中，驾驶员安全、舒适、高效，车辆驾驶工效应具备以下几个方面的内容。

驾驶室乘员空间和人机界面　乘员空间布置最主要的依据是人体尺寸。对于驾驶空间，由于目标驾驶员群体中个体尺寸的差异，要求乘坐和操纵件必须具有一定的调节范围，才能适应群体中的大多数驾驶员驾驶和乘坐要求。驾驶室乘员空间布置和人机界面设计主要包括以下几方面。①踏板布置：由于踩踏频繁，加速踏板的布置必须考虑长时间操作的舒适性，保证在踏板踩踏过程中，尤其是经常使用的位置，使驾驶员鞋底足掌处能很好地与踏板表面贴合；制动和离合踏板的位置可参照加速踏板位置进行布置。为保证紧急制动时，驾驶员不会误踩到加速踏板，通常制动踏板和加速踏板表面错开一定距离。②驾驶员 H 点布置：乘员座椅布置通过确定不同百分位乘员 H 点位置来实现。对于驾驶员座椅，不仅需要确定设计 H 点的位置和行程，还需确定合理的设计 H 点调节方式和调节轨迹，为座椅调节机构设计提供参考。所确定的 H 点位置是驾驶员下肢舒适的乘坐位置，与驾驶员坐姿密

切相关。③转向盘布置：包括确定中心位置、倾角和轮缘直径。合理地布置转向盘对于改善驾驶员操纵姿势、减小操舵力，从而降低疲劳程度具有重要意义。④仪表板布置：仪表板是汽车操纵控制与显示的集中部位，是汽车的操纵中心和信息传递中心，随时反映汽车的运行状态，并接受驾驶员的操控。仪表板布置必须以驾驶员为中心，满足驾驶员对视野、操纵和空间的要求。设计得好的仪表板会使驾驶员感到方便、舒适，反之则可能影响行车的安全。⑤手操纵杆布置：变速杆和手制动杆的操纵手柄布置合理与否对于操纵方便性和舒适性有很大影响。操纵过程通常是肩部不动而通过手臂的运动来实现。对于装在地板上的操纵杆，其手柄向后移动时驾驶员右臂肘部不得超出通过驾驶员左右肩部的铅垂平面，否则作用在手柄上的力将明显减小。⑥驾驶员视野：驾驶员处于正常驾驶位置，并且当其眼睛和头部在正常活动范围内时，能直接或借助于辅助设备看到的范围，可分为直接视野和间接视野。驾驶员直接视野是指驾驶员直接看到的范围；驾驶员间接视野是指驾驶员借助后视镜等辅助设备看到的范围。为满足驾驶工效要求，应保证驾驶员有足够宽广的视野范围。

人机功能分配　机器的自动化和智能化使其操纵复杂程度提高，对操作者提出了严格要求，操作者的人体功能限制也对机械设计提出了特殊要求。在车辆机构的设计和使用中，这一点体现得尤为明显。人机结合的原则改变了传统的只考虑机械性能的设计思想，提出了同时考虑人与机器两方面因素、以获取最佳技术

经济效果的设计思想。人体的功能动作具有对称性及协调性。在对车辆机构操作动作的设计中应使操作简便、连贯、协调和省力。通过人机结合的合理设计，有效地提高系统效率。通过对人体特性和机器特性的权衡分析，将人机系统的不同功能恰当地分配给人或机器，称为功能分配。功能分配在车辆机构设计中是提高驾驶工效的关键，纵观人类机械设计史可知，造成产品与人体能力之间不甚协调的基本原因有两个：①在做产品设计时，对人机协调性不够重视，没有认真对待，而是强调人体如何去适应产品。人的能力是有限的对产品的适应性也是有限的，因此就不可能达到期望的人机协调性。②人类对自身生理特点的认识在逐步深化，认识肤浅时则不能提出作为产品设计的约束条件。随着科学技术的发展，使人们从正反两方面的经验教训中认识到人机系统协调关系的重要性。为了提高车辆的驾驶工效，必须根据人和机器各自的长处和局限性，把人-车系统中的任务分解，合理分配给人和机器去承担，是人与机器能够取长补短，相互匹配和协调，使系统安全、经济、高效地完成人和机器往往不能单独完成的工作。

（李曙光　范立冬）

jiàshǐyuán fǎnyìng tèxìng

驾驶员反应特性（driver response characteristic）　驾驶员在车辆驾驶时信息处理过程中的判断、决策和操作能力。反应是人受到外界刺激而产生相应的效应动作的过程。反应不可能恰在给予刺激的同时便由机体发生。刺激引起感觉器官的活动，经神经传递给大脑，大脑进行分析、判断、做出决策，发出指令，经

神经传递给运动器官，实现相应的动作。整个过程所需要的时间称为反应时间。包括感觉器官所需时间，大脑加工消耗的时间，神经传导时间以及肌肉反应的时间。在人机工效学中，将人对刺激的反应归结为三种状态，即生理状态，行动状态和意识状态。从外界环境中接受各种信息的刺激，经判断而进行的各种动作则属于行动状态，是一种知觉的动作反应。而大脑信息处理的能力主要体现在人的反应时间上，所以从反应时间就可以测出大脑中枢的状态，也就能考察出人的不同的反应特性。因此，反应时间是反应特性的指标。反应时间分为简单反应时间和复杂反应时间（选择反应时间）。前者是对单一的刺激物做出的确定反应的时间；后者是指被试者对各种可能出现的不同刺激物做出不同反应所需的时间。在其反应潜伏期中包括甄别、判断和选择因素的影响，其特点是刺激信号内容多而复杂，需要思考与选择，而且容易出现错误。因此选择反应时间比简单反应时间长。道路交通环境情况多、因素杂、变化大，驾驶员必须对行车中随机出现的紧急情况做出及时的判断、选择和反应，

并采取正确的技术措施。因此驾驶员在行车途中的反应基本上都是复杂反应（选择反应）。反应时间不是指执行反应所占的时间，而是从肌体接受刺激到做出回答反应所需要的时间。反应时间包括如下时相：①刺激人体感受器发生兴奋，神经冲动从感受器传到大脑所需要的时间。②在中枢神经系统判断所需的时间。③做出动作响应时间。上述三个过程作为独立的系统来处理，但是相互联系、反馈、制约（图1）。

驾驶员操纵车辆的过程，可以简化为信息输入、信息加工、决策以及信息输出这样一个不断往复进行的信息处理和决策过程。驾驶员通过视觉、听觉和触觉等感觉通道接受来自汽车前窗、反光镜、显示仪表及车身颠簸和噪声的信息。经过大脑加工后，做出判断和决策并向效应器——手和足发出调整方向和速度等指令，由手和足对汽车进行操纵，改变汽车的运动状态。这种过程不断循环反复，直至达到人车系统的预定目的——完成驾驶任务。在行车过程中，驾驶员要不停地判断和处理信息，时间一长，大脑就会产生疲劳。反应判断时间短的驾驶员在处理同样多的信息情

况下，可以有更多的大脑休息时间，也就不易疲劳，而且在复杂的交通情况面前能做出及时的处理；相反，判断时间长的驾驶员，则对突如其来的情况会感到措手不及。因此，要求驾驶员有敏锐的反应能力，否则就有可能酿成事故。驾驶员的反应能力对行车安全有着较大的影响，选择反应时间是影响行车安全的重要指标。驾驶员对外界环境刺激的反应时间越长，反应能力就越差，越容易发生危险。反应时间长的驾驶员发生事故，存在着较大的事故倾向性。

影响驾驶员反应特性的主要因素有：①刺激。同种刺激，强度越大，反应时间越短。以光线作为刺激物，则应提高它的亮度；以声音作为刺激物，则应提高它的响度。这有利于缩短驾驶员的反应时间。②情绪。对于驾驶员来说，若他产生喜悦、惬意、舒畅等情感，反应时间越短，大脑灵敏度越高，判断准确，操作失误少。反之，若他产生烦恼、愤怒、抑郁等情感，会无精打采，大脑兴奋度较低，反应时间较长，判断失误，操作差错多。③驾驶经验。驾驶员在行车时，进入视野的信息量较大，驾驶决策过程中，驾驶行为常受到人、车、路、环境等多元信息的刺激和影响。多元信息带给驾驶员的身心应力，对于新驾驶员和经验丰富的驾驶员是有很大不同的。换言之，在宏观交通环境中，新驾驶员的身心应力特性和驾驶行为特性与经验丰富的驾驶员有很大差别。新驾驶员的反应时间较长，是较慢的信息处理者。而经验丰富驾驶员反应时间短，信息处理能力强。在低信息量时，新、老驾驶员并无显著差异；高信息量时，新、

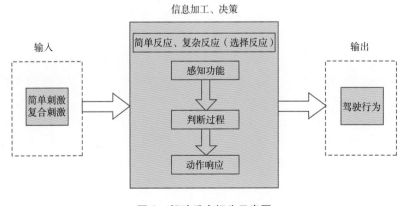

图1 驾驶反应行为示意图

老驾驶员的判断能力和反应时间差异就显著的暴露出来。驾驶过程中，需要处理的信息量随时都在变化，那些判断和反应时间长的驾驶员就可能遇上超过他信息处理能力的情况，因此发生交通事故的概率就会增加。④年龄。年龄 10～17 岁时，知觉能力最强，但比较与判断能力和动作与反应速度均未达到最高；18～29 岁，人的比较与判断能力和动作与反应速度均达到了最大值，在这个年龄段的驾驶员反应速度是最快的。30 岁以后，上述指标有所下降。⑤道路环境。驾驶员在行车过程中，车内外的环境也会使驾驶员的反应产生变化。如路面状况太差，道路过于拥挤，噪声太大，没有路面警告标志等。⑥车速。汽车速度越快，驾驶员的反应时间越长。车速越慢，反应时间变短。因为车速越快，驾驶员的视野越窄，看不清视野以外的情况，使得自己的情绪处于紧张状态，导致反应时间变长。⑦驾驶疲劳。从生理机制来看，疲劳与大脑皮质的抑制有关。驾驶员较长时间连续工作后会产生驾驶疲劳。疲劳后，不同年龄的驾驶员的反应都会变得迟钝，驾驶操作失误增多，严重时出现行车中打瞌睡，极易引起重大交通事故。实际的交通事故统计资料也表明，疲劳驾驶是产生交通事故的重要原因之一。⑧驾驶员身体左右强弱与交通事故的关系。根据人体生理特点，对于一般人而言，会无意识地选择左侧通行。这可能与人类右侧优势而保护左侧有关。在驾驶员身体左右强弱存在差异和中国驾驶席左侧设置的条件下，一旦碰到紧急情况，受想保护自己潜意识的支配，驾驶员在采取判断及驾驶措施时有

向左避让的趋势。受这种潜意识支配动作的影响，若道路没有中央分隔带，而驾驶员向左避让的话，就可能与对向车道的汽车相撞，引起重大交通事故。

（李曙光 范立冬）

jiàshǐshì xiǎnshì zhuāngzhì
驾驶室显示装置（display unit in cockpit）

驾驶室内能过可视化的数值、文字、曲线、符号、标志、图形、可听的声波以及其他人体可感知的刺激信号向人传递车的各种运行信息的装置。

显示方式的类型 人机系统中，显示装置的功能是通过可视化的数值、文字、曲线、符号、标志、图形、图像，可听的声波以及可感知的刺激信号向人传递机的各种运行信息。显示装置的显示方式可按信息传递的通道、所显示的参数、显示的形式进行分类。

按信息传递的通道分类 主要有视觉传递、听觉传递、触觉传递三种方式。

按所显示的参数分类 ①显示系统的工作条件参数：为使系统在规定的工作条件和作业环境下运行，必须通过显示装置向操作人员传递各种有关机器工作条件的信息，如汽车行驶过程中，需要向驾驶员显示发动机冷却水的温度。②显示系统的工作状态参数：为掌握系统的实际工作状态与理想工作状态之间的差距及其变化趋势，必须通过显示装置向操作人员传递各种有关机器工作状态的信息。根据所显示的参数的性质的不同，系统的工作状态参数的显示方式又可分为下列三种。a. 定量显示。用于显示系统所处工作状态的参数值，如汽车的车速等。b. 定性显示。用于显示系统的工作状态参数是否偏

离正常位置，一般不要求显示参数值的大小，而只要求便于让操作人员观察清楚其偏离正常位置的程度。c. 警戒显示。用于显示系统所处的工作状态范围，通常显示正常、警戒、危险三种状况。如用绿色指示灯表示系统工作状态正常；用黄色指示灯表示系统已处于警戒状况；用红色指示灯表示系统已处于危险状况。③显示系统的输入参数：为使系统按照人所需求的动态过程工作，或按照客观环境的某种动态过程工作，操作人员必须通过显示装置及时掌握系统的各种输入信息。如通过机械系统中的计时器显示人所调节的机构的动作时间。④显示系统的输出参数：通过这类显示装置可将系统输出的信息反馈给操作人员。

按显示的形式分类 ①模拟式显示：模拟式显示装置是用刻度和指针来指示有关参量或状态的装置。②数字式显示：数字式显示装置是用数码直接显示有关参数的装置。③屏幕式显示：屏幕式显示装置是在有限面积的显示屏上显示各种类型信息的装置。

视觉显示装置的功能和类型 视觉显示装置是人机系统中功能最强大、使用最广泛的显示装置。视觉显示装置的功能是，向操作人员提供机器系统运行过程的有关信息，使操作人员及时进行合理操纵，从而使机器系统按预期的要求运行，完成预定的工作。因此，对视觉显示装置的要求，最主要的就是使操作人员观察认读既准确、迅速又不易疲劳。应当根据具体的使用目的和使用条件来合理选择视觉显示装置的类型及提出人机工程设计的技术要求。上述三种显示形式都用于视觉显示装置。其中，屏幕式显

示装置既可显示模拟量信息，也可显示数字量信息。因此，按所显示的信息量类型来划分，视觉显示装置可分为数字显示和模拟显示两大类。两者各有特点。数字显示的认读过程比较简单，认读速度较快，认读准确度较高，但不能给人以形象化的印象。模拟显示恰恰相反，能给人以形象化的印象，使人对模拟量在全量程范围内所处的位置及其变化趋向一目了然；对于测量的偏差量，不但显示偏差的大小，而且显示偏差与给定值的相对关系（正或负，增或减）；但其认读速度和准确度均比数字显示的低（表1）。

从人机工程学的观点考虑，使用阴极射线管（又称荧光屏显示）、气体放电管和发光二极管等屏幕式电子显示装置较为理想，不但可以显示数字量和模拟量，而且还能显示工作过程参数的变化曲线或图形，使模拟量的信息更加形象化；大多数电子显示器都能显示与人的语言信息比较接近的文字符号，更适合人的心理和生理特点，因此其认读速度和准确度都比较高，能减轻使用人员的疲劳和紧张程度，荧光屏显示的又一个突出的优点是便于同计算机联用来实现自动控制。机动车辆上使用最普遍的视觉显示装置，目前主要还是各种仪表和信号灯。

按仪表的功能，大体上可分作下列五类。①读数用仪表：指示各种参数和状态的具体数值，要求认读迅速、准确。其中以数字显示为最优（荧光屏显示又比数码管显示更好），较常用的圆形指针式仪表次之。②检查用仪表：指示各种参数和状态是否偏离正常位置，要求突出指针位置，使之清晰显眼。以指针运动式仪表为最优，因操作者一眼便可看出指针偏离正常位置的情况。其设计要点是使指针在仪表面上显得十分突出而引人注目，为此在指针偏离正常位置的同时，可使仪表内部照明的颜色或亮度呈现一个明显的变化。③警戒用仪表：指示各种参数和状态是否处于正常范围之内。其所指示的范围一般分为正常区、警戒区和危险区三部分。若指针进入警戒区和危险区，应及时采取对策。④追踪用仪表：专为追踪操纵而设置。追踪操纵是动态控制系统中最常见的操纵方式之一。其目的是通过人的操纵使机器系统按照人所要求的或环境所限定的动态过程工作。⑤调节用仪表：只指示操纵装置的调节量，而不指示机器系统的状态或参数。

按仪表的显示方式，大体上可分作下列三类。①指针式仪表：用不同形式的指针来指示有关参数或状态。具体式样、形状和结构的差别很大。机动车辆上用得最多的是指针运动型的仪表。②数字式仪表：常用的有条带式数字仪表（如机械式里程表）、液晶显示和数码管显示等。③图形式仪表：用图形来形象化地显示机器系统的运行状态。

显示装置的设计原理 ①显示装置的设计原则：要使人能迅速而准确地接受信息必须使显示

表1 模拟显示与数字式显示仪表的主要特性对比

比较项目	模拟显示式仪表		数字显示式仪表
	指针运动式	指针固定式	
数量信息	中：指针运动时认读困难	中：刻度运动时认读困难	优：能读出精确数值，速度快，差错少
质量信息	优：易识别指针位置，不需读出数值就能迅速判定指针运动趋势	差：未读出数值和刻度时难以判定变化方向和大小	差：必须读出数字，否则难以得知变化方向和大小
调节性能	优：指针运动与调节量直接相关，便于调节和控制	中：调节运动方向不明显，显示的变化难以控制，快速调节时不易读数	良：数字调节的监测结果明确数字调节与调节运动无直接关系，快速调节时难以读数
监控性能	优：能很快确定指针位置并进行监控，指针位置与调节监控操作的关系简单明确	中：指针不运动有利于监控，但指针与调节监控的操作的关系不明显	差：不便于根据显示数字的变化趋势进行监控
一般性能	中：占用面积大，照明可设在控制台上，刻度的长短有限，采用多指针显示时的认读性差	中：占用面积小，仪表需局部照明，只在很小一段范围内认读，认读性好	优：占用面积小，照明面积也最小，表盘的长短只受字符的限制
综合性能	可靠性高，稳定性好，易于显示信号的变化趋向，易于判断信号值与额定值之差		精度高，认读速度快，无插补误差，过载能力强，易于同计算机连用以实现自动控制
局限性	显示速度较低，易受冲击和振动的影响，受环境因素的影响较大，过载能力差，质量控制困难		显示易跳动或失败，干扰因素多，需内装或外置电源，元件或焊接件存在失效问题

装置的尺寸、指示器、字符、符号和颜色的设计适合人的生理和心理特征，因此，视觉显示装置的设计必须遵循以下几个设计原则。a. 所显示的信息数目应该在人的判断和读识能力限度之内。b. 信息显示精度的选择综合考虑空间、成本、人的辨别能力、人机系统布局等因素。c. 信息显示的形式应直观、形象，符合人的习惯。d. 与所使用的环境形成良好的匹配，包括照明、色彩、温度、振动等。e. 综合考虑整个人机系统与其他显示装置和操纵装置之间的匹配。②显示装置的几何设计：a. 几何形状。几何形状的确定不仅要考虑美学要求，更要考虑所显示信息的排列和人的视觉运动规律。b. 显示装置的尺寸。显示装置的大小与其显示信息的精密度和操作者的观察距离有关。若尺寸较大，所显示的信息可随之增大，可提高清晰度，但却使视线的扫描路线变长，降低了认读的速度，容易分散观察者的精力，也使安装面积增大，布局不紧凑。③文字和符号：显示装置上的信息必须配以文字和符号说明，才能够完整、准确地表达所显示的信息含义。对于文字和符号，基本要求是形状简单易读、大小便于辨认、颜色清晰醒目、立位自然、符号形象。④指示器：显示装置上的指示器用以表示和指示所显示的关键信息和状态。指示器的设计要求能够准确指示显示物理量，不出现掩盖物理量、指示模棱两可、指示器与背景对比过小的情况。⑤颜色：显示装置颜色的匹配一方面应考虑人机系统整体的色彩基调，以确定显示装置的背景色调，还要使所显示的信息清晰、醒目。保证信息醒目的途径主要

是使前景与背景有鲜明的颜色对比。在实际使用中，由于黑白两种颜色比较容易掌握，常采用黑底白字或白底黑字的配色方案。

（李曙光 范立冬）

chēliàng shìrènxìng gǎishàn fāngshì

车辆视认性改善方式（way to improve visual perceive）

改善驾驶员在行驶过程中通过视觉感知交通信息的方式。

驾驶室（车身）人机界面的合理设计 包括以下几方面。

提高车内视觉显示装置的视认性 这方面主要包括各种视觉显示装置的合理选型、设计和配置，以及确定视觉显示装置与驾驶员之间的相对位置等问题。

扩大车外直接视野范围 车外直接视野是指驾驶员对车辆前方，侧方及后方不需要借助后视镜等设施面直接通过风窗玻璃能够看到的视野区域。①前方视野：驾驶员坐在驾驶座椅上，通过前风窗玻璃和侧面门玻璃观察道路交通情况和交通标志、信号的可见范围。前风窗玻璃越大，前方视野就越好。②前上方视野：为了能看清十字路口的交通信号及桥梁、涵洞等标志，应有足够的前上方视角，但前上方视角过大又会造成入射阳光刺眼。③动态前方视野：前已指出，为了扩大前方视野，前风窗玻璃下缘应尽量低。但是前风窗玻璃下缘过低，却会导致驾驶员以较高车速驾驶车辆时产生恐慌和发晕的感觉。这是由于视角速度过大的缘故。④侧方视野：驾驶员通过侧门风窗等直接可见的视野范围。⑤全周视野：全周视野主要与前、后风窗玻璃尺寸、前、中、后柱尺寸和结构、前、后机罩的高度和角度，及座椅、头枕的布置有关.

恶劣天气条件下保持良好视

野的技术措施 ①刮水、洗涤：刮水器系统至少应具备两种刮刷频率。高频必须不小于每分钟45次，低频必须不小于每分钟20次，且高频与低频之差应不小于每分钟15次。要求刮水器关闭时，刮片能自动返回至其初始位置；刮水器工作时应能承受15秒的外力阻挡负荷，之后所有部件仍能工作；刮水器系统在外界温度 -18 ± 3℃的干燥风窗上应能持续工作2分钟。风窗玻璃洗涤器是把液体喷射到汽车风窗玻璃外表面上，并与风窗刮水器一起将风窗玻璃清洗干净的一种装置。由储液箱、软管、洗涤泵、喷嘴及控制装置组成。风窗玻璃洗涤器的控制装置用于控制洗涤器的开动与停止。可以与风窗刮水器的控制装置联动，也可以单独动作。风窗玻璃洗涤器应能在常温下供给足够的液体，将占 A 区域 60%以上的面积清洗干净。②除霜、除雾：除霜装置是用来溶化风窗玻璃内、外表面上的霜和冰，使之恢复清晰视野的装置。除雾装置是用来清除风窗玻璃内表面上的水蒸气凝结物，使之恢复清晰视野的装置。除霜、除雾装置通常有暖风机、空调机以及风窗玻璃内部镶嵌电阻丝等几种。

提高夜间视认性的技术措施

夜间行车，为了恢复行驶视野，确保行车安全，机动车必须配备一系列的灯具：有用于夜间外部照明，恢复车辆行驶前方视野的前照灯、辅助前照灯、前侧位灯；有向道路的其他利用者传递信息的转向信号灯、制动灯、驻车灯、后侧位灯、中侧位灯、示廓灯以及反射器；有两者兼用的倒车灯；有在雾、雨、雪等天气能见度差时，用于恢复视野和使迎面来车及尾随车辆知道本车位置的前、

后雾灯等。这些灯具中，最重要的是前照灯。①车辆设计和使用中保证前照灯的正确配光性能：前照灯有近光和远光两种光束。近光是会车或尾随前车时使用的近距离照明光束；远光是正常行驶时使用的远距离照明光束。要求前照灯的配光性能是远光、近光都有良好的照明，并且近光不眩目。《汽车前照灯配光性能》（GB 4599—94）规定了适用于各类汽车使用的各种类型前照灯的配光性能、试验方法和检验规则。②改善前照灯的使用性能：夜间行车遇到雨、雪天气，在前照灯配光镜上的水珠会减弱灯光的照度，因此有些轿车在前照灯配光镜外表面设置清洗器。清洗器的结构与风窗刮水器和风窗洗涤器类似。要求清洗器在前照灯透光面上正常的停止位置有阴影时，仍能保证前照灯的照度要求。并且清洗后，前照灯的照度至少要达到完全清洁时的70%。夜间会车时，为了不使对面来车的驾驶员眩目，可设置前照灯基准轴的远距离调节机构，由驾驶员在驾驶室内进行操纵，适时转动前照灯的位置。通常在车辆转弯时，前照灯光束仍向行驶路线的切线方向朝前照射，故不能全部照射在前方弯路上，这样就降低了驾驶员观察前方弯路的视认性。为此开发了适于直道和弯道两用的前照灯装置。为了避免因后车前照灯远光光束照射到前车后视镜上产生的反射光线面引起前车驾驶员的眩目作用，可设置一套能根据车辆与前车的距离将车辆前照灯的远、近光自动切换的装置，该装置的传感器是一个光敏元件和滤光器，滤光器只能通过红色光束，传感器安装在汽车前部。如果前车红色尾灯亮，传感器就

接收到信号，若前、后车的距离接近到一定程度，信号强度达到一定的限值，于是进行开关元件动作，将远光转换为近光；反之，则将近光转换为远光。

装设各种增强视认性的辅助信号灯　如果把整个道路交通系统看成一个大系统，则基于每一辆机动车的驾驶员-车辆环境系统就都是其中的一个子系统。为了提高整个道路交通系统的安全性，有必要从大系统的全局出发，尽可能增强每一辆机动车被大系统中其他车辆的驾驶员或其他人员视认的性能，这也应当归属于改善车辆视认性的重要任务。在机动车辆上装设各种增强视认性的辅助信号灯，就是行之有效的具体措施之一。包括制动灯、转向信号灯、前位灯和后位灯、示廓灯、倒车灯及倒车警报器、危险报警闪光灯等。

（李曙光　范立冬）

jiàshǐshì cāozòng zhuāngzhì
驾驶室操纵装置（maneuvering device in cockpit）驾驶室内通过人的动作（直接或间接）来使车辆起动、停车或改变运行状态的各种元件、器件、部件、机构以及它们的组合等环节。其基本功能是把操作者的响应输出转换成机器设备的输入信息，进而控制机器设备的运行状态。操纵装置的设计，应使操作者能在其一个作业班次内，安全、准确、迅速、舒适、方便地持续操纵而不产生早期疲劳。因此，设计者必须充分考虑人体的体形、尺度、生理特点、运动特征和心理特性以及人的体力和能力的限度，才能使所设计的操纵装置达到高度的宜人化。

操纵装置的类型　操纵装置的类型很多，分类方法也很多。

按人体操作部位　可分为手控操纵装置（如旋钮、按钮、手柄、操纵杆等）和足控操纵装置（足踏板、足踏钮等）两大类。手控操纵的方式有手指接触、手指捏住、手接触、手抓住、手握住等。足控操纵的方式有整个足踏、足掌踏、足跟踏等。在手控操纵装置中，按操纵器的运动方式，又可分为以下三类。①旋转式操纵器：此类操纵器有手轮、旋钮、摇柄、十字把手等，可用来改变机器的工作状态，实行调节或追踪操纵。也可用来将机器的工作状态保持在规定的运行参数上。②移动式操纵器：此类操纵器有操纵杆、手柄、扳钮开关等，可用来把机器从一个工作状态转换到另一个工作状态，或作紧急停车操纵之用。此类操纵器具有操纵灵活、动作可靠的特点。③按压式操纵器：此类操纵器主要是各式各样的按钮、按键。其特点是占据面积小、排列紧凑。但一般只有两个工作位置（接通、断开），故常用于机器的开动、制动、停车等操纵上。随着微型计算机控制技术的发展，按键式操纵器的应用越来越广泛。

按操纵器实现的功能　可分为以下四类。①开关式操纵器：用于实现开或关、接合或分离、接通或切断等功能，如按钮、开关等。②转换式操纵器：用于把系统从一个工况转换到另一个工况，如选择开关、选择旋钮等。车辆上的前大灯变光开关、预热起动旋钮等都属于转换式操纵器。③调节式操纵器：用于使系统的工作参数稳定地改变，如手柄、旋钮、踏板等。汽车的加速踏板、方向盘等都属于调节式操纵器。④紧急停车操纵器：要求在最短时间内产生效果，启动必须十分

灵敏,具有"一触即发"的特点。所用的操纵器与开关式操纵器基本相同,但布置的位置不应与普通的开关式操纵器相靠近,以免紧急操作时产生误动作。拖拉机上的发动机熄火拉杆、减压手柄、手制动器操纵杆等都可视为此类操纵器。

操纵装置设计的一般原则 操纵装置的设计应使操作者安全、准确、迅速、舒适、方便地操纵,不产生早期疲劳。为此,应考虑人体的体型、尺度、生理特点、运动和心理特征以及人的生理极限,以使操纵装置宜人化。操纵装置设计的一般原则包括以下几个方面:①操纵装置要适应于人的生理特点,便于大多数人使用操作。如操纵器的操纵力、操纵速度等,都应按操作人员的中、下限能力进行设计。②操纵装置的运动方向要同机器的运行状态相协调。如转向盘转动的方向应同车辆行驶方向的变化相协调。③操纵装置要容易辨认。无论数量多少、排列布置及操作顺序如何,都要求每个操纵器均能明确地被操作者辨认出来。④尽量利用自然的操纵动作或借助操作者身体部位的重力进行操纵。对重复或连续的操纵动作,要使身体用力均匀而不要只集中于某一部位用力,以减轻疲劳和单调厌倦的感觉。⑤在条件许可的情况下,尽量设计多功能的操纵装置。用一根操纵杆兼管主、副变速器的换挡操作,就是一种多功能操纵器的实例。⑥操纵装置的造型设计,要求尺寸大小适当、形状美观大方、式样新颖、结构简单,并且给操作者以舒适的感觉。

操纵装置的布置 ①操纵装置的排列应适合人的操作习惯,按照合理的操作顺序和逻辑关系进行安排。若操纵器沿竖直方向排列,操作顺序应自上而下,若操纵器沿横向一字形排列,操作顺序应从左到右。车辆的离合器踏板,习惯定型用左足操纵,向下踩为分离;制动器踏板,习惯定型用右足操纵,向下踩为制动。若操作程序固定,可采取在前一个操纵器的操作完成以前,将后一个操纵器自动锁住的连锁控制方式,以确保不产生误操作。②操纵装置应优先布置在人的手或足活动最灵敏、辨别力最好、反应最快、用力最强的空间范围和合适的方位上。若这些空间范围不够用,则按操纵器的重要性和使用频率依次布置在较好或次要的位置上。如车辆上的方向盘、变速杆、离合器踏板、制动器踏板及加速踏板等,均应布置在驾驶座位前方最优区域内;其他操纵器可适当布置在驾驶座位两侧或相对较次要的位置。除考虑人体运动器官外,布置区域还需注意视觉的要求。③联系较多的操纵装置应尽可能安排在邻近位置,并同操纵器的编码相适应。如车辆上的制动器踏板与加速踏板应相互邻近,间距以100~150mm为宜。④若操纵装置很多,应按照功能分区布置,各区之间用不同的位置、颜色、图案或形状进行区分。⑤同一台机器的操纵装置,其操作运动方向要一致。凡直线运动的操纵器,均以前/后、上/下、左/右位置表示接通/切断或接合/分离或增加/减少。凡旋转运动的操纵器,则以顺时针方向表示增大,逆时针方向表示减小。⑥操纵装置应尽可能布置在人的视野范围内,借助视觉进行识别。但在视觉条件很差或希望不用视觉察看就能正确操作的情况下,则需尽量利用人体的触觉

功能和操作习惯定式,使之实现不用视觉指导就有良好的操纵效果。⑦紧急操作用的操纵装置必须与其他操纵装置分开布置,安排在最显眼而又最方便操作的位置,以确保操纵准确及时。⑧操纵装置与显示装置配合使用时,两者之间应有优良的协调性。⑨操纵装置的总体布置要力求简洁、明确、易操作及造型美观。⑩操纵装置的空间位置和分布应尽可能做到在盲目定位时有较高的操纵工效。为了避免误操作,在同一平面相邻且相互平行布置的操纵器必须保持一定的、不产生干涉的内侧间隔距离。

(李曙光 范立冬)

chēliàng jiàshǐ shìyíxìng

车辆驾驶适宜性(suitability of vehicle driving) 人具备圆满、不出差错地完成驾驶工作的素质以及经过驾驶培训可获得从事驾驶工作的潜在性能。一般来说,驾驶适宜性主要应满足以下几方面要求。①应具备从事驾驶工作所必须具备的基本生理和心理素质。②预计从事驾驶工作产生失误或发生交通事故的概率应很小。③预计完成驾驶任务的数量和质量高于中等水平。④安全需要动机应占优势(即其思想上能把安全要求放在第一位)。

在与交通安全有关的人、车、路三个因素中,随着科学技术和生产手段的不断进步,路和车的可靠性得到很快提高,而人的安全可靠性则提高得较慢,由驾驶员主要或全部责任引起的交通安全事故占大多数,驾驶员是交通安全的关键。

对于同一性质的工作,由于人类个体差异性的存在,对不同的人而言,存在着对这种工作的适宜性问题。所谓适宜性,就是

指人类具有可能圆满完成某一工作的素质，而素质包含有圆满完成某一工作所必需的最低限度的生理、心理特征和技能训练。驾驶员的适宜性是由驾驶员的先天素质和后天学习的技能构成的，两者是相对稳定而又相互弥补的。实际上造成驾驶技能差别也是取决于驾驶员的先天素质（心理、生理状态）及后天培训。生理特征一般是通过心理现象表现出来的。

道路交通过程中有物的不安全因素和人的不安全因素两种，物的不安全因素指道路线型不合理、转弯半径太小、视距不够、交通标志设置不妥、车辆机件磨损或故障等。物的因素具有一定的稳定性。人的不安全因素包括社会经济状态、工作环境、生活意识、人际关系、驾驶员心理生理状态和驾驶技能等。人的因素时常变化，有时变化还很大，而且具有偶然性，因此驾驶员的不安全行为比物的不安全因素要难预测得多。

由于驾驶员的心理生理状况与安全行车有密切关系，了解驾驶员心理生理规律及其对操纵车辆的影响就十分必要。心理生理规律是指人的认识、情感、意志等心理变化过程和能力、性格以及人体功能等心理生理特征。在车辆驾驶中，驾驶员内因受其心理生理状况支配，外因是车辆、道路和交通环境。外因只能通过内因起作用。如果人们能够用科学手段对驾驶员（或预备驾驶员）的心理、生理状况进行检测，做出驾驶适宜性的判断，一方面对新驾驶员严格执行选拔标准，避免不具备驾驶适宜性的人进入驾驶员队伍；另一方面对现有驾驶员进行检测和再培训（尤其对肇事驾驶员），使其生理心理、驾驶技能、职业道德等得到训练，并淘汰那些不宜再驾驶车辆的人，这样会使驾驶员队伍的素质得到提高，交通事故将会大幅减少。

关于驾驶适宜性，目前还没有一致的标准，各研究者由于出发点不同，所采用的标准也各异。就一般的机动车驾驶而言，虽然对人的生理和心理素质都有一些有别于其他职业的特殊要求，但又不像赛车运动员和飞机驾驶员那样需要有特优的素质，机动车驾驶总的来说以能适应安全行车的需要为主。因此，驾驶适宜性检查和评价应以进行驾驶工作所必须的生理和心理的最低特性为基础，再加以事故易发程度方面的考虑。驾驶员适宜性检测内容通常包括身高、体重、听力、视野、视力、血压、动视力、夜间视力、心电图、色觉功能、暗适应时间、深度知觉能力、速度估计、复杂反应判断、动视力检测、间视力检测、处置判断、场依存性等。以下是对部分检测的介绍。①速度估计检测：该项检查的目的是诊断驾驶员的速度感觉和焦躁性。如果驾驶员在会车、让车、超车和各种复杂道路情况下行车时，对车辆的速度没有相应而确切的速度感觉（估计），则不能正确估计空间距离，这是引起交通事故的原因之一。②处置判断检测：检查驾驶员在驾驶中注意力分配及其持续的能力，还可以衡量驾驶员方向操作的正确性。驾驶员视知觉的注意力和注意分配、持续方面的缺陷，是引起事故的第二个要因。③复杂反应判断检测：可以检查驾驶员在行车中，对交通场面相继发生的变化能否正确而迅速地进行处置的能力。在瞬息万变、重复复杂的信号条件下，若驾驶员不能做出适当判断并敏捷地加以处理，是引起交通事故的第三要因。④动视力检测：检查驾驶员对移动物体的辨别能力。动视力是驾驶员感知移动事物的视觉功能。常规的静视力良好者，动视力未必就好，而影响交通安全的主要是动视力。⑤夜间视力检测：测定驾驶员在黑暗中看到物体的程度以及突然进入黑暗后对视力下降的恢复能力。夜间行驶时，由于汽车前灯及其他各种照明，光亮度和黑暗度在时刻变化，在这种情况下，如果驾驶员辨认事物的功能低下，易酿成车祸。⑥场依存性检测：用隐蔽图形测验来评定的，测验时将简单图形暗含在复杂图形中，比较容易从视野中离析出简单图形的人称为场独立性的人，很难从视野中离析出简单图形的人称为场依存性的人。大多数人处于场依存性和场独立性之间。反映驾驶员对视野中事物迅速判断的能力。

（李曙光　范立冬）

jiàshǐ píláo

驾驶疲劳（driving fatigue）

驾驶员在连续行车后所产生的生理、心理功能以及驾驶操作效能下降的现象。驾驶疲劳是重要的交通问题，并且是许多重大交通事故发生的直接或间接原因，大量有关交通事故的数据表明，疲劳的影响多集中在晚间或长时间驾驶时。有关疲劳驾驶的研究表明，驾驶疲劳后唤醒水平降低、感觉-运动系统功能下降、信息加工过程破坏、对非常规的和紧急情况处理能力下降。

驾驶疲劳时的表现主要有以下方面：①对驾驶操作缺乏信心，主动性降低，或无法按驾驶操作规程要求继续行车。②注意分散，判断能力下降，注意分配不均衡并且转移速度降低，经常丢失重要的行车信息。③感觉器官的功能会发生减退或紊乱，如视物模糊、听力下降、判断迟缓。④驾驶动作不灵活，节律失调，动作的自动化程度减低。⑤记忆和思考能力下降。在过度疲劳情况下，往往会忘记操作技术规程，违反交通法规，甚至走错行车路线。⑥疲劳后驾驶员的决心、耐性和自我控制能力减退，缺乏坚持不懈的精神。易于激动、急躁和开快车。⑦过度疲劳会在行车途中产生困倦，甚至打瞌睡。

驾驶疲劳的危害是引起驾驶效能的下降，从而易于导致交通事故的发生。驾驶疲劳导致事故的形成过程为：大脑供氧不足中枢神经疲劳—感觉下降、知觉迟钝—肌肉收缩的调节功能恶化—感觉刺激中断—认识迟缓、判断失误、操作失误—交通事故。世界各国因疲劳驾驶所造成的交通事故，在交通事故总数中占有一定比例。国外有统计表明，在多村公路上所有单车事故的14%～24%是由于疲劳所致；还有些学者给出了更高的估计，认为交通死亡事故的35%～45%可归因于驾驶疲劳。

产生驾驶疲劳的原因是多方面的，主要有驾驶员的睡眠情况、驾驶持续时间、驾驶动作单调枯燥、卫生条件、道路条件以及驾驶操作的人机界面设计不合理（如操纵踏板、方向盘及座椅的结构不合理）等。

驾驶员应设法采取各种措施来预防驾驶疲劳，根本措施在于消除驾驶疲劳产生的原因。原因是多种多样的，其预防措施也各异，主要措施有：①增强驾驶员对疲劳的自我调节和自我控制能力。②保证驾驶员有充足、必要

的睡眠时间。③驾驶时间不宜过长。④掌握和应用各种简便易行的消除疲劳的方法。⑤使用疲劳报警器。

（李曙光　范立冬）

xíngchē ānquán

行车安全（driving safty）　平安、不出差错和不出事故地完成车辆行驶任务。交通系统是一个人、车、路和环境构成的复杂系统，要保证安全行车，减少交通事故的发生，必须协调交通系统中的各个因素，提高交通系统的整体和谐性。交通事故从根本上说是由人、车、路、环境要素失去平衡所造成的。交通事故成因有主观和客观两个方面。主观方面是人的原因，主要是驾驶员、行人等交通参与者行为的因素；客观原因是车辆技术状况、道路状况及环境因素的影响等。据调查研究，交通事故中有80%～90%是驾驶员的失误造成的，在人、车辆和环境三个因素中，人的可靠性最差。人，特别是驾驶员，是引起交通事故的主要因素。

驾驶心理与行车安全　安全行车是一种集体力、脑力、技术、责任于一体的综合劳动，驾驶汽车不仅是一项技术操作过程，更是一种复杂的心理活动过程，包括接受道路信息、正确判断决定、及时反应等环节，而任何一个环节都可能出现问题，其中最主要的因素是驾驶员的精神状态和心理素质差。因此，车辆行驶中，驾驶员良好的心理素质对确保行车安全十分有益。以下几种不良心理对行车安全具有巨大的危害。①麻痹心理：驾驶员有一定的行车经验与技术时，容易滋生麻痹情绪，易放松职业的责任感，对必要的安全教育、行车规定、检修制度产生大意，过分相信自己

的技术，事故发生的概率会增大从而危害行车安全。②紧张心理：一般情况下驾驶经验不够丰富、技术生疏的驾驶员容易产生紧张感，如障碍物出现时，不知该减速还是转方向，或颠倒操作顺序。紧张心理极易造成操作不当，从而危害行车安全。③刺激心理：这种心理活动受到外界刺激而产生，因工作或生活中受到伤害、损失、刺激或发生矛盾，有时候会从内心深处表现出焦虑、忧郁或愤懑感，心理平衡被破坏，产生赌气心理。这种心理活动，使不安全因素大大增加。

驾驶员的个人能力与行车安全　①驾驶员要具备良好的观察能力：按照心理学的原理来解释，观察是意识知觉的高级形式。观察不是一种被动的、消极的知觉过程。在观察中，每个人都会根据自己的工作特点和知识经验来指导自己的观察活动。观察不仅仅是观看，还包括观看后的判断。首先，驾驶员要学会正确的观察方法。作为汽车驾驶员在驾车行驶中的观察行为是有目的性和指向性的。主要是观察道路上的人车动态，而不是观察道路上行人、骑车人的穿着。观察行人、骑车人的目的是为了判断这个行人、骑车人是否会横穿马路，是否影响行车的安全。驾驶员在观察人与车动态时，总是通过由近而远的方法。因为道路上其他车辆和行人离你的车越近，就越容易发生危险，距离越近往往会措手不及。因此驾驶员在行车中的观察必须由近而远。其次，驾驶员观察的对象还应当包括动态目标和非动态目标。动态目标是指道路上汽车、拖拉机、行人、畜力车、人力车。非动态目标是指道路上的标志、标线、信号灯、桥、坡

道、弯道等。最后，借助车内后视镜和两个车外后视镜，保持，中心视野能扫视到广阔的路面状况——前、后、左、右、上和下。前方观察要尽可能远；后方观察靠中、左和右三个后视镜，看到后方所有车道上跟车的距离和速度；左、右观察从路的最左到最右，包括对面来车，左、右路边的停车、行人和路口里欲转出的车辆；往上看要看到路牌和信号灯；往下看要看到路面标志线和路面障碍。②驾驶员要具备适应环境的能力：天气的因素对行车安全影响也是不容忽视的。一年四季，春、夏、秋、冬，天气、环境都在发生相应的变化。驾驶员应根据环境、天气的变化来适应各种不同情况下的驾驶。如夏季天气炎热，开车极易疲劳，此时应合理安排好出车时间，保证有足够的睡眠，行车中一旦感到疲劳或不适，应立即找个安全合适的地点适当休息，待疲劳消除后再行车。如果在冬天，天气寒冷，人的手、足易麻僵，反应也较迟钝。此时应注意防寒保暖，坚持中速行驶。如遇到冰雪道路，路面较滑，附着力下降时，应当减速慢行，与前面车辆保持一定的安全距离。如果遇到雨、雾天气，视线不清时，更应注意行人、骑自行车者的动态，主动避让，宁停三分，不抢一秒，不开赌气车。要根据不同的情况进行不同的处理，确保行车安全。

车速与行车安全　快与慢的关系是相对的，也是辩证的，应当是有快有慢，要根据道路交通条件，如果视线良好、道路宽阔，车辆可以中速和较高速行驶，一方面提高车辆经济性达到节约油耗；另一方面也缩短运输时间，提高效率。但是车速过快，往往

使车辆失去操纵性和稳定性，加剧机械的磨损，提高燃油的消耗率，使制动非安全区急剧增加，直接影响到交通运输的安全，人们常说："十次肇事九次快"。是驾驶员用鲜血，甚至是生命换来的经验教训。再说，慢是为了快，慢是一种技术性手段，可达到快的目的。如在行车中强调做到"礼让三先（先让、先慢、先停）"看起来是慢，其实是为快打基础。因此，要因地制宜，视交通情况掌握车速。要在保障行车安全的前提下，按照规定车速，灵活掌握，切不能强求。

会车、超车与行车安全　车辆运行中随时都可能与迎面的车辆相遇，相互交会的机会很多，道路的宽窄、视线的好坏、行车的速度等直接影响到会车的安全。驾驶员在会车时，首先应自觉做到"礼让三先"，思想要集中，减速靠右，随时准备应付意外，如发现问题，首先将油松开，足移到刹车踏板上，做停车的紧急准备，在冰雪或泥泞的滑路上，会车车速要降到最低限度，尽量用挡位控制车速，不准使用制动，因为此时的道路很滑，路面附着系数小，以防侧滑造成车辆相撞。如果严格遵守操作规程，事故是不会发生的。驾驶员的经验、性格各有差异，因此行车速度是不同的，在行车中经常出现超车现象，尤其在城市交通要道，车辆集中的地方超车现象更为普遍，如情况估计不足，就会导致判断失误发生事故。

制动与行车安全　①由于车辆在行驶中道路和交通情况的不断变化，常要改变行车速度，或快或慢，或行或停，通常将行驶中的汽车能够强制地降低到任意要求的行驶速度，甚至降低到零，

下坡又能保持着一定速度的使用性能称为汽车的制动性。②在实际制动过程中，并不是驾驶员想停车就能立即停车，需要一定的反应时间，包括驾驶员反应时间和制系统反应时间，这段时间里，车行驶的距离称为反应距离，从驾驶员踏下制动踏板到车辆停住为止所移动的距离称为制动距离，这两个距离之和就是制动停车距离，是汽车的制动非安全区，这样行人或其他车辆如处在汽车的制动非安全区，搞不好就会发生交通事故。③影响驾驶员安全制动的因素有如下几点：a. 驾驶员思想不集中，未能及时发现情况，延误了采取制动时间。b. 观察情况不全面，判断情况不准，采取措施不果断，使反应时间长，反应距离加大。c. 汽车速度过快，制动距离拉长，或对制动机构性能缺乏了解。d. 制动装置的技术状况变坏，制动跑偏，制动时间侧滑等。e. 受道路和天气的影响，如沙石、泥泞路面、雨雪天气等都会对制动效果产生很大影响。

（李曙光　范立冬）

chēliàng chéngzuò shūshìxìng

车辆乘坐舒适性（riding comfort of vehicle）　车辆为乘员提供舒适、愉快的乘坐环境和方便安全的操作条件的性能。车辆乘坐舒适性包括车辆平顺性、车辆噪声、车辆空气调节性能、车辆乘坐环境及驾驶操作性能等。

车辆平顺性　保持车辆在行驶过程中乘员所处的振动环境具有一定舒适度的性能。对于载货车辆还包括保持货物完好的性能。车辆行驶时，由于路面不平等因素激起汽车的振动。振动影响人的舒适、工作效率和身体健康，并影响所运货物的完好；振动还在车辆上产生动载荷，加速零件

磨损，导致疲劳失效。因此，减少车辆振动是车辆平顺性研究的主要问题。影响车辆平顺性的主要因素包括悬架结构、轮胎、非悬挂质量、人体-座椅系统参数的选择。

车辆噪声　噪声是指引起人烦躁或者音量过强而危害人体健康的声音。车辆环境噪声是城市噪声的主要来源，车内噪声会影响乘员间的语言交流。从另一方面考虑，一切噪声均源于振动，振动会使某些车辆部件产生早期疲劳损坏，降低汽车的使用寿命；同时，过高的噪声既损害驾驶员的听力，还会使驾驶员迅速疲劳，从而对汽车行驶安全性构成了极大的威胁。车辆噪声和乘坐舒适性密切相关。

车辆空气调节性能　是影响车辆舒适性的重要因素之一。为了达到热舒适的要求，必须对车内空气的质量和数量进行调节。从而使车内空气经常保持使乘员感到舒适的状态，以提高汽车舒适性和安全性。车辆空气调节包括制冷、采暖、通风、除霜、空气净化等。这与普通建筑物空气调节系统并无本质区别，但车辆是一种"移动房间"，其使用条件比普通建筑物更为严酷，因此要求车辆空气调节系统具有更高的性能。其特点为：①因车内空间小，乘员多，所以要求有更大的换气量。②车辆使用条件（运行状况）和所处环境变化急剧，且变化幅度大，随机性强，故要求有快速制冷和快速采暖能力。③为使驾驶员前方保持清晰的视野，车辆前窗玻璃应具有除霜功能。④在提高车辆空气调节性能的同时，强调不降低或少降低汽车动力性，并尽可能地减少燃油消耗。⑤追求运行可靠、操作自动化、低制造成本、维修简便。

车辆乘坐环境与驾驶操作性能　车辆乘坐环境是指活动空间、内部设备、足踏板高度、车门及通道宽度等；汽车驾驶操作性能是指驾驶操作的轻便性和各种信息的接受能力等。改善车辆乘坐环境与驾驶操作性能，主要应考虑必要的活动空间、舒适的乘坐（操作）姿势、较强的信息接受能力。①必要的活动空间：汽车的外形尺寸不可能无限大，研究车内活动空间的基本条件是在有限的外形内，如何设计出必要的空间来。确定车室容积时，应考虑乘员坐姿及供身体转动的足够空间。②舒适的乘坐（操作）姿势：汽车座椅的重要作用是在乘坐环境下支持乘员，并作为缓冲装置缓和地板传给人体的振动。为让乘员乘坐舒适，对座椅要求的主要因素包括稳定的坐姿、合理的体压分布、缓冲特性、座椅尺寸、蒙皮的触感等。为保证驾驶员得心应手地进行操作和不易疲劳，所有手操纵件必须布置在驾驶员手伸及范围以内。方向盘、加速、制动、离合器踏板、变速杆等操纵机构使用频繁，特别重要。把这些操纵机构和驾驶员的相对位置关系称为驾驶位置。影响驾驶位置协调的因素有操纵机构的布置、操作方式、操纵机构的形状、所需操作力等。任何一个因素不佳，都会影响综合效果，整体协调是十分重要的。③较强的信息接受能力：包括驾驶车辆时的视界、视认性、照明。

（李曙光　范立冬）

chēliàng zhèndòng réntǐ fǎnyìng

车辆振动人体反应（response of human body to vehicle vibration）　车辆驾驶员承受的全身振动所产生机械的、生理的、病理的和心理的效应。车辆驾乘人员所受的机械振动分为局部振动和全身振动两大类。①局部振动：作用于人体特殊部位（如头部和四肢）的振动。经由转向盘、足踏板和各种操纵手柄传递到驾驶员的手或足上的振动，属于局部振动。这种局部振动一般不会给驾驶员造成损害，只对操纵的精确度有影响。②全身振动：通过人体的支承表面（如站着的人的足，坐着的人的臀部，躺着的人的支承面积）作为整体传给人体的振动。乘坐振动属于全身振动，是对驾乘人员可能造成严重伤害的主要振动形式。人体对振动的感觉是通过感受器官接收的，如前庭器官、表皮中的末梢神经、肌肉中的肌梭等，人体通过这些感受器官最灵敏地接受各种不同频率的振动。在承受振动时，人体心血管、消化、神经、泌尿及感知系统都受到影响，从而产生各种不良的反应。

影响人体的振动因素　①振动频率：在振动对人体的影响因素中，起主要作用的是振动的频率。人体能够感知的振动频率是 $1 \sim 1\,000$ Hz，其中对 $1 \sim 80$ Hz 的振动特别敏感，这主要是人的各种器官的共振频率集中在这个范围内，人对 $4 \sim 8$ Hz 竖向振动以及 $1 \sim 2$ Hz 的水平振动最为敏感。若身体各部分器官固有频率和外界传来的振动频率一致或接近，就会引起器官的共振，此时对器官的影响和危害最大。②振动强度：若人体承受一定频率的振动，振动的强度越大对人体功能的影响就越大。振动通常采用位移、速度、加速度来描述。车辆振动的位移值相对较小，不易测量，而且人体对振动的感受与振动速度和加速度有更强的关联性。因此，研究车辆振动产生的影响时，用速度和加速度这两个物理量来描述是比较恰当的，目前大多数国家采用加速度来分析。③暴露时间：振动作用于人体的持续时间。对长期处于振动环境中的人，暴露时间越长，对机体的不良影响就越大。

乘坐振动的生理效应 全身振动引起的主诉症状及生理反应与振动频率有关。低于10Hz的振动，主要引起胸腹部不适；高于10Hz的振动，引起头部症状的增强。全身振动对心血管、呼吸、消化、神经及感觉运动系统都有影响，一般来说，弱的振动引起组织和器官的移位、挤压而影响其功能；强的振动则引起组织和器官的机械损伤，如撞伤、压伤、撕伤等。①心血管系统：振动会引起心率加快、血压升高、脉压增大及外围血管收缩等多重效应。心率是人体受振动而发生变化的常用参数。振动过程中测量心电图（ECG）是很困难的。一般认为心电图图形不会由于振动而发生显著变化。长时间承受高的振动加速度有可能使血液沿该振动方向汇集到人体的端部，从而引起视觉的"一过性黑矇"或"红雾视症"。②呼吸系统：主要表现为换气过度。频率低于4Hz、振幅2.5mm左右的全身性垂直振动，可使潮气量（每次呼吸的气量）增加而呼吸频率变化不大，结果导致每分通气量增加。频率高于4Hz时则伴随着耗氧量的增大和呼吸商的升高。剧烈振动可能引起肺组织损伤。4~5Hz的垂直振动将引起内脏共振，迫使隔膜以同样频率振动，于是胸腔形成"机械泵"的作用，使肺呼吸量过大，作为血浆酸碱平衡的组成部分的二氧化碳大量呼出，结

果有可能造成呼吸性碱中毒。此外，人体受振时肌肉需要做功以控制因振动而造成的体位改变，因此需氧量增大，从而要求增加每分通气量。但是，由于此频率下胸腔的"机械泵"作用，人体的本体感受器受到过度刺激而形成了某种不适当的反射动作，使每分钟通气量大大超过了要求，于是发生换气过度的情况。③消化系统：强烈的低频振动会使胃、肠蠕动加快，收缩加强，胃液分泌功能和消化能力改变，肝脏解毒功能和代谢功能发生障碍，因此容易产生胃酸过多、慢性胃炎和溃疡病等疾病。剧烈振动还可能造成胃、肠道损伤。④神经及感觉运动系统：振动使大脑皮质功能下降，主要表现为疲乏、失眠，有时使条件反射和非条件反射的潜伏期延长或缩短。剧烈振动可能引起中枢神经系统形态改变。长期中等强度的振动会引起头、颈、背、下肢的肌肉紧张、疲劳和活动能力下降，长期剧烈振动可能导致肌肉萎缩和肌张力降低，有时出现局部肌肉痉挛、坐骨神经痛以及臀部或会阴部痛。大幅度振动可能导致姿势不稳而引起抓握性防御反射，特强烈的振动可致振伤。0.1~1Hz的低频振动会引起显著的前庭-自主神经反射和运动病，表现为头晕、头痛、恶心、呕吐、食欲减退、呼吸表浅而频繁、脸色苍白、出冷汗、唾液分泌增加及体温降低等症状。振动与高强度噪声结合会引起两侧耳蜗神经炎，促进职业性耳聋的发生。振动引起的听力损伤主要在耳蜗顶部，以120~250Hz的低频声部为主。全身振动最明显的生理反应是人体姿势的变化，低频高强度的振动使人难以保持稳定的姿态。

全身振动的病理效应 调查显示，车辆驾驶员在低年龄组的胃病患病率要比从事手工劳动的工人高得多，其主要原因是急剧的乘坐振动对胃的消化功能产生有害的影响，驾驶员脊椎畸形的发病率也很高，这显然要归咎于承受剧烈的乘坐振动和不方便的乘坐姿势。此外，驾驶员还常患腰背痛、肾炎、消化不良、胃下垂等职业病。

乘坐振动的心理效应——乘坐振动对驾驶员操作能力的影响 对车辆驾驶员来说，乘坐振动的心理效应主要表现为操作能力的变化。实验结果显示，在振动过程中，人体的视力、足踩踏板的压力、平衡能力和手眼协调能力均受到不同程度影响。

（李曙光 范立冬）

quánshēn zhèndòng píngjià biāozhǔn

全身振动评价标准 （evaluation criterion on whole body vibration） 评价人作为整体，通过支承面（如座椅、地板等）传递到人体的振动的标准。人体对振动的感受，一方面取决于振动的特性，这主要指振动的频率、强度、作用方向以及暴露时间；另一方面取决人体自身的心理、生理反应。人群对振动的敏感程度有很大差异。因此，尽管在20世纪各国学者进行了许多实验研究，但始终难以得到一致的、确切的振动评价标准。

20世纪70年代初，国际标准化组织（International Organization for Standardization，ISO）在综合大量有关人体振动的研究工作和文献的基础上，制定了国际标准《人承受全身振动的评价指南》（ISO 2631—1974），自此人体承受全身振动的评价方面才有了国际性的通用标准，ISO 分别于

1978 年、1982 年及 1985 年对该标准做了一些补充和修订后形成了正式标准《人承受全身振动的评价指南》（ISO 2631—1985）。ISO 2631—1974/1985 是最早的评价标准，以 1/3 倍频带内的单轴向加速度均方根值作为评价指标，给出了人体对振动反应的暴露极限、疲劳-功效降低极限和舒适降低极限，在 20 世纪 90 年代以前得到了广泛应用。但后续研究对它所采用的振动与暴露时间的关系存在怀疑，而且 1/3 倍频带分别评价法忽视了整个频带内振动的影响。这个标准现在几乎已经不用了。

英国标准协会在 1987 年颁布了全身振动测量与评价方法《人体受机械振动和反复冲击的测量与评估指南》（BS 6841—1987），在国际上有较大的影响。该标准区分了坐姿、立姿、卧姿三种情况的全身振动，立姿和卧姿只考虑支承面的三轴向振动，坐姿考虑坐垫支承面 3 个线振动和 3 个角振动，以及靠背和足支承面处 3 个线振动。按照振动对人体的影响，从健康、行为、舒适、感知和晕车（运动病）五个方面给出了具体的评价指南。

健康 对于峰值因子（加权加速度时间历程的峰值与加权加速度均方根值的比值）小于 6 的振动，以振动加权加速度均方根值 $r.m.s$ 为指标，且测量时间不少于 60 秒。对于峰值因子大于 6 的振动，应以振动剂量值 VDV 为指标。

$$r.m.s = \left(\frac{1}{T}\int_0^T a^2(t)dt\right)^{1/2}$$

$$VDV = \left(\int_0^T a^4(t)dt\right)^{1/4}$$

式中：$a(t)$ 为按频率加权系数滤波后的加速度时域信号，单

位是 m/s^2，T 为暴露时间，以秒为单位。

对于包含多种形式的振动，应该把各组的 VDV 按下式累加得到总的振动剂量值。对于多轴振动，也应该求得合成值。

$$VDV = \left(\sum_{n=1}^{n=N} VDV_n^4\right)^{1/4}$$

行为 主要指振动对手的动作和视力的影响，针对通过座椅传递给坐姿人的振动。以加权加速度来评价。

舒适 是指振动对健康人舒适性的影响。以加权加速度均方根值作为指标，规定测量时间不少于 60 秒。考虑多轴向振动时，应按照轴向加权系数计算其合成值。峰值因子大于 6 时，$r.m.s$ 低估了振动，应采用均四次方根值 $r.m.q$。

$$r.m.q = \left(\frac{1}{T}\int_0^T a^4(t)dt\right)^{1/4}$$

感知 标准认为应该以最大单轴向加权 $r.m.s$ 作为判断感知振动的依据，认为暴露时间对感知无影响。人体感知到的振动加权 $r.m.s$ 在 $0.01 \sim 0.02 m/s^2$，均值为 $0.015 m/s^2$。

晕车（运动病） 振动造成人有恶心、呕吐等症状，即晕车（运动病）。标准只针对坐姿下 $0.1 \sim 0.5 Hz$ Z 向垂直振动。

国际标准化组织以 BS 6841—1987 为蓝本，进一步修订了 ISO 2631，并于 1997 年颁布了《人体承受全身振动评价——第 1 部分：一般要求》［ISO 2631—1：1997（E）］，许多国家据此制定了本国的全身振动评价标准，其中包括中国的《机械振动与冲击 人体暴露于全身振动的评价 第 1 部分：一般要求》（GB/T 13441.1—2007）。

ISO 2631—1：1997（E）在进行全身振动评价时根据振动波形峰值因子是否小于 9 分别使用基本评价方法和辅助评价方法。峰值因子 < 9 时使用基本评价方法，反之使用辅助评价方法。该标准适用的频率是 $0.5 \sim 80Hz$。①基本评价方法：加权加速度均方根值 $r.m.s$。②辅助评价方法：运行加速度均方根值和振动剂量值 VDV。运行加权加速度均方根值，主要针对瞬态振动或间歇性的瞬态振动。

ISO 2631—1：1997（E）给出了健康、舒适、感知和晕车的评价方法，后两者与 BS 6841 一致，评价舒适和健康时有所差别。

美国机动系统实验室的普拉德科（Pradko）和李（Lee）等根据人体的解剖学特性，于 1968 年提出了吸收功率法。研究发现人体是有阻尼的弹性体，在一定输入和变形条件下，人体可看做线性系统。当人体受到振动时，振动能量被人体接受并沿全身传递，能量流动率可用来评价人体振动特征，这些能量的时间耗散功率定义为吸收功率（absorbed power，AP）。按定义，吸收功率等于输入力 $F(t)$ 与输入速度 $V(t)$ 的乘积，因此平均吸收功率可表示为

$$AP = \lim_{T\to\infty}\frac{1}{T}\int_0^T F(t)V(t)dt$$

美国陆军坦克机动车局把振动按吸收功率大小定为三个等级：平稳等级、中等平稳条件和忍耐极限，对应的吸收功率分别为 2W、4W 和 6W。

（李曙光 范立冬）

chēliàng fángzhèn shèjì

车辆防振设计（vibration control design of vehicle） 为达到衰减振动的目的对车辆进行设计。

影响车辆平顺性的因素主要包括车辆自身的振动因素和路面干扰因素。其中对于平顺性影响最大的莫过于路面不平带来的车辆剧烈振动，这一部分的振动主要由车辆悬架系统作用而得以减弱。

悬架系统减振 汽车悬架系统是车架与车桥之间一切传力连接装置的统称。一般由弹性元件、减振器和导向元件组成。在汽车行驶过程中，悬架的作用是弹性地连接车桥和车架，减缓行驶中车辆受到由路面不平引起的冲击力，保证乘坐舒适和货物完好，迅速衰减由于弹性系统引起的振动，传递垂直、纵向、侧向反力及其力矩，并起导向作用，使车轮按一定轨迹相对车身运动。悬架决定着汽车的稳定性、舒适性和安全性，是现代汽车十分重要的部件之一。

被动悬架减振 被动悬架是由弹簧和减振器组成的机械式悬架，此类悬架在减振中不消耗能量，其刚度和阻尼参数不会根据不同的外部状态进行变化，此类悬架的参数设计是根据经验进行综合优化得到的，减振效果只能是各种不同振动情况和不同的车身参数下的折中，不能随载荷、路况、车速等状态的变化而进行及时调节。

主动悬架减振 主动悬架的主要特点是有一个能控的部件，通过对车辆的系统状态测量，对能控部件输出有源或无源的控制作用，形成一个闭环的控制系统，使能控部件根据车辆的行驶状态和路面情况的不同做出不同的反应，以达到抑制车体振动，改善车辆行驶性能的目的。根据控制部件的不同，主动悬架分为以下两类。①全主动悬架：悬架的能控部件可以获得和输出能量，即

通过在车身和轮胎之间施加作用力和反作用力，达到抑制车身振动，改善车辆性能的目的。全主动悬架减振过程中有能量输入，通过做功来实现减振目的。其采用的控制部件就是一个主动力发生器，通常为液压动力或气动力形式，根据控制信号来产生相应大小的作用力。控制信号是采集系统状态后在某种控制律下产生的力输入信号，因此全主动悬架最主要的就是控制率对控制力的实时更新。②半主动悬架：相对于全主动悬架，半主动悬架是指悬架的执行元件不直接对车身和轮胎输入力，而是介于主动悬架和被动悬架之间，通过测量车辆的各状态信息，经控制器发出控制信号改变悬架的刚度或阻尼，从而达到优化减振效果的目的。由于弹簧刚度调节相对较难，半主动悬架主要调节减震器的阻尼系数。与主动悬架相比，半主动悬架只是调整控制系统的结构参数而无须驱动力发生器，故其只需要很小的能量输入，便可产生较大的控制力，其结构简单，体积、质量相对较小，空间布置方便。与被动悬架相比，半主动悬架能够根据环境变化，合理提供振动控制力，可有效对低频振动进行控制，减振效果更好。

座椅隔振 包括以下几方面。

对驾驶员座椅隔振性能的要求 从驾驶员隔振防护的角度出发，对驾驶座椅的隔振性能提出下列要求。①座椅应尽可能其作垂直方向的振动。这可通过合理设计座椅悬架的杆件机构来实现。②座椅悬架系统（包括驾驶员在内）的无阻尼固有频率以 1.5～2.0Hz 为宜。③座椅悬架系统的阻尼比宜为 0.25～0.3。④座椅悬架系统悬架弹簧的静态工作点

（相当于驾驶员坐上去后的静态平衡位置）始终处于设计规定的悬架工作行程的中点，以便充分利用全部悬梁行程而不过早碰撞悬架行程限制块而造成冲击。⑤座椅悬架系统的固有频率不应随驾驶员体重的改变而变化，始终保持最优的振动传递特性。⑥传给驾驶员的振动负荷尽可能小。在同样条件下，不同体重的驾驶员所承受的振动负荷最好大致相同，不要有大的变化。⑦驾驶员和座椅相对于转向盘、操纵杆件和足踏板的振动位移应不随驾驶员体重的不同而变化。弹性振动位移不应超过±75mm。

常规隔振座椅悬架系统的调节方式 为使座椅悬架系统的特性参数对于所有驾驶员都提供最优匹配，必须能适应驾驶员的不同体重进行调节。下列三种基本调节方式可不同程度地满足上述七项要求中的第④～⑦项。①调节座椅悬架弹簧的预紧度：这可使其静态工作点对于不同体重的驾驶员都处于座椅悬架工作行程的中点。这种调节方式的结构简单，能使悬架上作行程在任何情况下都得到充分利用。但是，调节弹簧预紧度只能满足上述第④项要求，而不能满足第⑤～⑦项要求。若驾驶员体重不同，座椅悬架系统的固有频率、驾驶员所受振动载荷及座椅的振动位移都将发生相当大的变化。②调节座椅悬架弹簧的刚度：随驾驶员体重的不同调节座椅悬架弹簧的等效刚度，可使座椅悬架系统的无阻尼固有频率保持不变，以满足上述第⑤项要求。这就能使座椅悬架系统的动态性能大为改善，若同时调节悬架弹簧的刚度和预紧度，则可同时满足上述第④、⑤两项要求，但依然不能满

足第⑥、⑦两项要求。③同时调节座椅悬架弹簧的刚度和阻尼器的阻尼系数：随驾驶员体重的不同调节座椅悬架弹簧的等效刚度和阻尼器的等效阻尼系数，可使座椅悬架系统的固有频率和阻尼比都保持不变，以同时满足上述第⑤～⑦项要求。若再辅之以调节悬架弹簧的预紧度，则可全部满足上述第④～⑦项要求，从而实现座椅悬架系统特性参数与驾驶员体重之间的最优匹配。

（李曙光　范立冬）

chēliàng zàoshēng tīngjué yǐngxiǎng
车辆噪声听觉影响

（auditory influence of vehicle noise）　车辆在运行时产生的干扰周围环境的声音对人体听觉系统的损害。声音在人们的日常生活中起着非常重要的作用，通过声音，人们才能进行语言交流和音乐欣赏。但是，有些声音却干扰人们的生活、学习、工作和休息。这些妨碍或干扰人们的生活、工作、学习和休息，有害于人们身心健康的声音，就称为噪声。噪声是多种频率和声强的声波的杂乱组合，听起来不和谐，使人烦躁和生厌。

车辆上的主要噪声源分类　主要包括以下几种。

发动机噪声　发动机是车辆上的主要噪声源。在中国，小轿车车外加速噪声中，发动机噪声约占55%，大、中型汽车车外加速噪声中，发动机噪声约占65%。不同类型的发动机，其各部分声源发出的噪声所占的比例也各不相同。按照噪声辐射的方式不同，可将车辆发动机噪声分为直接向大气辐射的和通过发动机表面向外辐射的两大类。直接向大气辐射的噪声源有进气噪声、排气噪声和风扇噪声，都是由气流振动而产生的空气动力性噪声。发动机内部的燃烧过程和结构振动所产生的噪声，是通过发动机外表面及与发动机外表面刚性连接的零件的振动向大气辐射的，因此称为发动机表面噪声。①排气噪声：是发动机噪声中能量最大、所占比例最大的部分，其主要来源是废气在排气管中的压力脉动（产生中，低额噪声）和排气门流通截面处的高频涡流。在相同条件下，柴油机的排气噪声要比汽油机大，二冲程发动机的排气噪声要比四冲程发动机大。②进气噪声：主要来源是空气在进气管中的压力脉动（产生低频噪声）和空气以高速流经进气门流通截面时产生的高频涡流。③风扇噪声：主要由旋转风扇叶片切割空气流产生周期性扰动面引起的旋转噪声和因风扇叶片截面形状而引起的空气涡流噪声两部分组成；除风扇本身的空气动力噪声外，由于风扇的不平衡、支座的振动、轴承的撞击及传动皮带的振动等原因还会产生较强的机械噪声。④燃烧噪声：来源是气缸内气体压力的变化，包括由气缸内压力剧变引起的动力载荷以及由冲击波引起的高额振动，它主要取决于燃烧方式和燃烧速度。⑤机械噪声：由于运动件之间以及运动件与固定件之间周期性变化的机械作用力面引起的，随转速的提高而迅速增强。随着发动机的高速化，机械噪声越来越显得突出。

底盘噪声　一般来说，车辆上的底盘噪声的强度仅次于或大致相当于发动机的噪声。底盘噪声主要包括传动系统噪声、制动系统噪声、液压系统噪声、轮胎噪声（或履带行走器噪声）、喇叭噪声以及各种板件和杆件振动的噪声等。①传动系统噪声：是底盘噪声的主要组成部分，其来源包括齿轮啮合时的撞击、摩擦和振动引起的齿轮噪声，传动轴承、轴和传动箱体壁面的振动引起的噪声。传动系统噪声的强弱与负荷、转速、挡位、齿轮精度以及传动箱的具体结构有关。②制动系统噪声：产生的机制，主要是摩擦元件接触表面间产生的摩擦振动以及由此激起的固有频率较高的制动器各部件的共振。制动器产生的尖叫声使人极不愉快，一般蹄式或带式制动器比盘式制动器更容易产生尖叫声。③液压系统噪声：频谱很宽，说明产生噪声的根源是复杂和多方面的。液压系统中最主要的噪声源是液压泵，其次是液压阀，管壁振动和气穴现象也会引起噪声。④轮胎噪声：产生的机制主要是轮胎胎面接触地面过程中胎面花纹凹部的泵气效应所产生的轮胎胎面花纹噪声、轮胎本身的弹性振动噪声、轮胎高速旋转产生的气流摩擦噪声以及路面不平激起机体振动面形成的路面噪声。轮胎噪声的大小主要取决于轮胎胎面花纹形状和轮胎的基本结构，行驶速度对轮胎噪声也有较大影响。

车辆噪声对听觉的影响　主要包括以下方面。对听觉功能的影响特点　噪声作用于机体后，对听觉功能的影响主要表现为听觉敏感度下降、听阈提高，即噪声性听觉损伤。人短期暴露于噪声环境时，离开噪声环境后，也会造成短期的听力下降，但下降的听力经过较短的时间即可以恢复，这种现象叫听觉适应；如果较长时间无防护地在较强的噪声环境中工作，就会造成听力损失，这种经数小时或十几小时还可以恢复的听力损失称为听觉疲劳；听觉疲劳不断加重就会造成听觉功能恢复不全，导致出现不可逆的听力下降甚至噪声性耳聋。噪声性听觉损伤在功能改变上主要有两种表现形式：暂时性阈移（temporary threshold shift，TTS）和永久性阈移（permanent threshold shift，PTS）。TTS主要与噪声的强度、频率、暴露时间等因素有关。强度是影响TTS的主要因素，在60~90dBA时，TTS随之增大，若达90dBA以上，TTS急剧上升；在频率方面，主要表现为同等暴露强度、时间条件下，高频刺激声引起的TTS较低频刺激声大；对于中等强度（80~105dBA）的噪声，暴露时间在8小时以内时，TTS的大小与暴露时间的对数大致成正比。与TTS相似，PTS也主要受强度、频率和暴露时间等因素影响，但PTS有两个特点：首先，PTS一般先在4 000~6 000Hz开始出现，即便是频率<250Hz的强噪声暴露，听力损失也常出现在高频区，这种特点与基底膜上听毛细胞分布和耳蜗声-电能转换有关；其次，必须在一定暴露量基础上才可以诱发PTS，主要原因可能是机体本身有一定代偿、修复机制。在此基础上，暴露时间越长、暴露强度越大，PTS越大。

对听觉器官的影响特点　噪声对听觉器官的损害，是噪声引起听力下降的基础。①毛细胞：耳蜗基底膜上的螺旋器有一排内毛细胞和外毛细胞，这些毛细胞负责将声音由机械连续不断地转化为电化学能，并以神经冲动的形式传给大脑。过多的噪声暴露将会引起分解代谢衰竭，其特征在于糖原储备消耗和破坏性的蛋白质终产物——自由基的生成。这种分解代谢衰竭会导致可逆的细胞正常功能中断，表现为TTS，经过16~48小时细胞可以再生，

功能得以修复。如果噪声强度足够大，永久性的损伤就会产生，毛细胞凋亡，从而引起PTS。②听神经：噪声引起的耳蜗毛细胞损失可以导致听觉神经纤维的变性。螺旋神经节变性可以导致耳蜗神经核体积的减小、细胞凋亡及细胞核减小。研究整个螺旋器都受损的一侧耳蜗后发现，听神经在不同部位损失程度不同：中下部为82%，中部为67%，中上部为49%。③听觉中枢：噪声在中枢听觉系统造成的损伤主要发生在蜗神经核、上橄榄核、内侧膝状体、下丘脑以及听皮质等部位。噪声可以引起这些部位的神经元变性，细胞电生理活动的改变以及频率调谐曲线的重构，从而导致语言辨识能力和对声音信号的整合能力下降。若刺激处于特征性频率以上，并且该神经元在兴奋区域外侧有抑制区域，曲线尾部的低频区将会扩大，有时高频区也会扩大，造成轻度到中度的高频听觉丧失。特征性频率在初级听皮质神经单元中下降很多，在听觉前区和第二听皮质中改变不大。平均频率曲线宽度在第二听皮质中明显下降。自发电活动在初级听皮质中有所增强，在听觉前区中不变，在第二听皮质中下降。这种皮质频率分布图的改建可能是由皮质下频率分布图的改变造成的。

（李曙光　范立冬）

chēliàng zàoshēng kòngzhì

车辆噪声控制（noise control of vehicle）　噪声对人类构成危害必须经历如下过程：噪声源—中间传播途径—接受者。根据具体情况对此过程中的任一环节采取必要的措施，均可达到防噪、降噪的目的。车辆噪声控制的目标是获得满足驾驶员听力保护噪

声允许标准和动态环境噪声允许标准所要求的噪声环境。可采取的技术措施归结为三个方面：①通过改进车辆及其发动机有关部件的设计以降低各噪声源发出的噪声。②通过在噪声传播途径上采取适当的措施以降低传到驾驶员耳旁的噪声。③对接受者采取个人防护措施。如使用防声耳塞、防声棉、耳罩和帽盔等。

噪声源的控制　对噪声源进行控制，就是根据噪声源的发声机制，消除或减弱产生噪声的条件，从根本上减少噪声源辐射的声能。在车辆上可供考虑的控制噪声源的主要技术措施有以下几个方面。

降低发动机噪声　①合理设计排气消声器，以降低排气噪声。②改进空气滤清器和进气管道的设计，以降低进气噪声。必要时还可采用进气消声器。③改进冷却风扇的设计以降低风扇噪声。④改善发动机的燃烧过程（如改进燃烧室的设计、活塞造型和气门设计，改善燃油品质，研究适当的供油规律等），以降低燃烧噪声。⑤提高曲轴主轴颈的支承刚度，以降低发动机曲轴水平弯曲振动产生的噪声。⑥提高油底壳、气缸体等壳体的刚性，以降低这些部件的振动和噪声辐射。⑦采用发动机隔声罩以降低发动机向外辐射的声能，从而降低发动机发出的噪声。但应注意，隔声罩有成效的前提条件是固体声的传播不占主要地位，如果将发动机弹性悬置，则通过加隔声罩将有可能较显著地降低驾驶员的耳旁噪声。

降低底盘噪声　①改进传动系统的设计，提高其制造精度和装配、调整质量，以降低传动系统噪声。②改进制动器及其操纵

机构的设计，以降低制动系统噪声。③适当选择轮胎胎面花纹的形状和尺寸，改进轮胎结构设计，以降低轮胎噪声。④液压系统中，油泵采用滑动轴承，阀和油箱采用防振支承，用高压软管代替金属管件等，均可降低液压系统噪声。

噪声传播途径的控制 车辆本身的低噪声化还不是噪声控制的主要着眼点。努力的重点在于利用驾驶室来降低驾驶员耳旁噪声。降低驾驶室噪声的机制在于综合利用控制噪声传播途径的各种技术措施。①吸声：利用可以吸收声能的材料和结构，在噪声传播途径中吸收一部分声能，以降低传到驾驶员耳旁的噪声。如在驾驶室与发动机之间，挡板面向发动机一侧的板面上，装设护面板加多孔材料的吸声结构；驾驶室内壁装设吸声材料，以吸收室内的混响声，无驾驶室的车辆则在安全框架的适当部位装设吸声结构等。吸声对象主要适用于空气传播声。②消声：是控制气流噪声的有效方法。发动机排气消声器就是典型的结构实例。③隔声：利用一些具有一定质量的坚实的材料和结构，隔高声传播通路以降低噪声。如驾驶室的板壁采用隔声效果好的材料和结构；改善驾驶室底板和门窗的密封性能以增强隔声能力；驾驶室与传动箱壳体、半轴壳体或离合器壳体的连接处加橡胶垫块以隔高固体传播声等。隔声罩也是一种典型的隔声结构。④隔振和减振：在驾驶室与底盘之间装设适当的弹性元件和阻尼元件，以降低驾驶室结构的振动和伴之而产生的二次噪声。与底盘刚性连接的驾驶室，不但不能降低驾驶员耳旁噪声，有时反而会加大驾驶员耳旁噪声，其原因就在于既没有隔振和减振作用，又不能隔离固体声传播。合理设计的全封闭驾驶室是降低驾驶员耳旁噪声的重要而有效的手段，国外一些车辆上装有这种全封闭驾驶室，确为驾驶员提供了低噪声的作业环境。但驾驶室的密闭性好，因此在设计时还应充分考虑其他设施，为驾驶员提供一个舒适的小环境气候条件。也有学者提出，把作为车辆主要噪声源的发动机用隔声罩封闭起来，而不是把驾驶员关在全封闭驾驶室内，有可能为驾驶员提供更为舒适的作业环境。

（李曙光 范立冬）

chēliàng wēixiǎo qìhòu

车辆微小气候 （microclimate of vehicle）

车辆内部对人体热舒适性有重要意义的小环境气候。包括空气温度、空气相对湿度和气流速度。

温度 影响人体舒适性的主要因素之一，直接影响人体通过对流及辐射的热交换。人体对温度的感觉是相当灵敏的，若舱室温度较高，由散热中枢发出指令，汗腺分泌、血管扩张、增大呼吸量以增强散热；若舱室温度较低，人体的发热中枢发出指令，肌肉收缩、血管收缩、减小呼吸量以减少散热。体温调节功能的强度越大，人体感觉不舒适的程度越高。高温会使人体大量出汗，引起头痛、胸闷、烦躁、食欲减退等；人体对低温的耐受可塑性相对较强，但长期处于低温下，会使人体感觉疲倦、反应迟钝、注意力分散等。正常人在气温 21℃ 以下时有冷感，在气温 28℃ 以上时有热感，气温在 21 ~ 28℃ 为温感。

相对湿度 直接或间接影响人体的舒适性。在一定温度条件下，相对湿度过高，人体皮肤周围的水蒸气分压力比较大，汗液蒸发量和皮肤湿扩散量则减少，抑制了汗液的分泌，从而引起人体的不舒适感。同时，高湿度还为舱室内空气中的细菌、霉菌及其他微生物创造了良好的生长繁殖条件，加剧了舱室内微生物的污染，恶化了舱室空气质量。相对湿度过低，人体皮肤因缺少水分而变得粗糙甚至开裂，鼻子、咽喉、眼睛会明显产生不舒适感觉。若相对湿度低于 25%，人体免疫系统对疾病的抵抗能力也大大降低。但在高温条件下，适当降低空气相对湿度会使人们感觉更加凉爽、干燥和舒适。特别是在舱室内存在一定浓度的污染物时，降低相对湿度还有助于减少人对气味的敏感程度。

空气流速 会影响人体的对流散热和水分蒸发散热，因此是影响人体舒适性的重要因素。在高温环境中，空气流速过小，不利于维持人体的热平衡，人体因感觉沉闷而不舒适。空气流速增大，能为人体提供新鲜的空气，在一定程度上加快人体的对流和蒸发散热，使人体感觉舒适。但空气流速过大也可能导致人体有吹风感而不舒适。在低温环境中，空气流速增大会加剧人体的冷感觉。另外，若舱室内空气流速较低，空气得不到有效的通风换气，舱室内的各种污染物不能及时排出，造成室内空气质量恶化，人体感觉不舒适。因此，空气流速的大小是一个不可避免的矛盾。空气流速的微小变化对人体的舒适感觉都起重要作用。空气流速在 0.6m/s 以下时，每增加 0.1m/s，相当于环境温度降低 0.3℃；空气流速在 0.6 ~ 1.0m/s 时，每增加 0.1m/s，相当于环境温度降低

0.15℃。此外，1.0m/s以上的空气流速会引起噪声，所以一般将空气流速控制在0.7m/s以下。

高温、低温、湿度和空气流速在一定条件下会引起人体的生理反应，生化环境中的有害气体及微生物在一定接触时间和浓度作用下会对人体产生毒性作用。这些因素都会对人体的视觉识别、语音通话、手动操作、注意力、记忆力和决策能力等反映人体工效性的评价指标产生影响。因此，常规和生化防护条件下舱室空气质量对人体工效性的评价指标主要包括人体的视觉识别、语音通话、手动操作、注意力、记忆力和决策能力。

汽车驾驶室和车厢内的小环境气候参数 汽车在行驶过程中，发动机的排气、燃油蒸气和尘土都会进入车内。此外，乘客还会排出二氧化碳，这些都会污染车内的空气口车内的空气过热、过冷或污染，必然会干扰驾驶员的注意力和反应能力，并且影响乘客的舒适性。为了能对乘客虽提供舒适的乘坐条件，必须在车内进行空气调节，使车厢里的空气温度、湿度和流速等项指标，保持在一定的范围之内。车内应有足够的新鲜空气，以防止乘员疲劳、头痛和恶心。对于每一乘客所需的空气更换量，冬季为20~30m³/h，夏季的空气更换强度应比冬季高2~3倍。如果没有足够的空气更换，车内很快会聚集水汽、二氧化碳和发动机排气中的有害成分。车厢里一氧化碳的含量不应超过0.01mg/L，二氧化碳的含量则不宜超过1.5mg/L。车内空气流动应均匀，内各部分的空气流速差不应太大，无穿堂风和大的涡流循环，其能在车厢上部允许有局部涡流。在乘客头部水平位置的空气流速，冬季（车内温度22℃时）希望不大于0.15m/s，夏季（车内温度26℃时），不大于0.5m/s。冬季车厢内温度，对于轿车以及货车的驾驶室，希望能保持在10℃以上；对于城市客车，希望能保持在0~5℃；对于高级轿车和长途客车，则希望能保持在17℃以上。车厢内各处的温差，不宜大于10~15℃。按照"头凉足暖"的原则，头部气温应比车厢内平均温度低2~3℃，腿以下部分应高2~3℃。驾驶室或车厢内的空气相对湿度，一般以保持在30%~70%为宜，温度高时取上限。温度低时取下限。

驾驶室和车厢的通风、采暖、制冷、隔热和密封 全封闭驾驶室的热舒适性设计需包括驾驶室的加压密闭、空气过滤、空气流动、采暖、冷却、隔热板及窗玻璃除霜等一系列问题的合理解决，这些都是为了提供适合于人体热舒适性要求的清洁空气及适宜的空气流速、温度和湿度所必须考虑的因素。驾驶室内的小环境气候参数的控制和调节方法，应综合考虑使用要求、使用条件、结构布局和制造成率等因素加以选择和设计。

通风 设置通风系统的目的是向车内输送新鲜空气，把污浊空气排到车外.使驾驶室或车厢内的空气满足要求。通风系统是车辆上不分季节、长期运转的系统。车身的通风系统有自然通风和强制通风两种形式。自然通风是利用行车时相对运动所产生的气流压力差形成的。自然通风不需要消耗能源且结构简单。但其缺点是通风不均匀，易造成车厢内的穿堂风，靠近窗口或风口处风速会很大。此外，自然通风的

进风量取决于车速，而车速变化将会影响通风量。强制通风是用换气扇将空气送入车内，这种措施需要有能源和设备。在各有冷暖气设备的车身上，多半采用通风、采暖和制冷的联合装置，无论是自然通风或是强制通风，为了提高通风效果，通风口的设置都应利用车辆行驶产生的气动压力。进风口应设计在正压力较大的地方，如前围的正面和前风窗下部。出风口应选在负压区域或正压极低的区域，如顶盖侧面和后风窗的上端及下端，但轿车行李舱上部的负压区域因为有带着灰尘的涡流，不宜选做出风口。设计出风口时还要注意防尘，在清洗车辆或下雨时，保证水不致流入车内。

采暖 暖气装置主要用于冬季给驾驶室或车厢供暖、风窗玻璃除霜以及改善发动机的低温起动性能，以改善驾驶员的劳动条件和提高热舒适性。暖气装置可以根据热源分为以下几种。①非独立式：利用发动机工作时的剩余热量。有两种：利用发动机冷却水热量的，称为水暖式，利用发动机排气系统热量的，称为气暖式。②独立式：利用燃料在燃烧器中燃烧所产生的热量。暖气装置按交换空气的循环方法不同，又可分为以下几种。①内气式：利用车内空气循环。②外气式：利用车外空气循环。③内外气并用式。为了保证车内空气湿度以及有害气体的浓度能控制在允许范围内，客车上应尽可能采用外气式，至少应采用内外气并用式。目前大多数车辆的除霜去雾都是采用暖气装置的热空气吹向玻璃的方法。

制冷 冷气装置是专为解决车辆在炎热季节进行空气调节用

的一种制冷装置，以便在车厢或驾驶室里建立一个舒适的环境，减轻乘员的疲劳。驾驶室空调系统的制冷循环由下列四个阶段组成。①压缩：低压过热蒸汽被压缩机自蒸发器中抽出来，经压缩后，低压、低温蒸汽成为容易冷凝的高压、高温蒸汽。②冷凝：自压缩机压出的高压过热蒸汽进入冷凝器，制冷剂在这里被冷却而冷凝成为液态，并将其热量传给通过气冷式冷凝器蛇形管周围的空气而被带走，过冷的液态制冷剂则流入作为收集器、过滤器和存储器用的接收干燥过滤器中。③膨胀：高压液态制冷剂通过膨胀阀的节流孔产生压力降压力的降低导致制冷剂在蒸发器中汽化。④蒸发：低压蒸发器中制冷剂的温度低于通过蒸发器蛇形管周围的空气的温度，因此液态制冷剂从周围空气吸收热量而被汽化，同时使驾驶室内部空间的气温降低。

驾驶室和车厢的隔热与密封 为了使驾驶室或车厢的温度保持在一定的温度范围内，除了装备加热和制冷设备之外，还要求驾驶室或车厢具有一定的隔热和密封性能。如果驾驶室或车厢隔热性差，热（冷）损失将会变大，这样势必消耗加热或制冷设备更多的能量，并且还会使驾驶室或车厢内表面对人体的热辐射增加，甚至会因驾驶室或车厢内外壁面温度差而出现结露现象，从而影响乘员的热舒适性。驾驶室或车厢的隔热一般是采用隔热层。隔热层由玻璃纤维、胶合板、毛毯、泡沫塑料等材料所组成。驾驶室或车厢设计时，必须考虑以下隔热措施：①顶盖受太阳辐射影响最大，顶盖隔热层必须保证一定厚度。②驾驶室或车厢外表面尽

量选用浅色，可以减少太阳辐射热的作用。③内饰材料不应粗糙。④发动机罩要有较好的隔热措施，机罩与发动机接触表面最好加一层铝铂。⑤尽量选用隔热性能好的材料。以前大多选用毛毯作为轿车的隔热材料，但毛毯比重大、成本高，而且易受虫蛀。现在大多选用泡沫塑料代替。

驾驶室或车厢的密封性不好，不但不能保持车辆所需的温度，而且尘土、雨水都会侵入车内。因此，驾驶室或车厢设计时必须注意门窗缝隙，采用较好的密封条截面形状。发动机位于车厢内的客车发动机罩应采取密封措施。空调装置管路多处穿过地板，管路通过的孔洞也应进行密封。此外，密封条在前、后风窗以及车门、行李舱和发动机罩等开口部的周围，用来防止风雨和灰尘的侵袭和隔声、隔热。一般采用弹性橡胶或海绵橡胶，其截面形状应根据该部位的结构作相应的设计。

(李曙光 范立冬)

chēliàng réntǐ bǎohù jìshù shèjì

车辆人体保护技术设计 （human body protective technique in vehicle design）

车辆在发生碰撞、翻滚等事故的过程中，对乘员室内部的人体加以保护以避免或减轻人体受到伤害的技术进行设计。车辆人体保护技术大致可以分为三个方面。

车辆乘员室外部的防撞吸能结构 如前、后吸能保险杠、车辆前、后部的防撞吸能结构、吸能车架等。

吸能保险杠所采用的吸能原理 大致有四种类型。①填充型：在保险杠内填充泡沫塑料、蜂窝结构材料等吸能材料。②阻尼型：在保险杠与车体之间加装油压或

液气阻尼元件（阻尼器）。③能量耗散型：采用金属切削或弯曲、挤压变形等手段来消耗碰撞能量。④主动作用型：此型保险杠与主动防撞探测系统相连，防撞探测系统根据前方障碍物、车速等条件，判断车辆碰撞将要发生，通过缓冲气缸将保险杠自动弹出一段距离，这样保险杠就可以有较大的变形行程，从而可以吸收较多的碰撞能量。

发动机舱的吸能结构 包括前防护格栅、前围在内的一体式防护结构。若发生前碰，前格栅和波纹状侧围可吸收部分碰撞能量，并将压溃量均匀地传至乘员室前围。为了允许汽车前部结构有适当的变形，发动机必须能向后移动。为此，可将前围设计成三段，使其中间部分可与两侧部分分开，在发动机后移的同时进入乘员室。面前围的两侧部分仍保留在原来的位置上。这样就达到了既允许变形吸能的目的，又保证了乘员室完整的要求。

车架及承载式车身的防撞吸能结构 ①X形车架：车架纵梁的中间段，沿水平面呈X形，前、后部分沿垂直面向上拱起，车辆碰撞时依靠车架纵梁的变形来吸收碰撞能量。②S形车架：车架纵梁的前部，沿水平面呈S形，沿垂直面向上拱起，车辆碰撞时依靠车架纵梁的变形来吸收碰撞能量。③波纹管结构车架：车架纵梁的前、后端部采用矩形波纹管结构，车辆碰撞时依靠波纹管的轴向压缩变形来吸收碰撞能量。④下车架：又称副车架。下车架位于前车门之下，用于吸收前碰能量，增加压扁行程，保证乘员室的完整。⑤采用后置发动机：车辆的发动机多为前置，发动机刚度较大，不易变形，因此会使

车辆前部变形伸向驾驶室而伤害乘员。为使车辆前部能产生较大的变形，有些车辆将发动机后置，可将行李仓放在前面，这样车体前部结构的刚度变小了，可有充分的变形，以确保乘员的生存空间。但这种结构带来的问题是车辆前部重量减轻了，车辆的操纵稳定性能可能有所下降。⑥承载式车身的防撞吸能结构：车身的前、后部都能有效地吸收冲撞能量，使乘客室受到的碰撞能量衰减到最小限度；乘客室的框架采用能有效地分散吸收碰撞能量的骨骼材料和最优的支撑结构与尺寸，使乘客室得到强化，强化的车门能有效承受侧面碰撞的冲击。

车辆乘员室内部的防撞吸能结构　其代表性的技术为吸能式转向系统。20世纪60年代初期，美国汽车工业界引入了吸能式转向系统的概念。吸能式转向系统的优点在于：一方面，在汽车发生正面碰撞时，碰撞能量使汽车的前部发生塑性变形。不知在汽车前部的转向管柱及转向轴在碰撞力的作用下要向后即驾驶员胸部方向运动。这种运动的能量应通过转向管柱以机械的方式予以吸收，防止或减少其直接作用于驾驶员身上，造成人员伤害。另一个方面，在汽车发生正面碰撞时，驾驶员受惯性的影响有冲向方向盘的运动。驾驶员本身的运动能量一部分由约束装置如安全带、气囊能予以吸收；另一部分传递给方向盘和管柱系统。这部分能量也要通过方向盘与转向管柱系统予以吸收，以防止超出人体承受能力的碰撞力伤害驾驶员。吸能式转向管柱能够有效地吸收碰撞能量，防止或减少碰撞能量伤害驾驶员。为了避免前碰中由

于不能正确使用安全带和安全气囊或由于安全带和安全气囊失效而引起的二次碰撞及侧碰中二次碰撞所造成的伤害，人们开展了内饰件对人体的伤害研究。除了吸能式转向系统以外，还设计了安全座椅、安全仪表板以及膝垫等。

乘员约束系统　①安全带：汽车座椅安全带是重要的成员保护约束系统装置之一，在减轻碰撞事故中乘员的伤害程度方面起着重要作用。安全带对人体保护的原理是在碰撞事故发生时，安全带起作用，将乘员束缚在座椅上，乘员的头部、胸部不至于向前撞到方向盘、仪表板及挡风玻璃上，使乘员免受车内二次碰撞的危险，同时使乘员不被抛离座椅。事实证明，在正面碰撞、追尾碰撞及翻车事故中普通安全带对乘员保护效果很好，尤其对乘员头部、胸部的保护。现代安全带一般由卷收器和织带及锁扣等组成。两点固定式中仅限制乘员的腰部的，称为腰带；两点固定式中仅限制乘员的上半身的，称为肩带；三点固定式同时限制乘员的腰部和上半身的，称为腰肩联合带。安全带约束系统对乘员的保护效果受很多因素的影响。理想的安全带约束系统能在充分利用乘员移动空间的同时，使整个碰撞过程中乘员所感受的减速度为恒值，以保证成员在整个碰撞过程中受到恒力并在允许的最大移动量处停下来。这样就能使第一次碰撞可能给成员带来的伤害降低到最低程度，同时还避免了第二次碰撞过程的发生。②安全气囊技术：安全气囊是汽车被动安全技术中的高技术产品之一，其防护效果已被人们普遍认识。安全气囊设计的基本思想是在汽

车发生碰撞后，乘员与车内发生碰撞前，迅速地在两者之间打开一个充满气体的气囊，是乘员"扑"在气囊上，以缓和冲击并吸收碰撞能量，从而达到减轻乘员伤害程度的目的。其工作原理为传感器感受汽车碰撞强度并将其传给控制器，控制器接收并处理传感器的信号，当控制器判断有必要打开气囊时，立即发出点火信号触发气体发生器，气体发生器点火后迅速产生大量气体，在人体和汽车内部结构之间展开一个充满气体的气囊，使其在发生碰撞事故时，人体能够与比较柔软的气囊相接触，而不是与坚硬的汽车结构猛烈碰撞，从而达到减少伤害，保护乘员生命安全的目的。作为一种保护乘员的手段，安全气囊的作用是十分显著的。但是如果气囊匹配不合适，也会产生副作用。如点爆时刻过晚、气体流速过快、气囊展开方式不合理等，都会导致乘员的伤害指标上升，增加头部、颈部或胸部的伤害。因此应该针对具体的车型和具体的座椅安全带约束系统进行气囊的匹配优化设计。一个匹配合理的安全气囊设计可以大大降低乘员的伤害。

（李曙光　范立冬）

chēliàng chéngyuán shēngcún kōngjiān

车辆乘员生存空间（surviving space of vehicle occupant）　车辆在碰撞、翻覆过程中，座舱发生变形后，可以确保乘客有生存机会的最基本的极限空间。在车辆碰撞事故中，车辆和外部事物之间的碰撞称为一次碰撞，乘员与内部结构的碰撞称为二次碰撞，乘员的伤害主要由以下几种原因造成：①在碰撞时，车辆结构发生变形，车辆构件侵入乘员生存

空间，使乘员受到伤害。②碰撞时，由于车辆结构破损等原因，使乘员的部分身体或全部身体暴露在车外而受伤。③尽管车辆构件没有侵入乘员生存空间，乘员身体也没有暴露到车辆外部，但在碰撞的作用下，车辆速度急剧减小，这时成员由于惯性继续移动，与车辆内部结构（如方向盘、仪表板等）发生碰撞而造成伤害。第三种情况下乘员受到的伤害是直接由二次碰撞造成的。为了确保车内乘员的生存空间，可以从以下两个方面采取对策：①提高车辆结构的安全性，使车辆碰撞部位的塑性变形尽量大，吸收较多的碰撞能量，降低车速峰值，尽量减缓一次碰撞的强度；使车辆乘员舱部分有足够的刚度和强度，确保车辆成员的生存空间，并保证发生事故后成员能够顺利逃逸。②使用乘员保护系统，即使用安全带对乘员进行约束，使用安全气囊等防止乘员在正面碰撞事故中与车辆内饰的二次碰撞。

（李曙光　范立冬）

hángkōng rénjī gōngxiàoxué

航空人机工效学（aviation ergnomics）在航空人-机-环境系统中研究人与系统其他各组成部分间的相互作用，研究人的特性、人与系统间接口及其对系统效能的影响，寻求人、机、环境优化匹配以达到安全、高效、舒适、经济系统目标的一门应用性学科。是人机工效学的一个分支，航空医学的一部分。通常情况下，飞行员是整个系统的主体与核心，"安全"是人机系统运行的底线，"高效"是指又好又快完成任务，"舒适"是能够预防人员疲劳和损伤，"经济"是指研制、训练、使用成本可被各方用户接受。早期

是航空心理学的一部分，后来向人体测量学、组织管理学延伸拓展，与航空生理学、飞机设计等交叉融合，逐渐成为一门以飞行环境生理学、工程心理学、人体测量学、生物力学等为基础的多专业交叉学科。在美国，又称航空人因学（aviation human factors）。在中国，从系统科学角度又称航空人-机-环境系统工程（aviation man-machine-environment system engineering）。

简史　起源于第二次世界大战期间的英美国家。①在西方。1940年，英国剑桥大学建造一个模拟座舱，开展飞行员暗适应、飞行疲劳和仪表认读等应用实验心理学研究。1943年，英国的巴特利特（F. C. Bartlett）完成皇家空军《仪表控制与显示——高效人力操作》研究报告。1946年，美国的保罗·费茨（Paul M. Fitts）发表《航空设备设计中的心理学要求》，1947年发表《陆军航空兵设备设计中的心理学研究》并主编形成陆军航空心理学项目中的《设备设计心理学研究》报告。1947年，巴特利特（F. C. Bartlett）发表《显示与控制问题》和《人类技能的测量》。1951年，保罗·费茨发表《工程心理学与设备设计》，巴特利特

（F. C. Bartlett）发表《飞行对人绩效的影响》。20世纪50~60年代，在研究飞机座舱"三针式"仪表认读错误和飞行员视觉扫描模式的基础上，提出了T型仪表板布局（图1）。后来，美国空军明确提出飞机人员子系统概念，要求提前关注航空装备设计中人的因素，极大地推动了该学科的综合发展。1984年，英国的霍金斯（F. H. Hawkins）在《欧洲航空运输人的因素教育》中根据"SHEL模型"提出"积木模型"理论（见人机环境效应图4），指出人的失误源于硬件与人（H-L）、软件与人（S-L）、环境与人（E-L）、人-人之间（L-L）的失匹配。人在有限资源、复杂系统中的综合绩效受到重视。②在中国大陆。社会主义中国的航空人机工效学发端于20世纪50年代空军航空医学研究所对歼击机仪表设计与判读问题的研究。20世纪80年代，结合军机研制，航空人机工效学迎来第一次大发展。在《歼击机座舱仪表的工程心理学分析》等基础上，研究《不同飞行状态飞行员所要求的仪表信息》《电/光显示汉字的瞬时视觉量与排列格式》，开展《模拟歼击机主仪表板各视区视觉效果的研究》《VDT不同颜色显示的视觉工效比

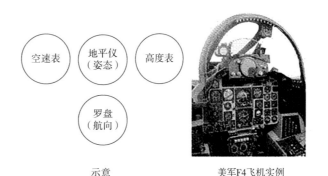

示意　　　　　　　　美军F4飞机实例

图1　飞机座舱T型仪表板布局

较》《VDT背景色的视觉工效比较研究》，还提出了《飞行座舱设计的工效学要求》。同一时期，在著名科学家钱学森的指导下，人-机-环境系统工程作为一门新学科在中国逐步建立，并首先应用于航天航空领域。该学科运用系统科学理论和系统工程方法，以人-机-环境系统为研究对象，以"安全、高效、经济"等综合效能为目标，寻求人-机-环境系统最优组合。进入21世纪以来，学科领域持续拓展深化，结合国产军机升级换代研制，在飞机座舱显示控制人机界面优化改进、飞行员人体测量与操作使用评估、多人机组资源管理等方面完成了大量更加系统的专业论证、试验评估以及特需研究等工作，通过促进人-装（备）匹配，在催生部队新质战斗力方面发挥了倍增器作用。

研究内容 体现多学科交叉特点。视角不同，侧重点也各有差别。从航空系统中的人机界面看，主要包括：①飞行员特性。飞行员是人-机-环境系统的核心。飞机系统设计必须符合飞行员属性和特性，主动与用户特点相匹配。如飞行员人体尺寸和形状、感知输入特性、信息认知加工特性、认知决策及反应输出特性、生存条件要求、对不良环境的耐受力等。②飞机装备与飞行员特性相匹配。各种硬件设备的性能设计应与操作者特性相匹配。如飞机座椅设计要符合飞行员的坐姿特征，椅背调节应满足不同飞行员的使用需求等。③软件与飞行员使用特点相吻合。"软件"主要指航空系统中的非实体方面，如驾驶手册、操作规范、检查清单、图例符号、飞行程序和指令等。采用计算机显示-控制、信息

可视化、虚拟现实等技术的人机界面设计，应研究解决人机交互中的便捷性、自然性和人机交互效率等问题。④飞行员对环境的适应。飞行员戴上防护头盔以衰减航行中进入耳内的噪声水平，穿上抗荷服以防护加速度过载对人体造成的可能伤害，通过供氧面罩吸取氧气以对抗高空缺氧等，都是为了使飞行员能够更好地适应各种不良飞行环境。座舱环境的宜人化正在成为趋势。⑤人际关系协调。飞行机组内的分工与合作、教官与学员间的默契配合、飞机编队多个飞行员之间的协同与配合、指挥机构和任务单元之间的通信和交流等，都是值得关注的问题。

从人机工效学的学术领域看，主要包括：①认知工效学。研究飞行员以视觉、听觉、触觉等多通道形式获取、加工各类信息，通过认知决策，将决心和意志转化为手部、足部或语音、视线指引等人工控制指令，并寻求人机界面最优化设计的技术措施和途径。如飞行员需要使用哪些信息，用哪些字符或用语、组合画面、颜色或语音显示这些信息最有利于飞行员快速理解信息含义；如何通过座舱显示信息优化设计，合理降低飞行员认知负荷，提高认知操作效率；怎样实现合理的人-机功能分配，采用何种形式的开关按键、软件菜单、控制用语，在自动化、智能化设计的复杂系统中增进人工干预的效率并改善效果等。②人体工效学。研究飞行员人体尺寸、身体形态和躯体运动、行为特点对座舱布局、工作岗位、应急撤离通道等设计的影响，飞行员眼位分布、人体操纵可达域等对显示控制布局的约束，确保飞行安全、高效。其中，

飞行员人体测量数据、典型工况操作使用特征数据、生物力学数据等是很重要的技术基础。③组织工效学。研究多人班组构成、机组资源管理（crew resource management，CRM）、飞行员操作程序（pilot operation procedure，POP）、分组协同配合等。如运输机、轰炸机驾驶舱设计应结合其使命任务和使用环境，合理确定机组人员人数、分工和显示控制人机界面，将飞行人员工作负荷降低至合理、可耐受水平，优化提升机组团体绩效。

从飞机工业设计角度看，主要包括：①用户使用需求。在以用户为中心的设计（user-centered design，UCD）理念中，用户使用需求构成设计输入（图2）。设计方应正确捕获需求，形成能力目录，再顶层划分系统功能，提出设计指标。如满足身高90%人群使用，即选取《中国男性飞行员人体尺寸》（GJB 4856—2003）中第5，第95百分位数飞行员身高数据为设计边界，确定具体设计指标。②人-系统整合（human-system integration，HSI）方法。考虑用户身体形态、认知特性和飞行使用专业习惯，以中等技能的飞行员群体为基准，择优选定人机工效设计方案并予以工程实现。以座舱总体布置、显示设计、控制设计、操作程序设计、人机界面优化为主。如设计眼位的确定，必须针对目标用户，采用标准数据，考虑典型工况，兼顾使用条件，合理增减余量，求得设计参数。③飞行员人机工效评估。设计验证是评判设计输出是否符合设计输入的过程。在有用户介入时，建议开展飞行员人机工效评估，采用实验对比手段，检验设计符合性，获取顾客满意度证据。

设计技术状态不同,试验评估目的不同,选用的飞行员代表也不一样,评估技术方法也许会有变化。量化评估结果对优化设计改进更有助益。④驾驶舱人机工效适航性。适航性是指特定的航空器系统构型依照批准后的用途和限度,能够安全地实现、维持并结束飞行的特性。在民用航空领域,又称人因学适航。是航空人机工效学的新领域。

研究方法 从研究目的分为基础研究和应用研究,从结果性质分为定性研究和定量研究。经常综合借鉴心理学、社会学、计算机科学、工程学、试验飞行等方法。除调查法、观察法外,还包括:①计算机仿真法。通过对人-机-环境系统的数学建模或建立可视化工程模型,在计算机上或计算机营造的虚拟环境里进行仿真研究。飞行员模型是根据人体尺寸测量、质心质量分布、运动转动惯量等数据建立的电子化数字人体模型。飞机或驾驶舱模型是采用计算机图形学、虚拟现实(virtual reality,VR)或增强现实(augmented reality,AR)等技术,营造一个可视化交互对象或环境。将飞行员模型置于可视

化飞机座舱内,或让飞行员用户沉浸于虚拟现实或增强现实环境中,完成人机工效研究或评估。②实验法。设定因果关系,控制研究条件,对照获取变化数据,验证实验假设。包括实验室实验、自然实验和模拟实验。借助飞行模拟器或半物理仿真样机开展人机工效实验,也是常用的方法(图2)。③准实验法。与实验法类似,但现场研究中包含各种复杂因素,无法控制部分条件。优点是研究更加接近实际,可应用性比较高。如将原型机或真实飞机停靠在机库或飞机场,让飞行员进入飞机驾驶舱,在想定的模拟飞行任务条件下,操作使用真实的装机设备和系统,综合测试飞机系统、分系统的人机工效设计使用效果。④试验飞行法。改造现有飞机平台,或制造试验飞机,或借助试验飞行样机,在空中飞行过程中,通过动态试验,验证、考核飞机人机工效设计的使用效果。如美国曾在20世纪60～70年代先后将NT-33A、JF-101A、BD-5、F-104D等飞机改造成试验飞机,加装侧驾驶杆操纵系统,与传统中央驾驶杆做对比试验,研究得出了侧驾驶杆

人机工效设计要求。

同邻近学科的关系 ①与航空心理学。人机工效学(或人因学)是研究系统中人与其他各组成部分间相互作用的一门科学,是将有关理论、原则、数据和方法运用于设计以增进人类福祉和系统绩效的专门职业(国际人机工效学会,2000年)。人是航空心理学研究的唯一关注对象,既是出发点又是落脚点,但人机工效学研究关注的是整个系统,人必须是系统中的一部分,即使从人出发但落脚点却是整个系统。②与人-机-环境系统工程。人、机器、环境三个要求相互交联,产生人的特性、机器特性、环境特性、人机关系、人-环境关系、机-环境关系、人-机-环境系统总体性能等众多研究领域,是人-机-环境系统工程的一个基本特色。但机器特性、环境特性、机-环境关系并非航空人机工效学的研究内容。

应用和有待解决的问题 自20世纪80年代航空人机工效学研究技术成果在国产飞机研制中逐步扩大应用以后,军用飞机的人-装(备)结合使用效果越来越好。但是,中国和西方主要国家间的科学技术水平仍然存在差距,还有许多问题有待研究解决。

(郭小朝)

hángkōng rénjī xìtǒng

航空人机系统(aviation man-machine system) 由人和机器构成并依赖于人机之间相互作用而完成一定功用的系统。现代生产管理和工程技术设计中,合理地设计人机系统,使其可靠、高效地发挥作用是一个十分重要的问题。在设计和使用高度复杂的军事装备中,人们逐步认识到必

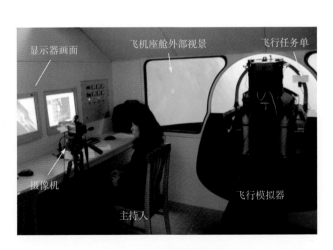

图2 飞行模拟器实验

须把人和机器作为一个整体，在系统设计中必须考虑人的因素，是科学发展的一个高级阶段。

在航空人机系统中，人是指机器（装备、设备、系统）的操纵者或使用者，即飞行员或乘员；机器的含义是广义的，是指人所操纵或使用的装备、设备、系统等的总称。人机系统的基本模式：①人的子系统 SOR（感受刺激–信息加工–做出反应），其中，S-O 系统由感觉器官和神经中枢构成，任务是收集信息、进行加工以及做出决策和判断；O-R 系统由大脑中枢和运动器官构成，任务是发出指令，改变客体状态。②机器的子系统 CMD（控制–机器运转–显示器），其中，C-M 子系统由控制器和机器构成，任务是接受指令，实现机器运转、调控；M-D 子系统由机器转换机构和显示器构成，任务是反映机器运行过程和状态的信息。③人机界面，人与机器存在一个相互作用的"面"，所有的人机信息交流都发生在这个作用面上，通常称为人机界面（图1）。

航空人机系统也是人机系统中的一种，以达到安全、高效、舒适、经济为设计使用目标。对军事航空人机系统来说，高效通常是第一位的；对民用航空人机系统而言，安全往往是最重要的。军用飞机既要又好又快高效完成任务，又要安全保存自己，民航客机既要安全飞行还要旅途舒适，但从研制运营角度军民用户同时还会希望成本可控经济性好。

经济性有两个含义。①对于一个广泛意义下的系统来说，有系统的使用者和制造者之分。两者都将获得适当利润作为生存和再生产用。是为了利润而对经济性提出的要求，是资金面上的经济性问题。②为了评价系统，效率的评价尺度常使用金额，被作为经济性来处理。从利用的角度上来说，希望效率越高越好，也是通常所指的高效。是对系统提出的根本要求，否则，就失去了一个系统存在的意义。尤其在科学技术蓬勃发展的今天，航空人机系统变得越来越复杂，对整个系统的要求也越来越高，因此对高效性的要求也更强烈。当然，在设计和实施航空人机系统时，为了确保高效性能的实现，往往都希望尽量采用最先进的技术。在这样做的同时，应必须充分考虑为此而付出的代价。所谓经济，就是在满足系统要求的情况下，尽可能投资最少，即保证系统整体的经济性。

安全，是指不出现对人体的生理危害和伤害，并避免飞机失事的发生。很显然，任何航空人机系统中，作为系统主体的人可以说是最灵敏的，能根据不同任务要求来完成各种作业。然而，人在系统中也是最脆弱的，尤其在各种特殊情况下，矛盾更为突出。因此，在考虑系统总体性能时，重视安全是理所当然，这也是航空人机系统与其他工程系统存在显著差异之处。为了确保安全，不仅要研究产生不安全的因素及采取防御措施，而且要探索不安全的潜在危险，力争把事故消灭在萌芽状态。然而，建立航空人机系统的目的，并不单是为了安全，更重要的是使整个系统能高效率地进行工作。

舒适，是指以人为本，满足人的生理和心理需求，使人处于最佳的工作环境状态。环境物资条件的不完善对人的生理和心理的影响必将影响工效。如前些年作战机种中座舱温度有高达 $50\sim60℃$ 的，高温环境必然要消耗飞行员的体力和判断力等。舒适性要求也与经济房展有关，在中国综合国力提高的前提条件下，应提倡满足人的舒适性，从而使航空人机系统的综合性能得到提高和完善。因此，应从高效、经济、安全、舒适这四个方面对系统进行研究，才能比较全面地衡量一个航空人机系统的优劣。

（王笃明　郭小朝　庄达民）

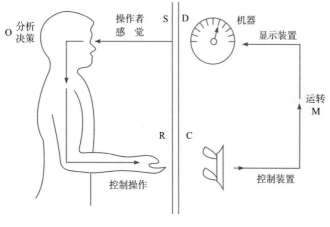

图 1　人机系统

hángkōng rénjī gōngnéng fēnpèi

航空人机功能分配（aviation man-machine functional allocation）　人机功能分配是人机系统设计的重要一环，其目的是根据系统工作的要求，使人、机和环境系统可靠、有效地发挥作用，达到人、机与环境的最佳配合。

人机功能分配的研究经历了从认识论到方法论的多个层次的不断深化，体现在具体研究内容上有以下三个不同阶段。第一阶段是详细研究人、机功能的比较，并且指向特定人机系统的具体功能；第二阶段是研究人、机功能分配的系统化方法，包括功能分配的程序、原则及评价标准等；第三阶段是研究人、机的作用方式及行为特征的数学模型，开发特定系统人、机功能分配的决策支持系统，这是 20 世纪 70 年代以后的研究热点。

国外从 20 世纪 50 年代就开始了对人机功能分配的研究，费茨（Fitts）在对人和自动控制系统各自的能力特点进行定性比较的基础上，于 1951 年第一次明确地提出功能分配的概念，并建立了著名的费茨表，具有重要的奠基意义。后来，许多学者在费茨表的基础上又进行了大量的研究，取得了一系列丰硕的成果。迈斯特（Meister）和珍妮（Jenney）对费茨表进行了改进，提出了多标准决策体系。乔丹（Jordan）提出了以人作为首要因素进行考虑的"宜人分配法则"，将所有不适合人的任务交给机器去完成。与之相反，贝利（Bailey）则提出了以机器为核心的"剩余分配法则"尽量让机器完成所有的工作，机器完成不了的才交给人来完成。这两种方法在一定时期内取得了比较好的效果，但都具有片面性，因此应用程度呈现逐渐下降趋势。

随着系统复杂程度的提高，仅依靠对人和机器进行简单的比较来进行功能分配的方法已远远不能满足需求。谢里登（Sheridan）等认为无论多么复杂的系统，最终都可将功能归属逐步细化为自动化和手动两部分，并将除全自动和全手动以外的部分按自动化程度划分为几个不同的级别，为功能分配提供参考依据。

早期的人机功能分配研究都是在系统设计阶段静态完成的，而当系统投入使用后，却会遇到许多设计者预料不到的情况，从而影响设计方案的应用效果。因此，为保证系统在部分失效或系统负荷改变时能够进行动态的平衡和稳定工作，人们开始尝试在系统运行期间将功能进行动态再分配，即动态功能分配。2001 年埃尔莫尔（Elmore）等提出了人与系统混合式控制的分配模式，即人可以根据需要改变系统的自动化级别，实验证明动态功能分配使人的工作绩效更高。美国兰利实验中心的戴维（David）等于 2002 年提出了以机组为中心的人机自动相适应的设计概念，其核心是在界面设计环节中建立一个自动化调节系统，实现飞行员与自动控制系统的任务优化分配。研究表明，在信息界面设计中合理掌握人机功能分配的尺度，实现动态优化分配的多种显示配置有助于改善飞行员的情境意识水平，提高飞行员对任务状况的了解、评定，以及对未来事件的评估和决策能力。

在 20 世纪 90 年代，人们认识到以往的人机功能分配方法缺乏对环境因素的考虑，导致分配结果大部分都停留在理想状态或是理论阶段，与实际的应用存在很大的差距，从而限制了人机功能分配的应用。为此，约克（York）大学的迪尔登（Dearden）等在 2000 年提出了一种基于场景的功能分配方法，该方法最初是为海军舰艇设计而开发出来的一种方法，由于取得了较好的效果被用于单座飞机的设计中。目前该方法正用于多座飞机的人机功能分配。通过基于场景的分配方法，可以将系统运行时的环境因素也考虑进去，使得功能分配决策的因素更加全面，设计出来的系统也具有较高的可靠性。

中国在人机功能分配的研究方面虽然起步较晚，但也做出了很多有价值的研究。周诗华等基于经典概率论，根据效益-费用比函数建立了单任务人机功能分配模型，当两者匹配后执行任务成功的效益-费用比的数学期望值达到最大时，也就产生了最佳的人机功能分配。杨宏刚、朱序璋等将模糊层次分析法引入人机系统功能分配中，并以载人航天器中复杂的人机系统座舱内的装置、仪器运行状态的监视这一精细的操作为例进行了功能分配实例分析。栾义春、薛红军等对无人战机地面控制系统的功能做全面分析后，提出该领域的以人为中心的人机功能动态分配规则，并以对敌防空压制任务为例，探讨了应用人调节自动化级别进而改变操作权限和操作界面的方法，在该系统实现了人触发的动态功能分配。姜国华等将长期航天中某任务要求航天员实际付出的努力程度或能量消耗定义为应力，而将航天员在各种影响因素的作用下所能够付出的努力程度或能量消耗称为强度，提出了基于工作负荷应力-强度的人机功能分配计算模型。张炜、李道春等研究了人的情境意识在作战无人机的任务管理和操作环节中的作用和地位，并进行了人机功能动态分配仿真和模拟实验，其结果表明，具有自动调节功能的界面更有利于保持操作人员的情景意识水平。空军军医大学空军特色医学中心（原空军航空医学研究所）的郭小朝研究团队在军用飞机人机功能分配尤其是飞行员信息显示使用需求、人工控制使用需求等方面做了大量的工作，对军用航空人机系统设计发挥了顶层指导和技术支撑作用。

回顾人机功能分配的发展历程可知，人机功能分配从片面的以人为主或以机为主的分配发展到静态人机功能分配，再发展到动态人机动态分配，进而发展到人、机、环境三位一体的分配方法。此外，许多有关人机功能分配与人的情境意识、脑力负荷、空间认知之间的关系等相关研究也正在有条不紊地展开。如美国空军在 20 世纪 80 年代初就研究了在不同的人机功能分配方式下负荷水平对人机系统效能的影响。结果表明，在高负荷情况下，让人处理各种意外情况，而由计算机进行一般的判断、决策的功能分配方式所组成的人机系统比较有效。

（郭小朝　王笃明　庄达民）

jīzài réngōng zhìnéng xìtǒng

机载人工智能系统（plane automated intelligence system）

应用于军事领域，利用电子计算机模拟人类的学习与推理，问题求解，辅助决策途径和方法等智能活动的新兴技术。是在人工智能学理论指导下的一种综合技术。人工智能学是一门专门研究智能放大和使用计算机来模拟人的感觉和思维过程规律的理论。是正处在发展中的综合性学科，涉及数学、语言学、人体科学、哲学、心理学、逻辑学、计算机学等多门学科。人工智能技术的内容，主要包括自然语言理解、知识表达与模式识别、规划生成与问题求解、机器翻译与语言合成、定理证明与归纳推理、学习系统与发现系统、认知模型与专家系统、机器视觉与智能机器人、智能语言与自动编程等。人工智能系统，是一种基于知识的逻辑推理系统。人工智能技术广泛地应用于工业、农业、文教卫生、气象、地质勘探、交通运输以及社会科学等领域，尤其大量应用于军事和国防科学技术研究与军工生产。

人工智能技术是在 20 世纪 50 年代产生的。当时世界的科学技术已经进入一个新的发展阶段，信息量急剧增加，信息传递日益加快，人类的自然智能已经无法迅速处理如此巨大数量的信息，人们便开始探索通过计算机来执行需要使用人的智能才能完成的任务。60 年代，人工智能技术主要用于弈棋、定理证明和简单的人工智能专家系统研究。70 年代，随着微型电子计算机技术和集成电路技术的迅猛发展，人工智能专家系统的研究进入应用开发阶段，一些初级商品化的专家系统在市场上出现。专家系统是一种智能化的计算机软件系统。该系统中的知识，是从人类专家头脑中获取并编写成软件存储到计算机中去的。这些知识是相应专业领域中较为先进和准确的知识。专家系统作为一种特殊的软件系统，在与计算机组合成一个完整的综合系统之后，就可以向人们提供知识、建议、推理、判断或决策意见。既可以作为一种完整、独立的智能化工具，从事与人工智能技术相关的系统开发工作，并在部分功能上起到人类助手的作用；又可以直接作为新一代智能机的部件和开发工具。80 年代以来，人工智能技术得到了迅速的发展，应用于遗传工程、化学合成、业务管理、石油勘探、法律断案及军事领域中的专家系统相继研制成功。日本、美国、苏联和西欧某些国家均以政府支持的方式，大力资助和领导人工智能技术的研究与开发工作。其中，日本的新一代智能计算机系统研究与开发计划、英国的阿尔维（ALVE）计划、美国国防部的战略计算倡议（SCI）和西欧的尤里卡（EUREKA）计划最为引人注目。美国在人工智能技术研究方面，以军事用途为首要目标，由国防部出资 10 亿美元，拟在从 1983 年开始的 10 年内，研制出用于军用航天器的自动控制驾驶仪、陆上多用途自主作战系统和舰用多用途智能计算机等军事人工智能化装备。中国于 20 世纪 60 年代开始进行人工智能技术的开发研究，一些人工智能应用成果，已开始在国民经济发展和国防建设中发挥作用。在人工智能基础研究和理论研究工作中，尤其在智能机体系结构、智能语言及智能机器人的研究工作中，都有独到的见解和成就。

人工智能技术在军事上有着广阔的应用前景，在此领域中已出现上百种成功的应用项目。当前应用在军事方面的主要有：①自主多用途作战机器人系统。其主要特点是能够识别地形、地物，选择前进道路；判定敌情，深入敌方阵地，独立自主地完成侦察、运送弹药给养、扫雷、射击及投弹、救护伤员等任务。②军用飞机"副驾驶员"系统。能够协助驾驶员完成监控及操纵各种机载电子系统的工作，其智能计算机具有实时判定、推理、语言理解和辅助决策等多种功能。③自主多用途军用航天器控制系统。能够对军用航天器的飞行姿态作自主的调整并保持正常姿态。同时，可以对卫星的故障进行自动检测及排除。在卫星处于紧急状况时，实时做出返回发射基地或自行毁灭的指令。④武器装备的自动故障诊断与排除系统。在武器装备内装有以人工智能专家系统为主要程序的计算机系统及执行命令的机器人系统。专家系统内装有自动诊断各种故障的反映专家知识水平的软件包。在通过专家系统确定故障由来之后，再下达指令给机器人维修系统，将故障（或潜在故障）及时排除。⑤军用人工智能机器翻译系统。可用于收集情报、破译密码、处理作战文电、协调作战指挥和提供战术辅助决策等。该系统内装有可以进行语言分析、合成、识别及自然语言理解的智能机，其内存储着多国语言基本词汇和语法规则。⑥舰船作战管理系统。可用于局部海域作战指挥、辅助战术决策、海上目标敌我识别、岸-舰一体化作战管理等。⑦智能电子战系统。可自动分析并掌握敌方雷达的搜索、截获和跟踪工作顺序，发出有关敌方导弹发射的警告信号，并确定出最佳防卫和干扰措施。⑧自动情报与图像识别系统。通过情报分析和图像处理技术，对敌方情报及图像进行识别、分类和信息处理。同时，自动提供辅助决策意见。⑨人工智能武器。其控制系统具有自主敌我识别、自主分析判断和决策的能力。如发射后"不用管"的全自动制导的智能导弹、智能地雷、智能鱼雷和水雷、水下军用作业系统等。人工智能技术正在迅速地发展，智能机、智能化武器装备和智能机器人的应用，对军事装备的发展将产生重大的作用；也必将对未来战争的战略、战术带来重大影响。

（庄达民 郭小朝 王笃明）

fēixíngyuán rénjī jièmiàn

飞行员人机界面（pilot man-machine interface） 飞行员或乘员与机（装备、设备、系统）间信息交互、作业交互的连接部。人机界面形式有硬件和软件两种形式。如作业域的开关、按钮、驾驶操纵杆、足蹬等为硬件人机界面；通过计算机软件和显示器实现的视觉信息交互为软件人机界面。信息交互界面包括视觉、听觉、语音等人机交互接合部。作业交互界面包括手足体能作业的操纵器和控制器等人机交互接合部。此外，尚有作业交互界面的延伸，包括飞行员、乘员的休息、生活设备使用有关的接合部。

人机界面这一词最早出现在20世纪80年代初，它是在吸取了以往很多科学的成果后形成的一门学术色彩浓厚的科学，并且还在随着计算机科学、生物医学工程的发展而发展。在20世纪80年代中期，诺曼（Norman）和拉斯穆森（Rasmussen）提出了认知工程，也有学者称为界面科学。是以认知心理学为基础，从认知的观点来研究人机界面。而日益发展的虚拟现实技术将对下一代人机界面产生很大影响。

飞行员人机界面研究内容主要包括以下几个方面。①人体测量：主要研究作业中人体的几何及力学特性参数测量，包括静态及动态参数测量。影响作业效率及作业域设计的主要人体测量参数有静态和动态体形参数，视域，四肢作业的位置角、力、力矩及可达域，身体及其节段质心等。②作业域设计与集成：由操作者、座椅、操纵台、显示仪表台及工作有关设备等构成操作者的作业域，又称为工作空间、作业空间等。主要研究作业空间、作业相关的器件及设备与操作者相适应的设计和评价方法，以达到作业的高效、安全、舒适等要求。作业域布局的人机工程设计及评价，对保证作业效率、安全性、舒适性有决定性作用，是顶层设计和总体设计中重要的设计任务之一。作业域设计与集成可采用计算机辅助设计（CAD）技术。作业域的评定方法可采用电子物理混合式仿真技术、虚拟现实（VR）技术以及全尺寸样机评价等。前两种评定技术主要用于方案设计阶段及研究发展阶段。电子物理混合式作业域评定为当前应用的主要方式，全尺寸样机作业域评定用于设计实施阶段。③认知技术：信息科学与人的特性和行为研究的结合，称为认知技术或认知工程。主要研究人如何感知数据，如何将其转化成综合信息，如何将综合信息作为决策依据。研究旨在揭示人为错误的原因、错误本质以及减少错误的措施。④信息显示与控制：主要研究信息显示与控制符合操作者认知规律的原理、措施及评价方法，以减少工作中的人为错误，保证高效作业和飞行安全。

飞行员人机界面对飞行的影响不仅是指其对飞行员体力、心理和意识活动的影响，而且将直接影响飞行员的工作效率和飞行安全。人机界面设计的复杂性在于，使用界面的是人，界面合适与否要通过人的使用来证明。

人机界面的设计有三个主要原则：①安全是人机界面设计的第一原则。飞行的安全性要求是飞行的第一要求。决定安全的因素极为复杂，有外界环境的因素，有飞机及各系统的因素，也有人的因素等，其中人的因素最为复杂，如是否对飞行员有直接的生理伤害、是否易于造成飞行员的错误、能克服复杂环境带来的危险以及故障下的安全飞行。②高效是现代战争对军机的基本要求。从人机界面设计的角度讲，显示系统应显示飞行员最关心的信息，提供一个友好的显示界面以及提供一个友好的显示界面。③舒适度是一个不可忽视的因素。现代科技以人为本，在现代军机的设计中也越来越多地考虑人的因素。人机界面的舒适与否不仅仅是感觉的问题，也影响到人的心理和生理状况，直接关系到飞行员能力的发挥，甚至关系到飞行的安全，绝不可小视。飞行员对舒适度的感知有理性的一面，更有感性的一面，这个问题非常复杂又不可回避。包括以下几点视觉因素（和谐愉悦的驾驶舱外观）、听觉因素（安静的驾驶舱）、触觉因素（座椅和飞行装备的舒适性）以及空间因素（宽阔的驾驶舱）。

一个安全的驾驶舱环境，能够减少飞行员的顾虑，使其把大部分精力用在飞行上，工作的效率必然会提高。否则，飞行员要考虑动作不要失误，不要看错数据，还要花很大的精力去飞行，工作负荷增加，效率也就必然很低。在不安的状态下飞行，飞行员的心理压力很大，工作负荷不可能减轻，在这种不良心态下飞行员很难有舒适的感觉。

一个友好而高效的驾驶舱界面，使飞行员的飞行工作得心应手，高信息量的显示，使飞行员能够全面地监控飞机的各个系统。这样飞行员出现错误的概率就会降低，一旦出现故障也能及时发现正确处置。高效的驾驶舱界面

使飞行员的工作负荷降低，减少疲劳，心理压力也较小，在一种愉悦的状态下飞行，飞行员自然有一种舒适的感觉。

舒适的驾驶舱环境能使飞行员精力旺盛、动作协调、发现问题迅速、头脑冷静、处理问题准确，这样，必然减少出现错误的机会。

舒适度其实也是满意度的一种反映。

（郭小朝　庄达民　王笃明）

平视显示器

píngshì xiǎnshìqì

平视显示器（head-up display，HUD）　将航空器操纵和遂行任务所需信息以光学字符和图形的形式，通过光学系统投影显示在飞行员视野正前方的显示装置，简称平显。

平视显示器是 20 世纪 60 年代出现的一种由电子组件、显示组件、控制组件、高压电源等组成的综合电子显示设备，能将飞行参数、瞄准攻击、自检测等信息，以字符、图像的形式，通过光学部件投射到驾驶舱正前方组合玻璃的光/电显示装置上。飞行员透过组合玻璃观察舱外景物时，可以同时看到叠加在外景上的字符、图像等信息。并且投射焦距位于成像组合玻璃前方，使飞行员几乎不用改变眼睛焦距，即可方便地随时察看显示信息。过去，飞行员在空战时，需要交替观察舱外目标和舱内仪表，易产生瞬间视觉中断，导致反应迟缓、操作失误，并有可能贻误战机，而采用平视显示器则可克服这一缺点。

早期的平视显示器是通过折射原理在最后的平行透镜产生平行光线，称为折射平视显示器。改进后的平视显示器是通过组合镜的弯曲特性产生平行光线，所以又称反射平视显示器。新一代

平视显示器在影像显示方面进行了改良，包括采用全像摄影显示方式，扩大显示影像的范围，尤其是增加水平方向的视野角度，减少支架的厚度对视野的限制和影响，增强不同光度与外在环境下的显示调整，强化影像的清晰度，与其他光学影像输出相配合，与其他信息融合显示，配合夜视镜的使用，以及采用彩色影像显示等。

平视显示器的显示信息主要与飞行安全密切相关，如飞行高度、速度、航向、升降速率、飞机倾斜角等。作战条件下，还会显示目标、武器与发射、预估命中点等数据信息。这些显示信息也会根据不同任务或不同阶段发生变化。

（熊端琴　王笃明）

下视显示器

xiàshì xiǎnshìqì

下视显示器（head down display，HDD）　安装在驾驶舱主仪表板上或操纵台上，处于飞行员的下视场内的电子显示器的统称，简称下显。

下视显示器的发展，以显示介质即硬件为标准进行划分，大概经历了五个阶段：简单机电仪表、机电伺服仪表、综合指引仪表、电子显示仪表、综合电子显示系统。其中前三个阶段属于机械显示仪表，存在的缺点主要是机械元件占据固定空间，随着仪表数量增多仪表板空间已明显不足，不管飞行员是否需要，始终显示，显示元件隐现和转换困难，此外机械仪表的信息容量小，位移和显示范围受机械限制，灵活性差，功能受到限制。因此目前飞机上除主要几个仪表还保留机械仪表显示作为备份外，其他多被电子显示仪表和综合电子显示系统代替。

电子显示仪表主要指平视显示器、头盔显示器、多功能显示器等，其优点主要是能够一表多用，缓解了仪表板拥挤的尖锐矛盾；能够按需显示，便于观察；光学字符形式灵活多样，从传统的指针、刻度到复杂的符号，从形象的图形到抽象的文字符号，进而采用彩色编码，增加了信息量。

综合电子显示系统把各种电子显示仪表按功能横向联系起来进行综合显示，具有资源共享、互为余度的特点，使飞行与作战有关的各系统都由信息总线来调度，从而做到全系统一体化。

下视显示器的普及，既减轻了驾驶舱的拥挤，又使一些复杂飞行操纵变得一目了然，更为灵活、方便、直观，推动了一代驾驶舱革命。随着显示技术的进一步发展，电子综合显示器逐渐由传统的阴极射线管（cathode ray tube，CRT）显示器向平板（flat plate display，FPD）显示器方向发展。平板显示器主要有液晶显示器（liquid crystal display，LCD）、等离子显示器（plasma display panel，PDP）、有机电致发光显示器（organic light-emitting diode，OLED）等。目前飞机上已逐步采用 LCD 代替 CRT 显示器。

（熊端琴　王笃明）

tóukuī xiǎnshìqì

头盔显示器（helment mounted display，HMD）

通过微缩显示技术，将显示器固定安置于头盔上，可以把瞄准标记、飞行系统和战场态势等信息直接显示给飞行员的光电显示装置，简称头显。

机载头盔显示器是一种观察角度大、捕获目标快的高性能瞄准显示设备，它克服了平视显示器（head-up display，HUD）视场有限的不足，可以向飞行员提供武器瞄准和飞机姿态等各种信息，如武器瞄准标记信息，主飞行显示信息，叠加的电视、红外或合成图像信息等，已成为现代军用飞机座舱显示系统的重要组成部分。作为一种新崛起的瞄准和显示设备，机载头盔显示器具有离轴显示和攻击能力、宽视场和较强的夜视能力，越来越受到世界各国空军的重视。

头盔显示器与头盔瞄准具共同构成完整的头盔显示系统。头盔显示系统一般由头盔、显示器、头部跟踪系统、夜视镜、摄像机和电子组件等组成。

飞行员头盔显示系统主要用于瞄准跟踪目标、空中格斗攻击、对地攻击、惯导对准、态势感知、夜视夜瞄、协同作战等任务场景。其性能优势的充分发挥主要取决于其人机工效水平。

飞行员头盔显示系统的人机工效问题主要有：①人体测量学问题，如头盔与飞行员头部尺寸、瞳孔间距的适合匹配等。②生物力学问题，如头盔系统的重量、重心分布及对飞行员头颈部不同部位的压迫等。③光学与视觉感知问题，如飞行员的视场要求与光学系统技术性能权衡、不同光照环境下显示图像的亮度与对比度等。④符号设计问题，如高度、空速、姿态、火控、告警、地图、数据链等信息符号表征设计的易识别性、易理解性、易记忆性、画面空间显示布局方式、显示密度等。前两类问题直接影响佩戴的舒适性与生理疲劳，后两类问题主要影响态势感知效率与心理负荷。

此外，飞行员头盔显示系统还应考虑的问题包括：①与弹射系统的兼容性。②与座舱照明系统的兼容性。③与平显系统、综合显系统等的兼容性。④同视、听、说功能的匹配性。⑤头盔部件的易脱性等。

（熊端琴　王笃明）

wògǎn cāozòng jìshù

握杆操纵技术（hand on throttle and stick，HOTAS）

在驾驶员握持驾驶杆和油门杆保持航空器状态的操纵的情况下，通过驾驶杆和油门杆上的按钮、开关和电位计对航空器的火控、通信等系统进行操纵控制的技术。握杆操纵技术是 20 世纪 70 年代年代初随着机载数字计算机的应用而发展起来的新技术，通过把许多武器和雷达等重要转换控制器安装布置到战斗机的驾驶杆和油门杆上，以保证飞行员在作战飞行时双手不离开操纵杆，在平视飞行状态能够双手握杆同时完成飞机控制、雷达搜索、目标锁定、武器选择、武器投放等重要操作，提高飞行员实时战场态势感知的精确度，确保准确迅速的作战任务操作，是高性能战斗机普遍采用的控制设计，F-16、F-18、阵风、幻影、苏 27 等飞机均采用握杆操纵技术设计飞机油门杆和驾驶杆。

握杆操纵将许多关键控制器集中布置在驾驶杆和油门杆上，尽可能方便飞行员“手不离杆”的操纵，这是 HOTAS 设计的最大优点；但是，这许多控制动作都要依靠飞行员的手指运动来完成，极大地加重了每个手指的操纵负荷，容易导致手指疲劳，可能危及飞行安全；而且驾驶杆和油门杆握柄的面积是非常有限的，不允许加装更多的开关和按钮，因此手柄和器件的设计布局和配置必须符合飞行员群体手部尺寸和手指功能，符合人机工效设计原则，控制手部的工作负荷。为了减少开关、按钮的数量，有些开关和按钮采用多向控制配置，即向不同方向扳动，其功能不同。美国 F-18 战斗机，在油门杆上装有 10 个开关、按钮，具有 14 种功能；在驾驶杆上装有 7 个开关、按钮，具有 13 种功能；中国某高性能歼击机驾驶杆上有 9 个手指运动控制器，共计实现 28 种控制功能；油门杆上有 8 个手指运动控制器，共计实现 36 种控制功能。器件的操作方向应与相关联的各类装置或运行系统的相关运动一致；当运行系统或各类装置能在两个或两个以上的维度运动时，应保持运动的一致性或预期的反应（如方向控制类器件的向上运动），引起某些运行系统俯冲或向前运动，而不是简单的向上运动；器件的安装方向应根据操作者正常握杆位置来设计，并使操作方向与操作手指尖到掌心的方向一致或垂直。

（刘庆峰　郭小朝）

duō gōngnéng kòngzhì jìshù

多功能控制技术（multifunction control technique）　集成了多种控制功能于一体的控制技术。控制技术在航空领域的应用有航空流量控制、航空动力控制及模糊控制技术在航空发动机领域运用等，朝着智能化、多功能方向发展。与普通的控制技术相比，其理论设计和软硬件实现都会复杂一些。正如目前的电器及通信设备市场一样，各种控制器在功能上也向小型化、轻型化、多功能方向发展。以一种多功能电灯控制开关为例。通过按钮信号触发触发器，并由触发器驱动执行元件，控制电灯。按一下按钮电灯可亮 3~5 分钟；连续按两下电灯保持长亮；按第三下电灯延时关灯；环境亮时还能自动熄灯等

功能，既能用于走廊、楼梯作短时间节能照明灯控制又能用于家庭、房间、办公室的电灯方便控制。多功能控制技术在航空领域的发展也越来越快。以航空发动机领域为例，沿用经典控制理论的控制设计方法已不能满足对现代发动机的控制需要，由于发动机控制的自身需要和微电子技术的飞速发展，发动机控制已实现从传统液压式控制、机械式控制向数字电子控制的转变，并经历了从单个部件到整体、从模拟式到数字式、从有限功能到全面功能的发展过程。

（刘庆峰　王笃明）

fēijī huàyīn jìshù

飞机话音技术（aircraft voice technique）　飞行员采用口呼法直接说出表明自己操控意图的话音指令，由麦克风接收并传输至语音识别系统，经过语音识别再调用正确触动信号，触发作动机构产生预期操纵效果的技术过程。该技术是 20 世纪 70 年代后期发展起来的人机交互新技术。其应用可分担飞行员的视觉负荷，进行非接触控制，实现了真正的人机对话，改变了人机接口的结构。优点是简单化操作、节约时间、减轻驾驶员的负担、保持平视飞行，这些对未来飞机特别是战斗机具有重大意义。让计算机能听、能看、能说、能感觉，是未来人机交互的发展方向，其中语音成为未来最被看好的人机交互方式，语音比其他的交互方式有更多的优势。如熟练者的键盘数据输入速度为平均每秒 1 语，手写为平均每秒 0.4 语，按钮操作为平均每秒 0.3 语，而语音输入速度为平均每秒 4 语。

美国新一代战斗机 F-35 的座舱布局和显示界面中声控和触摸

屏已被设计成飞行员命令的主输入方式，飞行员通过轻触一个蓝绿色的三角标志就可以在垂直或者水平方向上将显示窗扩大成 8 英寸×10 英寸。这一指令也可以通过声控实现，如飞行员可以说"扩展一个显示器"（expand one），这样最左边那个显示窗将会扩大；接下来如果你想保持改变后的布局，你可以说"保持显示"。

飞机话音技术应用需要符合航空人机工效原则。当飞行员双手均被占用，总被要求规则性运动或频繁移动时，或者视觉注意完全被侵占时，语音识别设备可以用作操纵器件起到控制作用。在下述情况下可采用语音控制：①语音识别错误的影响程度低。②识别和纠正错误容易。③预期使用并不频繁。④不想用时易于禁止。

语音识别设备不该用于描述目标位置或对象操作的任务，只应用在可以获得满意绩效的地方。这也许就排除了导致用户紧张（应激）、嘈杂或是承受高 G 过载的环境。这一要求明显与军事航空环境相矛盾，也是飞机话音技术需要重点解决的瓶颈问题。航空环境应用语音技术还存在以下特点：①广泛使用口语化的首字母缩略词（如 HUD，不是 H-U-D）注：汉语也存在大量缩略用语，国军标已规定飞机显示、控制用语。②广泛使用与地理位置有关的名称和标准飞行操作程序用语。③音标字母。④标准化的无线电交流用语和协议。⑤高识别精度和识别速度。

因此，将语音控制设备用于军事航空环境，必须充分考虑到任务、噪声、高载荷、加压呼吸等方面影响，实现高精度和高的识别速度。拉波特（Laporte）在

1989 年在飞行模拟器进行了语音控制无线电频率转换的实验，认为可以降低工作负荷。美国国家航空航天局在 Gulfstream G-V 飞机上进行了空中语音控制的飞行试验，结果表明综合识别率在 95%，与飞行员希望的 99% 以上存在差距，需要进一步研究改进。

自然语音交互是飞机话音技术追求的终极目标。

（刘庆峰 郭小朝）

fēijī zìdòng jiàshǐyí

飞机自动驾驶仪（autopilot of aircraft）

通过飞行员按一些按钮和旋转一些旋钮，或者由导航设备接收地面导航信号，来自动控制飞机完成三轴动作的装置。不同型号的飞机所装备的自动驾驶仪可能会有一些小的差别，但是大体相似。1914 年，美国斯派雷制成了电动陀螺稳定装置，成为自动驾驶仪的雏形。20 世纪 30 年代，为减轻驾驶员长时间飞行的疲劳，开始使用三轴稳定的自动驾驶仪，用于保持飞机平直飞行。20 世纪 50 年代，通过在自动驾驶仪中引入角速率信号的方法制成阻尼器或增稳系统，改善了飞机的稳定性，自动驾驶仪发展成飞行自动控制系统。50 年代后期，又出现自适应自动驾驶仪，能随飞机特性的变化而改变自身的结构和参数。现代自动驾驶仪已广泛应用于飞机，而且一般都是数字式自动驾驶仪。机载计算机能够确定最佳飞行路线，包括爬升和下降等，并对油门和各控制翼面发出指令。各种先进的显示屏幕取代了种类繁多的仪表盘，直观地显示出沿途检验点和飞机航向等信息。

自动驾驶仪的基本功能如下：①自动保持三轴稳定，具体地说，及自动保持偏航角，俯仰角于某一希望角度，倾斜角保持为零进行直线飞行（平直飞行、爬高、下滑）。②驾驶员可以通过旋钮或其他控制器给定任意航向或俯仰角，使飞机自动改变航向并稳定于该航向，或使飞机上仰或下俯并保持给定俯仰角。③自动保持飞机进行定高飞行。④驾驶员通过控制器操纵飞机自动爬高或俯冲，达到某一预定高度，然后保持这一预定高度。

上述所有基本功能都是指自动驾驶仪与飞机处于正常状态的控制功能。辅助功能如下：①一旦自动驾驶仪的舵机处于卡死或无法操作的状态时，应允许驾驶员具有超控的能力。②自动回零功能。在投入自动驾驶仪之前，飞机本身处于平直飞行的配平状态，必须让自动驾驶仪的反馈信息与测量元件的总和信号回零，才能避免投入后形成误动作。③自检测（BIT）功能。一种机内自检测功能，在自动驾驶仪的部件及系统中，可设置 BIT 检测信号，借以检查某部件或全系统工作是否正常。这种检查可在自动驾驶仪投入前进行。④马赫（M）数配平功能。飞机在跨声速区，升降舵操纵特性有一个正梯度区，从而操纵特性不稳定，设立 M 数配平系统控制水平安定面，以改善其操纵特性。

（王笃明 郭小朝 庄达民）

hángkōng rénjī xìtǒng shèjì

航空人机系统设计（aviation human-machine system design）

综合运用人体测量学、生物力学、生理学、心理学等研究手段和方法，在研究人体生理结构、生物力学特征、心理规律的基础上对航空人机系统（主要是飞机座舱系统）各组成要素进行的设计。其目标是使航空人机环系统整体水平达到最优。航空人机系统设计的科学合理与否直接影响到整个航空人机系统是否可以安全、高效地运行，其主要内容包括航空人机功能分配、人机界面设计、座舱环境设计等。

航空人机功能分配 根据人和飞行器的特点，合理地进行人机功能分配，确定哪些功能由人执行，哪些功能由机器执行，哪些功能由人和机器联合执行，这是航空人机系统设计的前期必备基础性工作。在功能分配上，人与飞行器的系统有三种设计方案：全自动形式、全手动形式和手动辅助系统，后一种形式将人和机器的优点有机地结合起来（见航空人机功能分配）。

航空人机界面设计 从信息输入输出的角度可以分为显示工效设计和操控工效设计，其中显示工效设计又可以进一步按感觉通道分为视觉显示工效设计、听觉显示工效设计。

视觉显示工效设计 主要是对航空仪表视觉显示内容及显示格式等进行合理优化设计，提高航空仪表的视觉信息显示工效。视觉显示工效设计主要包括以下四方面。①座舱显示信息及其优先级设计：空军军医大学空军特色医学中心（原空军航空医学研究所）郭小朝等针对 16 个飞行阶段或任务，调查了新型高性能战斗机专家用户、典型用户和潜在用户，确定十分需要的一级通用显示信息 8 条，很需要的二级通用显示信息 41 条，需要的三级通用显示信息 33 条，倾向需要的四级通用显示信息 20 条；飞行员要求分级显示的信息数量远多于美国军用标准《飞机显示器字符》（MIL-STD-1787B）规定的内容。②信息显示格式优化设计：空军航空医学研究所李良明等研究表明，汉字瞬间视觉量平均为4.2~6.0个，汉语短语采用"分组上下对齐排列"格式时的视觉认知效果最好；该设计结果为《飞机电/光显示器汉字和用语》（GJB 302—87）所采用。③应急备用仪表设计研究：应急备用仪表一般选取较小的仪表尺寸，李良明等曾对小型化仪表设计的工效学问题做过调查研究，飞行员认为最重要的仪表是空速表、高度表、地平仪、罗盘，结果为《小型化航空仪表设计规范》（GJB 808—90）所采用。④视觉显示器工效设计：在新型军用飞机座舱内，视觉显示主要由平视显示器（head up display，HUD）、下视显示器（head down display，HDD）、多功能显示器（multifunction display，MFD）等主飞行仪表完成，少数常规机电仪表仅作为应急备用仪表得到保留。

军用飞机视觉显示终端多为阴极射线管（cathode ray tubes，CRT）显示器或液晶显示器（liquid crystal display，LCD）。CRT显示器屏面亮度以15~20cd/m²、显示画面的背景照度以300~450lx为宜。在微光环境下，人对CRT显示器紫色、品红色、蓝绿色、绿色、红色色标的相对辨别能力比较好。液晶显示屏与水平视线成15°下视角且视距为80cm时，液晶汉字的字高最好不小于8mm。液晶多功能显示器在实际照明条件下的对比度应保持在10左右，屏面的垂直照度不应大于100lx，光源的入射角度必须大于或等于45°。考虑暗适应时，以采用亮度为1.5cd/m²的红色光曝光后辨认暗标所需要的时间作为暗适应基准时间，则液晶显示器绿色色标不破坏暗适应的亮度上限为

14cd/m²。

听觉显示工效设计　主要是对飞机座舱中座舱告警、话音通信、指挥引导等各类可以以听觉形式呈现的信息内容及其形式进行合理优化设计，提高听觉信息的显示绩效，主要包括：①座舱听觉信息及其编码设计，如郭小朝等针对军事飞行17种空中特殊情况，通过书面短语理解调查和听觉话音工效学实验，为每种告警条件选定了适用的汉语话音用语。②显示格式与参数设计，空军航空医学研究所刘宝善等的研究结果认为，告警语音最好采用汉语普通话女声（中频提升），在主告警音结束后间隔0.15~0.40秒，接着以4~6字/秒的语速、0.20~0.40秒的句间隔时间反复播放话音短语。结果为《军用飞机听觉告警系统汉语话音工效学要求》（GJB 2782—96）所采用。

操控工效设计　对飞机的各类操作控制装置进行科学设计或优化，以使飞行员能安全、高效、舒适地对飞机进行操控；主要包括：①操纵控制方式设计，如刘宝善等采用模拟测试方法测量了359名飞行员手指按压驾驶杆、油门杆上不同按钮的操纵效果，发现握杆操纵状态下飞行员用双手拇指、示指扳动开关的可行性最好，双手五个手指按压杆上按钮的可行性也最好，结果为《握杆操纵中手的数据和手指功能》（GJB 1124—91）所采用。②小型多功能控制按键设计，将小型按键式可选择开关（optional selected switch，OSS）布置在多功能显示器四周，并通过计算机软件将OSS功能和多功能显示器当前显示画面联系起来完成对OSS控制功能的动态模块化设置，是新型歼击机座舱控制设计的一个特点。

OSS键大小最好不小于10mm×10mm，重要控制功能应优先分配给多功能显示器上、下周边水平排列的OSS按键。

座舱环境设计　主要是通过对飞机座舱中的工作空间、空气、照明、噪声及微气候等环境因素的科学设计来保证给飞行人员提供一个舒适的工作环境，提高其工作效率。主要包括：①座舱工作空间设计，基于飞行员人体测量对座舱仪器设备布置及工作空间进行设计。②座舱照明设计，通过仪表显示及照明光源设计避免眩光、提高飞行员视觉判读绩效。③座舱声环境设计。④座舱空气环境设计，指座舱空气成分、气压等的设计。⑤座舱微气候设计，指舱内温度、湿度、气流等因素的设计。

（郭小朝　庄达民　王笃明）

fēijī yíbiǎobǎn bùjú

飞机仪表板布局 （layout of aircraft instrument panel）　飞行座舱内各类仪表、控制开关、信号灯、音响和照明装置等设备的集中安装排列分布方式。仪表板布局决定着仪表和设备在表板上的排列位置，也关系到仪表板的结构设计，直接影响飞行员对仪表板所有设备的视读绩效和对飞机的驾驶操作绩效。

发展历史　20世纪50年代以前，飞行仪表多为单一功能的，习惯采用6件组列法，即将指示飞行状态的六种基本仪表（空速表、高度表、地平仪、航向指示器、升降速度表和转弯倾斜仪）合理地组列在一起。指示飞机姿态的地平仪，作为最重要的飞行仪表放在驾驶员正前方主仪表板正中间的上方位置。空速表、升降速度表和高度表的指示与地平仪的俯仰指示直接有关（如飞机

抬头、俯仰指示发生变化，这时升力和阻力同时增加，使空速下降，升降速度为正，高度上升），也属驾驶员最常观察的仪表，安置在重要的部位——地平仪的两旁和下侧。航向指示器位于地平仪下方，转弯倾斜仪排列在左下方，这三个表的指示也是相关的：方向的变化是飞机倾侧的直接结果，而航向变化值可从航向指示器读出。转弯倾斜仪可作为指示航向变化的辅助仪表。

20世纪50年代后期，由于综合指示器的出现，仪表板上的基本飞行仪表逐步改用T形组列法。组合空速表、指引地平仪、航道罗盘和组合高度表构成T形排列。显示内容和形式更便于观察，有助于驾驶员操纵飞机。

电子综合显示仪的出现使仪表板的组列方式发生了重大变化。飞行参数综合显示仪、导航参数综合显示仪和各种形式的多功能显示仪逐渐取代了习惯采用的飞行仪表，装在主仪表板上的中心位置。一些最基本的直读式飞行仪表，作为应急仪表，安装在综合显示仪的下方和两侧（表1）。

布局原则　①使用顺序准则：如果控制器或显示器是按某一固定使用顺序操作的，则控制器或显示器也应按统一顺序排列布置，以方便驾驶员的记忆和操作。②使用频率准则：将使用频率高的显示器或控制器布置在驾驶员的最佳视区或最佳操作区，即布置在驾驶员最容易看到或触摸到的位置。对于只是偶尔使用的显示器或控制器，则可布置在次要区域。但对紧急制动器，尽管其使用频率低，也必须布置在驾驶员需要使用时，即可迅速方便操作的位置。③功能分组准则：按照控制器或显示器的功能关系安排其位置，将功能相同或相关的控制器或显示器组合在一起。④重要性准则：按照控制其或显示器对实现系统目标的重要程度安排其位置。对于重要的控制器或显示器应安排在驾驶员操作或认读最为方便的区域。

相关标准文件　《歼（强）击机座舱视野和主仪表板视区》（GJB 307A—2012）、《飞机仪表板布局通用要求》（GJB 807A—2008）、《直升机仪表板布局》（GJB 1560—92）、《直升机座舱视野和仪表板视区》（GJB 2526—95）等。

飞机仪表板布局的目的是确保驾驶员既能以良好坐姿观察飞机舱外目标，又能以合理高效的扫视策略认读获取驾驶舱内各仪表显示信息，并又好又快完成任务。

（郭小朝　王笃明　庄达民）

fēijī xiǎnshì jièmiàn shèjì

飞机显示界面设计（design of aircraft display interface）

对需要呈现给操作者的飞机自身及目标信息的呈现载体、呈现内容、呈现方式等进行设计，其设计优劣直接关系到操作者能否在尽可能长的时间内快速、准确、高效地接收、处理加工飞机和目标信息，进而影响对飞机的操控。

主要内容　飞机显示界面按其涉及的感觉通道可以分为视觉显示界面、听觉显示界面、触觉显示界面等，其中视觉显示界面是最主要的组成部分。除涉及作业空间的显示器尺寸、倾角等硬件问题以及眩光等视觉环境问题之外，视觉显示界面设计中最常关注的工效学内容为如下。①字符配色问题：即确定不同工作模式（如白昼/黑夜）下的显示界面背景色，以及不同模式下最佳的字符显示方式（类型、大小、颜色等），能实现既使字符清晰易读，又使长期注视使用而不易产生视觉疲劳。②显示布局问题：即确定目标信息、告警信息等信息模块在界面的最佳空间布局，便于识别、记忆与操控。③菜单交互问题：即确定最优的菜单结构及呈现方式，包括术语名称如何便于理解、记忆及统一标准化，菜单广度与深度如何设置做到搜索绩效最高等。听觉显示界面设计则涉及言语通信清晰度、可懂度以及听觉告警设计等内容，听觉告警设计要点又主要集中于声音信号的强度、频率、音色、语音特性、内容格式、呈现方式、优先顺序等方面。

基本原则　飞机显示界面设

表1　仪表板布局发展

飞机发展	仪表发展	仪表板布局
早期和初期的喷气战斗机	第一代仪表 简单机械和电气仪表	盲目飞行仪表板 空分制
第一代喷气战斗机	第二代仪表 机电伺服式仪表	盲目飞行仪表板 空分制
第二代喷气战斗机	第三代仪表 综合指引仪表系统	T形布局 空分制
第三代喷气战斗机	第四代仪表 电子显示仪表	T形布局 空分制
第四代喷气战斗机	第五代仪表 综合电子显示系统	T形布局 空分制 玻璃座舱

计应从操作者的心理及生理特征出发，主要应遵循以下原则。①易识别性：信息的显示容易引起人的注意，从干扰背景中突显出来，容易被识别，且不同内容的显示模式之间不易混淆。②易理解性：显示的模式含义明确，易被使用者迅速理解，不易产生误解与混淆。③易记忆性：信息的编码方式及其意义、空间布局等容易被识记。④功能分组原则：功能相近或相关的显示器或信息安排在一起，同类设备功能相似的显示器或信息安排在相对一致的位置。⑤重要性及频率优先原则：依据显示器或显示信息模块的重要程度或使用频次确定布局位置的优先权。⑥兼容性原则：既包括概念兼容性（显示器功能或用途的编码应与人们已有概念相一致），又包括空间兼容性（显示与控制的空间关系应与人们对此关系的预想相一致），还包括运动兼容性（即显示与控制的运动关系应与人们对这种关系的预想相一致）。⑦适度负荷原则：即显示的信息量应适度，界面信息显示数量、颜色或声音编码数量等适度，避免造成过高视觉或听觉负荷，延缓长时工作的视觉疲劳。此外，飞机视觉显示界面设计还应基于座舱工作空间及飞行员不同飞行任务和阶段对信息的需求等，国内研究机构针对飞机座舱信息显示重要程度的调查汇总见表1。由此可知不管飞行任务和阶段如何，最主要的显示信息应当是姿态、速度和高度。偏航角也很关键，反映了对舵机的输入反应，若一个发动机故障飞行员必须借此保持状态。同时，也为显示界面的层次化设计提供了依据。

在由航空电子显示器构成的显示界面设计中，综合显示画面及其显示格式是决定飞行员认知工效的重要因素。显示信息的选取应根据飞行员使用需求尤其是信息使用频度、信息重要度决定其显示优先度（公式），符号化编排格式应遵从相关标准的规定。

$$显示优先度 = 0.222 \times 信息使用频度 + 0.790 \times 信息重要度$$

郭小朝等研究发现，除了飞机故障信息以外，中等技巧飞行员完成不同作战训练任务所要求的信息显示优先度并不相同（表2）。

（郭小朝）

fēijī kòngzhì jièmiàn shèjì
飞机控制界面设计（design of aircraft display interface）

对操控飞机的各类控制装置及其布局与操控方式等进行的设计。控制界面直接关系到操作者对产品装备的操控，为更方便、高效地实现控制意图，其合理设计有利于提高人机系统的工作效率，提高操作者操作的准确性、速度和安全性，同时亦可降低操作者的紧张和疲劳。

主要内容　最常见的传统控制器是手、足控制器，此类控制器控制界面设计时需要考虑的人机工效因素主要有以下几种。①控制器的编码：主要的编码方式有形状、表纹、大小、位置、操作方式、颜色和标记等。其中前五种编码可以凭触觉、视觉和动觉辨认，后两种必须用视觉辨认。②控制器的操作反馈：即操作结果的信息应及时通过显示器或其他显示手段传递给操作者，以便使操作者调整自己的操作反应，保证系统输出符合预定的要求；控制器的兼容性：它涉及刺激与反应之间在空间、运动、概念上的相互关系，以及人们对这

表 1　信息显示重要度

飞行阶段	重要程度									
	1	2	3	4	5	6	7	8	9	10
起飞	转速	空速	喷温							
爬升	地平	空速	高度	升降	罗盘	转速	喷温			
出航	罗盘	空速	高度	时钟	地平	耗量	转速			
返航	罗盘	空速	耗量	高度	地平	时钟	转速			
着陆	空速	高度	转速	力臂						
航行	罗盘	高度	空速	地平	时钟	耗量	转速	喷温		
低空飞行	高度	空速	地平	无高	升降	耗量	转速	罗盘		
高空飞行	空速	高度	M数	O$_2$指	地平	座舱高	转速	力臂	罗盘	喷温
下滑	高度	空速	升降	地平	转速	罗盘				
返场（昼）复	地平	罗盘	高度	空速	升降	转速				

表2　信息显示优先度

编号	飞行信息	起飞	着陆	战术导航			空-空攻击				空-面攻击				电子对抗	编队协同	应急操纵
				导航	巡航	返航	引导接敌	中远导弹	近程导弹	航炮	火箭	导弹	炸弹	航炮			
1	飞机纵轴方向					0.43				0.34							
2	转入电传应急操纵状态	1.11	1.08	0.66	0.61	0.63	0.29	0.29	0.45	0.38	0.29	0.29	0.38	0.61		0.61	0.78
3	平尾中立位置	1.11	0.38														
4	液压收放系统压力	1.11	1.10	0.41	0.41	0.45	0.41									0.41	
5	飞机总油量	1.07	0.98	0.57	0.61	0.77	0.34									0.45	
6	发动机高压转速	1.11	1.00	0.80	1.00	1.24	0.85	0.77	0.78	0.85	0.78	0.77	0.77	0.77	0.77	0.80	0.80
7	发动机排气温度	1.19	0.90	0.77	0.90	0.77	0.77	0.77	0.77	0.77	0.52	0.52	0.52	0.52	0.52	0.57	0.52
8	发动机滑油压力下降	1.20	1.11	0.72	1.07	1.11	0.61	0.48	0.48	0.48	0.48	0.48	0.48	0.48	0.70	0.48	0.48
9	起落架收上/放下	0.88	1.26														
10	襟（副）翼收上/放下	0.95	1.19														
11	飞机磁航向	1.25	1.22	1.26	1.25	1.26	1.22	0.90	0.89	0.79	0.90	0.90	0.90	0.89	0.90	1.01	0.77
12	飞机预定航向	0.84	1.07	1.07	1.07	1.14	0.85	0.77	0.57	0.57	0.57	0.57	0.57	0.57	0.64	0.75	0.51
13	飞机航向偏差		1.12	0.39													
14	飞机俯仰角	1.10	1.05	1.05	1.12	0.92	0.90	0.53	0.53	0.58	0.78	0.82	0.82	0.82	0.82	0.88	0.77
15	飞机指示空速	1.04	1.10	0.85	0.95	0.85	1.14	1.12	1.12	0.77	1.10	1.10	1.10	1.10	1.12	1.10	1.10
16	导航方式			1.04	0.67	0.76											
17	飞机进场着陆方式		1.08														
18	敌距离						1.02										
19	敌方位						1.07										
20	敌我相对方位						1.11										
21	实施攻击指令						0.77	1.16	0.43								
22	再次攻击指令						0.77	1.05									
23	敌导弹接近本机动态						1.18	1.08	0.90	0.65							
24	电子对抗最佳干扰样式														1.12		
25	电子对抗系统干扰效果														1.20		
26	火控雷达处于开机状态						0.95	1.05	0.92								
27	火控雷达主通道状态						1.09	1.06	0.95								
28	火控雷达工作状态						1.09	1.00	0.79								
29	火控雷达截获目标						1.06	1.12	0.78	0.36							
30	目标（机群）位置						1.07										
31	敌我空中相对位置						1.16	1.01	0.62								
32	目标数量						1.23	1.12	0.78	0.27							
33	目标相对航向或方位						1.07	0.44									
34	目标运动方向						1.01	0.64	0.30								
35	目标运动速度/M数						1.05	0.84	0.29	0.26							
36	目标运动轨迹						1.16	0.77									
37	目标运动趋势线						1.20	1.06									
38	目标威胁等级						1.11	0.80	0.67	0.67							
39	首选攻击目标						0.77	1.16	0.77	0.53							
40	导弹截获目标						0.60	1.20	1.24				0.70				
41	最小允许发射距离							1.15	1.14				0.79				
42	最佳允许发射距离							1.32	1.24				0.39				
43	最大允许发射距离							1.33	1.32				0.80				
44	火箭发射方案										1.05						
45	火箭余弹量										1.05						

些关系的认识和预测的一致性。如大的控制器与高增益相联系，控制器指针沿顺时针转动与输出增加相联系。③控制器阻力：如何设置适当的控制器阻力以防止偶然触发，同时也为操作者提供了一定的力反馈和本体感觉反馈，保证操纵的速度和准确性及执行连续控制运动的平滑性。④控制器的增益：对于旋钮类的控制器则要考虑其系统增益，即其灵敏度或控-显比（C/D），以适应不同任务的需要，高 C/D 适合于精细调节，低 C/D 则适合于快速粗调。⑤控制器尺寸与间距：各控制键钮的大小和间距该如何确定才能避免误操作同时也不致使操作行程过长，这两者同时影响着操控的速度和准确性。⑥控制器空间布局：各控制键钮该如何布局排列才能降低操作人员的位置记忆负荷和搜索时间，提高操控效率。

设计原则 飞机控制界面设计亦应从操作者的心理及生理特征出发，主要应遵循以下原则。①易识别性：各控制器的编码应易辨别区分，避免发生混同导致操作失误。②生理适用性：控制器操纵部分的大小、形状及指向，必须便于把握和移动，其外形应符合人手等部位的生理解剖学特征；控制器的阻力、惯性和转矩要适当，应在人的体力适宜范围内，并确保安全。③操作便捷性：控制器要有利于操作，尽量减少或避免不必要的操作动作，以保证系统工作效率。④功能分组原则：功能相近或相关的控制器安排在一起。⑤频率及顺序原则：依据控制器的使用频次及操作顺序确定布局位置。⑥兼容性原则：同样必须遵守空间兼容性与运动兼容性两条（见飞机显示界面设计）。⑦防止误操作：对于会引起大的影响甚至危险的键钮（如开关），应设置误操作的防护装置，以避免无意识的操作而引起的危险。

除了传统手足控制界面之外，言语控制、眼动控制、姿态控制、脑控界面等新型控制界面亦在不断开发设计之中。

郭小朝等研究发现，飞行员认定为高需求的 6 个人工控制器件包括驾驶杆、油门杆、发动机"战斗-训练"选择开关、起落架收放开关、供氧成分选择开关、停车卡销。它们全部出现在起飞阶段，其中"起落架收放开关"还出现在着陆阶段，说明在此过程中飞行员必须人工介入飞机操纵，完成必不可少的控制动作。较高需求的人工控制功能共有 16 个，如应急刹车、应急抛盖、发动机灭火、电传操纵系统状态转换、最危险目标类型选择、武器投射等，主要出现在滑出/起飞、引导接敌、空空导弹攻击、空-面炸弹投放、空-面航炮射击阶段，说明飞行员要求自主把握飞行安全和武器使用，人工完成比较重要的控制功能。中等需求的人工控制功能共有 175 个，涉及各个飞行阶段或任务过程。其中，①自动驾驶仪改平、②自动驾驶仪接通。③自动驾驶仪断开。④武器使用选择。⑤火控系统工作状态转换。这五项功能在多个任务阶段都存在。

（郭小朝　王笃明）

fēijī tīngjué gàojǐng xìtǒng

飞机听觉告警系统 （auditory alerting system of aircraft）

若飞机内部各子系统出现故障或遇到外部环境威胁（如被敌方火控雷达照射），以声音信号的形式向飞机操作人员发出告警，提示故障或威胁信息及其严重或紧急程度的系统装置。声音信号具有迫听性、全方向性、绕射性以及远距离传输等特性，因此特别适合于充当告警信号，尤其是在视觉负荷过高或长时间监控的工作条件下（如飞机自动驾驶监控）以及振动、缺氧、高过载等特殊条件下，听觉告警系统较之视觉告警系统更具优势。

分类 听觉告警信号多通过驾驶舱扬声器和/或飞行员耳机呈现。

听觉告警按其使用的声音信号的性质，可以分为语音告警和非语音的音调告警。①语音告警：多采用语音信号的形式，其功能是向操作人员提供状态信息（系统产生问题的部位和性质等）和指导信息（引导操作人员采取应对措施），适应于要求用户迅速采取行为时。②音调告警：一般采用音调信号的形式。常指代一定的含义，也可以是吸引操作人员的注意并提供关于告警紧急等级的初步信息，后者也称预警信号或主告警音。

按照告警信息的紧急和重要程度，听觉告警可以分为提示、注意、警告三级。也有研究者分为注意与提示、告警、应急告警。①提示级告警：要提醒操作人员重视某些系统（设备）的安全或正常工作状态、性能状况以及提醒操作人员进行例行操作。②注意级告警：表明将要出现危险状况或某系统（设备）故障，该故障将影响任务的完成或导致该系统（设备）性能的降级，需要让操作人员立即知道，但不必立即采取应对措施的信息。③警告级告警：表明已出现了危及安全的状况，必须让操作人员立即知道并立即采取应对措施。

设计要点 听觉告警系统的

优势能否充分发挥，取决于听觉告警显示器的设计是否与人耳的听觉特性相匹配，是否符合听觉工效学原则。除遵循易识别性、易分辨性、兼容性、可控性、标准化等听觉显示器设计的一般工效学原则之外，听觉告警系统的设计还在告警信号强度、频率、音色以及呈现方式等方面有着特定的要求。

对于非语音的听觉告警系统，作为告警信号的音调的强度、频率、音色、呈现方式等都必须遵循相应的工效学原则。强度应与相应告警级别相适应，既能唤起人的注意又不至于过强干扰人员操作与决策。频率应选择人耳敏感频段、与背景噪声差异较大频段或以变频方式呈现以保证告警信号的易识别性等。音色应具有较高特异性、可分辨性、含义明确性等。呈现方式上根据实际需要可采用分时呈现、双耳呈现、声音调制或"视听"双重呈现等；还应提供自动复位功能，使信号系统可以重新返回到起始状态，以保证险情重复出现时告警装置能再次发出告警信号。

对于语音告警系统，除遵循听觉显示器设计的一般原则并借鉴以上非语音听觉告警设计的要求之外，还必须注意语音特性、内容格式、呈现方式及优先顺序等。语音特性应该是独特的和高可懂度的，语音模式多采用女声播送，语调选择上以单调的语调播送。内容格式上应该由能清楚辨认的问题或要采取的动作的短语构成；对于危险级的警告级告警，应提供操作指导信息，信息应包含动作和方向两个元素（如"拉起来"）；对于其他的警告级信号和注意级信号，语音告警信号提供的系统状态信息应包含总

标题、子系统或部位、问题性质等三个元素，如"1号发动机着火"。呈现方式上则要考虑时间呈现要求、空间呈现要求以及视听综合呈现。

相关标准文件　《驾驶舱告警系统》（SAE APP 4102/4—1988）、《FAA飞机告警系统设计指南》（ADA 106732）、《飞行机组告警》（AC/ACJ 25.1322）、《军用飞机听觉告警系统汉语话音工效学要求》（GJB 2782—96）等。

（郭小朝　王笃明）

fēixíngyuán fánghù tóukuī shèjì

飞行员防护头盔设计（design for protective helmet of pilot）对飞行员所戴头盔材料、结构、功能等的设计与优化。飞行头盔最初主要是作为飞行员个人头部防护装备而产生，其主要功能是最大限度地防止或减轻起飞、着陆、机动飞行、弹射救生等过程中头部碰撞以及弹射救生或跳伞时迎面气流吹袭所导致的损伤。

功能拓展　随着科技的发展和飞机性能的提高，飞行头盔已被赋予众多新功能，如与氧气面罩、供氧装备配套，保证其正常的供氧；装备头盔瞄准具、微光夜视镜以及综合信息显示器等以与武器火控系统相连等，已成为智能化的生命保障平台、信息处理及作战平台的综合。作为生命保障平台，飞行头盔通过防护外壳、减震衬垫等结构来防止头部受撞击损伤；通过滤光镜及容腔耳罩等结构来防强光（激光、核闪光）和防噪声损伤；通过氧气传输系统来供氧抗荷等。作为信息处理及作战平台，飞行头盔通过头盔显示器或头盔瞄准系统及耳机喉麦设备等实现夜视、瞄准、离轴发射及通信等功能。如联合头盔显示系统可以将高度、速度、

航向、目标等关键信息显示于头盔护目镜；而美国F-35战机第三代头盔显示系统（Gen Ⅲ Helmet Mounted Display System）则进一步通过光电分布式孔径系统（DAS）使飞行员可以实时获得座舱外部各个方向的视频图像，大大提高飞行员战场态势感知能力；英国航空航天系统公司（BAE Systems）的Striker Ⅱ头盔显示器通过较轻的夜视摄像机将图像信息直接呈现在头盔的显示器上取代沉重的夜视护目镜，从而减轻飞行员头部与颈部的压力。

现存问题与设计原则　尽管飞行头盔尤其是头盔显示器已有了较大的发展，较之传统下视显示器及平视显示器具有多种优势，但在人机工效设计上一直存在着亟待解决的问题。头瞄系统、夜视仪或夜视摄像机等部件的增设使得头盔重量增加，直接增加了头部负担，加重了颈肌疲劳，降低了抗载荷耐力，威胁到弹射安全；长久佩戴头盔显示器会产生视觉负担增加、目标分辨能力降低、环境感知能力降低等问题。

飞行头盔设计应从人的生理及心理特征出发，遵循人机工效原则，在提高其防护、信息处理及作战功能的同时提高其安全性、舒适性。如头盔形状及其重心分布的设计可充分考虑头部人体测量及头颈部生物力学和生理解剖的研究结果；头盔显示内容及显示方式（如字符颜色、信息布局、显示亮度、对比度等）的设计则应充分参照视觉显示界面设计工效学原则，降低头盔显示对视觉系统造成的不良影响；头盔言语通信及告警系统则应充分参照听觉显示界面及听觉告警系统设计的工效学原则。

相关的标准文件　《飞行保

护头盔通用规范》(GJB 1564A—2012)、《冬天用飞行员头盔》(DLA MIL-DTL-83776 B—2001)、《SPH-4 飞行员保护头盔》(DLA MIL-H-43925 D—1988)、《SPH-4 飞行员保护头盔》(DLA MIL-H-43925 D NOTICE 1—2000)等。

(王笃明 郭小朝)

yùfáng fēixíng cuòjué shèjì

预防飞行错觉设计 (design for prevention flight illusion) 从教育、训练及信息显示方式等方面来探索如何预防飞行错觉的产生。飞行错觉是指飞行员在飞行中对飞机和/或自身的位置、运动姿态及其间相互关系不能正确认识,飞行员所感知或判断的飞行状态跟飞机实际状态不相符的一种特殊状况,也是空间定向障碍(spatial disorientation,SD)的主要表现。

飞行错觉分类 飞行错觉形态种类多样,既有矫正性倾斜错觉、科里奥利错觉等前庭本体性错觉,又有天地线错觉、高度错觉、黑洞错觉等视性错觉,还包括眼旋动错觉、眼重力错觉等前庭视性错觉。飞行错觉的发生具有普遍性,是所有飞行人员在飞行条件下(尤其是在复杂飞行条件或飞行动作过程中或之后)都可能产生的一种正常的生理心理现象,其发生频率及程度与飞行员身心状态、技术水平及仪表飞行时间等因素有关。飞行错觉会引起一般性或恶性飞行事故,严重威胁飞行安全,因此飞行错觉的预防对于保障航空飞行安全就显得尤为必要。

飞行错觉预防 主要从教育、训练、信息显示方式改进三方面进行。

教育 对飞行员进行有关飞行错觉知识的教育,可以使之形成对飞行错觉的正确认识,在遇到飞行错觉时能沉着应对正确处理,确保飞行安全。教育应首先阐明飞行错觉的本质并非是一种病态,而是特殊条件下具有普遍性的正确生理心理现象;其次要阐明错觉产生的原因和条件;然后强调根本克服措施在于坚信仪表并按仪表飞行,使飞行员掌握各种预防措施和方法。美军在这方面采用的是英国学者本森(Benson)提出的 SD 教育大纲。

训练 对飞行员进行各类有针对性的训练可以提高其认知系统的感知觉信息加工处理能力,降低飞行错觉发生概率。①仪表飞行训练:通过科学有序地加强仪表飞行训练,加强其仪表判读能力,强化其基于仪表的空间定向功能系统。②空中模拟飞行错觉训练:如通过教练机利用云中光线不同、黑白暗仓罩仪表飞行、座椅倾斜、侧滑、改变飞行状态等措施诱发倾斜、俯仰等飞行错觉对带飞飞行员进行训练,缩短其飞行错觉的识别时间和持续时间,提高其飞行错觉对抗能力。③地面模拟训练:借助各种高级空间定向障碍模拟器、虚拟显示眼罩等进行各种 SD 的体验与训练克服动作,美军还同时注重夜视镜的正确使用训练,以避免由此带来的 SD 问题。

信息显示方式改进 信息显示直接影响着飞行员的信息判读与处理。在复杂气象及执行作战任务等高负荷状态下,飞行员必须不断注视以飞机姿态为主的各种空间定向信息,并将各种显示符号信息通过大脑的信息处理系统翻译转化为实际的飞机状态,最后才能做出正确的操作反应,在这一过程的任一环节,如果飞行员对这些信息认识不全或判读错误均可能导致飞行错觉的产生。因此基于工效学原则研制更加科学的更易被飞行员理解和吸收转化的空间定向信息显示形式,尽量减小飞行员对空间定向信息显示的认知和判断等信息处理的负荷将有助于预防或降低飞行错觉的产生。如飞机倾斜飞行,姿态指引仪(ADI)上显示天际线倾斜、小飞机不动,而且视飞行参照真实世界的视觉线索时,真实的天地线是不动的,这时两种参照基准相互矛盾,易于诱发飞行错觉,因此可以通过工效学实验确定 ADI 显示中天地线固定和天地线旋转两种显示方式哪种更易于降低飞行错觉。同时,还有研究建议显示界面中可增加外周视觉线索以有利于飞行员空中定向定位。此外,亦有大量研究在探索平视显示器(HUD)、下视显示器(HDD)、多功能显示器(MFD)、头盔显示器(HMD)、三维听觉辅助提示系统、触觉信息显示等显示技术对飞行错觉的影响。

(王笃明 郭小朝 庄达民)

fēixíngyuán gètǐ fánghù zhuāngbèi shìtǐxìng

飞行员个体防护装备适体性 (fit of pilot protective device) 各类飞行员个体防护装备是否与飞行员人体测量参数和生物力学参数相适应,是否使飞行员穿着舒适、活动灵活便捷等。

个体防护装备类型 飞行员个体防护装备是在飞行、应急离机、待救等过程中遇到的有害环境因素下保护飞行员的生存、安全、操作和作战的装备,包括供氧装备、抗荷装备、水(海)上救生装备、调温装备、防化装备、防护头盔及其他防护装备,这些防护装备可用于防缺氧、防过载、防生化环境、防淹溺,还可通过调温、降噪等手段改善飞行员的工作和生存环境。飞行员个体防护装备按产品的形态特征可分为头盔、服装、抗荷调压器、腋下救生器（救生背心）、救生船等多个系列数十种产品，可供歼击机、强击机、轰炸机、运输机、直升机等各型飞机驾驶员及成员使用。

适体性要求及评价指标 飞行员个体防护装备除了必备的对飞行员基本生理功能的保障之外，其规格型号设计应符合飞行员身材体型，不影响飞行员的操作活动，力求使飞行员穿着舒适、使用轻便灵活，这也影响着装备防护性能的充分发挥。飞行员个体防护装备各部分的适体性必须建立在人体测量学及运动生物力学研究基础之上，需考虑以下内容与指标。

飞行保护头盔适体性评价指标 ①合体性：大小是否合适，有无明显夹头、夹耳、夹腮等不舒适感。②稳定性：头颈活动时，头盔是否容易晃动或绕头部转动。③对视野的影响：头盔是否影响视线，是否影响向上、向后观察搜索目标。④方便程度：滤光镜放下、抬起是否方便。⑤匹配性：滤光镜与面罩的间隙及外形匹配是否合适。⑥舒适性：头顶部受力是否均匀，有无明显压头或压痛等不舒适感。⑦方便程度：头盔脱戴是否方便。

供氧面罩适体性评价指标 ①合体性：面罩大小（长短、宽窄）是否合适。②气密性：面罩边缘与鼻面部贴合是否严密，边缘有无明显渗气。③舒适性：面罩边缘是否柔软，加压呼吸时，鼻面部有无明显压痛。④对视野的影响：面罩是否影响视线，是否影响观察仪表板下方仪表。⑤呼吸阻力：佩戴面罩，正常呼吸是

否费力。⑥对通话的影响：面罩腔内附件及内壁是否影响讲话动作。⑦匹配性和方便性：面罩摘挂、松紧调节以及与头盔、防护服等装备的连接是否简单方便。

高空代偿服适体性评价指标 ①合体性：代偿服身长、袖长、裤长是否合适。②贴身程度：代偿服与身体各部位（特别是肩、腋、胸、腰、裆、臀等处）是否贴身合体。③透气性：对代偿服面料透气、吸汗性好坏的主观感觉及满意程度。④操作灵活性：代偿服是否影响上、下肢自如地完成飞行操作活动。⑤舒适性：抗荷加压时，腹部及下肢各部位受力是否均匀，有无明显压痛点。⑥合体性：腹囊的大小、位置是否合适。⑦操作灵活性：代偿加压到升限高度压力值时，上、下肢能否完成必要的飞行操作动作。⑧方便程度：代偿服穿脱是否简便快速。

抗荷服适体性评价指标 ①合体性：抗荷服裤长是否合适。②贴身程度：抗荷服与身体各部位（特别是腰、裆、臀等处）是否贴身合体。③透气性：对抗荷服面料透气、吸汗性好坏的主观感觉及满意程度。④操作灵活性：抗荷服是否影响下肢自如地完成飞行操作活动。⑤舒适性：抗荷加压时，腹部及下肢各部位受力是否均匀，有无明显压痛点。⑥合体性：腹囊的大小、位置是否合适。⑦方便程度：抗荷服穿脱是否简便快速。

（王笃明 郭小朝 庄达民）

fēixíngyuán gètǐ fánghù zhuāngbèi yìtǐhuà shèjì

飞行员个体防护装备一体化设计 （integration design of individual protective device of pilot）

从系统工程角度出发，对飞行

员个体防护装备应具备的多种功能（抗高载荷、防缺氧、防生化毒剂、防辐射、抗热负荷和冷水浸泡以及阻燃）所进行的综合集成设计。现代战争中飞行员除受到加速度，特别是加速度（G）引起的意识丧失（G-induced loss of consciousness，G-LOC）的潜在威胁外，还可能受到如高空低压缺氧、低温、弹射离机、高速气流吹袭、水上迫降、生化毒剂、核辐射等多种环境因素的作用。作为保护飞行员身体健康和安全飞行的生命保障设备，飞行员个体防护装备包括供氧系统和高空代偿服等高空防护设备、抗荷服等加速度防护设备、防护头盔等碰撞防护设备、救生背心抗浸服等水上救生设备、通风服液冷服等调温设备以及各类防生化设备，用于防缺氧、防过载、防撞击、防淹溺、防生化、防辐射以及调温、降噪等。个体防护装备按其形态特征可分为头盔、服装、抗荷调压器、腋下救生器（救生背心）、救生船等多个系列数十种产品。过去的装备只是针对单一防护设计，没有很好的兼容性，联合应用时性能往往不能令人满意，不能满足飞行员为完成日益增多的复杂飞行任务而提出的全部防护要求。

因此，综合集成多种防护功能的个体防护装备一体化设计就成为当前飞行员个体防护装备的发展趋势之一。这就要求不仅个体防护装备间要充分协调，防护系统还要和弹射救生系统乃至相关的武器系统统筹考虑，并进行一体化设计，使系统的性能、重量、成本、可靠性达到最优化。如头盔的设计不仅要有良好的气动力外形、降噪性能、抗碰撞、抗穿透性能、供氧功能和防强光

（激光、核闪光）功能，还应能集成夜视功能、头盔显示或头盔瞄准具功能并可与武器火控系统连成一体，以更好地发挥飞机的战斗力。目前，个体防护装备一体化设计已得到许多国家重视，国外已成功研制出多种一体化的防护系统及生命保障系统。美军就曾提出将防护装备、信息化设备及其他携行装备作为一个整体进行系统集成、优化设计的一体化研制理念，其研制的防化型"空战优势"系统可提供高过载、高速、化学毒剂、热负荷和冷水浸泡等防护。俄制的 BMCK-4、-5 高空海上救生联合服具有代偿、抗荷、通风、漂浮、抗浸防寒等功能，并已用于 Sy-27 飞机；加拿大海军发展中心研制的一体化服装，具有抗荷、代偿、抗浸防寒、透汗、通风、散热等功能。

个体防护装备的高性能和一体化离不开新材料和新工艺的应用。加拿大海军研制的联合服采用的材料具有透热而不透气、不透水的性能，用该材料做抗荷服的气囊，身体散出的热气可透进抗荷服的囊内，再以强制通风的办法把囊内的热气带走，从而达到降温的目的。俄、美、英等国在制造头盔外壳时，采用凯夫拉（Kvelar）织物增强头盔强度，降低头盔重量；头盔护目镜则采用聚碳酸酯以提高抗高速气流吹袭的能力和降低重量；在服装面料中加入凯夫拉纤维以提高强度降低延伸率。水上充气救生装置（如救生船、救生背心、救生圈的气囊、抗荷囊等）采用热封材料和热封工艺，除可以得到牢固的接缝外，还可取代粘接和缝纫工艺，简化工艺、降低材料消耗、提高效率。

（庄达民　王笃明　郭小朝）

fēixíng xūnǐ xiànshí jìshù

飞行虚拟现实技术（virtual reality technique in flying）

用于飞行仿真训练和飞行器仿真设计等领域的虚拟现实技术。虚拟现实（virtual reality，VR）或称虚拟环境（virtual environment，VE），是一种能够给用户提供处于某一特定位置（不同于用户真实所在的位置）体验的计算机模拟环境，一般通过多感觉通道（视、听、触等）的方式来实现，常伴随着具有立体感的视觉信息，更为重要的是，观察者可以多通道交互式地体验和操纵虚拟环境。虚拟现实具有"3I"：构想性（imagination），交互性（interaction），沉浸性（immersion）。构想性是指沉浸在多维信息空间中的用户通过自己的感知能力全方位地获取知识，充分发挥主观能动性，寻求解答，形成新的概念。交互性指参与者对虚拟环境内物体的可操作程度和从环境中得到反馈的自然程度。沉浸性指虚拟现实技术力图使用户在计算机所创建的三维虚拟环境中产生一种身临其境的感觉，使用户可以完全沉浸于计算机生成的虚拟环境中。

美国是虚拟现实技术的发源地，对虚拟现实技术的研究一直走在世界前列。从 20 世纪 40 年代初，就开始了虚拟现实技术的研究，将虚拟现实技术应用到飞行器人机界面的开发以及飞行训练之中，有效地减少了飞行器设计及飞行员训练的时间和成本。

国内对虚拟现实技术的研究非常重视，国家科学技术委员会、国防科技工业委员会都已经将虚拟现实技术的研究列为重点攻关项目，并且一些重点院校和研究单位也相继开展了虚拟现实技术的研究工作。其中，中航工业洛阳光电设备研究所开发了中国第四代战斗机的座舱原型系统；北京航空航天大学先进仿真技术航空科技重点实验室基于虚拟现实技术开发了虚拟仿真飞机座舱系统；西北工业大学利用开放图库（OpenGL）和维家（Vega）软件开发了虚拟座舱系统；南京航空航天大学、哈尔滨工业大学等许多高校也在开展飞机座舱系统的仿真研究，在仪表仿真、视景仿真等方面取得了重要成果。

采用 VR 技术还能够构建与实际飞行装备几乎一致的模拟系统来对操作人员进行培训。这些模拟器不仅能够用来培训新的飞行人员，还可以用来锻炼各类熟练的操作人员在各种危险环境下的快速反应能力、心理承受能力和熟悉可能参与的自然环境等。此外，还可以采用实际飞行中飞行人员需要飞行的真实地理环境数据生成虚拟仿真环境对飞行人员进行培训。

（王笃明　郭小朝　庄达民）

hángkōng rènzhī gōngxiào

航空认知工效（aviation cognitive ergonomics）

研究航空人机系统中人的认知规律特点并基于此设计航空人机系统各组成部分，使系统整体性能最优化的工效学学科分支，是认知工效学在航空飞行领域的应用。认知工效学（cognitive ergonomics）则又是人类工效学（ergonomics）的一个重要分支。随着航空设备自动化、智能化水平的不断提高，现代飞机座舱中动态信息越来越多，这对飞行员感知觉、注意、记忆、判断决策等认知能力或信息处理能力的要求就日益严格，飞行员体力负荷相对下降，认知负荷却更为凸显，这就促使了人机工效研究中相对更注重人的认知因素研究的认知工效学的形成。在航空人机系统中，飞行员主要通过视觉、听觉、触觉等感觉通道以感受外界刺激，获取相关飞行信息，在人机信息交换中，由飞行员感受到飞机及环境作用于其感受器官上的信息，经过传入神经并经由丘脑传达至大脑皮质，在大脑经过综合、分析、判断，最后做出决策，由传出神经以及脑丘将决策信息传输至骨骼肌，使飞行员的执行器官（效应器）做出动作，飞机系统根据飞行员的操作，做出相应的调整或输出，并将其相关状态在仪表中显示出来（图1）。在此过程中，飞行员作为驾驶舱的执行主体，是驾驶舱人机系统的重要组成部分，其信息感知、判断、决策等信息处理能力及处理过程对飞机的飞行安全有重要影响。因此，航空认知工效学对飞行员的认知特性和认知过程的分析与研究是建立人机系统模型进而开发设计安全、高效、舒适人机系统的基础。航空认知工效学并不关注人体测量、作业空间设计、体力负荷评价等经典工效学内容，而是侧重人机

系统的中的认知因素，如基于感知、注意及记忆特性的显控界面研究、认知负荷、人因失误、情境意识、特殊环境对人的认知功能的影响等方面。

显控界面设计与研究　显控界面的设计与研究必须基于飞行员感知觉、注意、记忆、思维等认知特性与规律。如对于视觉显示界面，无论是传统阴极射线显像管（CRT）显示器还是液晶显示器（LCD），无论是平视显示器（HUD）、大屏显示器（LSD）还是头盔显示器（HMD），均需要考虑显示信息的图符形状、字体、大小、颜色、持续时间、信息空间布局、菜单命名、菜单结构（菜单深度与广度）、信息切换方式、显示亮度、对比度等问题，还要结合控制器一起考虑两者空间布局的空间兼容性、概念兼容性等问题。而这些问题的解决都必须建立在对飞行员视觉认知特性充分研究的基础之上。对于听觉显示界面，声音信号的强度、频率、音色、语音特性、内容格式、呈现方式及优先顺序等均必须与人耳的听觉特性相匹配，符

合易识别性、易分辨性、兼容性、可控性、标准化等听觉工效学原则；对于三维听觉显示，更需要基于听觉空间定位头位相关函数的研究结果，确定影响听觉空间定位的关键因素。控制界面的设计需要与显示界面的设计相结合，考虑空间兼容性、概念兼容性、运动兼容性等原则；同时还需基于任务特征满足使用频率原则、重要性原则以及功能分组原则等；这些都是基于认知特征的研究结果；此外，语音控制、眼控界面、脑机交互等新型交互控制方式的开发均离不开人的认知因素的研究。

认知负荷研究　随着科学技术的飞速发展，尤其是计算机和自动化技术的广泛应用，现代航空人机系统的系统化和自动化程度大大提高，人机分工已与以往大不相同，飞行员的体力工作负荷已大为减轻，但心理工作负荷却日益增高。为适应未来复杂战争环境的需求，大屏幕显示技术、头盔显示技术、红外触敏控制技术、语音控制技术、眼动跟踪控制技术等新型显示与控制人机交

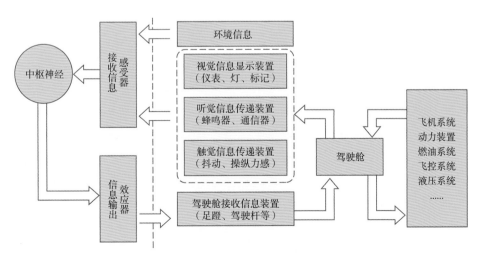

图1　驾驶舱人机信息交互过程

互技术迅速应用于战斗机座舱显控系统，使得航空人机系统日益复杂化，人机交互的信息量大为增加，但飞行员的信息接收能力和信息加工处理能力都是有限的，这就增大了飞行员信息接收与处理的认知负荷。通过各类主观或客观的认知负荷测量方法对心理工作负荷进行测量可以确定航空人-机-环境系统中飞行员的实际负荷情况，发现现有人-机-环境系统中存在的问题并加以改进；另外，一些认知负荷测量方法在系统设计阶段就对系统可能产生的脑力负荷进行预测，然后再据此进行改进设计，其意义就更为突出。

情境意识研究　航空人机系统的日益复杂使得系统对操作人员的认知特性需求进一步增加，情境意识（situation awareness，SA）作为个体认知特性的典型表现，已成为航空认知工效学研究的热点问题之一。飞行情境意识是飞行员基于环境（系统、环境、设备及其他成员）信息和已有知识形成的完整、统一的动态化心理表征，利用这个心理表征可以确定下一步如何获取信息，同时预测系统中可能发生的事件，从而帮助操作者完成个体子目标以及和其他操作人员共享的整体目标，并在此过程中进行不断的更新。飞行员情境意识包括对飞机性能、状态和轨迹等自我意识；外界天气、地理和管制等环境意识；飞行运行的标准程序意识；问题处置的原则意识；资源管理意识等，是多种意识的动态的综合，是飞行员对某动态变化的环境条件下保证安全飞行所需的全部因素的清醒认识，对于保障飞行安全极为重要。因此对于情境意识理论机制、影响因素、测量

方式、训练与提高方法等的研究就成为航空认知工效学的重要组成部分。

人因失误研究　随着技术的进步，飞机可靠性和安全性不断提高，人因失误逐渐成为航空飞行事故的主要因素，这亦是航空人机系统日益复杂致使飞行员认知负荷过高的影响结果之一。因此，人的行为因素模型等安全事故理论模型研究、人因失误成因与预防研究等人因失误研究也就成为航空认知工效学的重要组成部分。

特殊环境对认知的影响　航空飞行中，尤其是战斗机、直升机等军事飞行中，经常遇到过载、低压低氧、振动、高温低温、微光强光、噪声等特殊环境，这些环境因素亦会对飞行员的认知加工造成不良影响，影响其对飞行器的操控。因此，研究特殊环境下人的心理过程及认知功能有何变化规律与特点，如何预防或降低环境因素对飞行员系统操作的不良影响，确保航空飞行安全也是航空认知工效学的重要研究内容。

（王笃明　郭小朝　庄达民）

fēijī zuòcāng gōngxiào shèjì

飞机座舱工效设计　（cockpit ergonomic design）　依据工效学原则和数据，为增进人机界面人机适配程度而对飞机座舱整体及其中各组成要素进行的综合优化设计。飞机座舱既是飞行员的工作空间与环境，也是飞机与飞行员之间的直接交互界面，其显示装置的设计是否便于飞行员快捷准确地获取相应信息、控制装置是否有利于飞行员安全高效地操控飞机、作业空间设计是否科学合理、作业环境因素是否安全舒适均直接影响飞机的整体性能。

设计良好的飞机座舱可以提过提供科学合理的作业空间和作业环境、合理配置仪表板和各类控制器，使飞行员能及时和准确无误地感知所需要的信息并高效地操控飞机，有效减轻飞行员工作负荷，保证整个航空人机系统的安全、高效与舒适。

主要内容　主要包括以下几个方面。

座舱作业空间设计　①作业空间：人与机器设备、工作用具等所需的空间的总和。作业空间设计又可以进一步分为作业空间空间尺度的确定和作业空间空间布局的设计。②作业空间空间尺度的确定：依据飞行员的操作范围、视觉范围以及作业姿势等一系列生理、心理因素确定恰当的操作空间尺度，包括显示器高度、倾角，作业面宽度、进深、高度、倾角，容膝、容足空间等；这些作业空间尺度的确定应基于人体测量数据并遵循相应的设计原则。③作业空间空间布局的设计：依据飞行任务内容和飞行操作流程对仪器显控装置等仪表设备等进行合理的空间布局，以提高系统的可靠性、舒适性和经济性。作业空间的空间布局因飞行作业活动内容、空间大小、舱内仪表设备数量及尺寸等因素而异。此外，飞机座舱作业空间设计通常与飞机座椅设计综合考虑，主要涉及座椅的尺寸角度等是否适合人体的测量值、是否能保证人体具有良好的作业姿势、是否符合弹射救生防护要求等。

显示界面设计　直接关系到飞行员能否在尽可能长的时间内快速、准确、高效地接收、处理加工飞机和目标信息，进而操控飞机做出适当反应。除涉及作业空间的显示器尺寸、倾角等硬件

问题以及照明环境相关的眩光问题之外，座舱视觉显示界面设计中需要考虑的人机工效学问题主要集中于字符配色、显示布局、菜单交互等三方面。①字符配色：确定不同工作模式（如白昼/黑夜）下的显示界面背景色，以及不同模式下最佳的字符显示方式（类型、大小、颜色等），实现既使字符清晰易读，又使长期注视使用而不易产生视觉疲劳。②显示布局：确定目标信息、告警信息等信息模块在界面的最佳空间布局，便于识别、记忆与操控。③菜单交互：定最优的菜单结构及呈现方式，包括术语名称如何便于理解、记忆及统一标准化，菜单广度与深度如何设置做到搜索绩效最高等。对于听觉界面，则需要考虑如何确定声音信号的强度、频率、音色、语音特性、内容格式、呈现方式及优先顺序等。

控制界面设计　控制器直接关系到飞行员对产品装备的操控，为更方便、高效地实现控制意图，合理设计控制装置有利于提高航空人机系统的整体性能与效率，提高飞行员操作的准确性、速度和安全性，同时减少紧张和疲劳。座舱控制界面设计中需要考虑的人机工效学问题主要集中于控制器编码方式、控制器阻力与增益、控制器尺寸与间距、控制器空间布局等。①控制器编码方式：对控制器（键钮）复杂众多的飞机座舱系统，如何通过形状、位置、大小、操作方法、颜色和标记等方式对控制器进行编码以提高控制器的可辨性，避免发生混同，减少操作失误。②控制器阻力与增益：如何设置适当的控制器阻力以防止偶然触发，同时也为飞行员提供了一定的力反馈和本体

感觉反馈，保证操纵的速度和准确性及执行连续控制运动的平滑性。对于旋钮类的控制器则要考虑其系统增益，即其灵敏度，以适应任务的需要。③控制器尺寸与间距：各控制键钮的大小和间距该如何确定才能避免误操作同时也不致使操作行程过长，这两者同时影响着操控的速度和准确性。④控制器空间布局：各控制键钮该如何布局排列才能降低操作人员的位置记忆负荷和搜索时间，提高操控效率。

座舱作业环境设计　座舱作业环境主要是指座舱照明、颜色、噪声以及微气候环境。飞机座舱照明设计需要考虑微光及强光等不同光照条件下最有利于视觉信息判读的照明光性质（波段、显色性等）、照明水平、照明分布等，避免眩光等不良光照问题的产生。微气候环境则需要考虑座舱中振动、气温、气流、气压、氧分压、湿度、热辐射等因素对人的生理、心理状态及工作绩效的影响。

基本工效学原则　主要包括以下几个方面。

座舱作业空间设计基本原则　操作空间尺度的确定应遵循以下基本原则。①可容性原则：应为飞行员的活动提供足够的容纳空间（为膝、腿、手、足所提供的活动范围），满足最大用户的净空要求。②可达性原则：应满足最小用户的可达性要求。对于需要飞行员经常伸手操控或伸足踩踏的作业空间，其空间尺寸则需要以最小用户所能触及的范围为标准，通常选取第 5 个百分位。飞行服等可能会影响人的伸及距离，因此在实际设计时还应将人体测量数据再做相应的下调。③可调性原则：作业空间应具有

一定的可调节性，以适应尺寸、需求各异的使用者，且调节装置应简单易用，以免因调节操作的复杂性而使调节功能被弃用。④可视性原则：作业空间应能确保飞行员轻松地看清显示内容，这就要求将主要的视觉显示器放置在正常视线 15° 范围内，或使其高度及倾斜角度都具有可调性。⑤满足维修人员的特殊需要：设计良好的座舱空间不仅要考虑常规功能和日常使用，还应兼顾设备的维护、维修需要及维修活动的特殊要求。

座舱空间布局应遵循的工效学原则如下。①流程化原则：座舱空间布局应满足飞行员操作活动的流程化要求，基于典型任务的操作流程来安排设计仪器设备的空间布局，以提高任务的完成效率。②最短距离原则：空间布局应使眼手足等效应器的移动距离最短，节约时间，提高效率、降低疲劳。③立体原则：通过立体布置经济有效地利用工作空间。④弹性原则：座舱空间布局的设计应尽量兼顾到将来改动升级的需要，具有可调节性和可扩充性，适应将来可能出现的变动。

显示界面设计原则　主要应遵循以下原则。①易识别性：信息的显示容易引起人的注意，从干扰背景中突显出来，容易被识别，且不同内容的显示模式之间不易混淆。②易理解性：只是显示的模式含义明确，易被飞行员迅速理解，不易产生误解与混淆。③易记忆性：信息的编码方式及其意义、空间布局等容易被识记。④功能分组原则：功能相近或相关的显示器或信息安排在一起，同类设备功能相似的显示器或信息安排在相对一致的位置。⑤重要性及频率优先原则：依据显示

器或显示信息模块的重要程度或使用频次确定布局位置的优先权。⑥兼容性原则：a. 概念兼容性，显示器功能或用途的编码应与人们已有概念相一致。b. 空间兼容性，显示与控制的空间关系应与人们对这种关系的预想相一致。c. 运动兼容性，显示与控制的运动关系应与人们对这种关系的预想相一致。⑦适度负荷：信息量适度，即界面信息显示数量、颜色编码数量等适度，避免造成过高视觉负荷。

控制界面设计原则　控制器的设计除了其设置位置应遵循作业空间设计中的可达性等原则之外，还必须遵循以下原则。①易识别性：各控制器的编码应易辨别区分，避免发生混同导致操作失误。②生理适用性：控制器操纵部分的大小、形状及指向，必须便于把握和移动，其外形应符合人手等部位的生理解剖学特征；控制器的阻力、惯性和转矩要适当，应在人的体力适宜范围内，并确保安全。③操作便捷性：控制器要有利于操作，尽量减少或避免不必要的操作动作，以保证系统工作效率。④功能分组原则：功能相近或相关的控制器安排在一起。⑤频率及顺序原则：依据控制器的使用频次及操作顺序确定布局位置。⑥兼容性原则：同样必须遵守空间兼容性与运动兼容性两条。⑦防止误操作：对于会引起大的影响甚至危险的键钮（如开关），应设置误操作的防护装置，以避免无意识的操作而引起的危险。

（郭小朝　庄达民　王笃明）

fēixíngyuán shèjì yǎnwèi

飞行员设计眼位（design of eye position for pilot）飞机水平直线飞行，飞行员处于自然直立坐姿平视时的眼睛位置，是歼（强）击机座舱几何尺寸设计的相关基准点。飞行员设计眼位的确定要保证第 50 百分位（P50）坐姿眼高的飞行员坐在座椅上时，眼睛处于设计眼位处，以获得最佳的内部视野和外部视野，座椅的上下调节量要能保证 P5 和 P95 坐姿眼高的飞行员均能通过调节座椅高度使眼睛处于，至少不低于设计眼位参考点。设计眼位（DEP）是由作业特点、工作姿势、人体尺寸及活动范围、个体因素等共同决定的。

飞行员设计眼位的确定是以飞行员在正常的飞行活动中眼睛位置为基础的。早期的研究人员提出以巡航坐姿来确定设计眼位，将巡航眼位定义为，根据飞机处于水平飞行状态（如巡航），飞行员处于正常驾驶姿势时的眼睛位置，而确定的一个设计基准点（在飞机对称面上）。也有人主张，意指飞行员手握双杆并自然松弛后的巡航坐姿眼位。但是在将设计眼位应用于座舱几何尺寸选择时，均是以飞行员静态人体尺寸为基础，主要依据坐姿眼高的数据产生。最新的研究通过三维测量的方法，在座舱中实际测量不同工作坐姿下飞行员眼睛的位置，作为确定设计眼位数据的基础。

设计流程　飞行员设计眼位初始位置的设计流程如下：①建立飞行员座椅模型。在飞行员座椅模型建立过程中，需要确定飞行员座椅椅背长度尺寸、椅座长度尺寸、座椅参考点在 X' 方向相对中立（中间）位置的前后调节范围、座椅参考点在 Z' 方向相对中立位置的上下调节范围、座椅椅背正常位置（起飞/着陆）与 Z' 轴夹角及最大偏角等参数；相关参数数值可以参考自动工程师协会（SAE）和国际标准化组织（ISO）对驾驶舱尺寸相关参数的推荐数据。②在"驾驶舱坐标系"中确定飞行员设计眼位。在"驾驶舱坐标系"中确定飞行员设计眼位过程中，需要依次确定 X' 方向（前后）、Y' 方向（左右）、Z' 方向（上下）飞行员设计眼位相对位置。在 X' 方向和 Z' 方向（上下）座椅位置具有一定可调节范围，因此在此两方向上首先要先确定各自座椅参考点的中立位置，然后在此基础上确定各方向上的飞行员设计眼位相对位置（图1）。

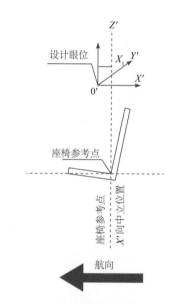

图1　X' 方向座椅参考点中立位置

基于飞行员设计眼位的座舱布局　座舱布局中最直接受飞行员设计眼位影响的是仪表板的空间安装位置。仪表面板是用以安装显示器和控制器的装置，是飞行员在使用仪器时观察、操作最频繁的部位。仪表面板的空间位置必须根据飞行员设计眼位确定，应设置于飞行员的正前方，最好与飞行员的视线成直角（至少不少于60°），视距710mm。采用坐姿时，仪表面板与地面夹角为70°~80°。

仪表面板的高度一般不高于水平视线 10°，不低于水平视线 45°，最好与飞行员的眼高相平。控制室内仪表板的最佳尺寸应根据飞行员的视觉特点确定。有研究认为，若视距为 800mm，眼球不动，水平视野 20° 范围内为较佳认读区。当水平视野超过 24° 时，正确认读所需的时间急剧增加。因此，较好的认读范围为水平视野最大不超过 24°（表 1）。

在考虑座椅与仪表板位置关系时，由于人体坐姿的正常视线在水平向下 15°~35°，仪表板参考点应设计在正常视线内；为获得良好的视角，飞机设计眼位到仪表板参考点的距离推荐值为 635 ~ 720mm（最大不超过 760mm）；设计眼位到仪表板参考点连线与仪表板平面夹角（取与下半平面夹角）要大于 45°，最好能取 90°。

（刘庆峰 郭小朝）

rén de shīwù

人的失误（human error） 人机系统运行过程中与人有关的结果偏差。往往是人机界面人机匹配欠佳造成的。直接原因可能是机器设计不良，也可能是人发挥不足。在航空领域，随着技术的进步，飞机可靠性和安全性不断提高，人的失误逐渐成为航空飞行事故的主要因素，因此人的失误的研究对于提高人机系统安全性预防事故发生具有重要意义。

主要类型 人的失误是多种原因综合作用的结果，其类型划分亦有多种标准，按照信息加工流程主要有以下几类。①信息输入失误：人由于注意资源有限或感觉通道问题导致对设备或环境中相关信息未能及时发觉或未能正确感知所引发的失误。如视觉失误，成因既有光线太弱或太强及有障碍物等环境因素，又有人自身心理状态（如恐慌、焦虑）和生理状态（如近视、色盲、疲劳、醉酒、疾病）因素。噪声或自身听觉系统问题造成人对声音信号遗漏或辨识失误的听觉失误。嗅觉由于其强适应性对环境中的异味（如火灾初期的烟气味）会感觉不到而造成嗅觉失误。②信息处理失误：人对感知到的客观环境信息由于理解错误或判断决策错误而造成失误。其成因既有人机系统设计方面的因素，又有个体认知能力、心理素质以及经验和训练等方面的因素。③信息输出失误：操作失误。其成因基本上与信息处理失误的成因一致，如由于人机系统控制界面设计不当或个体不当的操作习惯等操作失误。

主要成因 人的失误的主要成因无外乎人、机、环境三类，其中人的因素是最主要的因素，后两者亦是通过影响人的因素而间接影响结果。如人机界面设计不合理，易导致操作人员信息加工负荷过高，进而容易导致人的失误；不良照明、噪声、振动、高温或低温等不良环境因素亦会影响人的认知加工与操作，增大人的失误产生概率。人的因素主要是人的心理、生理以及知识技能工作经验等。心理因素包括认知能力、情绪情感状态、人格特征、意识觉醒水平（注意状态）、应激与疲劳等。生理因素包括个体生理素质及疾病等。这些因素间亦会有相互作用，共同影响人的失误。如不同大脑觉醒水平或注意状态、生理状态之下工作能力不同，可靠性各异，出现失误的概率不一。有研究者将大脑的觉醒水平分为五个等级（表 1）。人员正常工作时，大脑觉醒水平常处在 Ⅱ、Ⅲ 状态下，信息处理能力高、失误少。当大脑觉醒水平处于 0 或 Ⅳ 级状态时，信息处理能力低，失误较多。

心理紧张程度划为四个等级。①极低紧张度：从事缺少刺激，过于轻松的工作时，几乎不用脑思考。②最优紧张度：从事较复杂的，需要思考的作业时，大脑能动地工作。③稍高紧张度：在要求迅速采取行动或一旦发生失误可能造成事故的工作中，容易发生失误。④极高紧张度：人面临生命危险时，大脑处于恐慌状态，很容易发生失误（图 1）。

根据耶克斯－多德森定律（the Yerkes-Dodson law），信息处理能力还与工作任务难度有关。除了工作任务之外，疲劳、醉酒等生理因素，个人知识技能、工作经验、人格特征等心理因素，照明不良、温度异常和噪声等环

表 1 飞机仪表板和视野设计标准

项目	要求
前驾驶位置视野 飞行员从设计眼位可得到的不受妨碍的最小视角	在 0° 方位向下 11° 和向上 10° 在左、右 20° 方位，向下 15° 在左、右 30° 方位，向下 20° 在左、右 90° 方位，向下 30° 在左、右 135° 方位，向下 20°
主仪表板视区视距	设计眼位距主仪表板视野中心的距离为 635~720mm（最大不超过 760mm）
主仪表板方位	主仪表板安装的方位，应垂直于飞行员的正常视线，与正常视线的夹角不得低于 45°，视差应该最小

表 1　大脑觉醒水平划分

等级	觉醒状态	注意能力	生理状态	工作能力	可靠度
0	无意识失神	无	真睡、似睡、发呆	无	0
I	下意识模糊	不注意	疲劳、单调、困倦、轻醉	易失误,易出事故	0.9 以下
II	常态,但松懈	消极注意	休息、反射性活动	可作熟练性操作,可作常规性操作	0.99~0.999 99
III	常态而清醒	积极注意	精力充沛	有随机处理能力,有准确决策能力	0.999 999 以上
IV	超常状态,过度紧张	注意过分集中	惊慌失措,思考分裂	易失误,易出事故	0.9 以下

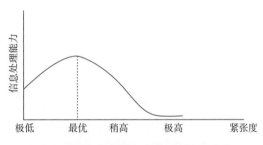

图 1　信息处理能力与心理紧张度关系

境因素均会影响其心理紧张度,进而影响人的失误产生的概率。

人的失误模型　①刺激-调制-响应(S-O-R)模型:将人的认知响应过程分为三部分。a. 通过感知系统接受外界输入的刺激信号。b. 解释和决策,是指接受刺激信号后器官的全部活动,包括理解、记忆和决策。c. 向外界输出动作或者其他响应行为。②人的失误的决策阶梯模型:是定量的信息处理模型,提出人在进行问题解决和决策计划时,存在着规范化和期望下的序列化的信息处理阶段,但是也存在着许多非序列化的处理方式。模型将人的认知过程分为激发、观察、识别、解释、评价、目标选择、规程选择、规程执行八个阶段。③通用失误模型系统(GEMS 模型):目的是提供一种动态人的失误行为框架来预测不同类型的人

的失误行为,是基于拉斯穆森(Rasmussen)的技能型、规则型和知识型(S-R-K)的三种人员行为模型,借助了人的信息处理模型理论,并与人的问题解决模型相结合而产生的最有代表性的动态认知可靠性模型之一。④沃利奇(Worledge)认知模型框架:1986 年沃利奇(Worledge)提出的一种人的可靠性认知模型框架,又称认知子元素模型(cognitive sub-element,CSE)。⑤认知模拟机:通过开发一种计算机化的人员模型以进行人的认知行为和操作行为的模拟,借助于人工智能(AI)来理解潜在的诱发失误的认知机制。

(王笃明　郭小朝　庄达民)

nǎolì fùhè píngdìng

脑力负荷评定 (mental workload assessment)　对工作人员在工作中的非体力的心理工作量的评定。脑力负荷,又称心理工作负荷,是与生理工作负荷相对的另一种工作负荷。对于心理工作负荷迄今尚无严格统一的定义,因此心理工作负荷的名称也呈多

样化:心理负荷、脑力负荷、精神负荷、智力负荷等,工业工程及人机工程等领域多称脑力负荷。脑力负荷的定义有着几种不同观点,但各观点共同之处就是心理工作负荷包括两部分:①脑力资源占用程度或所用信息处理能力等认知方面的负荷。②压力或负性心理应激等情绪方面的负荷。因此,心理负荷可定义为工作者在工作中所承受的心理工作量,表现为感知、注意、记忆、思维、推力、决策等方面的认知负荷和情绪压力负荷。

现代人-机-环境系统的系统化和自动化程度大大提高,人机分工已与以往大不相同,工作者的作用和地位也发生了明显变化,其体力工作负荷已大为减轻,但心理工作负荷却日益增高。人机交互信息量的剧增使得工作者信息接收与处理的认知负荷也相应剧增。同时,系统化增强使得对任何信息的遗漏、延误或处理失误均可能引发系统连锁反应,造成严重后果甚至是灾难性后果,这也增大了工作者的心理压力或心理紧张度,从而增大了其情绪压力负荷。另外,有些系统中人机交互的信息量并不大,但却要求工作者持续保持高水平的注意,如雷达监控、安全监控等警戒作业。由于需要工作者注意的目标具有较高的不确定性且不常出现,这就会导致工作者因得不到适度的刺激强化而致使其兴奋性降低、注意水平下降,从而会遗漏目标信息。这种看似低心理工作负荷却导致系统绩效下降的工作也随着自动化程度的提高而日益增多。现代人-机-环境系统日益复杂化,其各组成部分之间关系错综复杂,工作者难以全面认清把握其间的关系,这就使得工作者对机器的

"失控感"日益增大，导致其心理压力大大增加。

在军事航空领域，各种高新技术的不断引入使得战机功能日益增强，同时对飞行员信息加工要求也日趋严格，使得飞行员脑力工作负荷越来越大；低空超低空飞行、全天候飞行等任务及各种高难度战术动作等都给飞行员带来巨大的心理负担。过高的心理应激水平或脑力负荷将影响飞行人员的作业绩效，引起信息获取分析的失误和决策错误，威胁飞行安全。研究表明，60%～90%的飞行事故和事故征候发生在脑力工作负荷强度大应激水平高的起飞、低能见度仪表或手动进近和着陆阶段，而且多是由人为差错引起。

因此，测量和评定操作人员心理工作负荷并确定合理的脑力工作负荷标准对于保障系统安全高效运行具有重要意义；同时，通过对心理工作负荷进行测量可以确定人-机-环境系统中操作者的实际负荷情况，发现现有人-机-环境系统中存在的问题并加以改进。

心理工作负荷测量的常用方法主要有主任务测量、次任务测量、生理测量和主观测量四类。①主任务测量：通过直接测量工作者在工作时的作业绩效来确定该工作的心理负荷水平。其基本原理是由于认知资源的有限性，随着任务难度的增加，其认知资源的需求也在不断增加，一旦作业所需的认知资源超过了可供认知资源容量时，作业绩效将会因为资源不足而出现下降。主要项目或指标有反应时、错误率、漏失率以及作业准确性等。②次任务测量：采用双任务作业范式，在工作者进行主任务的同时再增加一项额外的次任务。此时认知资源主要供给主任务，剩余的资源才供给次任务，主任务脑力负荷越大，则用于次任务的剩余资源就越少，次任务的绩效就会相应下降。因此，可以通过分析次任务的绩效变化间接分析主任务的脑力负荷水平。其常用范式有负荷任务范式（loading task paradigm）和次任务范式（subsidiary task paradigm）两种。③生理测量：通过测量操作者的某些生理指标的变化来反映其脑力负荷的改变。研究得较多的生理指标主要有心率及其变异性、瞳孔变化、眨眼率、眼电图、脑电图、脑事件相关电位（如P300）、呼吸间期及呼吸变异性等。④主观测量：要求操作者依据工作过程中的主观体验感受来对自身的心理努力程度、心理应激水平及工作的难度、时间压力等做出主观评判。主观测量是最简单易行也是最常用的心理工作负荷测量方法。主观测量方法中最为常用的是贝德福德工作负荷评定量表（Bedford workload rating scale）（图1）、里德（G. B. Reid）等的主观工作负荷评定法（subjective workload assessment technique，SWAT）以及哈特（S. G. Hart）等的美国航空航天局-作业负荷指数（NASA-task load index，NASA-TLX）。见飞行员主观评价量表。

上述心理工作负荷测量方法都是用于人-机-环境系统已经开发完成之后的试用或使用阶段，在系统设计阶段就对系统可能产生的脑力负荷进行预测，然后再据此进行改进，其意义更为突出，这类脑力负荷的预测方法主要是采用作业分析的方法进行的，如波音公司和奥尔德里奇（Aldrich）的脑力负荷预测方法、西格尔（Siegel）和沃尔夫（Wolf）的时间压力预测分析等。

（郭小朝　王笃明　庄达民）

fēixíngyuán zhùyìlì fēnpèi

飞行员注意力分配 （attention allocation of pilot）

飞行员在进行两种或多种活动时将注意指向不同对象的现象。也就是在同一时间对两种或两种以上的刺激进行注意或将注意分配到不同的活动中去。随着新一代飞机驾驶舱的研制及飞行任务和飞行环境的变化，多任务作业的飞机驾驶行为特点及趋势变得更加突显。在此过程中，飞行员（尤其是民航飞行员）所承担的角色在现代航空人机交互系统中也发生了根本性的转变，从系统的操作者变成了监控者和决策者。在执行各种任务时，飞行员往往需要同时关注多种飞行信息，这就要求飞行员必须合理分配自身的注意力并根据信息的优先级别，对多个信息进行选择性的注意以保证信息收集的全面性、准确性和及时性，从而有助于改善飞行绩效及飞行安全。注意力分配行为的研究结果相对易于量化，因此与工程应用衔接紧密，可为飞机驾驶舱显控装置布局的优化设计提供直接依据，如经典的T型仪表板布局便是费茨（Fitts）等通过对飞行员注意力分配行为的实测而获得的直接应用性成果。

主要影响因素　一般认为，飞行员注意力分配行为主要受到信息突显性、价值、关联度等客观任务因素以及努力、期望、习惯等主观因素的影响。其中，信息突显性指相关任务信息是否因具有显著不同于周边其他信息的特征而易于吸引飞行员的注意力；信息价值指某信息的重要程度或漏读该信息将付出的代价，价值

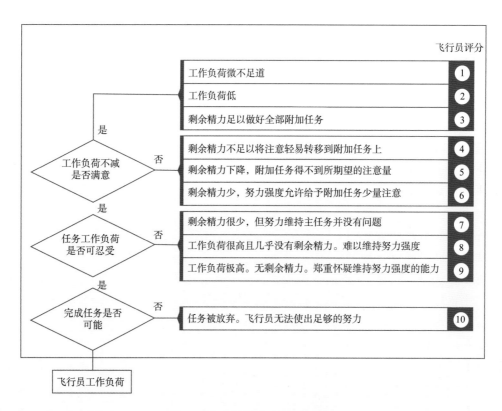

图1 贝德福德工作负荷评定量表

[郭小朝译自 AD-A217699（1989）Assessment of crew workload measurement methods, techniques and procedures：Volume I-Process, Methods and Results，第 111 页]

越高飞行员在此分配的注意就越多；努力指飞行员为获得某信息而需要耗费的努力，如在航线改变前对盲点检查的失败是由于完成长距离的头部运动需要付出大量努力，导致作业人员对该信息的注意被抑制；期望指作业人员在某个特定位置看到某个信息的可能性，例如飞行员对于不断变化的仪表信息频繁观察，是因为飞行员认识到或认为这些仪表是其信息最可能发生变化的地方。

除上述因素会影响飞行员注意分配外，飞行员对各任务活动的熟练程度及其注意分配的策略或技巧也会影响其注意分配的效果，即影响其多任务操作的绩效水平。

研究方法 ①主观评价法：多采用评估量表或问卷调查的形式，可以得到飞行员注意力分配的相关信息。但紧急状态或应激状态下个体的知觉注意广度缩小，往往集中注意于其认为可以避免或缓解应激的特定对象上，周围其他信息则被忽视，这种"认知隧道效应"以及其他纷繁复杂的主观因素的影响，致使主观评价并不总能准确地反映实际情况，只能作为辅助手段。②行为绩效测评法：通过测量作业人员在多任务作业情境中对各项任务的完成绩效来反映其注意力分配的具体情况。常用的评价指标包括作业人员完成各项作业的正确率、错误率、遗漏率、执行速度等。③眼动追踪法：借助于眼动仪记录眼睛的运动轨迹，从中分析提取注视点、注视时间和注视次数、眼跳距离、扫描轨迹和瞳孔直径等指标数据，据此对个体的内部心理活动状态及规律等进行客观精细的实时分析。眼动分析相较于问卷法、访谈法等传统方法的优点就在于其客观性、实时性、直接性与精确性。眼动轨迹等指标能反映眼睛在何时注视何处，注视点怎样在兴趣区之间跳转，最能具体、直观和全面反映眼动的时空特征，可以用于研究飞行员的眼动模式，揭示飞行员在仪表屏幕上感兴趣或注意的空间位置及注意的转移。因此已在飞行员仪表扫描模式研究、仪表布局评估、注意测量、飞行训练等领域都得到了普遍应用。④认知建模法：主观评价法与眼动追踪法主要用于对注意力分配行为的事后分析阶段，而难以做到事前的预测和控制，因此采用建立认知模型的方法对飞行员的注意力分配行为进行预测描述是一个可行的方案。在认知工程领域，人作为操作者的认知模型被有效用于对各种人机交互系统的分析、设计和评价过程。由于飞行任务及飞行环境的复杂性和危险性，对飞行员的认知行为进行全面而深入的建模研究，历来都受到航空工效学界的重视。然而，人自身行为所具有的非线性、随机性、离散性和时变性等特征，使建模研究面临着较大困难。在之前的研究中，学者们提出了多种有价值的认知模型以用于描述与飞行员注意力分配相关的认知活动，涉及视觉搜索、注意捕获、注意转移等方面。

考虑到上述方法各有其优缺点，在实际研究中通常将多种方法结合起来使用。如建立认知模型对特定的人机界面进行优化设计；通过实时测量（包括眼动测量、行为绩效测量等）获取飞行员注意力分配行为的定性或定量特征，以用于工效评价（人机界面评价、认知负荷评价等）；采用眼动追踪法对飞行员注意力分配模型进行可用性验证等。

（熊端琴　王笃明　庄达民）

fēixíngyuán qíngjǐng yìshí

飞行员情景意识 （situation awareness of pilot）

飞行员在特定的空间和时间内，对飞机及飞行环境中各要素的知觉、对这些要素意义的理解及随后状态的预测。即飞行员基于环境（系统、环境、设备及其他成员）信息和已有知识形成的完整、统一的动态化心理表征，在动态、复杂变化的信息环境中，是影响人们决策的关键因素。又称飞行员态势感知。飞行员的情境意识直接影响到飞行安全，情境意识越强，飞行就越安全。飞行员情境意识中的情境是由飞行人员、飞机、环境、操作等构成的一组综合情境。作为飞行员，要对自己的能力、身体状况、疲劳程度和许多因素进行判断；同时要对飞机性能、适航性、当前状态和轨迹等有清醒认识；对于诸如天气、空管、跑道长度或地面情况等外部环境亦必须有清醒正确的认识；还必须清楚了解自身每一步操作对于飞机飞行状态的影响，预测操作的结果。

分类　飞行员情境意识可分为个体情境意识和机组群体情境意识。①个体情境意识：某个飞行员对影响飞行环境的各种因素和各种条件的知觉。每一个人的知识经验不同、飞行态度和飞行动机的不同，因此知觉在不同的个体之间存在着差异，每一个机组成员的情境意识水平就有可能不同。如在一个双人制机组当中，可能有一名飞行员的情境意识高一些，另一名飞行员的情境意识则有可能处于较低的平。与此相似，也有可能两名机组成员的情境意识都较高或者两名机组成员的情境意识都较低。即便是两名飞行员的情境意识水平都差不多，他们的情境意识的指向性也有可能存在着差异。②机组群体情境意识：作为一个整体的机组所具有的情境意识。飞行安全主要取决于这种作为机组整体所能获得的情境意识。而机组群体的情境意识又主要取决于责任机长所能获得的情境意识水平。机组群体情境意识并不是每一个个体情境意识的简单叠加。如一架双发飞机的双人制机组正在做水平直线飞行，速度表读数是每小时463km（250海里）。其所处的高度低于前方3.22km（2英里）处的山峰0.15km（500英尺）。为了避免撞山，该机组既可以采用急速拉升飞越的方式，也可以向右绕飞。飞行员A处在责任机长的地位上，并正在操纵着飞机。在这种情况下可能存在的情境意识是：飞行员B作为副驾驶对于飞机及当时的飞行情境具有非常高的情境意识水平。他知道当时的飞机与周围地形的关系和飞机所处的位置，也知道对于避免这次灾难有必要采取的修正行动。因此，可以认为此时的副驾驶的情境意识非常高。但是，飞行员A却不知道飞机当时的真实处境，不知道如果继续按现有的航路飞行将有可能撞山。此时，他的情境意识就处于非常低的水平。此时的飞机已处于非常危险的境地，如果不立即采取行动，灾难将是不可避免的。如果此时飞行员B未能将他对飞行情境的看法有效地传递给飞行员A或者飞行员A未能充分地分享飞行员B的情境意识，那么该次飞行的事故链就不可能被中断，飞行事故也就在所难免。这就是为什么机组群体情境意识受责任机长的情境意识所制约的原因。因此，为了提高该机组群体的情境意识，副驾驶就必须将他的情境意识贡献给机长，而机长也必须接受和分享副驾驶所提供的情境意识。

影响因素　个体情境意识水平受个人的知识结构、认知能力、生理心理状况以及社会方面影响，存在很大的差异。群体的情境意识水平则受驾驶舱内每一位飞行员的个人情景意识、驾驶舱内飞行员之间的信息交流、机组的搭配以及机长的领导艺术等因素影响。每个飞行员个体的情景意识都有自己独立的部分，也有和整个群体相重合的部分，都会对群体情景意识产生影响；信息交流是产生群体情景意识的基础，而交流双方是否能准确理解对方的意图将直接决定着驾驶舱是否能建立起良好的群体情景意识；机组的整体工作由机组成员分工、协同、配合来共同完成，每个机组人员的素质好高、分工科学配合默契，机组整体情境意识就高。

（王笃明　郭小朝　庄达民）

fēixíng zuòcāng fǔzhù xìtǒng

飞行座舱辅助系统 （support system for military flight cockpit）

在传统的综合化航空电子系统以外支持飞行员的一些辅助系统，如头盔综合显示系统、语音智能辅助操控系统、地形跟随系统、多功能信息分配系统（MIDS）、频谱防御辅助子系统（DASS）、前扇区光电子系统、话音触发系统等辅助系统。

头盔显示器（HMD）是为克服座舱平视显示器（HUD）有限视场的局限发展而来的。头盔显示通过微显示技术将显示器置于头盔上，瞄准标记、飞行状态和战场态势等信息直接可投射到飞行员眼前，使飞行员可随时观察到所需的各种信息。可细分为两个类别：仅能给飞行员提供简单的武器瞄准标记，同时显示武器瞄准和飞行、作战等综合信息。它们并存于世界各国的现役飞机中，对于提高作战飞机效能和减轻飞行员负担上起到了重要作用。

地形跟随系统是辅助引导飞机按照地形实际起伏情况进行低空飞行的系统。飞机在超低空突防时随地形起伏以求隐蔽飞行。现代防空雷达和导弹日臻完善，飞机从中空和高空突防很难成功，常需采取超低空突防。飞机要实现超低空高速飞行，需要装备自动地形跟随系统。地形跟随技术是从雷达防撞技术发展起来的。20世纪40年代末，在飞机上试验雷达报警设备，当前方出现山峰时能向驾驶员发出警告。20世纪50年代发展为地形回避系统，在雷达显示屏上能显示出前方预定高度以上的山峰分布情况，驾驶员根据雷达的指示，便可绕开障碍飞行。20世纪60年代这种系统开始装备在作战飞机上。后来，地形回避系统遂发展成为地形跟随系统。20世纪70年代以来，在有低空突防任务的作战飞机上大都装有地形跟随系统。自动地形跟随系统由地形跟随和地形回避雷达飞行仪表、无线电高度表、地形跟随计算机、自动驾驶仪和自动油门系统等组成。雷达对着前方上下扫描，测定前方地形剖面各点与高度相关的参数并将测得的数值输入地形跟随计算机。计算机从中检出最危险地形点，与此同时飞行仪表所测定的俯仰角、迎角、飞行速度和法向加速度等数值也输入计算机，由计算机算出应送入自动驾驶仪和自动油门系统的指令。自动驾驶仪和自动油门系统根据指令操纵舵面和油门，使飞机及时爬升或下滑，尽可能地贴近地面，隐蔽而安全地飞越障碍。若飞近地面，无线电高度表随时输出飞机离地的高度，保证飞行器以安全高度（飞机为60m，导弹为8m）飞行。自动地形跟随系统的发展趋势是综合化和智能化。结合地形储存可预测前方地形，实现地形跟随和地形回避的综合运用。结合人工智能，可根据地形和敌方布防情况自动选择由基地到目的地的最优路线。

随着各种高新技术不断引入到军机之中，航空人机系统日益复杂，但飞行员信息处理能力有限，脑力负荷日益增大，难以充分发挥战机性能。为了解决这一问题，美、俄、英、法等国将人工智能技术引入航空系统，开展了新一代智能座舱辅助技术研究，以期弥补飞行员的能力限制，增强未来有人战斗机的任务完成能力。如美国旋翼机飞行员助手项目（Rotorcraft Pilot's Associate, RPA）以及最终运用于F-22战机座舱设计中的自动伙伴项目（AUTOCREWC）；俄罗斯的机载专家咨询系统；英国的任务管理辅助系统（mission manager aid, MMA）以及认知座舱项目（cognitive cockpit project, COGPIT）；法国的电子座舱项目（copilote electronique）等。

上述座舱智能辅助系统均可提高飞行员对飞机的操控能力。如飞行员助手项目就包括系统状态分系统、态势评估分系统、战术规划分系统、任务规划分系统、人机接口分系统等，以此来增强飞行员的态势感知、战术规划、任务规划、飞行控制及协同等能力。①系统状态分系统：核心功能是对故障进行诊断，并判断故障对飞机的影响程度，还负责监控对任务完成有影响的飞机状态参数，如最大飞行高度、最快转弯速率、剩余燃油等信息呈现给飞行员，同时给出系统故障或战斗损伤情况下的处理方案。②态势评估分系统：通过传感器获取外部信息，结合其他分系统的数据，如人机接口分系统推理得到的飞行员意图、规划分系统规划得到的计划信息，使用不确定环境下推理系统（reasoning with uncertainty module, RUM）判断当前态势对任务的影响及其可能演变，并持续跟踪评估。③战术规划、任务规划分系统：可帮助飞行员进行战术规划和路径规划。如在预规划的任务信息、约束、威胁源特点、飞行包线、反制措施、可用燃油及武器基础上给出攻击及防御计划；基于战术准则、飞机性能、载荷种类、任务目的、地形、已知地面威胁分布、可能威胁地域、可能空中威胁、任务时间窗、目标及可能目标位置（燃油、武器、电子设备）选择飞行走廊；帮助飞行员控制局部飞行路径及速度；若外部态势有所变化，如环境改变、系统探测到新的威胁、飞机因为设备故障等原因导致性能变化，启动规划并产生符合任务需要的备选方案，对方案进行评估，然后将评估结果提供给飞行员辅助决策等。④人机接口分系统：可以高效地显示飞行员所需的信息；警示飞行员突发事件；提供飞行员需要完成的任务信息；自动规划并将方案显示给飞行员；配置控制及显示以减小飞行员负荷；根据当前飞行员负荷自动控制显示内容等。

（王笃明　郭小朝　庄达民）

hángkōng diànzǐ zōnghé xiǎnshìqì

航空电子综合显示器 （aviation electro-synthetic display）

以数字、图形符号及其组合等形式将传统以众多机械仪表呈现的飞行信息综合显示在电子显示器上的仪表。其实质是一个机载计算机的终端数据图形显示设备，一般以大屏幕的形式安装在仪表板上。电子综合显示器是电子技术、计算机技术和显示技术引入座舱设计的成果，代替了传统的机械式仪表大大减轻了飞机座舱的拥挤状况，并使复杂的飞行状况变得一目了然，更加形象、方便、直观，推动了一代座舱革命。

相较于传统的分立式仪表显示，新一代航空电子系统更强调综合显示处理，座舱自动化程度得以提高。航空电子系统大量使用多功能彩色显示器为信息显示设备。系统传感器所采集的发动机、燃油、环控、液压、辅助动力、操纵、电源等系统参数和空勤告警信息首先由机载核心计算机进行整理和分类，将多种信息格式处理成统一的显示画面，然后将飞机的航向、姿态、高度、空速、油量、雷达、数据链、导航信息和数字地图等信息内容融合在一个坐标系上，通过大屏幕显示器将经过分类和融合的信息内容提供给飞行员进行判读。

电子综合显示器信息的显示方式是直观的图形格式，而且是经过提前处理和融合后的统一显示图形；显示内容是已经经过了电脑的分析和判断，删除了无用信息之后的必要信息，这就使得飞行员不再需要反复扫视多个仪表的数据，直接通过对显示结果的直观判读和理解来确定飞机飞行状态或进行相应操作；大大提高了飞行员获取信息的效率，降低了飞行员出现错误判断的概率，提高了飞行员对突发事件的反应速度。这种信息的综合处理与显示的模式，大大减轻飞行员的工作负荷，提高飞行员快速反应能力，使飞行员从飞机的单纯操纵者转变成座舱资源管理者。如佳明（Garmin）公司的G1000"全玻璃座舱"系统集成了通信、导航、全球定位系统（GPS）等航空电子设备，配备了大屏幕、高分辨率显示器，把所有航空电子设备和仪表功能的操作与虚拟显示集成到一个显示系统中，大大减轻了飞行员工作负担，保证了飞行安全。

座舱综合显示系统中，显示信息的图符形状、字体、大小、颜色、持续时间、信息空间布局、菜单命名、菜单结构（菜单深度与广度）、信息切换方式、显示亮度、对比度等显示工效问题都直接影响电子综合显示器的认知效果、巡检时间和工作效率。电子综合显示器的显示方式、显示布局与排列等应充分考虑人的视觉特性、使用频率及重要性等因素，遵循相应的工效学设计原则。

（王笃明　郭小朝　庄达民）

duōgōngnéng jiànpán

多功能键盘 （multifunction keyboard）

在普通键盘功能的基础上根据不同应用场合的需要而增加了一些特定功能的键盘。目前，无论是国外或国内，许多的键盘制造厂商针对使用者对于键盘的功能性及使用的舒适度等需求，在设计上作了相当大的调整。键盘是最常用也是最主要的输入设备，总体分类按照应用可以分为台式机键盘、笔记本电脑键盘、工控机键盘，双控键盘、超薄键盘五大类。双USB控制键盘，可以一个键盘控制两台计算机。

常规的键盘有机械式按键和电容式按键两种。前者现在已基本被淘汰，取而代之的是电容式键盘。键盘的外形分为标准键盘和人体工程学键盘，人体工程学键盘是在标准键盘上将指法规定的左手键区和右手键区这两大板块左右分开，并形成一定角度，使操作者不必有意识的夹紧双臂，保持一种比较自然的形态。

多功能键盘就是键盘上除了普通键盘的按键以外还多出一些特殊的功能键。如一键上网、一键关机、快速拨号、键盘控制音量、听音乐、看VCD、自动粘贴文本等；在航空服务领域，如护照阅读、航天工业交通调控等特殊功能。多功能键盘的键盘接口一般是USB类型或同时支持USB及PS/2两种类型，支持人体工程学和即插即用，大多支持多媒体功能键，支持有线或无线的连接方式。

目前已经出现了不少多功能键盘，但各自侧重点有所不同。如苹果公司的支持手势控制的多功能键盘，为传统键盘增加了手势控制功能，可以说是一个传统键盘和触控感应键盘的混合衍生品；联想的多媒体无线键盘（Multimedia Remote with keyboard）采用了 2.4GHz 无线传输技术，信号稳定性可靠，有效使用距离可达 10 米；多彩 DL-K5200e 话王键盘具有网络电话功能，配置独立听筒，集 IP 电话与多媒体键盘于一身。现在也出现了 DIY 多功能键盘，可通过对普通键盘上的按键进行重新映射，赋予其附加的特殊功能。面向航空领域已有诸多多功能键盘。如上海福德科技 ATB422/423 护照磁条阅读多功能键盘（USB 接口）集成了光学字符识别（OCR）护照阅读、微软保留分区（MSR）磁条阅读功能和普通键盘的所有功能，也支持中国二代身份证的号码读取，主要用于机场登记柜台，亦可用于所有需要读取 OCR 和 MSR 的场所。对于一些特殊用途的仪器设备，如导航雷达、火控雷达、引导指挥雷达等，其控制键盘往往是特制键盘或增加了特殊功能键，如脉宽选择、自动捕捉等，分别对应特殊的功能。

此外，还有部分键盘因需用于军事用途而具有诸如防水、防尘、防摔、背光夜视等特殊功能，如 iKey AK-39 可穿戴式键盘除了采用柯蒂键盘（QWERTY）标准布局，还带有鼠标左右按键功能，绿色的发光二极管（LED）背光还能配置成夜视镜识别模式，方便作战使用等。

（王笃明　郭小朝）

fēixíngyuán zhǔguān píngjià liàngbiǎo
飞行员主观评价量表（ pilot subjective evaluation scale） 对飞行员心理工作负荷进行评定所用的主观评价工具。主观评价量表是评价飞行员脑力负荷的一种有效手段。现代航空人-机-环境系统日益复杂化，人机交互信息量也日益增加，飞行员的心理工作负荷（或称脑力负荷）相较于体力工作负荷也就日趋加重。飞行员心理工作负荷的测定对于确定合理的脑力工作负荷标准、改进人机环系统设计、保障系统安全高效运行等均具有重要意义。飞行员主观评价量表是飞行员心理工作负荷测量的主要工具，心理工作负荷的主观测量是要求操作者依据工作过程中的主观体验感受来对自身的心理努力程度、心理应激水平及工作的难度、时间压力等做出主观评判。主观测量是最简单易行也是最常用的心理工作负荷测量方法。飞行员主观评价量表中最为常用的是库珀（G. E. Cooper）和哈珀（R. P. Harper）的库珀-哈珀评定量表（CH 量表）、里德（G. B. Reid）等的主观工作负荷评定法（sub-jective workload assessment tech-nique，SWAT）以及哈特（S. G. Hart）等的美国航空航天局-作业负荷指数（NASA-task load index，NASA-TLX）。上述几种方法非常经典，至今仍被广泛应用，因此主观测量领域内比较广为接受的新的方法还尚不多见。

库珀-哈珀评定量表 最初是用于飞行员评定飞机操纵品质的，通过飞行员对驾驶飞机难度的主观感受来评价飞机操纵品质等级。该量表将飞行员驾驶飞机的难易程度从易到难分为 10 级，要求飞行员在驾驶飞机之后，根据自己的经验和主观感受，按照量表对飞机的飞行品质做出评价。该量表采用"决策树"的评定方式，分四步进行：①第一步，评定系统可控与否。"否"则系统评分为 10；"是"则进入第二步。②第二步，评定飞行任务所规定的要求能达到与否。"否"则系统评分为 7~9，直接进入第四步；"是"则系统评分为 1~6，进入第三步。③第三步，评定为达到飞行任务规定的要求，系统是否还需要做出某些调整。"否"则系统评分为 1~3，"是"则系统评分为 4~6。均进入第四步。④第四步，根据上述三个阶段的回答，将各种情形进一步细评，然后确定最终评分（图 1）。

美国空军在 20 世纪 60 年代后期用该量表来评价新式飞机的操作性能取得了很大成功。

主观工作负荷评定法 由里德（G. B. Reid）等在 1981 年提出的一个多维脑力负荷评价量表。其基本思想是将心理工作负荷看成是由时间负荷、心理努力负荷和心理应激负荷三个维度组成的立体结构，其中时间负荷反映工作中可用空闲时间的多少，心理努力负荷反映工作过程中需要付出的努力程度，心理应激负荷反映的则是工作过程中所产生的紧张、焦虑等心理应激状态表现。每一维度均划分为轻、中、重三个等级，并附有相应的描述（表 1），三个维度共有 27（3×3×3）种组合水平。

SWAT 量表的具体测评过程可分为两个阶段。①量表开发阶段：先要求工作者对这 27 种组合负荷条件按照自己的主观感觉对其负荷水平进行排序，然后将 27 种组合负荷水平由低到高赋值为 0~100。②任务评分阶段：要求

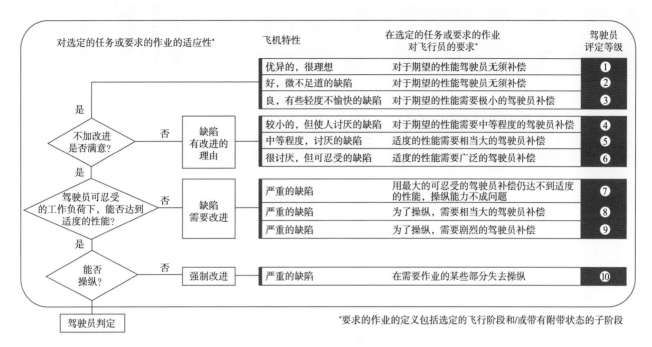

图1　库珀-哈珀评定量表

（引自国家军用标准《GJB 2874—1997 电传操纵系统飞机的飞行品质》第 54 页）

表1　SWAT 确定的心理工作负荷维度、划分及其描述

水平	心理工作负荷维度		
	时间负荷	心理努力	心理应激
轻度	工作中经常有空闲时间，各项活动之间很少有重叠、冲突或相互干扰	很少有意识地进行心理努力，活动几乎是自动的，很少或不需要注意	很少感到慌乱、危险、挫折或焦虑，工作较容易适应
中度	偶尔有空闲时间，各项活动经常交叉重叠、相互干扰	需要一定的意识努力，由于不确定性、不可预见性或对工作不熟悉而使工作内容有些复杂，需要一定程度的集中注意力	有时感到慌乱、挫折和焦虑，导致中等程度的应激，增加了负荷，需要采取改善措施以保持绩效
重度	几乎无空闲时间，活动的重叠干扰冲突频繁出现	需要付出很大的努力，必须全神贯注，活动相当复杂，需要集中注意力	经常感到慌乱、挫折和焦虑，导致相当高的应激，需要有极高的自我控制能力

工作者完成某一任务，然后由工作者根据其工作过程中的主观体验感受分别确定其在时间负荷、心理努力负荷、心理应激负荷三个维度上的得分水平，得到一个组合负荷水平，然后对照前一阶段中排好的 27 种组合负荷水平的顺序，找出其所处的位置及相应负荷得分，即可完成对该任务操作的心理工作负荷评价。由于对

27 种组合负荷进行排序比较困难，后续研究又对其进行了改进，以对偶比较法取代直接排序，相对简化了这一过程。

美国航空航天局-作业负荷指数　由哈特（S. G. Hart）等在 1988 年所提出，也是一个多维的脑力负荷评价量表。库珀-哈珀评定量表的评定只能知道评定结果，但不能知道其内部真实成因，是

因为工作难度过高所致还是因为飞行员个人技能较差，抑或是时间压力过大。于是哈特（Hart）等对飞行员进行调查，发现脑力负荷来自多方面的影响，最终确定了六个脑力负荷的影响因素，分别是脑力需求、体力要求、时间需求、作业绩效、努力程度和挫折水平（表2）。

NASA-TLX 的具体测评过程可分为三个阶段。①对偶比较确定各维度的权重：由上述六个因素在心理工作负荷形成中的相对重要性不同，即六个因素对心理工作负荷的影响各不相同，因此首先必须确定各因素在心理工作负荷中的权重。采用对偶比较的方式确定各因素的权重，六个因素共有 15 种组合，若某一因素在对偶比较中比其他五个因素都重要，则其权重就为 5/15 = 0.33。六个因素权重之和为1。②各维度具体评分：作者根据实际工作情况对各维度进行 0 ~ 100 的评分。注意，其中作业绩效是负向计分，

表2　NASA-TLX 量表的组成维度及其描述

维度	双极形容词	描述
脑力需求	低／高	指完成该工作过程中需要多少脑力活动（如思维、决策、计算、注意、搜寻等）。该工作从脑力方面对你而言是容易的还是困难的？简单的还是复杂的？要求苛刻还是宽松
体力需求	低／高	指完成该工作过程中需要多少体力活动（如推、拉、转动、动作控制等）。该工作从脑力方面对你而言是容易的还是困难的？是慢的还是快的？肌肉感到松弛还是紧张？动作轻松还是费力
时间需求	低／高	指工作运行速率或节奏造成的时间压力。其节奏是缓慢并使人感到从容不迫，还是快速而令人紧张慌乱
作业绩效	差／好	指对完成工作达到目标或取得的成绩的满意度。对所取得的成绩，你的满意程度如何
努力程度	低／高	指为了完成这项任务，你所付出的努力（脑力和体力方面）有多大
挫折水平	低／高	指在工作期间，你所感到的气馁、恼怒、紧张或烦恼等不良感觉的程度

即感觉自己的作业成绩越好，评的分数就越低，因为脑力负荷轻时，作业绩效好。而其他五项均是感觉程度越高，评分也越高。③加权计算心理工作负荷总分：六维度的评分与其各自权重进行加权求和，所得分值即为该工作任务的心理工作负荷水平。

主观测量的优点与不足　从以上分析可见，主观测量具有以下优点与不足。

优点　①直接性：主次任务测量是通过对作业绩效的衡量来间接评估心理工作负荷，生理测量也是通过对生理效应指标的测量来间接评估心理工作负荷。与任务测量及生理测量不同，主观测量是直接对心理工作负荷进行评价，是通过对作业难度、时间压力、心理努力、心理应激等的直接判断来确定，直接涉及心理工作负荷本质及其心理效应。②通用性：任务测量及生理测量的绩效指标或生理指标大多因工作任务而异，不具备统一性或通用性，导致不同工作任务负荷彼此之间由于指标的通用性问题而不具备可比性。主观测量则一般使用统一的评定维度，其指标具有通用性，不同情境的负荷评价结果可以相互比较。③无干扰性：由于次任务测量都是在工作进行中与主任务同时进行，会对工作产生干扰，分生理测量也具有一定程度的干扰性。而主观评价一般是在事后进行，不会对工作造成干扰。④易操作性：主观评价不需要特定的仪器设备，也不需要设计与实施次任务实验，其施测方便快捷。

不足　①主观性：是测量最大的问题，一方面受个体的反应倾向的影响，如有的人会夸大其主观感受，而有的人则会淡化其主观感受；另一方面还受限于人的意识感受能力，人只能意识到自己部分的心理活动体验。②易混淆性：一是生理负荷与心理负荷的混淆，人的主观感受一般是生理与心理因素共同作用的结果，因此心理负荷的主观评价易受生理负荷的影响而产生混淆；二是工作者对其实际努力程度与外部工作需求的混淆；三是能量消耗与主观努力体验的脱节或混淆。③适应强度水平有限：主观评价只适用于中低强度心理负荷水平，对于高强度心理负荷反而会出现主观评价强度下降的现象。或许是工作者降低作业绩效标准所致，即当负荷水平超过工作者的心理界限后，工作者会有意无意地放弃或降低原先设定的绩效要求，作业绩效随之恶化，同时伴随心理紧张的大量释放，负荷体验下降。④易受记忆影响而出现偏差：人的记忆能力是有限的，如果要求工作者同时评价的内容过多，或工作完成与评价间间隔时间过长，则操作时的主观体验的记忆将会消退，从而导致评价偏差。另外，对于有记忆要求的工作，其操作过程中的记忆任务将会对工作者主观体验的记忆造成干扰，因而导致心理负荷评价的偏差。

主观测量的上述优点与不足，都是在借助于飞行员主观评价量表进行实地心理工作负荷测量时所应充分考虑的。

（郭小朝　王笃明　庄达民）

fēixíngyuán réntǐ cèliáng

飞行员人体测量（flying personnel anthropometry）　对飞行员静态及动态条件下各人体体型特征参数的测定。人体测量学是研究应用何种精密的仪器和方法来测量空间及产品设计时所需的相关人体参量，以及如何将这些人体参量应用于设计的学科。

人体测量的对象　通常包括人体的形态特性、生理特性以及运动特性三个方面。①形态特性：人体尺寸、体积（包括轮廓直径），重量、表面积等。②生理特性：人的握力、推力、拉力、提举力等出力范围、知觉反应、心肺功能、骨骼肌肉组织生物物理特性等。③运动特性：肢体运动范围、运动过程、形体变化等。

按照被测者测试时的状态要

求，人体测量对象亦可分为人体的静态尺寸和动态尺寸。①静态人体尺寸测量：被测者静止地站着或坐着进行的人体尺寸测量。静态测得的人体尺寸数据，虽可解决很多产品设计中的问题，但由于人在操作过程中姿势和身体位置经常变化，静态测得的尺寸数据会出现较大误差，设计时需用实际测得的动态尺寸数据加以适当调整。②动态人体尺寸测量：被测者处于动作状态下所进行的人体尺寸测量。通常是对手、上肢、下肢、足所及的范围以及各关节能达到的距离和可能转动的角度进行测量。人体动作可及范围受多种因素的影响，因此实际设计工作难以完全依赖静态人体测量资料。如手臂可及的极限并不仅仅由手臂的长度决定，还受到肩部运动、躯干的扭转、背部的屈曲以及操作本身特性的影响。

人体尺寸的具体测量项目，项目数量很多，不同研究或设计领域需求不一，因此不同领域相关标准规定的项目也不尽一致，具体可参见国家标准《中国成年人人体尺寸》（GB 10000—88）、《用于技术设计的人体测量基础项目》（GBT 5703—2010）、《服装用人体测量的尺寸定义与方法》（GB/T 16160—2017）等。

人体测量方法　①传统人体测量：基于人类工效学和人体解剖学的知识和理论，对人体各个基准点（骨骼点）之间的距离采取直接接触测量的方法进行测量。传统的人体测量已形成一整套严密、科学、系统的测量方法，但是在实施中需要用到测高仪、直脚规、弯脚规、卷尺、游标卡尺等众多特殊的测量工具，因此测量工作耗时费力，且对测量者要求较高，需要具备专业的人体解剖和测量知识，清楚地掌握人体的各个基准点及其位置、方法等。另外，测量数据需要手工记录、整理、计算，这不仅会耗费大量时间和人力，还会导致较高的误差和出错率，不利于数据的采集和分析，所以很难适应大批量、快速人体测量的要求。②现代非接触式人体测量：随着科学技术的进步，人体测量开始采用新的技术来降低人体测量工作的强度，提高测量的效率，其中较为先进的是非接触式三维人体扫描技术。此类技术通过应用光敏设备捕捉设备投射到人体表面的光（激光、白光及红外线）在人体上形成的图像，描述人体三维特征。常用的人体扫描仪有美国 TC2、Cyberware-WB4、法国 Telmat 的 SYMCAD、德国 Vitronic-Vitus 等。三维非接触式扫描系统具有扫描时间短、精确度高、测量部位多等优点，目前大多人体扫描系统均能在 10 秒之内完成人体扫描，30 秒完成数据处理，提取上百种人体尺寸。形成三维虚拟人体模型，测量精度可达十分之一毫米级。

飞行员人体测量数据　飞行员人体测量数据是飞机座舱布局设计和飞行员个人防护救生装备设计研制的最基本依据。①在飞机座舱设计中的应用：飞机座舱的设计中，首先要考虑的就是飞行员人体尺度和动作域所需的尺寸或空间范围。早在第二次世界大战中，美国军方就开始运用人体测量的方法，在坦克、飞机的座舱环境设计中，研究如何使人在舱内有效地操作和战斗，并尽可能减少长时间在小空间内操作的疲劳。飞行员的人体测量数据是飞机座舱设计的关键，如坐姿眼高决定仪表板的位置，手臂可及范围决定控制按键的位置，膝高决定座椅的高度等。座舱空间的设计应使显示与控制器件、操纵台、仪表板、救生装备和操纵空间的设计与配置等适应飞行员的人体特征，飞行员应能看得到或够得着而且并无阻碍。必须根据飞行员人体测量数据确定设计标准，保证飞行员在正常情况下能够采取正确、舒适的姿势飞行，以减轻疲劳、提高飞行效率；在应急情况下能顺利安全逃生。飞行员人体测量数据的应用通常是运用人体测量学方法对飞行员人群进行统计分析，按照百分位来确定范围。通常以第 5 百分位数到第 95 百分位数作为不涉及生命安全部分的设计范围，对于设计飞行员生命安全的部分，如逃生通道等部分的设计等，则必须满足更大的百分位范围。②在飞行员个体防护救生装备设计中的应用：个体防护救生装备对保障飞行员正常、安全、高效地操纵飞机有十分重要的作用，这些装备必须适合中国飞行员的体型特征，否则会造成使用不便，效能低，还会影响飞行员的生命安全。

飞行员人体参数　是个体防护救生装备的主要设计依据。人体测量数据陈旧过时会造成适体性差等问题，群体性基础数据掩盖个人差异也会带来个体舒适性降低。①服装设计方面：中国部分防护服的尺寸是根据 20 年前人体测量的数据设计的，飞行员反映穿着起来不适体；曾经较为普遍的问题是上衣短裤子长，这与沿袭苏联飞行服款式设计有极大关系；因为俄罗斯人属于短躯干、亚长腿型人种，而汉族人则属于长躯干、亚短腿型人种。②头盔面罩设计方面：同样存在因仿照国外产品却对中国飞行员数据测量研究及应用不足而导致的头盔压头、面罩压鼻、漏气等问题。③座椅设计方面：飞行员的尺寸、重心分布数据对于战斗机弹射座椅的设计至关重要；座椅的结构必须依据飞行员的人体测量参数来设计，否则，人椅系统的组合重心就会较大地偏离弹射推力线，造成弹射逃生的失败。

相关标准 根据中国第三次（2000 年）大样本男性飞行员人体测量数据制订的国家军用标准包括：《中国男性飞行员人体尺寸》（GJB 4856—2003）、《歼（强）击机座椅几何尺寸》（GJB 19B—2007）、《飞行员个体防护救生装备号型》（GJB 20A—2006）、《歼（强）击机座舱几何尺寸》（GJB 35B—2008）、《飞行员人体模板设计和使用要求》（GJB 36A—2008）、《歼（强）击机座舱视野和主仪表板视区》（GJB 307A—2012）、《握杆操纵中手部数据和手指功能》（GJB 1124A—2007）、《军用直升机座舱几何尺寸》（GJB 1471A—2012）、《轰炸机和运输机舱室尺寸系列 第 1 部分：轰炸机和运输机座舱基本几何尺寸》（GJB 6851.1—2009）、《轰炸机和运输机舱室尺寸系列 第 2 部分：运输机舱室基本几何尺寸》（GJB 6851.2—2009）、《男性飞行员人体惯性参数》（GJB 6895—2009）、《男性飞行员人体静态三维尺寸》（GJB 6896—2009）、《飞行员救生伞背带系统基本尺寸》（GJB 7514—2012）。

（郭小朝 王笃明）

fēixíngyuán shēncháng zuògāo zhǐshù

飞行员身长坐高指数（ratio of body length to high of pilot） 飞行员坐高占身高的比例。又称身高坐高指数或比坐高。可以反映人体躯干和下肢的比例关系，据此划分人体躯干类型。

测量方法 ①立姿测身高：被测者挺胸直立，头部以眼耳平面定位，两眼直视前方，肩部放松，上肢自然下垂，双手伸直，手掌朝向体侧，手指轻贴大腿外侧面，双膝自然伸直，左、右足跟并拢，足尖分开，使两足大致成 45°，体重均匀分布于两足。测量者站在被测者的右侧，将人体测高仪垂直放置在被测者后方站立平面上并使活动滑尺下沿轻触被测者头顶点，测量头顶点至地面的垂距。②坐姿测坐高：被测者挺胸坐在被调节至腓骨头高度的坐高椅测量平面上，头部以眼耳平面定位，两眼平视前方，左、右大腿大致平行，膝弯曲大致呈直角，足平放在地面上，手轻放在大腿上。测量者站在被测者的右侧，将人体测高仪放置在被测者的正后方，测量从头顶点至椅面的垂距。测量值读数精度按照国家标准设定读数精度为 1mm。

计算方法 飞行员身长坐高指数＝坐高/身高×100。依据身长坐高指数可对人体躯干类型进行划分，如分成短躯干型、中躯干型和长躯干型（表 1）。身材坐高指数存在较明显的人种差异、性别差异以及年龄差异等。一般黄种人指数大于白种人，白种人大于黑种人；女性指数较大，男性较小；儿童和成年人指数较大，青少年较小。飞行员身长坐高指数对于飞行员个人防护装备（如防护服上衣及裤子尺寸与比例）

设计及飞机座舱设计（如座椅高度）等具有较大参照意义。

（郭小朝）

fēixíngyuán qūgàn tuǐcháng zhǐshù

飞行员躯干腿长指数（ratio of trunk length to leg length of pilot） 飞行员腿长占身高的比例。从人体解剖和测量学的角度，腿长包括股骨与胫骨的长度，也就是除去足高（内踝高）之外的下肢长度。从实际测量的角度，大腿的起点（股骨头顶端）无法在外表找到确切的位置。因此，腿长的测量有多种折算法，但都难以测定腿长的精确的解剖学长度。实际测量中为方便起见，一般采用身高减坐高的差值来表示腿长。躯干腿长指数的计算方法：飞行员躯干腿长指数 = （身高－坐高)/坐高×100。又称马氏躯干腿长指数（Manouvrier skelic index），是检测身体上下部分的相互比例（即躯干与腿的比例）的最可靠和最具有参照价值的量化指标。依据躯干腿长指数，可以对人体躯干类型进行划分（表 1）。具体的测量方法与标准见飞行员身长坐高指数。

（郭小朝）

fēixíngyuán tóu zhǐshù

飞行员头指数（cephalic index of pilot） 飞行员头颅宽度与头颅长度的比例。又称头颅指数或颅长宽指数。可以用于衡量头颅形状。

测量方法 被测者挺胸坐在

表 1 身长坐高指数分型表

型别	身长坐高指数	
	男	女
短躯干型（short trunk）	$X<51.0$	$X<52.0$
中躯干型（middle trunk）	$51.0 \leqslant X \leqslant 53.0$	$52.0 \leqslant X \leqslant 54.0$
长躯干型（long trunk）	$X>53.0$	$X>54.0$

表1 躯干腿长指数分型表

型别	指数
超短腿型（hyperbrachy skelic type）	X~74.9
短腿型（brachy skelic type）	75.0~79.9
亚短腿型（subbrachy skelic type）	80.0~84.9
中腿型（mesati skelic type）	85.0~89.9
亚长腿型（submakro skelic type）	90.0~94.9
长腿型（makro skelic type）	95.0~99.9
超长腿型（hypermakro skelic type）	100.0~X

被调节至腓骨头高度的坐高椅测量平面上，头部以眼耳平面定位，两眼平视前方，左、右大腿大致平行，膝弯曲大致呈直角，足平放在地面上，手轻放在大腿上。①测头最大长（maximum head length）：测量者站立在被测者的右侧，手持弯脚规，测量眉间点至枕后点间的直线距离。②测头最大宽（maximum head breadth）：测量者站在被测者的正后方，手持弯脚规，测量左、右颅侧点间的最大直线距离。

计算方法 飞行员头指数＝（头最大宽/头最大长）×100。头指数值越大表示头型越圆，按照头指数的值从小到大可以将头型分为特长头型（70.9及以下）、长头型（71~75.9）、中头型（76~80.9）、圆头型（81~85.4）、特圆头型（85.5~90.9）、超圆头型（91及以上）。头指数存在较大人种和个体差异，一般说来，高加索人种大多属于中头型；蒙古人种的头前后径比较短，主要为圆颅型。

飞行员头指数对于飞行员防护头盔尺寸与比例的设计或头戴式耳机等头戴装备的设计具有较大参照意义。飞行防护头盔的尺寸若不参照飞行员的头指数等头部参数，将可能导致头盔适体性不够，产生夹头、夹耳、夹腮等问题，严重影响飞行员穿戴的舒适感。

（郭小朝）

fēixíngyuán miàn zhǐshù

飞行员面指数（facial index of pilot） 飞行员面长与面宽的比例。又称形态面指数。是体质人类学和人体测量学中常用的头面部各项指数之一，主要反映个体的面型特征。

测量方法 被测者挺胸坐在被调节至腓骨头高度的坐高椅测量平面上，头部以眼耳平面定位，两眼平视前方，左、右大腿大致平行，膝弯曲大致成直角，足平放在地面上，手轻放在大腿上。①测形态面长（morphological facial length）：测量者站在被测者的侧前方，双手持直脚规，测量从鼻梁点（鼻梁点在正中矢状面的最凹点）至颏下点（颏部在正中矢状面上的最低点）的直线距离。测面宽（bizygomatic breadth）：测量者站在被测者的正前方，双手持弯脚规，测量左、右颧点（颧骨颧弓上向外侧最突出的点）间的直线距离。

计算方法 飞行员面指数＝（形态面长/面宽）×100。形态面指数可以反映面的狭阔情况，其值越大表示面部越狭长。按照形态面指数的值从小到大可以将头面型分为超阔面型（78.9以下）、阔面型（79.0~83.9）、中面型（84.0~87.9）、狭面型（88.0~92.9）和超狭面型（93.0及以上）。面指数亦存在较大人种和个体差异，一般来说，高加索人种大多面指数较大（脸长）而蒙古人种的面指数相对较小（脸短）。飞行员面指数对于飞行员防护头盔及供氧面罩等装备的设计具有较大参照意义。供氧面罩若不参照飞行员的面指数等面部形态参数，将可能导致供氧面罩与面部不够贴合而导致飞行员穿戴不舒适甚至漏气等。

（郭小朝）

fēixíngyuán bí zhǐshù

飞行员鼻指数（nasal index of pilot） 飞行员鼻宽与鼻高的比例。又称鼻高宽指数。是体质人类学和人体测量学中常用的头面部各项指数之一，主要反映个体的外鼻形态特征。

测量方法 被测者挺胸坐在被调节至腓骨头高度的坐高椅测量平面上，头部以眼耳平面定位，两眼平视前方，左、右大腿大致平行，膝弯曲大致成直角，足平放在地面上，手轻放在大腿上。①测鼻高（nose height）：测量者站在被测者的侧前方，双手持直脚规，测量鼻梁点至鼻下点（正中矢状面上的鼻中隔与上唇皮肤所构成的角的最深点）的直线距离。②测鼻宽（nose breadth）：测量者站在被测者的正前方，双手持直脚规，测量左、右鼻翼点之间的直线距离。

计算方法 飞行员鼻指数＝（鼻宽/鼻高）×100。鼻指数可以反映鼻的狭阔情况，其值越大表示鼻越阔或越扁平。按照鼻指数的值从小到大可以将鼻型分为超狭鼻型（54.9及以下）、狭鼻型（55.0~69.9）、中鼻型（70~

84.9)、阔鼻型（85~99.9）和超阔鼻型（100 及以上）。鼻指数亦存在较大人种和个体差异，一般说来，白种人大多鼻指数较小（鼻狭长），黑种人鼻指数较大（鼻扁平），黄种人介于两者之间。飞行员鼻指数对于飞行员供氧面罩等装备的设计具有较大参照意义。供氧面罩形态尺寸若不参照飞行员的鼻指数等面部形态参数，将可能导致供氧面罩与鼻面部贴合不够严密致使漏气，或者出现夹压鼻梁、在加压呼吸时鼻面部有明显压痛感等问题。贴合而导致飞行员穿戴不舒适甚至漏气等。

（郭小朝）

kōngzhōng jiāotōng guǎnzhì gōngxiào

空中交通管制工效

（human factor in air traffic control） 研究空中交通管制中人的生理心理特点，并基于此研究如何使人机环境系统之间相匹配，从而实现系统安全、高效运行，是航空人机工效学的重要分支之一。空中交通管制是由空中交通管制人员借助于各类通信、导航、监控技术等监视、控制与指挥飞机的飞行活动，以确保飞行流量得到安全、有序和快速的调配，是航空安全的主要环境保障系统。在此系统中，空管人员的工作效能及工作质量是整个系统安全高效运转的关键因素。空中交通管制工效通过研究人自身的优势和局限以及人与空管系统各要素之间的关系，以寻求各要素与管制员的最佳匹配，使航空系统的整体效益达到最佳，在保证航空安全、防止事故的发生的前提下提高系统运转效率。从人-机-环境系统工程的角度分析，空中交通管制中人因素的研究范围主要涉及人机关系研究、人-环境关系研究、人的失误以及工作负荷四个方面。

人机关系研究 包括人机系统分工、人机功能匹配等。在人机系统分工方面，随着空中交通管制逐渐从程序管制向雷达管制过渡，空中交通管制自动化水平逐渐升高，这其中哪些任务可交由计算机自动化系统完成，哪些任务需有人工完成，这种人机分工问题必须建立在对人和机各自优势与局限的研究分析基础之上。在人机功能匹配方面，无论是硬件还是软件层面，机器系统的设计都应符合空管人员的心理生理特点。各类通信设备（地空/空地通信和卫星通信）、近程、远程和进场着陆导航设备、雷达监视设备等空中交通管制设备的功能设计、显示及控制方式设计均应满足空管人员心理需求，与其心理及操作特征相匹配。如雷达等显示界面的字符、颜色、大小、亮度、对比度以及信息布局等应充分考虑人的视觉特性，便于空管人员快速、准确地获取相应信息，且能降低长期作业导致的视疲劳；无线电通信设备的频率调节旋钮等常用控制按钮及频率显示窗（数字显示）等可整合成主控制面板，安放在管制员与协调员伸手能及的主功能区，对于电源开关等不常用按钮则应设计在远离主功能区的地方，以免误操作；话筒耳机等话音传输设备应音质清晰、抗噪声干扰。如何基于人的心理及操作特点研究制订标准通话语言、管制程序、应急程序等来简化管制工作、减小管制员的工作负荷，不致使管制员出错则是属于软件层面的人机功能匹配工作。

人-环境关系 环境即包括空管人员的工作空间、照明、噪声、微气候等物理环境，还包括空管人员班组团队等社会环境。在物理环境方面，无论是工作地点、工作空间尺度及工作空间布局的确定还是照明、噪声、温湿度微气候等环境物理属性的控制，都要与空管人员的任务要求、心理及生理特性相适应。如在工作地点的选择上，对于以目视为主的塔台管制，其工作地点应该在机场的制高点，是空管人员能看见全部跑道、全部或大部分停机坪、全部或大部分起落航线；同时，也应使在机场范围内运行的航空器能随时看见并识别出塔台，以便在紧急情况下能进行灯光管制或旗语管制。在工作空间尺寸的设计上，各类工作平台尺寸参数应与空管人员人体参数及任务特点相适应，如对于以雷达监控为主的区域及进近管制，雷达屏幕高度应与坐姿眼高相适应，大致处于眼睛平视范围；而对于塔台管制，空管人员随时需要向外观察跑道情况，因此其工作平台就相对较低，以免阻挡空管人员向外观察的视线。在照明环境的设计上，对于位置高、自然光照条件好的塔台，需要考虑如何避免太阳光直射或反射眩光对空管人员视觉的干扰；进近及区域管制室则要考虑如何避免雷达显示屏的反射眩光对雷达信息判读的影响。在社会环境方面，研究管制员之间，特别是管制员与飞行员之间的人际关系，个体之间的交流和班组之间的交流，创造良好的团队工作氛围与环境，亦是空中交通管制中人因素的重要研究内容。

人的失误 随着技术的进步，飞机可靠性和安全性不断提高，人的失误逐渐成为航空飞行事故的主要因素。在空中交通管制领域，中国民航总局空管人为因素课题组曾对 1992~2001 年 119 起空管不安全事件进行了原始资料收集和分析，结果发现 119 起事件中包含了 272 次差错，其中个体人为因素共 213 次，占到差错总数的 78%。因此，研究人的失误的成因及其预防措施已成为空中交通管制人的因素研究的重要内容，研究对于提高航空安全预防事故发生具有重要意义。

工作负荷　随着航空事业的发展，航线及航班架次日益增多，空管人员的工作负荷也逐渐增大。长期处于高工作负荷易引发空管人员的工作倦怠，诱发人的失误，危害航空安全。因而空管人员工作负荷的研究对于评估管制扇区容量、优化管制扇区布局和班组资源管理，进而保障飞行安全具有重要意义。

（刘庆峰　王笃明　庄达民）

jīzǔ zīyuán guǎnlǐ

机组资源管理（crew resource management，CRM）

为达到安全、高效飞行目的，机组有效地利用所有可用资源（信息、设备、人力资源等）识别、应对威胁，预防、识别、纠正差错，发现、处置非预期航空器状态的过程。传统飞行训练的重点在于培养驾驶员的技术能力（主要体现为技术知识与操纵技能），偏重于个体的表现；却对于心理状态控制、团队集体决策、共同工作效率的提高等相对重视不足。但随着航空控制自动化程度的日益增高，飞行过程的控制逐渐由传统的以"操纵"为主转变为"监视–决策–控制"为主，日益复杂庞大的航空系统的安全高效运转不再仅仅取决于飞行员个人。航空事故调查表明，在多人制机组运行过程中，大部分事故与事故征候都涉及 CRM 问题，这类问题主要包括沟通不畅、不妥当的团队决策、

不胜任的领导、情景意识下降或丧失、工作负荷和驾驶舱资源管理不当等。因此，机组的 CRM 能力与技术能力对安全、高效飞行是具有同等重要的意义。

提出与发展　1977 年的特内里费空难中两架波音 747 客机在跑道上相撞，造成了史上伤亡最惨重的空难，1978 年，美国联合航空公司一架麦道 DC-8 型客机在俄勒冈州波特兰着陆时坠毁，造成 10 人丧生，这两起事故的原因分析引发了航空界对机组成员失误的关注。当时，美国国家航空航天局正在对 50 年代末开始使用高度可靠的涡轮喷气发动机飞机之后出现的客机失事原因进行调查分析，结果清楚地表明，70% 以上的客机事故都或多或少地涉及人为的失误。更令人吃惊的是大多数这类失误的起因都不是技术上的缺陷，而是由于在沟通、合作和决策等方面出了问题。失误可以分为：①不同机组成员间出现沟通问题。②机组成员间的工作分配不清晰。③机组成员并无一个好的领导者，资深机师经常忽视甚至鄙视年轻机师的意见。④机组成员在危急情况做出错误决定。因此，提出了机组资源管理的全新概念，即在作为团队工作时，1+1 的结果大于 2，强调了机组通信、任务分配、互相监视、协同工作和集体决策的重要性。机组资源管理最初称为驾驶舱资源管理，后来随着人-机-环境系统工程思想的推广，资源管理范畴进一步扩大，开始强调客舱乘务员、维修人员、空警（航空安全员）、空中交通管制员、飞行签派员及其他相关人员与飞行机组的协同，原驾驶舱资源管理的概念亦已演变成机组资源管理。

主要内容　经过 40 多年的研

究和实践，CRM 的概念及由此产生的训练方法的改变大致可划分为 6 个阶段：驾驶舱资源管理、领导力与决策、机组资源管理、航线飞行训练、差错管理、威胁与差错管理，其主要内容也在逐渐变化发展，包括以下几方面。①交流和简述：机组成员间只有保持和谐的驾驶舱氛围、确保沟通交流有效无误才能在实际飞行活动产生和保持高水平的情境意识，保证飞行的安全高效。为了避免交流双方可能存在的误解，应使用由发出信息、接受并验证信息和确认信息三步构成的闭环式交流方法。②质询与反应：作为驾驶舱交流的一种特殊技能，通过阐述观点、发出质询、进行反应这三个步骤构成一个闭环的驾驶舱交流过程，有助于提高个体及机组的情境意识，有利于在较早阶段发现潜在的问题，从而避免人因素造成的飞行事故，确保飞行安全。③短期策略：飞行员和机组针对某次飞行或某一特殊处境而制订的计划，包括五个步骤。a. 识别问题并确认存在。b. 建立计划，分清轻重缓急。c. 修正计划，确信正确性。d. 总结简述，明确每个人职责。e. 监控监视，强化监视、询问和反应。短期策略有利于提高整个机组的情境意识水平，并使机组成员工作负荷得到合理分配。④机组搭配：机组的合理搭配有助于为安全飞行营造和谐的机组工作氛围。在进行机组搭配时要遵循一系列原则，如注意驾驶舱职权梯率（trans-cockpit authority gradient，TCAG），考虑机组成员的心理相容性，充分考虑机长的权威性与副驾驶的直陈性，以及机长和副驾驶的管理风格、技术和经验水平等。⑤工作负荷控制：工作负

荷过高是诱发人误进而危害航空安全的重要因素。对各飞行阶段各机组成员的工作负荷进行有效控制分配，避免出现过高或者过低的工作负荷状况，就是机组资源管理的重要内容。⑥机组决策：飞行决策需要综合考虑驾驶舱中有许多硬件、软件、机组的其他成员、空中交通管制员等多源信息，更多地是一个群体的加工过程。

CRM 训练　运用课堂教学、模拟飞行训练、团队活动、案例分析，以及角色扮演等方式促进机组掌握有助于安全、高效飞行的知识，并形成相应的态度和行为模式的过程。其目标在于提高机组人员对人-机-环境资源的管理能力，如威胁与差错管理、沟通、决策、工作负荷管理、确实遵守标准操作程序等，以提升工作效率与飞行安全。CRM 训练对象主要为飞行机组，以及与飞行机组有经常重复性工作关系的其他人员，也包括为以上人员提供 CRM 训练的教员和实施检查的飞行检查员。CRM 训练的内容主要包括三组知识技能：①信息交流与决策管理技能，包括判断、交流、决策、解决冲突等。②团队建设和管理技能，强调人际关系和机组协调，包括机领导能力和管理方法。③工作负荷和情景意识，包括处理应激和工作负荷相关技能，如制订计划、应急负荷处理等。结合实际的飞行任务，机组资源管理能力有六类 65 个行为观察指标，分别为威胁与差错管理、沟通、情景意识保持、工作负荷管理、决策和领导与协作，是 CRM 训练的核心内容。经过进一步的研究，通过人-机和谐、人-人和谐、自我和谐三部分内容将机组资源管理整合为人-机-环境-任务的统一体，人-机和谐的理念来源于现代机组资源管理对飞行过程的描述，即整个飞行过程就是一个在不断纠错的过程，将"错"划分为三个层次，"小错"（一般认知活动）、"中等错误"（差错管理）、"大错"（决策）。人-人和谐是通过有效提高机组人员的沟通技巧、提倡团队合作精神来体现。自我和谐即合理分派任务以及控制情绪。这对于提高 CRM 训练的效能有着重要意义。

（刘庆峰　王嫣嫣）

hángkōng xīnlǐ shēnglǐxué

航空心理生理学（aviation psychophysiology）　从心理生理学的角度借助于一些心理生理技术来研究航空飞行任务对飞行员心理及生理的影响的一个学科研究方向。

航空心理生理学的研究对象和内容与航空心理学既有联系又有区别。航空心理生理学主要研究航空飞行活动、空中交通管制活动等航空活动中人的工作负荷、疲劳、应激以及人的失误与人的操作绩效，这在对象和内容上与航空心理学有相似之处。但航空心理生理学在研究视角上更侧重于航空相关心理压力或心理负荷对人的生理有何影响或在生理指标上有何表现；在研究方法上更多借助于客观的生理测量方法来研究各类航空因素对心理工作负荷或疲劳、应激的影响。

航空心理生理学的主要研究方法是通过各类生理测量监测工具来记录并分析操作人员的各类生理指标，如用以反映对心血管系统的影响的心率及其变异性、血压等指标；用以反映对呼吸系统影响的呼吸周期及呼吸变异性、肺通气量、耗氧量等指标；用以反映对神经系统影响的脑电图、脑事件相关电位（如 P300）等指标，以及瞳孔变化、眨眼率、眼电图、皮肤电指标等。这些技术或指标与主观问卷评价或任务测量相比具有如下优点：①客观定量。②可以连续实时记录操作者的指标数据，即使出现操作失误或事故时亦可不间断记录。③对操作人员及操作任务无干扰，不像主观问卷评价或任务测量均对操作人员当前任务产生一定程度的阻断或干扰。

航空心理生理学的最终目的是降低人员工作负荷，提高航空安全水平，因此其研究也就可以分为两个方面。一方面是研究不同类型、不同难度的航空飞行任务、空管任务以及睡眠剥夺等因素对心理工作负荷或疲劳、应激的心理及生理影响，建构工作负荷的心理生理模型；另一方面研究如何基于心理生理研究来调节干预操作人员的操作过程，提高系统安全性及运行效率。例如研究如何基于对飞行员实时生理指标监控的结果来确定是否需要对飞行员进行干预或辅助以降低其工作负荷，减低人因失误概率，提高系统操作绩效等。

此外，航空飞行领域心身疾病的相关研究亦属航空心理生理学的研究范畴或与之有内容交叉。

（刘庆峰　王笃明）

hángtiān rénjī gōngxiàoxué

航天人机工效学（space ergonomics）　研究航天系统中人、航天器及其配套系统、工作环境之间相互作用规律，如何安全、高效、健康、舒适的完成作业任务的学科。通过运用工程心理学、生理学和生物力学等研究手段和方法，综合研究航天过程中人体生理心理功能状态等因素，借以设计能使航天作业人员发挥最大效能的航天飞行器及配套系统，减少人在航天作业中的不适、疲劳和失误，以及确保航天作业人员的生命安全和工作效率。下文主要阐述航天器内人员的工效学问题。

简史 在20世纪中叶，伴随着人类载人航天热潮的兴起，人们开始了航天工效学相关内容的研究。作为一门新兴学科分支，航天工效学是在普通工效学基础上发展起来的，包括航空工效学的研究成果。其发展历程可分为三个阶段：载人飞船设计中的工效学发展阶段、空间站设计中的工效学发展阶段和载人火星飞行与月球基地建设中的工效学发展阶段。①航天工效学发展的早期阶段主要关注于载人飞船的设计。在此阶段航天工效学主要研究了人在航天中的作用和载人飞船上人机功能分配，载人飞船中乘员站的设计与操作，载人飞船内的适居性问题及航天服设计和舱外活动工效学问题等。重点是保证航天员的工效，如控制噪声和振动、提供适当照明，安排合理的作息制度等。②空间站是载人航天技术发展的新阶段。为保证长期航天飞行任务的顺利完成，航天工效学主要进行了三个方面的研究，包括提高航天员在空间站内的生活水平，改善航天员的居住条件；提高航天员的作业能力，对抗失重不良影响，最优化舱室内部结构设计；满足人的多样性要求，保证不同国籍、不同身材和不同文化程度的航天员在航天中团结协作完成飞行任务。③未来载人火星飞行和月球基地建设中的工效学。由于时间久、独立性强、人员多及新的生态环境等特点，将会遇到大量的广泛复杂

的工效学问题，如身体健康、心理问题、社会问题、经济问题等。这些都对航天工效学提出了新的挑战。

研究内容 航天工效学是载人飞行器设计和航天员训练的理论基础之一。其研究的主要范围是：人体特性测量、人机（航天器）系统设计、人机界面设计。

人体特性测量 测量人体外形尺寸、关节活动范围、肌肉力量和质量分布，测量人体感官在振动、噪声、超重、失重等条件下的感觉能力、工作能力和脑对各种刺激输入的理解和决策能力。人体特性测量结果是人机系统设计和人机界面设计的依据。

人机系统设计 包括人机功能分配、舒适的座舱环境设计、先进装备和器具的配置等。根据人和航天器的特点，合理地进行人机功能分配，确定哪些功能由人执行，哪些功能由机器执行，哪些功能由人和机器联合执行。在功能分配上，人与航天器的系统有三种设计方案：全自动形式、全手动形式和手动辅助系统。手动辅助系统将人和机器的优点有机地结合起来，目前的载人航天器多采用这种形式。载人航天器的座舱应能提供舒适的工作环境（合适的温度、湿度、压力、大气成分和照明），以提高操纵员的工作效率。同时，舱内颜色、光强和气味等对航天员的身体与心理也有影响。在航天器的装备设计中，需考虑航天的特殊环境和人体的活动能力。如航天器手控操作机构的设计需要考虑轨道失重环境，采用无力矩系统和遥控机械臂等。

人机界面设计 人与航天器进行信息交换的界面是显示器和操纵器。在设计显示器时，需充

分考虑人感觉系统的能力，避免感觉的信息量太大，尤其是视觉显示量。解决的途径有：①根据人感觉系统的特点设计多种感觉通道显示器和混合显示器，如听觉指示器、触觉感受器和多通道显示器等。②把大量仪表同时显示的方式改为按时间顺序显示需要信息的方式。③用计算机辅助预处理大量信息，选择少量关键的信息加以显示。

研究方法 航天工效学的研究需要空间与地面结合进行。地面研究是以现有的知识为基础，通过实验室实验、模型和模拟研究获得广泛的航天工效学信息。为了促进该学科的建设，美国航空航天局建立了专门的航天工效学研究与训练中心。该中心的主要任务是在航天心理学和工效学领域进行基础理论研究。发展有效的解决实际问题的策略，并为各方面科学家和工程技术人员参与未来航天工效学研究提供机会。为了有效地对各类航天工效学问题进行研究，特别是个人和集体工效、工作空间的布局和适居性参数等，必须研制高质量的模型。对于人机关系和操作参数则可用系统发展技术和计算机模拟。为了模拟失重环境，地球上创造微重力环境的方法主要包括落管、落塔、抛物线飞行、水下训练、探空火箭、返回式卫星、平流层气球。其中，KC-135失重实验飞机做抛物线飞行轨迹飞行时可提供30～35秒的失重时间。水下训练通常在中性浮力水池中开展，通过水的浮力作用模拟失重环境，可用于研究航天员舱外活动的工效。航天器的熟练操作是航天员在航天飞行前必须熟练掌握的技能，需要在地面使用航天飞行训练模拟器训练航天员。模拟座舱

主要为航天员训练提供航天器的界面环境，提供与实际航天器一致的舱内布局界面和操作界面，在半实物仿真中提供身临其境的实物环境。根据所仿真的航天器以及承担的训练任务不同，模拟座舱的结构形式和数量也不相同。此外，为研究长期航天飞行的狭小密闭空间引起的各种生理、心理问题，地面上通常采用隔离室训练，模拟航天飞行狭小、幽闭空间，开展各种工效学及心理支持的研究。

在地面进行航天工效学研究有一定局限。为了系统地收集数据，保障未来月球基地建设和载人火星飞行的成功，还必须利用现在的航天飞机和空间站进行航天工效学研究。事实上，为保障航天员安全、健康和工作能力，为了更全面地了解长期航天对其心理、行为和工效的影响，只有未来的空间站才能提供满意的研究机会。

（曹新生）

fēichuán rénjī xìtǒng shèjì

飞船人机系统设计 （spacecraft man-machine system design）

在航天特殊环境下，根据航天员的特征，将航天员、航天飞行器与航天环境有机结合，合理设计作业系统、作业方法和工作环境，达到航天员和飞船的人机协调，提高系统安全和效率。在载人航天技术的发展初期，重视机器性能，以机器为中心，航天员来适应机器，主要是确保航天器载人系统的安全性和可靠性。随着航天员在轨任务增多和停留时间的延长，逐步转向面向人设计，以航天员为中心的设计思想，研究人能否在空间环境中发挥作用，确定系统人机功能分配、人机接口、航天服合体性、舱外活

动机动装置的可操作性等涉及人的因素问题。目前美俄均有完善的人机系统标准，确立了航天员与飞船相互适应的设计思想。飞船人机系统设计的程序是：界定系统目标与作业要求、系统定义、基础设计、界面设计、辅助设备设计及最后的测试与评价（图1）。

理论基础 ①人机系统设计中人、机的角色分配及分工：人能通过感觉器官十分敏感地接受综合信息，识别物体的状态、大小、颜色、阅读文件，分别声音，并且将这些信息通过大脑进行分析和决策。但是人的能力也受到多种因素的限制：信息通道小，内存信息数量有限，大脑的计算、思维、决策速度不及计算机；感觉器官信息接受能力有限，不能看到红外线、紫外线，不能听到次声与超声波，对仪表的认读速度慢，受生理和心理因素的影响，功能发挥可靠性，尤其是人会疲劳，不可能长时间的工作；对环境敏感。与人的缺点相比，机器具有自己的特长与优点：机器能远远超出人的生理和心理极限，发出工作所需要的力和功，达到所需要的速度，并长时间运转；工作稳定，抗干扰能力强，对环

境的承受力强；可以在更大的范围内感知信号。内存信息量大，通过计算机系统可记忆大量数据资料，运算速度快。②飞船人机系统工作分配：a.通常应由"工作系统"承担的作业：枯燥、单调的作业和笨重的作业；危险性较大的作业，如救火、空间技术、放射性环境作业，以及有毒作业等；自动校正，自动检测，高精度装备等特殊目的作业；高阶运算；快速操作；高可靠性的、高精度的和程序固定的作业。b.通常应由人完成的作业：程序设计；意外事件处理；变化频繁的作业；飞船系统的维修；长时期非程序化处理信息；研究、决策、设计等。

基本方法 包括以下几方面。

飞船人机系统设计功能分配原则 在载人航天活动中决定人机功能分配的主要准则是在确定系统及分系统功能的基础上，按功能的属性与重要性进行分类，然后根据航天员和自动控制系统各自能力和特性，确定是由人还是系统操作完成该功能。进行人机功能分配的基本原则包括以下几种。①比较分配原则：对人、机、环境的特性作比较，依据空

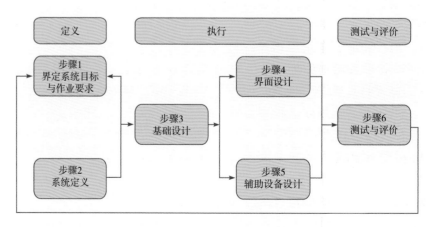

图1 飞船人机系统设计程序

间环境条件下航天员与系统的特性，进行客观、逻辑的功能分配。②剩余分配原则：将尽可能多的功能分配给机，尤其是计算机，剩余的功能分配给人，因为人将承担更有意义的工作。③经济分配原则：以经济效益为根本依据，一项功能分配给人还是机或环境，视经济分析来决定。具体地讲就是为实现安全可靠的航天飞行，寻找所需总支持费用最低、效率最高的分配方式。④宜人分配原则：将人的利益放在首位，要把航天员从繁重的体力劳动中解放出来，要虑及其承受限度，要使航天员仅承受最关键的工作，要考虑航天员比较容易上手，从而降低培训消耗，使航天员的价值需要得到最大的满足。⑤弹性分配原则：由航天员在系统运行中选择其参与的程度。

航天员作业分析 作业分析是指对已分配给人的功能进行的分析，目的是使作业与作业者之间建立协调一致的关系。在载人航天活动中，每一项作业都必须事先有计划，航天员必须得到明确的书面指导。这种指导文件必须说明，航天员要做什么，怎样做，什么时间完成。航天员作业分析包括以下几种。①确定系统作业结构：系统的作业和作业技能的整体要求，是对航天员整体而言的。②确定作业：研究航天员在完成分配给他的系统功能的活动过程时，从管理的角度，给予一定的划分或规定；从航天员个人的角度，该划分必须更加具体地分析和描述人实现功能的活动。③编制作业流程图：确定作业后，需用适当的形式描述作业（建立作业流程图或者作业分析表），以便管理时参考。④建作业序：作业序是指某个航天员单独从事的一组作业。

乘员舱环境布局 是为了充分利用有效空间，针对航天员的特性和任务要求，对舱内部件和仪表（飞船座舱、舱内设备、座椅、舱门、内部装饰、照明）进行布置。具体准则包括：①满足舱内各部件的功能要求。②舱内仪表间不能发生相互干扰。③改善力学环境。④装配、使用、维护方便。⑤综合利用空间。⑥满足人机工效学的通用性要求。

界面设计 人机界面设计主要是指显示、控制以及它们之间的关系的设计，飞船人机系统设计中应使人机界面的设计符合人机信息交流的规律和特性。主要包括显示器的设计、控制器的设计以及作业空间的设计。载人航天中人机界面设计分三个步骤：①显示器及控制器的尺寸、参数设计，绘制平面图。②功能模型设计，确定实际空间关系的适宜性。③实际尺寸模型的验证。

应用领域 飞船人机系统设计的目的是减少航天员的不适、疲劳和失误，提高人机系统安全性和效率。所以在应用中秉持"机器适应人"的观念，主要涉及载人航天飞船工作空间、工作设备、工作环境和工作过程的设计。①依据航天员人体尺寸的工效学设计：就发挥人的工作能力而言，人体尺寸工效学设计在载人航天中占有中心地位。一般情况下，组成人机接口的相关仪表/控制元件的外形、大小、安放位置等都必须根据航天员的人体尺寸要求来决定。设计时除了航天员的上述物理尺寸要求外，还需考虑其心理因素，若存在多名航天员同时工作，他们之间的距离应符合心理空间需要。②航天员工作能力的限度：人的信息感知和操作能力是有一定限度的，既受制于自身的结构和功能特性，又受到环境条件的影响，特别是航天员所处的微重力环境会干扰其空间定向和运动控制能力。因此应从速度、时间延迟和判断方式等方面考虑，提出发挥航天员工作能力的设计措施。③工作负荷的工效学评价：在工效设计时应保证航天员的工作负荷处于中等程度，防止航天员在完成任务时出现超负荷或负荷不足的情况。工作负荷的评价主要有主观评级法，生理学评级法和定量计算模型。④机舱整体布局的工效学设计与评价：人机接口中各部件应在整体布局上协调一致，从而降低航天员对系统信息进行加工和操作的复杂性，缩短反应时间，提高操作速度。这主要需从逻辑位置、运动方向、位移量以及显示信息等方面的协调性上展开研究，目前已经形成的基本布局原则有功能与相互关系、使用或操作顺序、使用频率、重要性和防误操作等原则。⑤显示/控制部件的宜人设计：基本要求是有利于航天员精确地认读和操纵，组成最佳人机交互系统。对显示部件而言，可从可读性、编码、分辨率以及显色指数等方面提出宜人设计的指标和评价方法。控制部件的宜人设计，则应在首先按人的效应器官（手、足）的尺寸与操作方式确定其大小、形状、结构和力学特性等物理参数后，再以适当的刺激对操作者进行识别编码，以提高操作效率和防止误操作。⑥多通道、自适应性人-机接口设计：是未来航天技术的发展方向。采用一切可以表达信息的媒介物（文字、图像、声音和视频等），全面刺激人的感官，充分调动其注意力，并实现全方位互动，从而提高人机交互的可靠性和效率。主要涉及多通道整合工效学研究，人的认知规律的研究，新型交互设备的工效学设计，语音指令系统中人机对话工效学研究及虚拟现实技术等。

（曹新生）

hángtiān huánjìng réntǐ xiàoyìng

航天环境人体效应 （human body effect of spaceflight environment）

在载人航天飞行中，各种环境因素对航天员所引起的各种生物学反应。目前的载人航天飞行，主要活动场所为近地球空间，包括空间和航天器舱内两种环境。前者属于自然环境（真空、太阳辐射、宇宙线、高温、热沉、流星）；后者属于力学环境（超重、失重、振动、噪声）和增压舱（乘员舱）人工大气环境（压力、气体成分、温度、有害物质）。上述各种环境因素都会对人体带来不同程度的影响或危害。在实际航天飞行过程中，航天员生活在航天器的舱内，这种密闭的舱体将人与宇宙空间隔离，舱内有效的环境控制和生命保障系统，为航天员创造了一个较舒适的生活和工作环境，因此除星际航行时的辐射问题外，其他因素对航天员健康无明显的影响，影响人体最大的是重力的改变。

基本内容 宇宙空间是不适合人类生存的极端恶劣的环境，对人体产生影响的因素主要包括以下几方面。①大气环境：宇宙空间大气极端稀薄，载人航天器多在200~500km的空间飞行，此范围内接近真空环境，无生命活动必需的氧气。与之相伴的是宇宙空间温度的基本特征是高温与低温共存。②辐射：在近地球空间，有来自银河系和太阳的初级宇宙线、太阳辐射和地球辐射，

按性质可分为电磁辐射和粒子辐射。其中，电磁辐射（如红外线、可见光、紫外线等）贯穿物体的能力很差，对人体伤害较小；电离辐射可以直接或间接地使物质电离或激发，贯穿物质的能力很强，使物体材料及生物细胞受到损害，对载人航天有较大的影响。③失重：物体在引力场中自由运动时有质量而不表现重量的一种特殊的力学状态。又称零重力。失重泛指零重力或微重力环境。航天员在轨道航行增压舱里或舱外活动时始终处于失重环境。④超重：航天器在发射和返回的过程中，飞行加速度产生的惯性力和重力的合力大于重力时，人体即处于超重（又称过载）状态。通常采用G值的方法来表示。早期的火箭超重值是7~8G，新式火箭已降低到不超过5G，航天飞机发射时的峰值可控制在3G水平。正常返回的最大再入过载为+4~+5Gx。航天飞机再入返回时，乘员遇到的是+Gz方向的超重作用，过载不大于3G。⑤噪声：航天器噪声有三种来源。a. 发生在上升段，强大的运载火箭发动机工作过程产生的主要是宽频带噪声，低频部分声压稍高。载人飞船噪声的总声压约在起飞后60秒时达到最高值，增压舱表面声压级可达162dB，舱内衰减到125dB。b. 发生在返回段，增压舱通过大气层造成的空气动力噪声，也属宽频带噪声，但以高频为主。c. 在轨道航行中舱内环境控制系统风机等产生的噪声，其总声压级为60~75dB。⑥振动：伴随着航天的整个过程。在航天器的上升阶段，振动主要是由于火箭推进系统和气动力产生的，振动的强度很大，其主要振动频率为2~15Hz；轨道飞行阶段，振

动来自于环境控制与生命保障装置的动力系统；在航天器的返回阶段，除了受到返回过程中的气动力产生的振动外，当飞船溅落到水面，航天员也会受到水中振动的影响，此阶段的振动强度也很大。⑦复合因素：在航天全过程中，航天员通常受到多种因素同时或相继作用。在上升段与返回段有超重、振动、噪声同时存在。在轨道常态航行中，有失重、辐射、噪声同时存在，偶尔也有舱温升高或振动出现。特殊情况下还会出现如缺氧、低压及化学污染等因素。

作用功能 ①大气环境人体效应：宇宙空间中的真空和极端温度状态，远远超出了人体可能的耐受范围。人突然暴露在真空环境中，约经10秒便会因极度缺氧而丧失意识，经30秒便会因气压极低而发生体液沸腾。若环境温度超出人体体温调节能力，体内热平衡破坏，引起热积或热债，从而导致功能紊乱，工作效率严重降低，自觉症状严重，甚至高温持久而发展到中暑昏迷，或低温持久而发展到肢端麻木冻僵，全身寒战，最后昏迷。这种恶劣的环境是不适合人生存的，只能通过使用防护装备加以解决。因此，在航天器中设计了一套完整的航天器环境控制和生命保障系统，提供了一个符合人体要求的压力、气体浓度和温度的大气环境，可以确保航天员在舱内和舱外活动时的安全、健康和高效工作。从目前来看，航天大气环境对人体危害的防护问题基本解决。②辐射人体效应：人在宇宙空间接受的过量紫外线，刺激眼睛，引起炎症，还有可能烧伤眼底视网膜，导致部分的视野丧失；作用于皮肤，引起炎症，也可造成

烧伤。粒子辐射是高速运动的粒子流，具有强大的能量与穿透力，会引起辐射病。作用于人体可使细胞的分子电离化，形成各种高度活性的化学根，引起一系列的化学反应，从而破坏细胞的物质代谢，特别是对于再生过程旺盛的组织和造血器官、消化道的作用最大。小剂量长时间照射会引起慢性辐射病（白细胞与血小板减少、疲乏无力等）。由于在200km左右高度上多为能量减弱了的二级宇宙线，又经增压舱的屏蔽，人体接受能量甚低，一般不会超过安全限度。但是，在今后的长期星际航行中，航天员受到的宇宙射线辐射剂量将大大增加，对人体的影响需要重点关注。③失重人体效应：失重将产生一系列新的、在地球上前所未见的特异人体效应。包括人体适应于地球重力场的调节机制完全失灵，需重新建立新的一套协同调节机制和行动准则；空间感觉功能出现异常；身体各生理功能系统发生适应失重环境的功能性改变。这些人体效应部分可通过训练加以适应，部分可在一定时间后达到平衡状态，但如骨质脱钙等则会持续发展，对航天员返回地面后的生活产生不利影响。骨质脱钙效应目前虽已采取综合措施加以对抗，但是尚无根本性的解决办法。而且长时间地作用于人体，对航天员健康的影响也是最大的。④超重人体效应：超重主要影响人体心血管功能和呼吸功能。较大G值时，心血管功能会产生明显的改变，心如率减慢、血压降低、心律失常。肺脏各部通气灌流比例失调，影响正常的气体交换，同时出现呼吸困难、胸痛等自觉症状。防护对策最有效的良策是改变航天器的升降方向与速

度。同时可采用腿部与上半身分别稍抬高的仰卧姿势。实验表明，背角以12°或15°为最佳，可显著提高超重耐力，缓解高G值横向超重的生理效应。⑤噪声人体效应：噪声对听觉的影响最明显突出，可引起听觉功能下降，若人耳受到高强度噪声长时间作用，听觉器官发生器质性改变，造成永久性不可逆的听力损失。此外，噪声尚会影响心血管功能、中枢神经功能、消化系统功能。预防对策是工程设计不超出容许限（如空间站内睡眠区与精密实验区、进餐与文娱区、无人实验区的噪声容许限分别是54，58，91dB），在噪声较强的上升段与返回段，航天员佩戴具有一定隔音效能的头盔和耳罩。⑥振动人体效应：主要表现为生理功能改变与工作能力降低。人体是一个复杂的共振系统，对低频振动的耐力较差。人体或目标的振动，可使视物模糊，动作不协调，全身颠簸可使语言失真或间断。强烈振动更会使脑中枢功能水平降低，注意力分散，容易疲劳。防护对策是规定工程设计及采用技术措施使之达到实际需要的安全标准，在航天器的设计中采用了减振设计，控制振源和振动的传播途径，同时配备个人防护装具和采用了其他防护措施。⑦复合因素人体效应：多种环境因素同时作用于人体其复合效应大于单一因素单独效应的总合，即显示相加作用。多种因素复合作用时，还存在主效应与主因素的特征。如缺氧、振动、噪声与高温四者同时作用时，缺氧效应居主导，即缺氧为主因素，这对于制订防护措施具有重要实际意义。显然，同单一因素相比，阐明复合因素生理效应更具有决定性意义。但由于方

法学的限制，该课题尚处于学术性探索阶段。

（曹新生）

hángtiānyuán gōngzuò jìxiào

航天员工作绩效（operating performance of astronaut）

航天员圆满完成航天飞行并在飞行中按计划完成各项任务的能力。航天飞行中，通常要求航天员不仅完成规定的任务，而且还能够超额完成任务，使飞行取得突出成果。载人航天飞行中的人-机-环境系统中，航天员是飞行操作的一个敏感的、能发挥作用的部分，利用航天员的工作能力，可以与自动操作的机器之间优势互补、配合协调，提高系统的安全可靠性。自20世纪70年代末期以来，载人航天器在设计上减少了很多的自动设备和备份元件，而以手控方式代之，从而发挥人的工作能力，这已成为系统总体设计时必须考虑的一个重要内容。

基本内容 ①工作绩效划分：鲍曼（Borman）等在前人研究的基础之上，将工作绩效划分为任务绩效与周边绩效两种。a.任务绩效是指完成某一工作任务所表现出来的工作行为和所取得的工作结果，其主要表现在工作效率、工作数量与质量等方面。b.周边绩效包括人际因素和意志动机因素，如保持良好的工作关系、坦然面对逆境、主动加班工作等。②工作绩效的影响因素：影响工作绩效的因素主要有四种，即员工的激励、技能、环境与机会，其中前两项属于员工自身的、主观性影响因素，后两项则是客观性影响因素。可用公式表示如下：P=F（SOME）。公式中P为绩效，S是技能，O是机会，M是激励，E是环境。此式说明，绩效是技能、激励、机会与环境四变

数的函数。影响航天员工作绩效的因素有外因和内因两种。外因包括环境因素、人机关系、任务的目的意义、人际关系、各种风险、组织管理和领导方法等。环境因素包括微重力、辐射、噪声、振动和狭小环境等。其中微重力是最主要的环境因素。此外，人机关系也是影响航天员工效的最重要的外部因素。影响航天员工效的内因主要是航天员的心理素质和行为特点，而这些又取决于航天员的心理选拔和训练。③工作绩效评价方法：工作绩效的评价方法主要包括三种。a. 主观评测。以劳动者对作业或者系统功能的成绩判断为基础建立的一些心理学方法，如主观测量技术和作业负荷指数等。通过对结果的综合分级，可以得到一个全面的工作负荷评价。b. 工作业绩测量。通过操作者完成作业或者系统功能的成绩作为评价工作负荷，如完成工作的负荷量、作业速度、成绩、错误率等。主要考察主作业业绩测量和副作业业绩测量两种。c. 生理学评测。通过作业者对系统或者作业需要的生理反应进行评价，如心率及其变异性、呼吸、眨眼频率、眼电图、脑电图及肌电图等。

作用功能　航天员工作绩效是评价其工作负荷的一个重要因素。同时，载人航天器的设计与研制，航天员的选拔与训练，对应急因素和反应的作用以及对抗措施等都需要充分考虑航天员的工作绩效因素。①航天员工作负荷评价：随着空间技术的发展，在载人航天器的这个人-机-环境系统中，航天员除了是系统的操作者和控制者外，更多是演变为监控者，随之脑力劳动逐渐成为多数飞行任务的主要形式，脑力

负荷也成为工作负荷的主要内容。工作绩效与脑力负荷强度存在明显的依赖关系（图1）。如人-机-环境系统中呈现的信息量较大，作业者由于脑力超负荷而处于应激状态。这时，作业者往往难以同时完成对全部信息的感知和加工，而出现感知信息的遗漏或错误感知，控制或决策失误。然而，若信息呈现较少，作业者由于久久得不到目标信息的强化而处于一种单调枯燥、注意力容易分散的状况，属于脑力低负荷状态。这时，作业者会表现出反应时间延长，反应敏感性较差，即使真的出现目标信息也很可能发生漏报。在这两种情形下，作业者的工作绩效往往降低。只有让作业者从事中等强度的作业，才能取得较佳的作业结果。②载人航天人机系统设计：载人航天人机系统设计和生产的全过程中都要考虑工作绩效问题。其中一个重要问题就是人机功能分配。必须根据航天员的能力和工效数据分析航天员能够承担的作业类型和作业量，确定哪些任务由机器、哪些任务由人来完成，设计最优人机界面。③航天员选拔与训练：航天员选拔过程中，应针对航天操作的特点，依据完成航天作业的工作绩效和工作负荷的大小，通过建立逼真的模拟系统，考察操作者的技能和知识等。在航天员训练过程中，要根据工作业绩的渤海，改进训练方法，预测可能出现的工作负荷量。④航天飞行中对航天

员进行实时监测：为保证航天员安全可靠、高效地完成航天任务，需要及时了解航天员的技能状态和工作能力，评价飞行中航天员的脑力和体力负荷。通过工作绩效可以实时了解航天员工作负荷情况，防止出现过高的工作负荷，提高整个系统的工效。

（曹新生）

hángtiānyuán shēngmìng bǎozhàng xìtǒng

航天员生命保障系统（life support system for astronaut）　载人航天中使用的，保障航天员在外太空生存和生命安全的综合设备。生命保障系统分为固定式和便携式两种。装在座舱内的为固定式。航天员出舱活动、登月或登其他星球考察随身携带使用的称便携式。生命保障系统是载人航天飞行最具特色的一个重要系统，可以提供生存所需的空气、水和食物，并可以维持合适的身体温度与压力，同时可以收集或处理代谢中产生的废物。生命保障系统也必须能够屏蔽来自外部的有害影响，如射线和微星体。载人航天器生命保障系统的发展已经历了一个较长的过程，已由早期飞船的简单系统发展成为可以提供多人长期使用并具有一定重复使

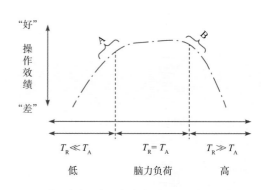

TR：作业在客观上要求的时间；TA：作业者实际提供的有效时间。

图1　工作绩效与脑力负荷强度之间的关系

用功能的系统。生命保障系统中的所有组件都是关乎生命，所以都是基于安全工程学进行设计。生命保障系统应具有很高的可靠性，在各种空间和力学环境因素作用下能够正常运转，在应急情况下能保障航天员的生命安全；应有最轻的质量和最小的体积，消耗最低的电能，维修简便省时，尽可能减少乘员负担。长期飞行的载人航天器生命保障系统需要设有性能更为完善的故障检测、排除和隔离的系统（图1）。

基本构成　航天员生命保障系统分为以下分系统。

环境控制分系统　为航天员创造适宜的生活和工作的人造大气环境的仪器和设备。其基本功能是维持密闭舱规定的大气温度、湿度和压力，控制大气成分。包括密闭舱大气温度控制、湿度控制、压力控制、成分控制、通风、大气监测、复压控制、壁温控制

和泄漏补偿等分系统。温度控制是以散热和漏热补偿的方式，借助于通风循环维持舱内适宜的大气温度。湿度控制是除去来自航天员呼出气体和体表蒸发的水汽。微重力状态下除湿需要借助于毛细力和离心力等外力收集冷凝水并将它传输到废水容器。由于舱体泄漏和航天员的代谢消耗，需借助于大气压力和成分控制系统来补偿泄漏气体和航天员的氧气消耗，维持恒定舱压并实现适宜于航天员生存的总压和氧分压。对于长期飞行的载人空间站，要装备大气监测系统。

大气再生分系统　维持密闭舱大气以适宜于航天员生存的设备和仪器。主要用于供氧、供氮、二氧化碳净化和处理、微量污染气体净除和微生物控制等。航天员的代谢物和仪器、设备的挥发物使密闭舱大气受污染，如果不采取净化和补充新鲜氧气等措施，

航天员就无法在舱内生活。提供新鲜氧气的方法有储存法和还原再生法。氧的储存包括高压常温气态储存、单相超临界压力低温储存和碱土金属超氧化物的化学储存等。氧的再生是把航天员呼出的二氧化碳经过一系列物理化学反应还原为氧的过程。微量污染控制在于消除烟尘、臭气和其他微量污染气体并控制微生物的繁殖。通常采用过滤、吸附和催化氧化等综合处理技术。短期飞行一般采用活性炭吸附技术，但对于使用电子仪器较多的大型载人航天器，还要装备消除一氧化碳的催化氧化系统。长期飞行，需要设置更加完善的设备和仪器综合处理有害气体。此外，还需对航天员进行消毒和检疫，以防污染密闭舱大气环境。

水的供应和处理分系统　供给航天员生活和卫生用水并回收和再生废水的设备和仪器。短期

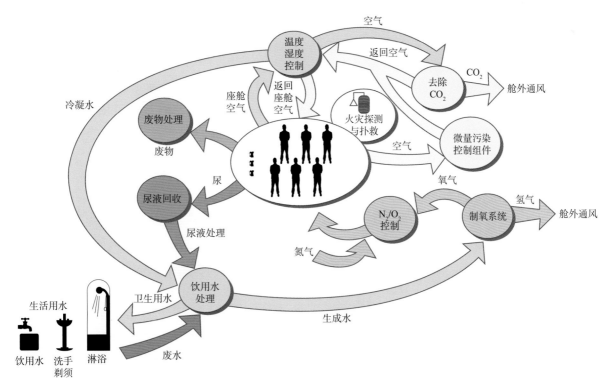

图1　国际空间站再生环境控制与生命保障系统工作模式图

飞行的载人航天器除装备储水容器从地面装载清洁水外，还配有简单的供水管系、阀门、加热和冷却装置。而长期飞行和多乘员时，由于耗水量大，必须装备废水处理系统，以回收和再生大部分或全部废水和尿液。

废水再生技术　①综合过滤技术：可以将冷凝水和二氧化碳还原系统产生的水处理成为饮用水，将来自淋浴设备、洗衣机、洗手和器皿洗涤装置的废水处理成为卫生用水。②相变处理技术：利用相变技术通过蒸发和冷凝的巧妙结合，把尿液等废水再生成为卫生用水或饮用水。③膜技术：利用膜的逆渗透原理设计的废水处理系统是最有前途的废水处理方案之一，能够有效地处理洗涤水。④废水和废物综合处理系统：可将人体废液和废物以及其他废物综合处理成为有用的气体、清洁水和固体残渣。有些尿液处理系统还必须包括预处理和后处理过程。

废物处理分系统　收集、储存和处理人体排出的粪便、呕吐物、个人卫生废物和其他杂物的设备。包括便桶、小便收集装量、垃圾紧缩器、固体杂质收集器和废物储存设备等。在失重状态下收集废物需要利用机械力。短期飞行只需将尿、粪便等废物储存起来，返回地面后供分析使用。长期飞行时将尿回收、处理和再生成为清洁水可供使用。

热控分系统　在载人航天器起飞、在轨和返回各阶段的热力学环境中，为创造密闭舱内舒适的大气环境而设置的采集、传输和散热系统。用燃料电池作为能源的短期飞行载人航天器，由于水源充足，常以水作为辅助散热系统的蒸发剂，以便在空间辐射散热器不能满足散热要求时辅助主动散热系统工作。主动散热系统包括为航天员和电子仪器散热的通风回路、中间传热回路和流体散热回路。回路之间以气/液和液/液热交换器进行耦合。

居住分系统　为航天员提供居住、饮食及日常生活保障的系统。①起居室：乘员个人休息的处所。室内应设有轻便睡床、娱乐设施、锻炼器材、噪声和灯光控制以及个人修饰用具等。②食物管理和厨房：包括冷冻、冷藏和常温储存食物的设备以及配餐和供应饮食的设备。其中包括微波/对流炉，冷、热饮用水和饮料配给装置及调料等。③个人卫生设备：一个能够控制臭味的封闭单元。

舱外活动分系统　航天员舱外作业所携带的个人保障系统。包括航天服、携带式生命保障系统和个人救生装备等。

作用功能　①人的生理与代谢需求：一个正常体形的乘员每天需要消耗总重约5公斤的氧气、水和食物，才可以完成标准太空飞行任务一天所需工作；与此同时，也将排泄出多种代谢终产物。大致消耗拆分如下：0.84千克氧气、0.62千克食物和3.52千克水；并经过身体处理转化成0.11千克固体排泄物、3.87千克液体排泄物和1.00千克二氧化碳。虽根据每天活动内容不同，上述指标也不尽相同，但都将按照消耗品储备状况进行安排。一般来说，一次太空飞行中所需水量为额定值的两倍以考虑非生理用水（如个人清洁）。而且根据任务持续时间的不同，产生废物的数量和种类也有不同，如果任务时间超过1周，一般会包含毛发、指甲、皮肤碎屑和其他生理废物。尽管不像代谢参数变化对人产生反应那样迅速，太空中的其他环境因素，如辐射、重力、噪声、震动和照明，也都会影响人的生理反应。②空气：生命保障系统所提供的环境空气主要包含氧气、氮气、水、二氧化碳和其他微量气体，各组分气体气压的代数和为空气气压值，这个值一般为101.3kPa，即海平面标准大气压。但如果相应增加氧气的组分气压值，空气气压值也可进行显著降低（如在舱外活动时降低25～26kPa），较低的空气气压可以简化飞船的结构设计，并减少气氛损失。一般降低空气气压有两种方法，一种是保持氧气比率不变减少空气气压；另一种是允许氧气浓缩并减少空气气压。③水：用途是用于乘员饮用、清洁、舱外活动时温控和其他紧急使用。水在太空探索中是不可原位取得的资源，因此必须对水进行高效的储存、使用和回收（包含废水）。④食物：生命保障系统通常包括了室内植物培育系统，即可以在室内与容器中栽培食物。通常此系统的设计目的是重复利用所有可重复利用的营养物质。如降解厕所，使用降解厕所可以降解废物（排泄物）并将其中可利用的营养物质通过食物作物的处理，制造食物并再次利用。之后按上述过程一直循环以最大限度节约物资。

（曹新生　王　航）

chūcāng huódòng rénjī gōngxiàoxué

出舱活动人机工效学（ergonomics of extra-vehicular activity）　研究出舱活动工作效率及其相关问题的学科。载人航天中，航天员离开载人航天器，进入外太空进行科学实验、安装大型设备、施放卫星、检查和维修航天器等任务，此种出舱技术工作简称为舱外活动。1965年3月18日，苏联发射"上升2号载人航天飞船"。飞行中，航天员阿里克谢·列昂诺夫进行了世界航天史上第一次太空行走，之后已有200多人次的航天员进行了出舱活动。出舱活动已经成为人类探索太空、开发利用空间资源的重要环节。随着出舱活动由最初的试验性质转变为当前的具体应用性质，出舱活动人机工效学研究的任务也变得日益具体而复杂。其研究重点即合理设计出舱活动任务，保证航天员的操作特性得当，使人机合理匹配，保证任务能够高效率完成。

研究范围 出舱活动主要包括出舱、太空作业与返回三个过程。每个过程均具有独特的动作及其相应的工效学内容。出舱活动工效学的研究范围包括了此过程中人-机-环境的相关内容。

气闸舱设计 气闸舱是载人航天器的一个组成部分，是航天员从舱内到舱外空间、并安全返回的保障设施。气闸舱的设计、容积、内部设备布局、舱门大小、开启方式和开启力等应能使航天员有效地进行出舱和返回时所必需的操作，能使航天员以最短的时间和尽可能小的负荷出舱和返回。

舱外活动工作台或装配架设计 为了完成维护结构和装配空间站等任务，在出舱活动中需研制专门的辅助设备，如定位平台、装配工作台以及空间维修站等，其作用为保障安装目标的固定，并且能够满足航天员工作时的空间需要。所以在处理目标的任何位置上均应建立入口、工作位置有充足的照度、操作检测工具位置方便和具有较好的维护条件。

舱外航天服的工效学设计 舱外航天服是航天员完成出舱活动的必要装备。在保障恶劣环境下人的正常生存条件外，航天服对舱外活动的各种操作的适应性很大程度上取决于其活动性能，而航天员操作的精确性则与手套的腕部与手部的活动性、触觉灵敏性和防护性有关。因此，舱外航天服的设计中应考虑到工效学因素，如对运动区域的影响特性（活动范围、可达区域）、力学特性（各种力和力矩）、活动特性（完成各种操作的可能性）、疲劳特性（可用肌电测量统计人的工作能力的动力学特性）、触觉灵敏度特性以及舒适性等。

出舱活动动作设计 ①出舱与退回：苏联/俄罗斯航天员进入气闸舱后的动作程序是关闭与乘员舱相通的舱门，穿航天服，吸氧排氮，将舱内气压降低到太空水平，打开气闸舱舱门，进入太空。美国航天员进入气闸舱的程序复杂些。返回程序相反，首先关闭气闸舱舱门，接着将舱内气压升高到乘员舱水平，打开乘员舱舱门，返回乘员舱内。②太空作业：分为常规、非常规和紧急作业三种，常规作业是按计划进行的项目。非常规作业是随着航天飞行实际情况改变，临时采取的措施。紧急作业是发生意外时，临时出舱，只能按地面指挥中心的临时指示，实施操作。

环境因素 ①微重力：处于这一环境完成相关工作，会使与舱外任务有关的感觉和活动性能发生改变，因此对航天员工作能力发挥的影响尤为突出。如在失重适应阶段，航天员进行出舱操作时，将会产生不同程度的运动和体位性错觉。此外，航天员在地面重力情况下形成的习惯，亦将干扰舱外作业的完成，尤其在舱外无支持物的空间干扰更大，

致使航天员在运动或作业时常出现用力过度、失定向以及肌紧张度过高等现象，从而导致工作能力下降。②真空：舱外的真空环境，可影响作业任务的照明和航天员由光照区进入地球背侧阴影区的暗适应等，主要体现在光线不能发生散射或折射，且无法衰减光强，因此对作业产生一定的负效应。③航天员的心理因素：在舱外进行工作时，心理上负荷增加会使航天员的工作速度、精度和安全可靠性受到影响，因此在设计上应考虑增加人-船之间的联系方式和加强训练来克服。④航天员的生理因素：在长期航天中，失重下的生理功能失调将会引起更大的工作能力降低。因此，在设计出舱活动时，必须考虑失重环境适应性问题。⑤舱外航天服的可用性：在加压状态下，再加上太空低温（-170℃），舱外航天服的纤维织物将变硬。与微重力影响叠加后，会降低航天员调整体位、稳定姿态和作业动作的效能。

研究方法 开展舱外活动作业任务的工效学研究有两种途径：首先，通过实验室的实验或对具体硬件设计进行测试，获取出舱作业任务的工效研究数据。其次，通过计算机仿真的方法开展相应研究。①图纸的设计检查：主要是利用出舱作业的有关资料，将其涉及的各种组件尺寸、显示器与控制器的位置等与相关标准以及人体测量数据进行比较，以确定出舱活动作业界面满足航天员的要求。②实体样机模型评价和航天员训练：通过在失重水槽等模拟环境下对航天员的计划任务序列进行实际体验，一方面用来评价"机"的工作或操作界面的宜人性；另一方面是通过练习操

作动作,获取着航天服状态下的操作技能等来提高"人"的工作技能。③基于数字人体的模型仿真评价:数字人体技术开始应用于出舱活动的工效学研究,其重点是开发仿真用的虚拟航天员模型,为设计人员在设计早期就能对人体工程因素进行评估。

(曹新生)

qiánshuǐ gōngxiàoxué

潜水工效学 （diving ergonomics）

将工效学的原理运用到潜水作业中,以提高潜水员水下作业的效率和安全性、舒适性的学科。工效学的英文"ergonomics"源于两个希腊语词根:εργον (ergon) 意为工作,νομός (nomós) 意为规律、正常化。"ergonomics"一词最初主要在欧洲使用,类似的学科在美洲则被称为人因学 (human factors)。现在,欧美国家已将工效学与人因学并提,难以明确两者的区别。工效学作为一门学科始于 1898 年美国泰勒 (Frederick W. Taylor, 1856~1915 年) 研究了铲煤的铁锹以提高工作效率,正式形成于第二次世界大战以后。潜水工效学发展更晚,其研究方法、内容和结论迄今少有系统的专著,而是散见于潜水心理学等方面的论文。随着人类潜水活动的拓展和对工作安全、效率、舒适度的日益重视,潜水工效学也越来越受到关注。

研究内容 主要包括以下方面:①测量潜水员人体参数和心理特征,研究水下环境对潜水员生理、心理的影响,并将其结果用于潜水员的选拔,用于潜水装具和设备的设计、选用和改进,使潜水员-潜水装备-水下环境相协调。水的阻力增加潜水员体力消耗,浮力影响潜水员行走和操作的稳度。水的导热性比空气大25 倍,使潜水员体热易散失;压缩呼吸气还可加速体热散失。光线入水时发生反射及折射,入水后又发生散射或被吸收,使水下视觉具有能见度低、视力差、视野小、色觉和空间视觉改变等特点。声波在水中的传播规律与在空气中不同,遇到头盔还会反射掉大部分声能,到耳蜗的主要的传音途径也从气传导变成骨传导,使水下听力发生改变,并降低人对音源距离、方向和音色的辨别能力。静水压对机体各系统(特别是神经系统)的作用,以及潜水呼吸气可能引发的氮麻醉、缺氧、氧中毒、二氧化碳中毒等问题,都可产生神经精神症状与体征,损害潜水员的认知和运动功能,影响潜水作业甚至造成事故。呼吸气中含有氦或氢等成分时,还可引起语音改变,造成对话困难。瑞典学者哲特斯罗姆 (A. Zetterstrom, 1917~1945 年) 在研究试用氢氧潜水时,就因语音改变无法与水面对话而发生放漂,最终死亡。潜水装备的设计和选用除了考虑一般的工效学因素,还应当考虑上述方面,如潜水服应考察保暖程度与浮力大小、压铅的量与位置,面罩或头盔应便于潜水员观察周围情况,深度计等重要仪表的数据应便于在紧急情况下准确无误地读取,供气管路和浮力背心应有防止误操作的机构,使用氦气或氢气潜水时必须配备专用电话机等。积累使用经验后,针对潜水装备的适用性、防错性等工效学指标可进行改进。②对潜水员的任务进行作业分析,提高其效率和安全性。潜水任务一般包括准备、入水、下潜、着底、水底作业、上升及出水等步骤。针对不同的人机(工具)搭配,分别采用人机作业分析、双(多)人联合作业分析、双手作业分析等方法研究潜水作业流程,使潜水员、劳动工具、生命支持系统以及保障团队达到最佳配合,可以减轻劳动强度,提高作业效率,减少潜水事故。在常规潜水时,少量缩短水底逗留时间即可大量缩短减压时间,从而大幅提高整个潜水任务的效率,潜水作业分析就更为重要。③对整个潜水任务的组织,包括潜水保障人员的工作,亦进行分析,有针对性地采取措施、进行训练,或者对操作界面进行工效学改进,以减少失误。将来还可能对操舱等重要岗位的人员进行选拔。④对加压舱、潜水钟和潜水艇等工作环境的温度、湿度、照明、噪声、振动、空气污染等理化参数进行调控,提高工作的舒适度,促进潜水员保持良好功能状态。在耗时较长的大深度饱和潜水中,环境控制的问题就更为重要。若温、湿度调控不当,还可促进细菌、真菌繁殖,感染潜水员,影响作业。⑤对于长时间的潜水作业,无论反复潜水还是大深度饱和潜水,还需要有针对性地进行营养、运动、心理等方面的干预,使潜水员保持胜任工作的状态。潜水员的疗养与康复,也涉及潜水员水下作业的绩效。

主要特点 潜水员水下工效涵盖了高气压与水下环境对人的生理、心理影响,潜水装具的人机交互设计,潜水作业的组织等多个方面,具有跨学科的特点。

(姚永杰 黄志强)

bǎohé qiánshuǐ shuǐxià huánjìng

饱和潜水水下环境 （subaquatic environment of saturation diving）

饱和潜水过程中,潜水员暴露的特定的环境因素(包括气体、压力、温度、湿度、生物等）。饱和潜水是指潜水员在水下某深度或相当于该深度水压的高气压环境中持续逗留24小时以上，机体各类组织中溶解的惰性气体达到完全饱和，不再因为潜水时间延长而增加。潜水员停止作业，返回居住舱休息或减压时，仍视为处于水下环境中。饱和潜水水下环境因为暴露时间久，对环境控制的要求更严格。

基本因素 ①氧：氧分压控制在20～50kPa。一般控制在40kPa左右，既避免缺氧，又避免肺型氧中毒。近来有趋势把氧分压提高到50kPa左右，可减少减压病的发生。在减压后期，潜水员可通过面罩吸高浓度氧，但舱室氧浓度通常控制在21%以下以防范火灾。在50m以浅，若氧分压达到40kPa，舱室中就具备了起火的条件，这一深度范围称为火灾风险区。维持这一氧分压，到更大深度，氧浓度则不足以支持燃烧。②二氧化碳：二氧化碳分压通常控制在0.5kPa以下（相当于常压下0.5%浓度）。短期内可耐受1.5～2kPa，再高的二氧化碳水平会导致呼吸加快和工作能力下降。③稀释气体：如浅深度饱和潜水所用的氮气，大深度饱和潜水所用的氦气、氢气。氮气添加到大深度饱和潜水呼吸气中，是为了缓解高压神经综合征，尽管这样做会增加减压病的风险。为替代氦气的短缺，氢气已被试用作稀释气体。在大深度，氧浓度极低，氢气不会燃烧。但在减压时，当氧浓度增加到一定程度，氢气必须被完全消除。④气压：高气压对心血管、呼吸、泌尿、神经等系统均有影响，会导致心率减慢、呼吸频率降低、多尿等情况，注意、记忆、推理、手眼协调和手指灵活性亦会受影响。

机体受高气压作用时出现神经系统功能障碍，表现出一系列症状和体征，包括震颤、抽搐、眩晕、恶心、嗜睡、视觉障碍和脑电变化等，称为高压神经综合征，一般当潜水深度达到150m左右时症状明显。⑤温度：氦气和氢气较易导热，使得大深度饱和潜水时的最佳环境温度上移至25～33℃，并且舒适温度区间变窄。偏离这一温度区间会导致体温过低或过高。体温过高的发生尤为迅速，而且在早期不易被察觉。⑥湿度：相对其他参数而言，湿度的控制并不严格。若采用钠石灰消除二氧化碳，大于75%的相对湿度更利于其发挥作用。较高的湿度还能抑制静电火花，减轻火灾风险。较高湿度的问题是细菌和真菌感染的风险加大，这在饱和潜水时必须注意。由于装具和洗浴的原因，饱和潜水时较难把湿度控制在60%～75%的舒适区间。⑦污染物：各种污染物的限值并不统一，多种污染物的合并作用亦不明了。水银温度计和血压计都禁用于饱和潜水环境。油漆、焊剂、制冷剂等材料都需考虑其毒性。必要时需采用活性炭或分子筛来控制污染。⑧密闭：饱和潜水一般要用到居住舱。较长时间生活在这种密闭环境里，潜水员的心理、生理亦受影响。

饱和潜水水下环境的控制 舱室气体最好经过洗涤器去除二氧化碳，然后经过散热器使过多的水蒸气冷凝，然后经过加热器使之达到舒适温度。要有材料吸附污染物和异味。要有气体分析设备监测气体成分，至少要能监测氧气和二氧化碳。通常还要有视频设备观察潜水员的活动和状态，以便及时发现问题。饱和潜水水下环境中需要配备卫生间和

盥洗设施，通常位于相连的另一个小型舱室中，在减压清理时不会影响居住舱的气压。潜水员在居住舱中饮食坐卧，通常还有看电视、听音乐等娱乐。最重要的是考虑到各种意外事件，如停电、设备故障甚至更少见的情况。在实际的饱和潜水作业时，甲板减压舱是常用设备。当潜水作业母船沉没、失火时，甲板减压舱内的潜水员怎么办，都应该有预案。

（姚永杰 黄志强）

hánghǎi gōngxiàoxué

航海工效学（nautical ergonomics） 研究改善航海作业环境（包括航海活动过程中所使用的工具、设备、机器及周围环境），使其与人的能力、缺陷和需求之间能有更好的配合。其研究的内容主要围绕航海作业平台整体环境的适居性和人机界面的适配性，开展以人为中心的系统设计、作业能力与作业负荷评价以及情景感知技术等，以寻求人和武器装备结合的科学、合理、安全、高效的最佳匹配，提高航海作业人员的工作效率和效能。人类在从事航海过程中，会从环境（包括海洋外环境、船舶内环境）、各种机器和机械装置和船员小群体三个方面，受到水面、水下和舱室各种环境因素（包括物理、化学、生物、社会、心理及水文气象）的单一的或复合的影响。运用系统科学理论和系统工程方法，正确处理航海过程中人、机器和环境三大要素的关系，深入研究人-机-环境系统最优组合，是航海工效学研究的主要目的，其中人指在水面、水下、船舶、港口、码头等各类与航海有关的从业人员，包括船员（海员）、舰（艇）员、潜艇人员和潜水员等。机器包括各种船舶（包括水面和

水下）和船舶上的各种机器和机械设备，或舰载飞行器和潜水装具、潜器等。环境包括海洋大气环境、船舶（舰艇）舱室微小环境、潜艇密闭环境和水下特殊环境等。航海工效学研究的主体或主要对象是人，通过研究使人工作得更有效、使人工作得更安全、使人工作得更舒适。

随着现代医学由生物医学模式向生物-心理-社会医学模式的转变，未来向环境-社会-（心理）-生物-工程医学这一新型医学模式的转变，航海工效学研究不仅仅是自然人，还要研究人的状态和人所处的环境，研究的目的建立在人与武器装备，人与舰艇生活环境，人在水下特殊军事作业条件下的生存环境等的和谐适应的基础上，改善人的生存状态，提高人的生活质量，强调人因素在人-机-环境这一综合系统中"人化"的特征，提高人的主观能动性。

研究内容 ①在军事航海领域，舰船航行碰撞事故涉及人的因素的比例远高于其他种类的水上交通事故，超过90%的舰船碰撞与人的因素有关，其中60%与人的因素有直接关系，其他30%与人的因素有间接关系。军事航海医学的发展，尤其是围绕海军水面舰艇的远航和核动力潜艇水下长航时的医学保障，必须把人的因素或工效学作为一个决定性因素加以研究。②随着技术的发展和进步，现代舰船智能化、自动化和信息化程度的提高，人对舰船环境（包括生活居住环境和工作环境）要求的提高，航海医学研究中工效学研究目的是保证舰员能安全有效工作，以最大程度地发挥舰艇的作战性能，同时又让舰员有足够时间休息和恢复

体力，因此疲劳是目前国外军事航海医学研究中涉及工效学研究的一个研究热点和重点，为海军装备部门、人事部门和作战训练部门科学决策提供参考依据。③以海军舰艇为主要作战平台的武器装备的设计、建造中，舰上噪声、振动、照明、电磁场、射频电磁波、微波、冲击、次声、核辐射等物理环境因素，气温、湿度、气流、气压、热辐射、船舶舱室空气离子等船舶舱室微小气候，加上航海过程中海洋环境因素，如海区气候、气象与海况、太阳辐射、气温、气流、气压、湿度（盐雾）、降水等，风、浪、涌、潮等，对人体产生影响，使舰员易发晕船、失眠、疲劳等，因此军事航海医学研究中工效学的研究成果首先为海军装备研发部门所采用。其他如舱室的布局结构、武器装备的操纵，仪器仪表的显示，生活设施的配备等适居性、适用性和适配性等问题，都将工效学因素考虑在内，或将航海工效学研究成果应用于武器装备的设计建造。即便直接从国外引进的先进的武器装备，国人的人体测量学数据与外国人种具有明显种族差异，以及语言不同，生活习惯、工作方式、文化背景、宗教信仰等方面的差异，因此对引进设备根据国人的特点进行人性化改造或改装，以适应国人的需要。此外，人的因素的原因，某些工作岗位脑力或体力负荷大，易发生职业疲劳而需轮流值更，轮岗轮转，或岸舰轮换。因此，根据工效学原理，针对人的生物节律和生理心理学规律，合理调配人员编制结构，制订人员流动机制，调整值更周期和频率，保证人的作业效能处于最佳状态。④援潜救生、打捞沉船（沉物）、

海上援救、水下勘探、水下施工（敷设管路、电缆、建造军港码头、水下特殊工程及设施）、清扫航道、水下侦察爆破、水下供应等军事航海作业，都需要大量潜水作业。潜水作业是潜水人员借助潜水装具在特殊水下环境条件的特殊作业，由于环境的变化（静水压力、浪、涌、流、温度、能见度、水声特征、水底性质、有害生物、气体供应量、气体密度、气体成分及分压等）可能对人体产生特殊的生理反应。水下环境的基本物理特性，以及各种物理、化学、生物因素对机体的生理、心理影响，尤其是静水压、高分压下各种气体的成分及低温的作用，直接影响潜水作业效率；潜水各阶段，惰性气体在人体内的饱和、过饱和及脱饱和运动规律，对潜水员作业效率和职业健康的影响；各种不同潜水作业中，呼吸气体的选择和配制，以及在高压下的特殊呼吸生理问题的解决。此外，探求有效的办法来限制和克服水下环境对机体的种种不利影响，以及完成作业的合理途径和方法（包括潜艇脱险），设法提高机体的耐力和适应能力、防止病理状态的发生与发展的各种措施等，都离不开航海工效学研究。⑤现代潜水必须凭借潜水装具和/或装备方可完成。而潜水装具装备的结构性能都包含着相应的医学、生理学和心理学的原理和要求等人的因素问题。每种新型装具、装备的发明、创造、革新或改进，凝聚着工效学的研究成果。符合生理学要求的潜水装具、装备或潜水方法上的改进，可人工地控制和改造人在水下所直接接触的局部环境，减少或改变潜水作业环境中一些不利因素给予人体的不良影响，使人在水

下作业时，各种功能活动的变化保持在正常生理容许范围内，因此潜水装具工效学研究对潜水事业起到促进作用。⑥现代海战中航母以其具有海空一体、舰机结合、制空制海、对陆打击、前沿存在、快速部署等独特性使传统的海战从平面走向立体。航母舰载机飞行人员医学保障，由于驻舰环境特定，飞行环境特异和飞行任务特殊等因素，尤其是舰载机飞行时，缺少地标、天水一色、海天难辨、舰基降落甲板摇摆不定、起降跑道距离短、飞机加速状态降落、拦阻着舰冲击力大等特点，加上海面眩光的刺激，飞行员极易发生错觉，需要工效学研究成果，解决飞行中人体常见的呼吸、血液循环问题，人体昼夜生物节律、睡眠、疲劳等对飞行活动的影响，飞行中的视觉、听觉、前庭本体感受，飞行空间定向与空间定向障碍，飞行技能的形成与掌握，飞行员的应激管理、判断与决策等；从人-机-环境-任务系统工程而开展的有关生物医学、心理学、工效学、工程学、信息科学和人因素等方面的研究，探讨航海、航空（包括装备）因素对人体心理生理影响，采取综合防护措施，最大限度地提高海军飞行人员健康、安全和作业效能。

国外研究概况　人的因素研究最早起源于美国。第二次世界大战期间，高性能武器，尤其是高性能作战飞机发展很快，经常发生由于飞行人员不能适应武器新性能而导致机毁人亡的事故。为了解决这个问题，心理学家便开始进行有关武器装备设计与使用者匹配问题的研究。战后，有关人机匹配关系的研究从军事领域扩展至民用产品的设计，参与

者的学科背景也更广泛，不仅有心理学，也有来自生理学、人体测量、医学和工程技术学科背景的人员加入到人的因素的研究中。目前英美等西方发达国家海军医学研究机构中专门设立研究机构从事航海工效学研究。如英国海军医学研究所在环境医学研究部设人的因素研究室，美国海军医学研究所、海军航空航天医学研究所、海军潜艇医学研究所、海军保健医学研究中心等都结合各自研究方向，开展航海工效学研究。

英国皇家海军医学研究所涉及航海工效学研究主要包括舰船运动和人作业能力，职业应激，潜艇艇员人体工效学，直升机机组人员人体工效学，潜艇值勤人员防护，新型特种作业防护服的使用评价，舰艇作业对身高的要求，作业任务分析与评价，舰船运动对舰员作业能力与安全的影响，舰艇战位或职业岗位对海军人员健康的远期影响，水中救捞伤员的更佳、更安全手段的研究，舰用担架的选用和搬运脊柱损伤伤员担架的设计与评审等。美国海军保健研究中心开展航海工效学研究的主要内容包括作业能力监测和人体作业模型的研究，心理应激因素、防护器材和服装对军事作业人员的影响，环境应激、生理、心理与体能关系的研究，海军特殊环境、特种作业、机器设备、防护器材、睡眠不足等因素对海军人员体能、智能和作业能力的影响；美海军潜艇医学研究所航海工效学研究内容包括潜艇员人体测量学指标的测定，声纳兵座椅舒适性对比研究，非穿透式潜望镜人体因素的评价，疲劳应激与人机系统的研究等；美海军航空航天医学研究所人因素研究内容包括人机界面研究涉及

神经生物学、心理科学、认知科学等多种交叉学科，涉及人感觉器官及中枢的信息处理过程、精细心理运动功能的控制、认知能力等。

德国海军航海医学研究所航海工效学和航海心理学研究室主要在下列三个方面展开研究：心理学和医学工效学/航海心理学，心理适应能力检测和临床诊断，应激处理和海军部队心理学调查。具体研究范围包括系统分析、功能分析、任务分析，提出硬件、软件和环境条件的构想，进行海难分析。采用心理学方法选择特殊作业人员，并对他们进行培训，在人员工作效力下降时，进行心理学鉴定。

日本防卫厅技术研究本部第一研究所人体工效学研究室从人体工效学角度对装备进行研究和试验，开展卫生和适应性调查研究。今后将研制必要的人体工效学研究器材、人体工效学评价模拟装置等。

新加坡国防医学与环境研究所人作业能力研究中心研究范围包括人体测量学和人体建模，环境照明，环境噪声与振动，系统研制及应用的试验和评价，计算机系统的人的因素（人与计算机界面）、作战负荷研究、昼夜节律和最佳值勤班次的研究、疲劳指标的研究等。

发展趋势　纵观西方主要国家海军医学研究中航海工效学研究动态，目前航海工效学研究发展趋势主要在如下几个方面。

核潜艇人-机-环境系统工程研究　核潜艇是一个包含辐射及许多其他环境因素（如高温、噪声、磁场、微波、有害气体等）的复杂环境。为提高核潜艇人员的健康和作业能力，必须从人-

机-环境系统工程出发，探讨电离辐射与其他有害因素的复合效应，以尽量减少理化因素对核潜艇艇员的健康危害。美国海军开展了辐射与二氧化碳和噪声复合环境因素对舰艇人员机体与作业能力的影响研究。

人-机界面研究　在人机界面研究方面，国外海军近年主要开展：①"操作者数学模型"研究：用数学方程定量描述人的操纵、控制行为，将其作为人-机系统的一个环节，对整个系统的效能进行评价。②飞行员工作负荷的测量与评价研究：探讨如何采用生理心理学方法，综合、定量地评定飞行员的智力/认知工作负荷。③有关人的因素（包括人与人之间关系）的系统研究。④人体对航空环境和飞行负荷的反应规律、人机界面结合、人与飞行器的协调统一研究。⑤人认知能力与航空自动化最佳匹配研究。⑥航空仪表的设计应用：研究用听觉信号补充或代替某些视觉信号，以减轻视觉在短时间内处理大量信息的负荷等。

为了发展人机界面技术，实现人机整合，今后有可能开展神经生物学、心理科学、认知科学方面的研究，尤其是人感官及中枢的信息处理过程、精细心理运动功能的控制等认知能力等；在设计和发展人机系统过程中，为评价人机系统的效能，将更多地采用数学模型和心理生理学测试技术，综合、定量评定飞行作业时的智力/认知工作负荷，改进人机界面的设计；研制合理的人体假人和工程模型，用以改进座舱设计；开展三维人体测量学和人体工程测试评价，为下一代飞机座舱制订安全弹射标准；飞行员辅助决策人工智能系统的研究等。

航空人员作业效能的研究　人体对极端环境暴露和外来物理因素（如高温与寒冷应激、过载、强噪声和喷气发动机喷射物）对飞行人员影响及有关机制的研究，低温、低气压和重力应激对飞行员的有害影响研究，增强航空人员作业能力的方法研究，提高加速度耐力的防护系统研究，增强体力、耐力和健康水平的研究，高速气流吹袭损伤的防护研究，低氧呼吸训练器研制和应用，直升机电磁辐射对人体的危害及防护研究，低温损伤防治技术与装备研究等。

军事航空心理学研究　航空技术对操作者的生理、心理反应及其要求研究，心理素质不良致飞行事故的研究，飞行员个性特点、自信心、信息认知能力用于飞行人员心理选拔方法的研究，飞行员心理学、社会学、医学适应性检测和选拔技术或预测系统的研究，航空模拟器训练时生理、心理应激及防护措施研究等。

人的因素与飞行安全的研究　改善人机界面，强调以人为中心的自动化发展原则，在设计上充分考虑人的生理心理特点和耐受极限；座舱自动化带来的人的因素研究；研究人的因素危害评价体系并制订相应对策，以对付在虚拟环境中出现的，或环境衍生的，或由环境间接形成的各种危险因素；对飞行甲板上人为造成的多危险因素进行评价，并研究减少这些危险的对策；人为失误对抗措施与策略的研究；精神药物对减轻昼夜节律紊乱和飞行疲劳作用的研究；飞行疲劳的预防和对策及飞行事故中人的因素研究；预测人为因素造成事故的模型研究等。其他包括从航空医学角度研究人的绩效、重视疲劳

影响绩效的生物医学方面的问题；通过认知和生理监控提高飞行员绩效；航空人员的心理选拔与培训；飞行事故中人的因素研究；运动病与空间定向障碍；技术先进型飞机中人的因素研究；倾转旋翼机运行中的人的因素问题；机组资源管理中单个飞行员的资源管理；安全管理系统中人的因素问题等。

潜艇环境因素对女性艇员生殖健康的影响　随着美英等西方发达国家海军在核潜艇部署女兵的数量越来越多，规模越来越大。美英等西方发达国家加大了潜艇环境因素（CO_2、CO 和 O_2 等）暴露对女性生殖系统、胎儿的发育以及儿童成长问题影响的研究投入，以期为未来修正潜艇大气容许浓度限值标准提供依据。同时开展舰艇特殊环境，包括微波、电磁场、核辐射和高温、高湿和噪声、振动等单因素或综合因素对女军人职业性疾病发病率、防治措施研究。

（姚永杰　陈伯华）

jiànchuán zàoshēng kòngzhì

舰船噪声控制（warship noise control）　降低舰船噪声的方法与技术措施。随着科学技术和武器装备的发展，舰船吨位和功率的不断提高，使舱室噪声强度日趋加大。舰船噪声不仅降低自身的隐蔽性和保护舰员身心健康，增强舰艇的战斗力均具有十分重要意义。舰船噪声的控制已成为各国舰船设计、制造和使用部门共同关心的问题。噪声是舰船舱室环境主要有害因素之一。舰船噪声通过机械、生理、生化和代谢作用对听觉器官造成损害，引起听力下降。听觉损伤的机制主要有机械学说、血管学说和代谢学说。①机械学说：强噪声引起强

烈的迷路内液体流动，形成涡流，冲击耳蜗螺旋器，造成毛细胞机械性损伤。②血管学说：强噪声损害耳蜗微循环，导致内耳缺氧，使耳蜗血供发生改变，导致毛细胞变性、死亡，发生功能障碍。③代谢学说：强噪声引起螺旋器细胞酶系统代谢紊乱，发生功能障碍，引起螺旋器的酶活性降低，生化环境改变，导致毛细胞功能障碍。舰船噪声不仅引起舰员听觉器官的损伤，还可对神经系统、心血管系统、消化系统、前庭功能、视觉功能、内分泌、代谢和免疫功能等产生非特异性影响。

基本内容 舰船噪声的控制是一项复杂的系统工程，贯穿于舰船的论证、设计、生产、使用和维修保养，乃至整个舰船寿命过程，唯有采取综合治理措施，才能收到良好的效果。①工程技术降噪：主要包括设计控制、选用低噪声设备、设备和舱室合理布置、隔声降噪、消声和吸声等。a. 设计控制：在舰船总体论证和设计阶段，从总体宏观上考虑降噪措施，并根据论证中设备噪声和舱室噪声的预报或计算，通过调整总体方案或改进降噪措施来达到控制要求。b. 选用低噪声设备：降低主要噪声源噪声是舰船噪声控制的最根本措施，因此舰船设备的选择与安装除满足舰船的作战技术性能外，其空气噪声应尽可能满足《舰船噪声限值和测量方法 舰船设备空气噪声验收限值》（GJB 763.3—89）的要求（表1）。c. 设备和舱室合理布置：在总体设计中，尽量将主、辅机等主要声源集中布置，主要噪声源应尽量避免与生活舱和主要工作舱毗邻，总体布局应尽量利用空舱、储藏舱、通道、卫生间等作用噪声隔离空间，居住舱、休息室、医务室等不应设置与该舱室功能无关的发声设备。d. 隔声降噪：对噪声强烈的设备、舱室或部位，可根据具体情况采取不同形式、不同结构的隔声措施。在噪声传播途径可采用隔声构件；对舱室内单独的强噪声源，如燃气轮机、柴油机、柴油发电机、交流电机等可采用相应形式的隔声罩；对高噪声区域舰船员操作部位，可在噪声源与受声部位之间设置隔声屏。对于舱室，可对门窗、天花板、舱壁和地板采用隔声材料进行隔声。e. 消声和吸声：消声降噪主要用于降低空气动力设备的噪声。对舰船上进气口和排气口隐蔽打开的空气动力设备，一般应考虑安装消声器。适合舰船用的消声器主要有阻性消声器、抗性消声器、扩张室式消声器、共振式消声器、金属板微穿孔式消声器、有源消声器和阻抗复式消声器。吸声降噪主要对吸声量较小、混响声强的舱室。对音质要求较高的舱室如作战指挥室、情报中心、会议室、高级指挥官住舱等，也可采用吸声处理。舰船上常用的多孔材料吸声结构和共振材料吸声结构吸声装置进行吸声降噪。②舰船噪声标准：是舰船设计、制造、维修噪声控制的重要指标，也是评价噪声危害、制订保障计划和限制人员暴露的依据。舰船舱室噪声标准是一个综合性标准，既考虑高噪声对舰船员健康的危害，又考虑噪声对工效、语言通信、睡眠等多方面的影响，其制订的基本原则是舒适、安静、高效、安全。为此世界各国根据本国实际情况制定了相应标准：舱室稳态噪声标准和脉冲噪声标准。舱室稳态噪声标准：中国先后颁布了《潜艇舱室噪声设计卫生标准》（GB 891—78）（表2）和《水面舰艇舱室噪声级限值》（GJB 153.1—86）（表3）。1991年中国国防科工委又颁布了《舰船空气噪声舱室分类及限值》（GJB 1120—91）（表4）。脉冲噪声标准：世界各国制订的冲噪声标准均以脉噪声的压力峰值、持续时间（脉宽）和脉冲数量（发数）3个参数作为依据。美国军队1979年颁布的《脉冲噪声标准 MIL-STD-1474B（MI）》规定：无防护时脉冲数在1 000次以下，持续时间在1 000毫秒以内，安全限值一律为140dB；佩戴护耳器时，限值随脉冲数量和持续时间不同而异。中

表1 舰船设备空气噪声验收限值（声压级/dB）

设备级别	倍频程中心频率/Hz								
	31.5	63	125	250	500	1 000	2 000	4 000	8 000
A 类设备	66	63	60	57	54	51	48	45	42
B 类设备	72	69	66	63	60	57	54	51	48
C 类设备	75	72	69	66	63	60	57	54	51
D 类设备	75	72	69	66	63	60	57	54	51
E 类设备	82	79	76	73	70	67	64	61	58
F 类设备	91	88	85	82	79	76	73	70	67

注：A类，2m以外的距离上交谈时必须听得清晰，无须重复，且听错概率极小；B类，要求保持安静的场所；C类，2m以内的距离上交谈必须听得清晰，无须重复，且听错概率极小；D类，指主要考虑舰员舒适性舱室；E类，交谈在近距离内进行，且通过大声喊叫、扩音器才能够听清；F类，不要损伤听力。

表 2　潜艇舱室噪声设计卫生标准　　　　单位：dBA

舱室或战位名称	噪声控制	
	上限	较适宜范围
对听清语言或对话无特殊要求的舱室和战位	80	60
要求听清语言或以听觉为主的舱室和战位	70	60
一般工作舱和战位	85	70
生活舱	70	
与工作舱室区分不明显的其些生活舱室	80	
隔声控制室	80	
长时间值班	90	
不超过 3 小时	95	
不超过 1.5 小时	100	
不超过 1 小时	105	
不超过 0.5 小时	110	

表 3　水面舰艇舱室噪声级限值　　　　单位：dBA

舱室或战位	噪声级限值
主辅机舱、舵机舱、电站、机组室、机修间、空调机组室人员长期值更的战位	75
机舱集控室	90
指挥室、驾驶室、武器指挥仪室、译电员室、海图室、雷达室、三防指挥室、值班室、会议室	70
情报中心、作战指挥室、飞机指挥台、数据处理中心、医务室、病房、声呐室、报房、教室、监听室、电子战室	65
电磁罗经室、弹药转运间、动力损管室、维修间	80
官住舱	65
士兵住舱、文娱室、阅览室	70
餐厅、厨房、洗室	75
洗衣间、厕所	80

国国防科工委 1982 年颁发的《常规兵器发射或爆炸时压力波对人体作用的安全标准》（GJB 2—82），1996 年进行了修订，并更名为《常规兵器发射或爆炸时脉冲噪声和冲击波对人员听觉器官损伤的安全限值》（GJB 2A—96）。③听力防护装具：由于技术或经济上的原因，无法将舱室噪声或脉冲噪声控制在容许限值范围时，采取听力防护装具又称护听器（耳塞、耳罩和听力防护头盔等）控制舰员噪声暴露量。实践证明佩戴护听器是个体进行噪声防护既经济、实用又有效的措施。

作用功能　舰船噪声不断向舰船周围水域传播，形成舰船声场。该声场的存在，既降低了自身的声隐蔽性，诱致敌方的水声搜索、跟踪和声制导武器的攻击，又干扰本舰船水声设备的正常工作，同时舰船噪声对舰员身心健康易造成较大的影响。因此，舰船噪声控制不仅提高自身的隐蔽性，而且可以维护舰员健康水平，对提高舰船战斗力具有重要意义。

（姚永杰　李中付）

jiànchuán cāngshì zhàomíng shèjì

舰船舱室照明设计　（warship space illumination design）　根据舰船舱室空间布局特点和船员工作生活的需求所进行的照明质量的确定、照明光源和灯具的选择、照明形式和布置的安排。舰船舱室照明是一门综合性学科，涉及应用光学、电学、造船学、生理学、卫生学和心理学等多种学科的技术和知识。舰船舱室主要分工作舱和生活舱，工作舱诸如驾驶舱、主机舱、指挥舱、医疗舱

表 4　舰船设备空气噪声限值（声压级/dB）

设备级别	SIL	倍频程中心频率/Hz									dBA
		315	63	125	250	500	1 000	2 000	4 000	8 000	
A 类设备	54	72	69	66	63	语言干扰级要求				51	60
B 类设备	—	77	74	71	68	65	62	59	56	56	65
C 类设备	64	82	79	76	73	语言干扰级要求				61	70
D 类设备		82	79	76	73	70	67	64	61	61	70
E 类设备	72	99	93	87	81	语言干扰级要求				72	82
F 类设备	—	105	99	93	87	84	81	78	78	78	84

注：A 类、B 类、C 类、D 类、E 类、F 类设备见表 1。

等，生活舱包括接待室、会议室、餐厅、居住舱、休息活动室等。在工作舱依不同的作业岗位，对视觉的要求也不一样，甚至相差很大，在生活舱依不同的用途，均对照明提出不同的要求。为保障船员的视觉功效，舱室与工作间的照度水平可分为高照度照明和低照度照明。高照度包括清晰照度（又称局部照度）和一般照度两种概念，主要用于满足视觉分辨的需要。低照度指为生活区域值夜长明和某些特殊用途而设置的，如操纵室的夜间照明、舰船灯火管制时的照明等，是对适应黑暗并对视力干扰最小的一种低照度红光或白光照明。舰船舱室照明按照明工程学的定义，可设计为明视照明和环境照明。一般工作舱以前者为主而生活舱以后者为主，主要从照度、光照均匀度、眩光、照明光源和灯具的布置，以及经济性等方面进行合理设计。

照明质量的设计 ①合理的照度：照度是决定物体明亮程度的间接指标。在一定范围内增加照度可以提高视觉功能和作业效率，但并不是越高越好，同时还需考虑船上的供电能力和经济实力，根据《舰船通用规范》（GJB 4000—2000）中规定的照度进行设计。②照度的均匀度：船舶舱室照明，因舱室空间有限，设备布局紧凑，相差过大的极不相同的表面，作业类别较多等因素，比一般室内环境更易造成室内照度彼此的突变，将会导致船员视觉不适，容易引起视觉疲劳，降低工作效率。虽然舱内作业环境的照度不可能完全相等，但希望变化平缓。因此，需要规定一个最低的照度均匀度，来保护船员的视功能，提高船员的作业效率。

根据国际照明委员会（CIE）出版的《室内照明指南》和中国照明标准，照度均匀度可用给定平面上的最低照度与该平面上的平均照度之比来衡量。照度均匀度可分为某一工作面的局部照度均匀度和一个工作室的一般照明的照度均匀度。舱室或区域的一般照明照度均匀度不宜小于0.7。工作面上的照度均匀度也不宜小于0.7。工作面与邻近周围的平均照度之比应小于5∶1。③亮度分布：亮度是决定物体明亮程度的直接指标，是人眼观察物体的明暗感觉。与物体的光辐射能量和人眼的视见函数有关。如物体是反射发光体时，其亮度还与光照度和物体表面的反射系数有关。从亮度与视觉的关系可知，亮度分布是决定物体可见度的重要因素，过分均匀的亮度分布会降低环境中物体的清晰度，使室内气氛单调、呆板，造成不良的心理负荷。但亮度分布变化过大则会与照度分布不均匀一样引起视觉疲劳与不舒适感。根据CIE出版的《室内照明指南》和其他有关标准，舱内亮度比的推荐值大致为：a. 作业面亮度应高于相邻周围亮度，但两者亮度比不宜大于3∶1。b. 作业面亮度与较远的表面亮度之比不宜大于5∶1。c. 作业面亮度与外围视野的平均亮度之比不宜大于10∶1。④眩光控制：眩光一般分为直接眩光、反射眩光和对比眩光。舰船上常见的眩光为反射眩光和对比眩光。眩光的存在可影响视觉辨认能力，降低工作效率，因此必须加以限制。直接眩光的控制宜注意光源的亮度、灯具造型和光源的位置等方面。反射眩光的控制宜注意正确安排作业人员与光源的位置，使作业面上照明光线来自适宜的方向，

并保持视觉作业不在任何照明光源与眼睛形成的镜面反射角上。对比眩光的控制宜注意同一舱室照明环境的亮度对比。⑤照度的稳定性：照明电源电压的波动和光源的摆动均会影响照明的稳定，引起照度变化。这种变化给人的视觉带来不舒适感，易导致视觉疲劳。防止的措施首先是保证供电电压的稳定，此外应避免将照明器设置在易受冲击的地方。

舱室照明光源和灯具的选择 舰船照明的光源有天然光和人工光，船上除少数上层建筑外，大多数舱室缺少天然光线，尤其随着电力照明技术的发展和现代舰艇对"三防"的要求，即使在白天完全靠舷窗、天窗来进行采光的方法亦逐步被电力照明所替代，因此现代化舰船舱室照明主要依靠电光源。电光源选用光效高、发光柔和、热辐射量小、寿命长，并可做成各种光色的光源。舰船舱室用照明灯具的使用环境条件具有特殊性。海上航行和作业时，受高、低温度、湿度、振动冲击、霉菌腐蚀等影响，靠岸时换接岸电会引起大的电压变化，所以舰船舱室用照明灯具必须符合特有的技术要求，包括对试验方法、检验规则、包装和储存等的规定。目前的主要标准有：《舰船用照明灯具通用规范》（CB 1246—94）、《船用白炽照明灯具》（GB/T 3027—2012）、《船用荧光照明灯具》（CB/T 3857—2013）等。船舱一般较小，船上电力分配有限，因此照明灯具的选择应符合适用、方便和简朴的原则。目前，世界上船用照明灯具向着体积小、重量轻、多光源、寿命长、外观美以及光源更加安全、可靠的方向发展。合适的灯具与舱室协调一致，既能给舱室提供

适度的照明，又能起到装饰房间和改进舱室色彩的作用，可以给船员创造一个良好的视觉环境。

照明方式 舱室照明设备按其布局和照明位置可设计为：一般照明、局部照明、混合照明和临时辅助照明。①一般照明：为照亮整个场所而均匀设置的，使整个场地水平照度基本均匀的一种照明方式。主要是由安装在舱顶和舱壁上的所有灯具组成的照明。②局部照明：特定视觉工作用的，为照亮某个局部（仅限于工作面上的某个部位）而设置的照明。如居住舱床铺上的台灯、海图桌上的照明灯、雷达室仪表及工作面、医务室工作面等的照明灯。③混合照明：由一般照明与局部照明共同组成的照明。对于照度要求较高，对照射方向有特殊要求，工作位置密度不大而单独采用一般照明不合理的场所，宜采用混合照明。④临时辅助照明：若天然光不足和不适宜，为补充舱室内天然光而日常固定使用的照明。

照明种类 舱室照明种类可设计为：正常照明、应急照明和值班照明。①正常照明：在正常工作时使用的照明，一般可单独使用，也可与应急照明、值班照明同时使用，但控制线路必须分开。正常照明是照明设计中的主要照明。②应急照明：因正常照明电源失效而启用的，用于供事故情况下继续工作，人员安全或顺利疏散的照明。包括备用照明、安全照明和疏散照明三类。③值班照明：在非工作时间，供值班人员观察用的照明。值班照明可利用正常照明中能单独控制的一部分，或利用应急照明的一部分或全部。

（姚永杰 时粉周）

jiànchuán wēixiǎo qìhòu kòngzhì
舰船微小气候控制 （microclimate of warship） 为了达到舰船舱室气候环境要求而对舰船范围内的空气物理状况采用的人为控制措施。良好的舰船微小气候可保持人体热平衡，使体温调节处于正常状态，从而有利于提高工效、恢复体力。不良的微小气候则可使体温调节处于紧张状态，并可能影响机体其他系统功能。长期处于不良微小气候环境中，可使舰船员机体抵抗力下降，工作能力降低。

基本内容 包括对舰船舱室内气温、气湿、气流、热辐射等四种物理因素的控制。根据现代舰船结构和设备情况，舰船上的微小气候条件基本上可分为以下四种状况。①空调区：舰船舱室微小气候受人工控制而变化的区域。②高温区：舰船舱室内的微小气候基本上受动力设备产热大小的影响，虽因不同季节和人工通风略有变化，但基本是高温条件，其中最主要的是主机舱、辅机舱、锅炉舱等。③外露区：主要是舰船上露天甲板部位，其微小气候受外界气候变化影响较大，但仍有其局部的特性。④非控制区：主要指货舱和储藏室等无人区，这些舱室受外界气温、海水温度和相邻舱室的气候条件影响较大。

舰船微小气候各要素中，气温对人体的影响最大，通常气温以干球温度表示。微小气候的气温主要取决于太阳辐射和大气温度，同时也受舰船舱室环境中各种热源影响。舰船上主要的高温场所是机舱、锅炉舱、厨房和阳光直接照射的甲板。舰船上热源很多，主要有动力机械运转及仪器设备、电灶、电灯等的产热；

大面积受阳光照射的甲板可使舱室蓄热而使舱温增高；舰船舱室空间狭小，人员密度较高，人体散热也是重要热源。舰船上使用的各种机械设备、电器也可产热，而金属结构的船体又促使热迅速吸收和传播。密闭或狭小的舱门和舷窗，以及多层结构的建筑，导致通风不畅、排热困难，水蒸气不易扩散，因此易形成舱室内高温高湿的环境。舰船在低纬度航行或夏季航行时，机舱、锅炉舱内气温可超过45℃，舱内外温差达到20℃以上。与其他舱室间的温差达10℃以上。此外在同一舱室，气温也不均匀，如有的潜艇舱室内垂直温差可达6℃左右，水平温差可达4℃左右。温度的不均匀和急剧变化可使人感到不适和容易感冒。

舰船舱内湿气的来源主要是人体的呼出气和汗液蒸发、生活中的烹调与清洗以及舱底的积水。一般舰船舱室的气湿变化主要决定于外界大气候条件，而密闭和空调舱室气湿的主要来源是舰船员呼气和汗液蒸发。此外，烹调、淋浴、晾晒或烘干衣服，舱底积水等蒸发形成的水蒸气，可使有关舱室相对湿度增高。

舰船舱室自然通风时气流微弱，尤其是潜艇潜航时，气流一般为0.1~0.2m/s，但各舱室的气流极不一致，若舱外温度降低，靠近升降梯和舱口的舱室，气流有时可达6m/s左右。气流的急剧改变也可引起舰船员不适和感冒。

舱室内热辐射的来源主要是动力机械炽热的表面、炊炉及仪器设备等。在舰船舱室高气温的环境下，强烈的热辐射可加重人体的热应激。

功能作用 ①对气温的控制：舰船舱室对气温的控制一般采取

集中空气调节系统对舰船舱室进行集中控制，同时对住舱、工作舱等舱室使用含有保温材料的金属复合板进行分隔处理，对蒸汽管道等高温管道一些经常在寒冷地区航行的舰船可采取集中供热方式和在舱室加装暖气方法进行温度调节。②对气湿的控制：舰船由于长期处于海上航行，海面上湿度较大，可采用人工除湿方法，对舱室的湿度进行控制。③对气流的控制：舰船舱室中对气流的控制主要是通过空调系统管道，将空气均匀送入舱室中，可根据需要调节风量和空气流速。④舰船舱室微小气候的卫生学要求：舰船舱室微小气候的卫生标准，是为保障舰船员健康，依据舰船各种作业和生活条件，结合舰船工作特点和经济、技术条件，而提出微小气候的卫生学要求。

目前国际上制定舰船微小气候的卫生标准主要从以下几个方面进行，即研究舰船微小气候气温、相对湿度、气流和热辐射四项气候物理因素多种实验动物的影响和阈值；通过数学模型和人体验证试验，确定人体参数和标准。中国海军医学研究所多年来通过实艇调查，人体验证试验，参照国内外资料，重新制定了《水面舰艇舱室微小气候的医学要求》（HJB 199—99），1999年经海军批准颁布为海军标准。该海军标准该规定了水面舰艇不同舱室环境的微小气候医学要求，即居住舱室及一般工作舱室的舒适维持级微小气候的医学要求和舰艇高温舱室的工效保证级微小气候的医学要求。可适用于各种类型的水面舰艇（表1）。

（姚永杰 陈伯华）

jiànchuán zhèndòng kòngzhì

舰船振动控制（warship vibration control） 降低舰船振动的方法与技术措施。舰船在航行过程中，不可避免地会受各种干扰力的作用，而引起舰船的总体振动和局部振动。舰船的振动主要有四种形态：垂直振动（船体在纵剖面方向即沿垂直方向上的弯曲振动）、水平振动（船体沿水线方向即水平方向的弯曲振动）、扭转振动（船体绕其纵向轴线的扭转振动）、纵向振动（船体沿其纵轴的纵向振动）。四种振动形态并不以单一形式出现，船体垂向弯曲振动是与纵向振动互相耦合；水平振动与扭转振动也是互相耦合。因此舰船最常见的是垂向振动和水平振动。舰船振动的主要来源来自主机、辅机和螺旋桨引起的振动和海浪、爆炸和武器发射引起的振动。舰员通常受到来自两方面的振动影响：①船体振动通过支撑面传递到整个人体，引起全身振动。②振动通过工作台、操纵杆等传递到人的上肢或其他部位，引起局部振动。除此还有一种是人的眼睛同所观测的仪表或其他目标做相对运动。在这些振动中，全身振动是主要的，对机体的影响最大。人体对低频振动反应的主要现象是共振。因为人体与其他结构一样，其整体和组成部分（器官、组织）都有其固的振动频率，若外界激振力频率与人体某部分的固有频率相同，就会出现共振，此时人对此一频率的振动特别敏感，容易引起明显的生理、心理反应，甚至出现病理改变。振动对中枢神经系统的影响，主要表现为大脑的觉醒状态或觉醒水平。人暴露于中等强度振动，初始阶段心率略加快，但很快适应而趋正常，在20Hz以下频率范围的强烈振动，会引起明显的心率加快。振动对呼吸功能的影响，主要表现为呼吸频率、肺通气量和耗氧量的增加，这是由于反射性肌肉收缩引起机体代谢功能增强所致。振动作用可引起人体的肌肉群收缩。低频振动可通过骨传导，引起内耳损伤，耳蜗螺旋神经节细胞萎缩，导致以低频为主的损失。

基本内容 舰船振动的控制应从论证、设计、建造阶段开始采取综合措施，才能收到满意的效果。而在已建造好的舰船上为

表1 舰艇舱室舒适维持级微小气候各参数容许范围及限值（HJB 199—99）

环境参数	不同季节的医学要求		
	夏季	春（秋）季	冬季
基本变量			
气温 Ta（℃）	25~29	21~25	18~21
相对湿度 RH（%）	40~75	30~70	30~60
气流速度 Va（m/s）	≤0.5	≤0.3	≤0.15
平均辐射温度 Tra（℃）	23~30	19~27	17~24
附加变量			
轴向温差 △Ta，A（℃）	≤3	≤3	≤3
纵向辐射不对称度 △Tra⊥（℃）	≤3	≤3	≤3
横向辐射不对称度 △Tra//（℃）	≤5	≤5	≤5

注：若Va大于0.5m/s时，每增加0.25m/s，Ta应提高1.50℃；Va最大不得超过1m/s；限值适用于作业劳动强度（以代谢产热率表示）不超过65W/m²时的要求。

改善振动采取补救措施，常会受到技术或经济上的实际限制，使某些有效的减振方案无法实施。①工程技术上防振与减振措施：工程上控制主要通过防止共振、降低干扰力、减少干扰力的传递三个途径。a. 防止共振：防止共振发生是避免或减轻舰船振动最重要的措施。常用的方法是加强结构、改变船体固有频率或改变干扰力的频率，使船体结构的固有频率与激振力频率之间保持一定的频距。螺旋桨是舰船的主要干扰源，设计中螺旋桨的参数、主机的转速、柴油机的缸数的选择要匹配，以免与船体、轴系发生共振。同时在建造中要严格控制螺旋桨的加工和安装工艺。b. 降低干扰力：对建造完工的舰船，降低干扰力或减少干扰力的传递的最好办法是修改螺旋桨的参数、安装导流鳍，以改善螺旋桨的伴流分布，减少螺旋桨脉动载荷分量，减少螺旋桨运转时桨叶空泡体积变化率和减少螺旋桨激励传递。c. 减少干扰力的传递：主要振源应安装橡皮或金属弹簧隔振器，以防止振动通过结构、管路等途径向居住舱室和工作舱室传递；机器的传动轴承、进排气管道等需采用承性接头，如用高弹性橡胶摩擦离合器连接主动轴与从动轴，可有效地减小干扰力的传递；螺旋桨采用吸振穴可减弱表面力对船体的传递，在螺旋桨上覆盖厚橡皮可吸收表面力的激振能量；另外，舰船总体布局应尽量避免舰船员住舱、电子设备舱和重要工作舱与主要振源毗邻。②舰船振动人体标准：为保护舰员的健康，保持良好的工效，世界各国先后制定了舰船振动标准。国际标准化组织于1974年正式颁布《人体承受全身振动的评价指南》（ISO 2631—1974），1978年、1982年和1985年三次对该标准进行修订。1981年美国军队标准《军用系统装备和设施的人体工程学设计标准》（MIL-STD-1472C）明确将ISO 2631作为地面、海上或空中运输工具振动的控制限值。中国在《水面舰艇居住性规定》（GJB 523—88）和《潜艇居住性规范》（GJB 864—90）中明确规定了舱室振动的加速度限值，1990年颁布了《人体全身振动暴露的舒适性降低限和评价准则》（GJB 966—90）。③个体卫生防护措施：避免或减轻舰船振动对人体危害的根本措施是，在舰船设计、建造时充分考虑引起船体振动的因素，将舱室振动控制在容许的限值内。对振动严重的操作部位，应采取局部减振措施舰船员提供减振器材，如为坐势人员提供软性防振坐垫，为立势人员提供弹性垫脚、防振鞋等。座椅靠背倾斜适度可以缓解或者减轻振动在人体的传播，90°~100°的座椅较倾斜度大的座椅传播振动严重。因此，选择合适的姿势，一定程度上也可减轻振动对人体的影响。

作用功能 舰船振动不断向舰船周围水域传播，形成舰船振动波。该振动波的存在，既降低了自身的隐蔽性，诱致敌方搜索、踊跃和制导武器的攻击。又对舰员健康造成影响。因此，舰船振动控制不仅提高自身的隐蔽性，而且可以维护舰员健康水平，对提高舰船战斗力具有重要作用。

（姚永杰 李中付）

jiànchuán chōngjī kòngzhì

舰船冲击控制（warship shock control） 降低舰船冲击的方法与技术措施。舰船冲击主要是指舰船遭受水雷、鱼雷、深水炸弹等水中兵器的非接触性水下爆炸产生的水下冲击波作用时，水下冲击波经船体传导而转变为固体冲击波，引起了船体的瞬间响应，从而产生突然而剧烈、自下而上的冲击运动。舰船冲击运动导致舰的各种损伤，称为舰船冲击伤，属于固体冲击伤。舰船冲击对舰员的损伤或影响可分为两种：①若冲击波作用到舰船结构，舰船结构开始加速运动阶段，此时舰员处于压缩状态，承受很大的加速度。舰员通过足或臀部将突然施加的冲击力迅速传到人体各个部位，人体受到向下惯性力的作用，使骨骼承受很大的压缩应力，可能发生压缩性损伤或骨折，同时内脏各器官损伤（一般为闭合性损伤）。②以后舰船为减速运动阶段，将舰员高高弹起，飞离所在部位或地板，容易与周围设备相碰或落水伤害，造成二次伤害，如骨折、脑震荡等。

基本内容 舰船冲击控制应从论证、设计、建造阶段开始采取综合措施，才能收到满意的效果。对于已建造好的舰船，冲击控制是采取一些防护措施实施。①工程技术上控制舰船冲击原件。根据舰船的冲击环境设计舰船抗冲击结构，以提高舰船整体抗冲击性能；在抗冲击结构设计的基础上，采用抗冲击原件（橡胶金属减振器、气动减振器、金属减振器、浮筏隔振系统、磁流变减振器等）控制舰船冲击。②制定安全标准：中国海军医学研究所通过多次实船水下爆炸和模拟舰船冲击的动物效应实验以及测试人体下肢骨骼与脊柱抗体性能等研究，制定了国家军用标准《水面舰艇冲击对人体作用安全限值》（GJB 2689—96）。该标准规定了水下非接触性爆炸引起的水面舰艇垂向冲击环境对舰（艇）员作用的安全限值及其引起舰（艇）员冲击损伤的阈值。③舰船冲击防护设计：预防或减轻舰船冲击运动对人员的损伤，应从两方面考虑：一是衰减冲击能量，主要通过吸能装置降低舰船乘员的冲击负荷，尽量将其降低至人体耐受限值以下；二是增大人体对冲击力的机械阻尼。为提高舰船的抗冲击性能，应从舰船本身考虑，在舰船设计、建造时明确抗冲击设计要求，这对于扫雷猎雷舰船尤为重要；在重要部位尽可能设置减震甲板，并在座椅和床铺的底部装有垂直与水平方向的减震器，均可显著衰减冲击能量；在舱壁、舱顶和仪器设备表面等处（尤其是突出部位）敷设一定厚度的软木或无毒性泡沫塑料，以防人员撞伤。舰船冲击防护设计应充分考虑人的作业特点，做好个体防护器材、防砸伤设计，并做好防冲击准备。a. 个体防护器材。若舰船执行任务（特别是扫雷任务），进入雷区或危险区域，可采用头戴衬帽、防冲击背心、防冲击鞋等个人防护器材，以避免或减轻头部撞击伤，防止脑震荡，避免或减轻躯干和足部等处的损伤；必要时还可用安全带将人体与耐震座椅缚紧，以减轻或避免二次损伤；舰船乘员应穿救生衣，既可防止因水下爆炸致使人员落水而溺水，又可预防或减轻水下冲击伤。b. 防止砸伤：固定坚硬物体特别是应将舰船上铁门、舷窗和其他可活动的坚硬物体固定好，以防冲击震动时引起人员砸伤。c. 人员姿势与体位：要保持人员的正确姿势与体位，主要是在执行扫雷任务或舰船进入雷区时，人员应尽量减少在舰船上行走，最好坐在防震座椅、橡皮艇

或帆布凳上；如需行走，尽量做到足尖着地，并在平时就应加强进行这方面的训练；切勿单腿独立或蹲位，以防下肢损伤。

作用功能　水下非接触性爆炸引起强烈的舰船冲击运动，可造成人员、船体和设备的严重损害，有时船体虽完整无损，但舰船上人员已产生不同程度的损伤，以致丧失工作能力，甚至危及生命。舰船冲击控制对预防或减轻人员的冲击损伤，保障舰船员身体健康，具有重要意义。

（姚永杰　李中付）

jiànchuán héfúshè

舰船核辐射（warship nuclear radiation）

舰船核动力装置、舰载核武器中多种辐射源项释放出的电离辐射，能够通过与物质的相互作用直接或间接地使物质的原子、分子发生电离，从而对包括人体在内的物质产生影响。一般情况下，舰船核辐射属于小剂量、低剂量率范围；但在核事故中，少量舰船人员还可能受到较大剂量、较高剂量率的辐射照射。

基本内容　①类别：舰船核辐射种类主要有 α、β、γ 和中子辐射。②测量：舰船核辐射监测以固定式监测系统连续监测为主，以取样分析和采用便携式仪表巡检为辅。固定式监测系统的监测对象包括 γ 辐射、中子辐射、放射性气体和放射性气溶胶等，监测点的设置需兼顾正常运行和事故工况下辐射场的分布特性，具有代表性和典型性，能够有效监测舰船核动力装置、舱室环境和舰载核武器核辐射水平的异常变化；便携式仪表一般配备 γ 测量仪、中子测量仪、表面污染测量仪和低本底 αβ 测量仪等；另外，还可配备热释光剂量测量系统和

电子个人剂量计等对舰船人员的辐射剂量进行监测。③防护：对舰船核辐射的防护同样需要遵循辐射防护的三原则，即正当性、防护最优化和剂量限值应用。核辐射对人的照射方式分为外照射和内照射两种，相应地，辐射防护也分为外照射防护和内照射防护两类。对于 α 辐射，其穿透能力弱、射程短，因此不需考虑其外照射防护，加之舰船舱室可能是密闭环境，故需特别考虑人员内照射防护；γ 和中子辐射是外照射防护中考虑的两种主要辐射，特别是在舰船核事故发生时和救援过程中。a. 外照射防护。主要有时间防护、距离防护和屏蔽防护三种方法。时间防护即尽量减少接受辐射照射的时间，包括充分训练与准备以提高操作熟练度、轮流操作以限制个人操作时间等；距离防护即尽量增加人与辐射源项的距离，包括使用长柄操作工具及采用操控操作等；屏蔽防护即在人与辐射源项之间设置屏蔽，包括辐射源屏蔽、移动式屏蔽装置及个人防护服等。b. 内照射防护。主要是尽量降低气载放射性物质的浓度、并防止或尽量减少放射性物质经由呼吸道、口以及体表等途径进入体内，具体措施包括通风换气、过滤消除空气中的放射性气溶胶和碘、着隔绝式或过滤式呼吸防护装置、不在污染区进食或饮水、必要时检测食物和饮水中的放射性、及时检测与洗消体表放射性污染等。

功能作用　核辐射与人体生命物质发生作用时，核辐射的全部或部分能量将传递给生命物质，引发其原子或分子的电离或激发，使分子水平、细胞功能与结构等发生变化，进而造成细胞、组织和器官损伤，甚至致人死亡。核

辐射的性质和照射方式等存在差异，因此核辐射的生物效应表现也各不相同。①确定效应与随机效应：由于大部分细胞被杀死或功能丧失而产生的有害的组织反应称为确定效应；随机效应即癌症和遗传效应，包括由于体细胞突变而在受照人体内形成的癌症和由于生殖细胞突变而在其后代身上发生的遗传疾病。确定效应的发生存在阈剂量，若人体接受的辐射剂量高于阈值，损害的严重程度（包括组织恢复能力的损害）随剂量增加而增加，如白细胞减少、白内障、皮肤红斑脱毛等。易发生确定效应的器官和组织有骨髓、肺、甲状腺、眼晶体、生殖腺和皮肤等。随机效应的发生没有阈剂量，在小剂量范围内（低于 100mSv）随机效应的发病率随相关器官和组织所受当量剂量的增加成正比地增加。②外照射效应与内照射效应：外照射引起的效应称为外照射效应，α 辐射一般不会引起外照射效应；β 辐射外照射时一般仅引起皮肤损伤；γ 和中子等穿透力强的辐射，外照射的生物效应强。放射性物质通过各种途径进入机体，沉积在不同器官对身体产生的生物效应称为内照射效应，如碘主要沉积在甲状腺中，锶主要沉积在骨小梁中。虽然放射性物质可能沉积在不同的组织器官，但其造成的效应可波及全身。内照射效应以射程短、电离本领强的 α 和 β 辐射为主，特别是 α 辐射内照射效应尤为严重。③局部照射效应与全身照射效应：核辐射仅照射到人体某一部位，引起局部细胞反应的称为局部照射效应；全身均匀地或非均匀地受到辐射照射而产生全身效应称为全身照射效应。人体不同部位的辐射敏感性

不同。因此，局部照射效应也不同，人体各部位的辐射敏感性依次为腹部＞胸部＞头部＞四肢。④急性效应与慢性效应：核辐射剂量率不同，生物效应也不同。高剂量率照射时，短时间内可累积较大剂量，生物效应迅速表现，称为急性效应；相反地，低剂量率照射时，照射剂量缓慢增加，生物效应亦是逐渐积累，需经较长时间才能表现出来，称为慢性效应。一般来说，辐射剂量率越高，生物效应越大。⑤早期效应与远期效应：核辐射照射后人体效应表现有早有晚。照射后立即或数小时后出现的变化，称为早期效应；照射后经历一段时间间隔（一般 6 个月以上）表现出的变化，称远期效应，又称远后效应，如潜伏期后的效应（肿瘤、白内障、发育障碍等）。

正常运行工况下舰船核辐射一般不会对人体造成确定效应，也不会对环境造成放射性危害，在核事故等情况下可能对少量人员造成一定的辐射损伤；仅在特殊情况下可能导致急性放射病，且一般局限于骨髓型急性放射病。

（王海军　姚永杰）

jiànchuán shìjūxìng

舰船适居性（inhabitability of naval ship）

组成舰船环境的所有因素对人员没有不利影响，舰船员能在该环境中有效地工作生活，对身体没有损害的状态。舰船适居性条件是指舰艇上居住环境条件，居住、生活和休息场所，以及居住设施和服务设施的总称。任何舰船的设计都可能存在缺陷，但是不能危及人体健康。适居性的目标是取得舒适和适宜的环境，提供适当的隐私条件，配置足够的家具与用品，合理储存个人物品所需的各种设施。家

具和设施的设计应简单牢固，在布置上应保证其功能得到最大限度地发挥。

1951 年前，美海军还没有在舰船工程设计中考虑到适居性设计。1951 年，大西洋舰队司令做出结论认为舰船适居性问题将影响军事效能。之后，一些舰船适居性标准陆续出台。标准涉及的方面包括铺位/娱乐/休闲室、卫生/饮食服务/理发室/邮局/舰船商店/图书馆/教堂/健身房/禁闭室/洗衣设备。并设定了以下方面的最低要求：供暖、通风、空调、噪声、照明、淡水、清洁、通道、色彩、固定卫生设施、仓库、食堂座位、服务时间、舱室安排等。尽管这些标准一定程度上起到了对舰员的防护作用，但并不针对具体舰船。1968 年，美海军舰只工程中心拟定了适居性改善计划，计划重点放在改进现有船只。1975 年，将适居性设计加入到新船的总体设计中。1995 年针对舰艇设计制定了舰艇适居性设计规范。1998 年适居性改善计划更名为水面舰船适居性改进计划。该计划的目标是改善士官与舰（艇）员舰上生活区的生活质量，主要是舰上的铺位与卫生空间。中国于 19 世纪 80 年代制定了《水面舰艇居住性规范》（GJB 523—88），主要内容参考美军相关标准制定，是中国舰船适居性的标示性文件。1990 年制定了《潜艇居住性规范》（GJB 864—90）。2000 年颁布了《舰船通用规范》（GJB 4000—2000）将前面两个标准替代，并对其中的适居性内容进行了规定，包括舱室大气环境控制、日用水系统、舱室设施、生活舱室、服务性舱室、工作舱室和储藏处所等。其中环境控制包括了空调和通风、暖气、材料、通道、

淡水等内容；工作居住性设施包括卧铺、个人物品储存处、公共卫生间、饮食保障、会议室、活动室、阅览室、健身房和个人服务设施的理发店、商店、洗衣房、衣鞋修补室等，使用至今。与美军标准相比，在舰船冲击、振动、色彩、供暖、通风、空调、噪声、照明、淡水、通道、空间、固定卫生设施等方面参数要求不明确，对设计建造的约束指导作用不强。中国颁布的《机械振动 客船和商船适居性振动测量、报告和评价准则》（GB/T 7452—2007）对民用船舶适居性重要因素振动进行了明确规定。

基本内容 美海军海洋系统司令部编写的舰艇适居性设计规范适用于新造舰船与潜艇，正在服役的舰船与潜艇中，其长度超过 45.72 米（150 英尺），或人员超过 100 名的也必须执行此规范。该规范分环境控制与适居性设施两个部分。

环境控制 ①空调与通风：在舰艇的所有空间，执行热应激控制规则。在机舱等工作岗位使用冷却技术，提供适宜的温度，确保舰员健康与舒适。水面舰船作业空间的空气调节是舰艇设计的重要指标，规定的最小通风量为每人每分钟 0.14 立方米。规定了温湿度的最大限值，超过此限值就要使用空调进行调节。水面舰艇及潜艇的一般场所允许内部温度超过外面的温度。但是，要特别重视厨房、碗碟洗涤处与洗衣房等高热空间，必须安装排风管道。另外，对卫生间的通风也有专门规定。②供暖：舰艇运行期间当外面气温低到某一限值时，所有水面舰艇与潜艇的所有生活空间、卫生间、餐厅、医务室、控制舱以及一般工作站点要供暖，

保持适当的温度。③噪声：对于通过空气传播的噪声，美海军的舰艇规定了舱室噪声暴露限值。并且按工作任务区域分类制订了舰艇运行状态下的不同限值。这些限值只适用于稳态噪声，不适用于冲击或脉冲噪声。④灯光：在美海军舰艇上的生活与工作舱室内主要光源仍为荧光灯，若普通光源不能有效满足特殊任务需要，将提供具有特殊功能的照明。⑤材料：舰艇内部装饰与家具均需阻燃，易于清洁、维护，特别是餐厅、食品准备间、卫生间与医务室。对地毯、舱壁与舱顶材料、色彩等都有专门规定。⑥通道规格：水面舰船和潜艇的步行区域与主通道需畅通无阻，对其高度与宽度按人体测量数据有具体规定。⑦淡水供应：所有舰艇除了供给饮用水外，还要提供充足蒸馏水。按水面舰船每人每天 113.55 升，潜艇每人每天 94.63 升供应，所提供淡水要质量合格，符合相关质量标准。两栖舰为再增加每人每天 94.63 升。水面舰船配备两台蒸馏机，单机即可满足设计能力要求，另一个备用。此外，舰艇上的生活与工作场所要提供水冷凝器、制冰机、热水器。厨房、餐具室、休闲室、洗衣房与医务室要有热水器。水面舰船要配备便携式消毒水设备。

适居性设施要求 ①卧铺供应：舰船卧铺为每人一个，军官与 E7-E9 和 E1-6 等级舰员的住舱分隔布置，女舰员住舱单独设立。水面舰船每个住舱铺位不超过 6 个。军官为单人舱或双人舱。铺位的方向应与舰艇前后方向一致。床铺要求干燥、通风，住舱具有加热或降温功能以保持适宜温度，每个铺位配一盏床头灯用于照明，烟雾、灰尘、振动、噪声不超过

暴露限值，地面无障碍。②存储柜：个人物品存储空间包括抽屉、水手袋、衣物柜等，还要给舰载机飞行员配备个人飞行设备存储包。③卫生设备：同一甲板上的盥洗室需设置在住舱附近，从住舱到卫生间无须经过公共区域。工作区域的洗手间、洗手盆要紧靠舰桥、作战信息中心、通信站。每个卫生间至少配一个洗手盆，淋浴房为隔离单间。根据人员数量配备适当数量的卫生设备。④饮食服务：军官、士官、舰员餐厅单独设置。餐厅除了满足就餐外，还要支持放电影娱乐、会议训练等活动功能。水面战舰、航母、两栖攻击舰、辅助舰上要单设军官厨房。护卫舰、扫雷舰、巡逻舰、救捞船、潜艇营救船可不单设军官厨房。⑤休闲娱乐与宗教活动设施：为了使舰员在紧张的工作之余得到放松，舰船配备的休闲娱乐设施能满足舰员工作之余体育锻炼、竞技比赛以及宗教活动的需要，舰员可以在其中阅读、写作、学习、听音乐等。新舰艇的设计目标是除了餐厅之外，还要另外提供充足的空间以满足 1/3 的舰船人员同时参加娱乐、休闲与礼拜活动的需要。潜艇内部空间有限，除了餐厅之外，设计读写书桌分别为 2 名军官、3 名士官、10 名舰员共用一个。所有舰船均配备体育锻炼器材，能满足每人每周 30 分钟运动需求，体育设施开放时间为每周 112 小时。这些设施能进行有氧运动、灵活性与力量训练。200 名舰员以上的舰船要配备体育运动设施，其他舰船与潜艇要有适合在多功能厅或其他露天场所从事体育锻炼的器材。少于 300 名舰员的水面舰船要配备小型图书室与书架，或在各个娱乐休闲空间配备图书

柜。300 名舰员以上的水面舰船要配备有书架、书桌和座椅的独立图书室。水面舰艇与潜艇须满足部队的视听服务需求，配备舰艇信息、训练与娱乐系统，在住舱、休闲娱乐室安装闭路电视。1 000名舰员以上的水面舰船需配备单独的最低可容纳 30 人的礼拜堂，也可以利用其他多功能厅。⑥个人服务设施：个人服务设施包括理发室、邮局、商店、洗衣房和小吃部等。100 名以下舰员的小型水面舰船或潜艇配发携带方便的理发工具箱。100~300 名舰员的舰船要设置带一个座椅的理发室，大型舰船要为军官设立单独的理发室。潜艇及少于 150 名舰员的水面舰船要在办公室设立邮箱，150 名舰员以上的舰船设置独立的邮政办公室以存放邮件与包裹。大型舰船需配备足够的空间，并具有邮件传递职能。所有的舰艇要根据其规模设置，出售个人必需品与卫生品的商店。500 名舰员以上的舰船要设置小吃部。潜艇与小于 100 名舰员的水面舰船要配备自助洗熨设备，大型水面舰船要提供每人每周 10.89kg 的洗涤能力。

作用功能 ①用于舰船适居性设计：a. 通过舰船调查和行为科学家研究发现获取的数据确定舰船适居性设计需考虑的问题并确定要求和限制。b. 使用适居性标准提出基线解决方案并根据要求和限制评估基线解决方案的可行性。c. 提出能更好满足要求和限制的设计候选方案。d. 评估候选方案并选定设计方案。②进行舰船适居性维护：除了在航母设计上考虑适居性问题外，还要研究适居性维护方法。美海军成立了专门的大型舰船微小气候调查控制小组。其主要任务就是通过

提供技术帮助以改善航母居住空间的空调，暖气和通风等系统。该小组计划在每一个部署训练周期巡视大型舰船一次，间隔时间不得长于 24 个月。在巡视前 30天，由大型舰船提供 25 处需受检地点的名单。这些地点必须是有人员配备、正在被使用、前一次调查中未被调查的，而且主要的动力和辅助设备所在区域需包括在内。在巡视中，该小组为舰上的通风组成员提供在职培训，给出改进要求，提出计划维护系统。除此之外，在舰船人员的帮助下，小组将在其能力允许下改进不足之处。在巡视结束后，小组将提交一份正式报告，列出现有状况，发现的问题并提出改进建议。舰船所在的司令部使用该份报告来进行随后检查。

(余 浩 姚永杰)

hǎikōng fēixíng

海空飞行（sea-sky flying） 飞机在海域上空进行飞行活动的总称。飞机发明后，随着科学技术的进步及其任务的需要，飞行活动的范围逐渐由陆地向大洋延伸，其基础平台亦由岸基拓展为舰基和水面。人类的进化使其适应了陆地环境的活动，飞行是脱离陆地环境在气体环境中的活动。根据飞行活动基础平台的不同，海空飞行可分为从岸基机场起飞的跨陆海空域的伸海飞行、从舰基起飞的海上及其跨海陆空域飞行、从水基起飞的海上及其跨海陆空域飞行。总体而言，海上飞行时由于海面目标稀少，缺少参照物，可出现"空虚视野"；视野内缺乏具体的目标刺激，飞行员睫状肌易处于不自主的收缩状态，造成视距缩短，影响空中观察目标；天海颜色相近，难以区分天海线，加上浪、涌的影响，不易判断高

度、距离和飞机准确位置，几乎所有飞行员均发生过海上飞行错觉；保持飞机状态要以仪表操作为主；海上飞行缺乏导航资料，无备降机场，特殊情况的处理比较复杂。因岸基、舰基、水基的差异，海空飞行对飞行员机体功能和飞行工效的影响各有特点。

伸海飞行 从岸基机场起飞，经过陆上空域，离开海岸线，进入海上空域进行训练、作战的飞行活动。因陆地的地标、景物丰富，而海面空旷景物稀少，若飞机跨越海岸线，常影响飞行员的视觉认知，导致对速度判断的障碍，发生速度错觉，即跨越海岸线进入海上，感觉速度立即减小，而由海上返回陆地，则速度变大。如果依据飞行员自身感觉飞行，可能会对油门进行操控，而引起安全隐患。所以，在实施伸海飞行时，应充分观察仪表，发挥仪表飞行技能。

舰基飞行 舰基飞行与岸基飞行的最大区别在于其起飞和着舰环境、方式与工况。由于舰基起降空间小，在三维非线性运动的平台上实施起降，伴随每次降落过程，飞行员均需做好逃逸和复飞的准备，对舰载机飞行员的生理、心理、作业效能产生一系列的影响，影响飞行人员的健康和飞行安全。舰基飞行采用弹射起飞或者滑跃起飞，起飞距离短、+Gx 过载大（约+3Gx，3 秒）；降落采用阻拦方式在斜角甲板上着舰，3 秒左右使速度从约 67m/s减为相对静止，飞行员要受到峰值接近 5 Gx，均值 2.5 Gx 的胸背向过载（-Gx）。舰载机在弹射起飞和拦阻着舰瞬间，飞行人员承受胸-背方向的非线性变化的冲击性加速度负荷，对飞行员造成了多方面的影响，如一过性视物模

糊、内脏器官移位和变形、肢体尤其是头颈部与躯干的异常相对运动等，长期舰基起降作业，最明显的是对飞行员头颈部造成的慢性累积性损伤，如美太平洋舰队 F/A-18 舰载战斗机飞行员74%报道有以颈部疼痛为首发症状的头颈部损伤发生，并因颈部损伤导致的临时停飞时间平均为 3 个飞行日，严重影响正常的飞行训练。同时，舰基飞行的平台即航空母舰由于海洋的因素，处于运动状态；航母飞行甲板仅是岸基跑道长度的十几分之一；舰载机回收过程要求较大的速度以便于成功复飞。这些特殊环境因素，对飞行人员的情绪稳定性和操作舰载机的准确性与稳定性等产生很多不利影响，直接影响飞行安全。现代航空母舰拥有的先进的着舰引导系统，在增加着舰可靠性的同时也增加了飞行员的作业负荷。舰载机的复飞率和事故率仍很高，如美军航母上舰载机不能一次成功着舰而必须复飞的比率高达 12%～15%；美海军舰载机的 A 级事故率是岸基的 3.8 倍。

水基飞行 以水面作为飞机起降平台的飞行活动，即水上飞机飞行。其更受制于水文气象条件，可能导致在水面等待起飞的时间长、降落后长时间漂泊难以及时上岸。这些因素对水上飞机飞行员的生理、心理、作业效能产生一系列的影响，影响飞行人员的健康和飞行安全。如长时间水面漂泊，首先考验着飞行员的前庭功能的稳定性，引起飞行员产生晕动病症状；其次导致飞行员能量摄入不及时，进而影响飞行安全。

海空飞行还面临飞行人员海上遇险后的生存与营救问题。海上救生技术、装备的研发，救生体系的建设，以及开展飞行人员海上救生、生存技能训练，对提高失事飞行人员营救成功率具有重要意义。

（姚永杰 沈 俊）

yùndòng mùbiāo shìxìng jùlí pànduàn nénglì

运动目标视性距离判断能力

（distance judgement capability on moving object） 对运动目标的距离判断，可通过不同感受器接收信息，并传导到中枢神经系统进行加工、处理、与既往经验进行对比，并作出判断，如鹰主要通过视觉系统，蝙蝠主要通过听觉系统等。

通过视觉系统感知与长期经验积累的共同作用，人对自身与运动目标或不同运动目标之间的距离（深度）进行量化判断的能力，与人健全的视觉系统，双眼视差、调节与辐辏反射等生理功能的发挥，以及生活经验的积累密切相关，对日常生活、生产活动、作业效能具有重要影响。

健全的视觉系统主要指眼球的屈光系统必须保持透明和正常的解剖位置、在视网膜上所形成的像必须清晰且足够大、视网膜的感光与视路的传导功能必须正常、大脑皮质视觉中枢的功能必须正常。

人们通过视觉分辨物体的远近，其基础是深度知觉，又称距离知觉或立体知觉，这是个体对同一物体的凸凹或对不同物体的远近的反映。视网膜虽然是一个两维的平面，但人不仅能感知平面的物体，还能产生具有距离、深度的三维空间的知觉，主要是通过双眼视觉实现的。

有关距离和深度知觉的生理线索，主要包括双眼视差、双眼辐辏、晶状体的调节等。双眼视差是指由于两眼瞳孔相距约60mm，在观察景物时，会有不同的角度，造成双眼视网膜上的物象存在微小的水平像位差的现象。双眼视差属于深度信息的客观物理现象，所产生的主要是水平视差，是产生立体视觉的生理基础。眼的调解与辐辏反射，辐辏反射是眼睛看近物时产生的使双眼同时向鼻侧转动、双眼视轴向鼻侧汇聚的现象；调节反射是双眼注视较远处物体一段时间后，当物体迅速移近眼球约 10cm 处，双眼瞳孔缩小、晶状体变凸以增大屈光度，从而使移近的物体能够在视网膜上清晰成像的现象。

物体间远近的客观线索，主要包括像的重叠与遮挡、线条透视、空气透视、像的纹理梯度、明暗和阴影以及物体的大小等。在日常生活中，人们对物体距离的判断，往往依据物体的大小、明暗、物体之间有无相互重叠与遮挡以及运动速度等线索，形成了近大远小、遮挡物近被遮挡物远、运动快的物体近、亮度高的距离小等认知与经验。但当客观条件发生变化，如空气透视性变差，导致感受到的物体的亮度降低，会产生距离较远的认知联想；再如夜间双机飞行时，因相互之间不能看清飞机的轮廓，只能依据机身特定的灯光勾勒飞机的轮廓，若两架飞机之间形成一定角度，会使其中一架飞机的飞行员看到的另一架飞机的翼尖灯与尾灯的间距很小，而产生与实际不符的距离远的认知。

因此，对运动目标视性距离判断是人多种能力的综合，并受客观条件的影响。生理线索是人们对运动目标视性距离判断能力的基础，而个人对客观物体间远近等关系的日常经验积累与认知，也可以单凭一只眼睛观察物体，而产生的深度与距离知觉。用视觉来知觉深度，是以视觉和触觉在个体发展过程中形成的联系为基础的，通过大脑的整合活动，就可做出深度和距离的判断，但个体在知觉对象的空间关系时，并不完全意识到上述那些主、客观条件的作用。视性距离判断的能力，在人的视觉功能良好的基础上，可以通过训练加以保持与提高。

距离判断能力的好坏，对日常生活、生产活动、多种作业效能具有重要影响。如日常生活中的穿针引线，需要良好而精确的距离判断能力；人们开车，需要良好的对动、静态物体与自身距离的判断能力，在行车、倒车、停车过程才能保证安全；对飞行活动而言，良好的距离判断能力，是飞行技能的重要基础，是保证飞行训练任务以及飞行安全的重要视觉功能之一。无论是起飞、编队飞行、空中加油还是着陆，都需要具有良好的距离判断能力，否则将影响飞行质量，甚至危及飞行安全。在着陆过程中事故多发的原因中，目测距离不准是一个重要因素。对单机而言，飞行员良好的视性距离判断能力，事关有效控制的着陆、着舰、着水，对多机编队而言事关空中姿态与相互距离的保持，是保证空中飞行安全的基础。当然，如在海洋、沙漠上空或云中飞行时，空旷的陆海空域中，多变的气象条件、缺少可靠的视觉定向参照物的飞行活动，使飞行员视觉系统缺少有效刺激，导致飞行员的双眼视差、调节、辐辏等生理作用明显减退，飞行员判断距离和高度主要靠孤立的目标物大小、光线明暗、运动角速度变化等因素，如

海上飞行时，依据大小恒常性的原理，飞行员会产生看到的海浪大时飞行高度低、而海浪小时则飞行高度高的认知，从而可能造成"误远为近""误低为高"的距离判断错误的错觉。如果距离判断能力不良或产生距离错觉，轻者给日常生活带来不便，重者影响安全造成生产、交通、飞行等事故。

（姚永杰 沈俊）

tèzhǒng jūnshì zuòyè gōngxiàoxué
特种军事作业工效学 （ergonomics of special work） 研究特种军事作业系统中人、武器装备及其工作环境之间相互作用规律，如何安全、高效、健康、舒适地完成作业任务的学科。主要运用生理学、心理学和医学等有关科学知识，研究组成特种作业系统的武器装备和人的相互关系，提高整个系统工效。特种作业具有环境特殊、责任重大、高作业风险，容易造成人员伤亡等特点，对操作者本人、他人及周围设施的安全可能造成重大危害。军队特种作业主要包括航海作业、潜水作业、航天航空作业、核辐射作业、导弹发射作业、坑道作业、推进剂作业、激光作业、微波作业、雷达作业等。航海作业、潜水作业、航天航空作业。此条主要介绍核辐射作业、导弹发射作业、坑道作业、推进剂作业、激光作业、微波作业、雷达作业的人机工效。

发展史 人机工效的发展经历五个阶段。①冷兵器时代：冷兵器一般是指不带火药、炸药或其他燃烧物，在战斗中直接杀伤敌人，保护自己。冷兵器时代始于距今约 4 600 年前。这一时代人的体能和搏杀技能在人机工效中占据主导地位。人机工程主要

是改进手持兵器的功能和握柄形状、投射兵器发射方式和操纵方式等。②热兵器时代：热兵器泛指运用火药燃烧或爆炸的能量来产生杀伤力的武器。热兵器时代始于中国的唐朝末年。在热兵器时代，武器装备的人机关系已经在冷兵器单纯依赖体能和技能的基础上增加了兵器效能因素，可以依靠人力形成火力。③机械化武器装备时代：20 世纪初期到中期，出现了坦克、高速战机和军舰等新式重型机械化武器装备。随着武器装备的威力、功能和机动性的提高，用于控制武器装备的显示和操纵器的种类和数量成倍增加。人的能力限度与武器装备对人的要求之间的矛盾日益明显，成为影响武器装备人机系统性能发挥的主要因素。综合考虑人的生理和心理特性、机的特性和环境因素，设计不超出人的能力限度的人-武器-环境最优化系统是这一时期的研究重点。④信息化武器时代：20 世纪 90 年代，微电子、光电子、计算机和网络等信息化技术使武器装备发展进入信息化时代。在信息化时代，人与武器装备关系从完全以人决策为主发展到日益依赖信息化的人机结合。信息化武器人机工效的主要任务是研究人与武器的信息交互和人脑的信息加工，即研究人的信息接收、传输、加工和反馈等认知信息加工理论，分析人和武器装备的交互过程，使信息的传递和处理更加高效、准确。⑤智能化武器阶段：20 世纪 90 年代后，以信息化为基础的人工智能技术被运用于军事领域。智能化武器装备是指利用人工智能技术，实现武器装备具有自主侦察、搜索、识别、瞄准和攻击目标等人脑部分功能的"智能"。智能化

武器装备具有三个层面的含义，第一是感知层面，实现对外界信息的获取；第二是决策层面，对获取的信息进行判断和决策；第三是执行层面，执行决策层面所做出的决策结果。

中国最早开展工作效率研究的是心理学家。20世纪30年代，清华大学开设工业心理学课程，1935年陈立先生出版了《工业心理学概述》。新中国成立后中国科学院心理研究所和杭州大学的心理学家开展了操作合理化、技术革新、事故分析等劳动心理学研究。70年代后期，一些研究单位和大学，成立了工效学研究机构。1980年5月成立了中国人类工效学标准化技术委员会。1984年国防科工委成立了军用人-武器-环境系统工程标准化技术委员会。全军广泛开展了人机工效学研究，取得了良好效果。2005年10月，由程天民院士主编的《军事预防医学》对军事作业人机工效进行了描述，标志着中国特种军事作业工效学的建立。

研究内容 包括以下几方面。

核辐射作业 ①辐射监测：为将辐射危害降低到尽可能合理低的水平，对个人剂量、工作场所、环境辐射进行剂量监测。个人剂量监测是对 X、γ、β 射线和中子所致的外照射剂量进行监测，有时还需要进行内照射剂量监测；工作场所监测，主要是监测场所内 γ 辐射水平以及空气和各种表面的放射性物质污染程度。②卫生防护：辐射防护分为外照射防护和内照射防护。外照射防护研究的主要内容包括控制受照射时间、增大与辐射源间的距离、屏蔽；内照射防护主要研究内容为空气净化、稀释、密闭包容、促排、个人防护。③核武器事故医

学应急救援：主要研究内容包括对核武器作业人员及参加事故救援人员的医学防护；核事故伤员的分类、诊断、救护和治疗；放射性污染伤员洗消；伤员后送；食品、饮用水污染程度评价；核事故后果对人体危害的评价；核事故对环境影响的评价；核事故应急救援方预案制订；核事故应急救援训练。④核武器事故医学处理：主要研究内容包括小剂量照射的医学处理；急性放射病的医学处理；慢性放射病的医学处理；放射性皮肤损伤的医学处理；皮肤、伤口及体内放射性物质污染的处理；辐射防护剂的应用研究；核辐射损伤的分级救治。⑤防护法规、标准：主要研究内容包括核武器生产安全防护法规；核武器运输安全防护法规；核武器储存安全防护法规；规章制度；个人防护规定；集体防护规定。

推进剂作业 ①毒理危害：主要研究毒性作用，包括急性毒性、亚急性毒性、亚慢性毒性和慢性毒性；着火与爆炸；低温危害；缺氧窒息；环境污染，包括对空气、水和土壤的污染。②环境监测：主要研究作业场所空气、大气、地面水、土壤等是否受到推进剂及其燃烧产物污染，评价其危害程度，采取有效措施保护人员健康、保护环境。主要监测对象是空气和水。③卫生防护措施：主要研究推进剂的卫生防护措施，包括贯彻"预防为主"方针，深入开展卫生防护宣传教育，加强专业技术训练与指导，建立健全各项规章制度，抓好环境监测、集体防护、个人防护和作业防护四个环节。a. 环境监测，在推进剂作业场所及周围建立环境监测系统，定人员、定网点、定时间，按照规定进行长期的不间

断监测，正确评价环境卫生质量。一旦发现空气、水或土壤被污染，及时采取防护措施，消除污染、保护环境。b. 集体防护，主要内容包括制订可行的安全操作规程和防护制度；加强训练；建筑布局符合卫生要求；加强对仪器设备及管道的检查与维修；认真处理好废水、废气排放；进行技术革新。c. 个人防护，主要内容包括推进剂作业人员安全防护规定；个人防护知识和自救技术；根据需要选择防护用具。d. 作业防护，主要内容包括推进剂运输防护、储存防护、加注或转运防护。④推进剂事故医学应急处理：推进剂事故早期医学处理原则为迅速及时，措施正确，优先抢救危及生命的外伤、休克、窒息等危重急症；阻止推进剂继续吸引中毒，防止或纠正重要脏器功能紊乱；对危重伤员，及时后送治疗。⑤推进剂中毒医学应急处理：主要研究内容包括迅速处理并阻止毒物继续进入体内，重点是呼吸道、皮肤染毒和消化道急性中毒；紧急处理危及生命的危重急症，可根据伤病员的情况，对可能出现的呼吸系统、心血管系统等危重急症进行治疗；及早进行抗毒治疗，如肼类燃料中毒，可用大剂量维生素 B_6 进行肌内注射、静脉注射或静脉滴注。用药越早效果越好；根据病情进行对症治疗；做好护理工作。⑥防护法规、标准：主要研究推进剂生产安全防护法规；推进剂运输安全防护法规；推进剂储存安全防护法规；规章制度；个人防护规定；集体防护规定。

坑道作业 坑道卫生防护是指为维护坑道作业人员的健康而采取的医学保护措施。可分为坑道施工作业卫生和坑道驻训卫生。

坑道施工作业卫生，研究内容见坑道施工作业工效。坑道驻训卫生，主要研究内容包括坑道内空气成分变化规律及其对人体的影响，有效通风及空气再生工作，以及供给进驻人员足够的清洁空气；坑道内储水的净化消毒和主副食的储存保鲜，饮食饮水的卫生监督，保障人员饮食饮水安全和营养需求；坑道内部微小气候变化的基本规律，采取相应措施，做好除湿防潮工作；合理选择坑道内照明光源，设法减少照明烟尘，满足生活和工作照明需要；对坑道内污物粪便进行卫生处理，防止和消除粪便、垃圾臭气对空气的污染；防止传染病发生与流行，对已确诊或疑似的传染病患者进行妥善的隔离与管理；在核、化、生等武器袭击的条件下，对坑道内空气质量进行监测，保护人员健康；做好导弹发射时的卫生防护工作，减少和消除发射时产生的噪声、硝烟和粉尘对坑道的污染。

导弹发射作业　①作业人员能力研究：研究坑道环境对人的能力的影响，特别是温度、湿度、振动、噪声、照明等物理因素，有毒有害气体包括一氧化碳、二氧化硫、碳氢化合物、二氧化氮、总悬浮颗粒物、可吸入颗粒物、粉尘和微生物对人的作业能力的影响。同时针对坑道特殊作业环境研究其对人体生物周期和作业效能的影响。②人机系统研究：根据导弹系统由火控系统和技术保障系统组成，主要研究作战及保障装备与操作人员的工效。具体内容包括导弹发射车、导弹运输车、弹体和推进剂加注、储存、转运等操作辅助设备设计符合工效学要求；人机界面研究，包括显示器、控制器及各种工具符合

工效学要求；作业环境研究，作业环境中能够对人的身心健康和工作效率产生影响的因素可分为社会环境因素和自然环境因素。与导弹系统密切相关的主要是自然环境因素，重点是坑道环境。主要研究内容包括坑道内气温、湿度、氧含量、噪声、照明、颜色、振动、气味等因素对作业效能的影响。③有毒有害因素研究：主要内容包括液体推进剂、辐射因素对工效的影响；坑道内其他有毒有害因素，包括一氧化碳、二氧化硫、碳氢化合物、二氧化氮、总悬浮颗粒物、可吸入颗粒物、粉尘、微生物等因素对工效影响；研究氡及其子体对工效的影响。④作业管理研究：主要包括减少作业人员负重及用力、改善人机界面、作业人员的选拔与培训、轮班作业和工间休息等内容研究，以达到人与装备、环境之间达到协调和统一，提高工作效率。

微波作业　微波在通信、情报、指挥、导弹发射和雷达监测等军事活动中应用广泛，其在一定程度下可以危害人体健康。微波作业主要研究内容：微波辐射对人体的危害，包括中枢神经系统，眼睛，生殖系统和内分泌系统，心血管系统，血液系统，消化系统，免疫功能及其他器官；微波辐射的测量方法；微波的防护。防护主要是减少辐射的泄漏和避免接受直接辐射，屏蔽辐射源及其附近的工作位置，开展现场医学监督，做好作业人员的个人防护和医疗保健工作。

高新武器作业　高新武器包括激光武器、电磁脉冲武器、粒子束武器、定向能武器、次声武器等，这些武器部分已经进入试验阶段，有些仍属于概念。高新武器的发展将带来一场新的军事

技术革命，必将在今后的战争中发挥重要作用。研究的主要内容包括防护理论、防护方法、损伤机制、医学救治等内容。

研究方法　包括以下几种。

调查法　获取有关研究对象资料的一种基本方法，具体包括访谈法、考察法和问卷法。①访谈法：研究者通过询问交谈来收集有关资料的方法。②考察法：通过实地考察，发现现实的人-机-环境系统中存在的问题，为进一步开展分析、实验和模拟提供背景资料。③问卷法：研究者根据研究目的编制一系列问题和项目，以问卷或量表的形式收集被调查的答案并进行分析的一种方法。

观察法　研究者通过观察、测定和记录自然情境下发生的现象来认识研究对象的一种方法。此种方法是在不影响事件的情况下进行的，观测者不介入研究对象的活动中，因此能避免对研究对象的影响，保证研究的自然性和真实性。

实验法　在人为控制的条件下，排除无关因素的影响，系统地改变一定变量因素，以引起研究对象相应变化来进行因果推论和变化预测的一种研究方法。可分为实验室实验和自然实验。实验室实验是借助专门的实验设备，在对实验条件严加控制的情况下进行的。自然实验是对实验条件进行适当控制，但实验是在正常的情境中进行的。因此，实验结果比较符合实际。

物理模拟和模型试验法　若研究比较复杂，常用物理模拟和模型试验法进行人机系统研究。与采用实体进行研究相比，模拟或模型可以进行符合实际的研究且更加廉价和安全。

计算机仿真法　在计算机上利用系统的数学模型进行仿真性实验研究。研究者可对尚处于设计阶段的武器系统进行仿真，并就系统中的人－武器－环境三要素的功能特点及相互间的协调性进行分析，从而预知所设计的武器装备的性能，并改进设计。

分析法　研究者对人机系统已取得的资料和数据进行系统分析的一种研究方法。目前常采用如下几种研究方法：瞬间操作分析法、知觉与运行信息分析法、频率分析法、危象分析法、相关分析法、系统分析与评价法。

心理测量与测验法　心理测量法是运用人的主观感觉对系统的质量、性质等进行评价和判定的一种方法，即人对事物客观量做出主观感觉评价。心理测验法是以心理学中有关个体差异理论为基础，将操作者个体在某种心理测验中的成绩与常模作比较，用以分析被试者心理素质特点。

未来发展要求　①对人的要求降低。②武器系统的可靠性提升。③容错设计与防错设计。

（郑金福）

tèshū fánghù zhuāngbèi gōngxiào shèjì

特殊防护装备工效设计（ergonomic design requirement of special protective device）

运用工效学研究方法，对放射性物质、化学毒气、细菌气溶胶及其他高新技术武器进行防御以保护自身健康的装备进行的设计。特殊防护装备是随着科学技术水平和武器装备的发展而逐步发展，主要是研究高新技术武器如核武器、化学武器、生物武器、激光武器、微波武器、次声武器所需要的防护设备，包括防护面具、皮肤防护器材、局部防护器材等。特殊防护装备工效设计要遵循装备人机工程研究目的：①要减轻人的负荷，特别是要减轻防护装备对人生理的影响。②要提高安全性和可靠性。要提高安全性和可靠性，需要将安全性纳入装备的研发过程，采用人机工程方法进行装备系统的安全性设计、安全分析，预先进行安全风险预测、评估，提出避免或者降低风险的应对措施。③增强环境适应性。操作员的环境适应性主要是适应高热、高寒环境，特别是在高热条件下防止中暑，而防护装备的环境适应性主要是指防护装备要适应各种极端条件，如气候、辐射老化、各种因素腐蚀等。

理论基础　①核武器杀伤及防护机制：核武器的杀伤作用主要包括光辐射、冲击波、早期核辐射、放射性沾染、电磁辐射。对其防护主要是针对放射性沾染，防止放射性物质通过经呼吸道、消化道和皮肤沾染损伤人员健康。②化学武器杀伤及防护机制：化学武器是一种大规模杀伤性武器，是以毒剂的毒害作用杀伤有生力量的各种武器总称。其具有毒性强、中毒途径多、持续时间长、杀伤范围广的特点。按化学战剂毒理作用可分为神经性、糜烂性、全身中毒性、失能性、窒息性和刺激性毒剂六种。主要经过呼吸道、皮肤、消化道和伤口染毒。其中以呼吸道吸入中毒的危害最大。③生物武器杀伤及防护机制：生物武器多具有极强的致病性和传染性，能造成大批人畜受染发病，并且多数可以互相传染。可由细菌、病毒、毒素等组成，可经呼吸道、消化道及皮肤黏膜侵入人体。经呼吸道侵入人体是当代生物战中广泛使用的一种施放方法。④其他武器杀伤及防护机制：激光武器、微波武器、次声武器是新概念武器，因其具有重大军事意义，越来越受到各国重视。其杀伤作用及防护机制参见激光与微波医学防护学和次声武器防护。

基本方法　①防毒面具：有过滤式和隔绝式两种。过滤式防毒面具是战时用于保护呼吸器官、眼睛和头部皮肤的个人防护器材。其通过滤毒罐将污染的空气过滤为清洁空气，供人员呼吸，有效地防止毒剂（毒物）、放射性物质和生物战剂气溶胶经呼吸道和眼侵入人体，并可避免头面部皮肤受到损伤。隔绝式防毒面具主要是使用自备清洁空气或氧气供体呼吸，从而保护人员健康。在防毒面具设计过程中应充分考虑呼吸阻力、有害空间和面罩对人体的影响。a. 呼吸阻力：呼吸时气流通过面具所产生的摩擦力。对人体的影响主要有三个方面，一是为克服呼吸阻力，呼吸肌负担加大，容易引进呼吸肌疲劳和机体疲劳；二是为克服阻力，必须用力呼吸，使胸腔内负压加大，回心血量加大，增加心脏负担；三是加重有害空间的影响，尤其是当呼吸肌疲劳，呼吸浅快时，有效换气量减少，有害空间的影响更为严重。b. 有害空间：面罩与面部皮肤之间有 $150 \sim 200 ml$ 的空隙，其中有上次呼气末保留下来的含较高浓度的二氧化碳的空气。下次吸气时，这部分残留气体首先被吸入肺内。因此，戴面具时吸入气体中氧含量减少，二氧化碳含量增加，久之会引起头痛、头晕、气喘、无力、恶心等反应，严重者出现酸中毒。c. 面罩：戴面罩后，视野受眼窗的限制而缩小。呼出的水汽凝结在镜片上，影响视力。面罩对头部面部压迫可引起头痛和局部组织循环障碍。②防毒衣：按制作材料和性能不同，可将防毒衣分为隔绝式和透气式两类。中国人民解放军现装备的隔绝式防毒衣，是由丁基橡胶的胶质层压在白细布或尼龙布上制成。优点是耐氧化、耐酸、碱，轻便。但由于与外界空气完全隔离，对人体有一定影响。透气式防毒衣通常是在服装上浸渍化学防护药或在服装上涂一层活性炭粉制成，对毒气蒸气有一定防护作用，对液滴态毒剂防护效果差。优点是对人体生理功能无影响。③局部防护器材：局部防护器材包括防毒围裙、防毒手套、防毒鞋套、防毒斗篷等。前三种用防毒胶布裁制而成，配套使用可以保护胸腹部、手、足和下肢。一般在操作毒物、消除污染、处理染毒伤员时使用。防毒斗篷能保护全身不受毒污染，要与其他防护器材配套使用。④集体防护装备：集体防护工事种类很多，按原理主要分为密闭式和通风式两种。密闭式防毒工事是采用密封措施防止外界染毒空气进入工事内，人员呼吸只利用工事内原有空气或利用空气再生装置供氧。通风式防毒工事是利用滤毒通风装置滤除外界空气中的毒物供人呼吸。

应用领域　适应于放射性物质、化学毒气、细菌气溶胶及其他高新技术武器防护装备工效设计。

（郑金福）

tèshū rènwù zhuāngbèi gōngxiào shèjì
特殊任务装备工效设计（ergonomic design requirement of special mission equipment）　运用工效学研究方法，对核武器、导弹发射系统、海上海下作战舰艇、航空航天器等特殊军事武器装备所进行的设计，防止有害因素影响人体健康，实现人机有机结合，提高作业效能。武器装备是武装力量用于实施和保障战斗行动的武器、武器系统以及与之配套的其他军事技术装备的统称。包括用以杀伤敌有生力量、破坏敌方设施的各种战斗装备和实施技术与后勤保障的各种保障设备。20世纪90年代后，以信息化为基础的人工智能技术被运用于军事领域，高新技术武器不断涌现。核武器已经发展出原子弹、氢弹、中子弹、冲击波弹、感生放射性弹等，并向核定向能武器发展。第二次世界大战后的几十年，导弹技术得到了突飞猛进的发展，弹道导弹、巡航导弹、地对空导弹、空空导弹、空地导弹和反坦克导弹相继面世，现在已经发展到第三代、第四代，甚至第五代。越来越多的国家拥有并掌握了研制导弹的技术。各类导弹在其技术得到迅速发展的同时，作用越来越大，也越来越为人们所重视。"未曾谋面，胜负已判"，导弹的出现已经完全改变了传统战争模式。核潜艇、核动力航母、隐形作战舰艇的出现，改变着海上作战模式。航空航天技术的不断发展，涌现出航天飞机、无人飞机、预警机等飞行器。因此，各国对特殊任务武器都十分重视，投入大量人力物力和财力。

理论基础　①减轻人的负荷：特殊任务装备工效设计的重要内容之一是要减轻人的负荷，充分发挥人与装备各自的特长，合理分配人、机各自的任务。②减少人的失误：如果在武器装备的设计、生产和使用过程中，没有考虑人的生理、心理特点和能力的限度，武器装备不适合人，人不能有效、可靠和安全地的操作、使用和维修武器装备，就有可能造成缺陷、故障，甚至发生重大事故。因此，从人机工程的角度对武器装备在设计、生产和使用中可能发生的各种人为失误进行分析、查明原因，提出设计标准和处理方法，可以有效预防事故。③提高安全性和可靠性：安全性和可靠性是特殊任务装备系统设计中必须满足的首要设计要求。要将安全性要求纳入武器装备的研发过程，采用人机工程方法进行武器系统的安全性设计，进行安全性分析，预先进行安全风险预测、安全风险评估，提出避免或者降低风险的应对措施。特殊任务装备系统可靠性研究包括固有可靠性、使用可靠性和人的可靠性，内容包括可靠性指标、设计、安装、质量、环境、使用、维修、心理调节能力、心理反射机制以及人在正常情况下失误的可能性和起因等。④增强环境适应性：环境适应性包括人的环境适应性和装备的环境适应性两个方面。人的环境适应性是指在武器装备系统中，热环境、照明、噪声、振动、粉尘、有毒物质，以及失重与超重、异常气压、加速度和辐射等特殊环境对操作人员的身体健康和作业效能产生的影响。要在特殊任务装备设计的各个阶段，尽可能排除各种环境因素对人体造成的不良影响，使人在舒适的环境中作业，最大限度地提高武器装备的综合效能。要减轻特殊任务装备在寿命周期内的储存、运输和使用所面对的各种气候、地理、力学和电磁环境的单独或综合作用的影响。⑤降低全寿命周期费用：全寿命周期费用包括研制费用、装备费用、使用保障费用、退役费用。研制费用虽然只占10%～15%，但优良的人机关系设计可以提供最佳的操作和维修方法，使人能高效、可靠和安全地操作、使用和维修武器装备。因此，在研制的各阶段将人与环境的因素考虑到特殊任务装备当中，显著减少后期的装备和使用保障费用。⑥缩短研发周期：特殊任务装备的开发分为任务分析、方案探索、方案论证和审批、全面研制、生产和使用。人机工程贯穿于研发的各个阶段，尤其是在方案论证和审批以及全面研制阶段，更需要明确各项人机工程要求，发挥人机评价的重要作用。如在设计阶段忽视人机关系，通常会导致武器装备使用困难或无法正常使用。在定型生产并交付部队后才发现人机设计缺陷，就需要对武器装备进行修改，甚至重新设计，延长武器装备的研发周期。因此，在设计阶段就要重视人机关系，可以降低可能的修改和重新设计风险，缩短研发周期。

基本方法 ①调查法：是获取有关研究对象资料的一种基本方法，具体包括访谈法、考察法和问卷法。②观察法：研究者通过观察、测定和记录自然情境下发生的现象来认识研究对象的一种方法。③实验法：在人为控制的条件下，排除无关因素的影响，系统地改变一定变量因素，以引起研究对象相应变化来进行因果推论和变化预测的一种研究方法。④物理模拟和模型试验法：若研究比较复杂，常用物理模拟和模型试验法进行人机系统研究。与采用实体进行研究相比，模拟或模型可以进行符合实际的研究且更加廉价和安全。⑤计算机仿真法：在计算机上利用系统的数学模型进行仿真性实验研究。研究者可对尚处于设计阶段的武器系统进行仿真，并就系统中的人-武器-环境三要素的功能特点及相互间的协调性进行分析，从而预知所设计的武器装备的性能，并改进设计。⑥分析法：研究者对人机系统已取得的资料和数据进行系统分析的一种研究方法。目前常采用的研究方法包括瞬间操作分析法、知觉与运行信息分析法、频率分析法、危象分析法、相关分析法、系统分析与评价法。

应用范围 适用于核武器、导弹发射系统、海上海下作战舰艇、航空航天器等特殊军事武器的研发。

（郑金福）

hé wǔ qì rén jī gōng xiào

核武器人机工效 （ergonomics of nuclear weapon）

运用生理学、心理学和医学等有关科学知识，研究核武器在储存、运输、装检、训练发射过程中武器装备和人相互关系，以保护人员健康、提高整个系统工效。核武器威力巨大、具有多项损伤作用，特别是具有放射性，因此，自其一诞生就引起科学家的广泛关注。核武器人机工效主要是根据人机工效学的要求，研究核武器在储存、运输、装检、训练发射等作业过程中，针对作业环节多、防护不当或发生意外事故，放射性物质可能外泄漏，造成工作场所和周围环境的污染，直接或间接损害人体健康的现实所进行的辐射监测、环境监测、个人卫生防护、工作场所防护、建立标准和制度以及现场急救、临床救治技术力量的培训，减少对人体健康的损害，提高效率。

研究内容 ①辐射监测：核武器生产、储存、转运、装检过程中，可能会污染工作场所和周围环境，使工作人员和公众受到照射。为将辐射危害降低到尽可能合理低的水平，对个人剂量、工作场所、环境辐射进行监测。个人剂量监测研究的主要内容：对 X、γ、射线和中子所致的外照射剂量、内照射剂量监测、监测设备与技术方法；工作场所监测研究的主要内容：对监测场所内 γ 射线辐射水平以及空气和各种表面的放射性物质污染程度监测、监测设备与技术方法。②卫生防护：辐射防护分为外照射防护和内照射防护。外照射防护是针对铀、钚、氚放射性材料的辐射特性、临界特性，工作人员可能受到一定剂量的外照射辐射所采取的防护措施，目的在于控制辐射对人体的照射，使之保持在可以合理达到的尽可能低的水平。其研究的主要内容包括控制受照射时间、增大与辐射源间的距离、屏蔽。内照射防护是针对铀、钚、氚放射性材料的辐射特性以及其他特性的影响，工作人员可能也会受到体内污染，进而受到一定的内照射辐射剂量所采取的防护措施。其研究的主要内容包括空气净化、稀释、密闭包容、个人防护。③核武器事故医学应急救援：为有效处理核事故对人员造成的伤害后果，减轻放射性核素对人员造成的内、外照射，控制和减少放射性物质污染扩散对人员的加重伤害，而采取的不同于正常秩序和工作程度的紧急医学措施和行动。主要研究任务有：对核武器作业人员及参加事故救援人员的医学防护；核事故伤员的分类、诊断、救护和治疗；放射性污染伤员洗消；伤员后送；食品、饮用水污染程度评价；核事故后果对人体危害的评价；核事故对环境影响的评价；核事故应急救援方预案制订；核事故应急救援训练。④核武器事故医学处理：在核武器事故中，一旦人员受到超过规定的剂量限值的照射（简称超量或过量照射），为防止伤亡、减轻事故后果，应及时采取适当的医学处理。主要研究内容有：小剂量照射的医学处理；急性放射病的医学处理；慢性放射病的医学处理；放射性皮肤损伤的医学处理；皮肤、伤口及体内放射性物质污染的处理；辐射防护剂的应用研究；核辐射损伤的分级救治。⑤防护法规、标准：由于原子能事业和核电的广泛开发利用，特别是核事故对社会公众的心理造成的巨大影响，核安全防护受到普遍重视，核安全、辐射防护法规和标准日益完善。放射防护法规是核武器作业卫生防护工作的依据和标准。主要研究内容有核武器生产安全防护法规；核武器运输安全防护法规；核武器储存安全防护法规；规章制度；个人防护规定；集体防护规定。

研究方法 ①预测方法：对核武器作业过程可能产生的有毒有害物质特别是放射性物质进行调查、监测、评价，建立相应的预测评估模式及方法。②实验、演习方法：模拟作业环境、作业过程及训练现场的调查、监测、毒性毒理实验。③统计学方法：通过研究国内外核武器作业及科学试验的相关数据，建立相应的数学模型，找出核武器作业与卫生防护中的数质量关系及内在规律。④其他方法：包括实验医学、临床医学及流行病学、放射毒理学、卫生毒理学等。

(郑金福)

dǎodàn xìtǒng rénjī gōngxiào

导弹系统人机工效 （ergonomics of missile system） 运用生理学、心理学和医学等有关科学知识，研究导弹系统武器装备与人相互关系，以提高整个系统工效能的边缘科学。导弹系统由火控系统和技术保障系统组成。火控系统主要由目标探测和显示系统、数据处理和计算系统、发射平台参数测量处理系统、射前检查设备、发射装置、发射控制系统等组成，完成对目标信息有效获取和显示、数据处理，发射平台参数测量和处理，计算装定射击诸元，射前检查，战术决策和实施导弹发射任务。技术保障系统主要由检测设备、各种车辆和电站组成，完成导弹的起吊、运输、储存、维护、检测、供电和技术准备，保障导弹处于完好的技术状态和战斗待发状态。根据作战使命分类可分为战略型导弹和战术型导弹，可采取机动阵地和固定阵地发射方式。导弹系统人机工效主要针对作业人员、武器装备性质和发射场所特点，研究提高作业工效。

发展史 火箭是中国古代劳动人民最早发明。公元220年，三国时期的魏国第一次在射出的箭上装上火把。公元682年，中国药学孙思邈在《丹经》一书中，第一个提出配置火药的方法。自火药问世后，各类火箭纷纷出现。尽管中国当时的火箭技术还很原始，但却奠定了火箭的基本原理：反作用推进原理。因此，中国古代火箭是现代火箭和导弹的鼻祖，中国是世界火箭的发源地。

现代导弹是在现代火箭的基础上发展起来的。第二次世界大战期间，德国火箭专家于1942年10月13日成功将V2导弹送上蓝天。1944年6月13日，德国利用V1、V2导弹对英国进行轰炸。虽然导弹并没能挽救德国法西斯的命运，但对于武器的发展以及战争模式产生了极其深远的影响。

第二次世界大战后的几十年，导弹技术得到了突飞猛进的发展，弹道导弹、巡航导弹、地对空导弹、空空导弹、空地导弹和反坦克导弹相继面世，现在已经发展到第三代、第四代，甚至第五代。越来越多的国家拥有并掌握了研制导弹的技术。各类导弹在其技术得到迅速发展的同时，作用越来越大，也越来越为人们所重视。"未曾谋面，胜负已判"，导弹的出现已经完全改变了传统战争模式。

随着导弹技术的发展和作用地位的不断凸显，各国对导弹系统的人机工效越来越重视，纷纷投入大量的人力与物力，以提高作业工效，保护人员健康。特别是对液体推进剂对人体健康的研究，导弹发射场所有毒有害因素研究均取得丰富成果。

研究内容 ①作业人员能力研究：研究坑道环境对人的能力的影响，特别是温度、湿度、振动、噪声、照明等物理因素，有毒有害气体包括一氧化碳、二氧化硫、碳氢化合物、二氧化氮、总悬浮颗粒物、可吸入颗粒物、粉尘和微生物对人的作业能力的影响。同时针对坑道特殊作业环境研究其对人体生物周期和作业效能的影响。②人机系统研究：根据导弹系统由火控系统和技术保障系统组成，主要研究作战及保障装备与操作人员的工效。具体内容包括：导弹发射车、导弹运输车、弹体和推进剂加注、储存、转运等操作辅助设备设计符合工效学要求；人机界面研究，包括显示器、控制器及各种工具符合工效学要求。③作业环境研究：作业环境中能够对人的身心健康和工作效率产生影响的因素可分为社会环境因素和自然环境因素。与导弹系统密切相关的主要是自然环境因素。重点是坑道环境。主要研究内容包括坑道内气温、湿度、噪声、照明、颜色、振动、气味等因素对作业效能的影响。④有毒有害因素研究：主要研究液体推进剂、辐射因素对工效的影响；坑道内其他有毒有害因素，包括一氧化碳、二氧化硫、碳氢化合物、二氧化氮、总悬浮颗粒物、可吸入颗粒物、粉尘、微生物等因素对工效影响；研究氡及其子体对工效的影响。⑤作业管理研究：主要包括减少作业人员负重及用力、改善人机界面、作业人员的选择与培训、轮班作业和工间休息等内容研究，以达到人与装备、环境之间达到协调和统一，提高工作效率。

研究方法 包括观察法、实测法、实验法、调查研究法、计算机数值仿真法等，研究作业人员、导弹系统和作业环境之间的关系，使之协调和统一，达到舒适、安全、健康的目的。

（郑金福）

yètǐ dǎodàn tuījìnjì fánghù

液体导弹推进剂防护 （pro-
tection of liquid rocket propel-lant） 为保护作业人员的身体健康及良好的工作状态，防止液体导弹推进剂在储存、转运、加注过程中对人体的不良作用所采取的技术方法和措施。

理论基础 常用的液体推进剂如肼类（肼、甲基肼、偏二甲基肼）、硝酸、四氧化二氮均属于三级或中等毒性物质，可通过呼吸道、皮肤和消化道进入人体引起急慢性中毒。①液体推进剂急性中毒：偏二甲基肼是中枢神经系统兴奋剂，若短时间吸入大量高浓度蒸汽，可引起间断的、反复发作的阵发强直性痉挛，如不

及时处理，可引起死亡。肼类推进剂对皮肤黏膜有较大的刺激，局部染毒后可引起皮肤、眼睛及呼吸道急性化学性损伤。硝酸、四氧化二氮对皮肤、黏膜有强烈的刺激性、腐蚀性，若吸入高浓度的四氧化二氮蒸气可引起窒息或急性肺水肿。②液体推进剂慢性中毒：推进剂作业人员，如果长期反复接触或吸入小剂量低浓度的液体推进剂时，可引起慢性中毒。肼类慢性中毒可引起神经衰弱、消化不良、慢性中毒性肝/肾损害及慢性中毒性贫血；对皮肤黏膜的慢性刺激可引起慢性结膜炎、鼻炎、咽炎、气管炎等。硝酸、四氧化二氮可引起慢性鼻炎、气管炎、肺气肿以及肺纤维化等。

基本方法 包括以下几种。

环境监测 在推进剂作业场所及周围建立环境监测系统，定人员、定网点、定时间，按照规定进行长期的不间断监测，正确评价环境卫生质量。一旦发现空气、水或土壤被污染，及时采取防护措施，消除污染、保护环境。

集体防护 主要包括：①制订切实可行的推进剂安全操作规程和卫生防护制度，并监督执行。②加强训练，定期组织专业人员开展防火、防爆、洗消、监测、去污、设备检修、自救互救等科目的单项演习或综合演习。③加强对装备的定期检查和维护保养，避免液体推进剂的"跑、冒、滴、漏"现象。④不断进行技术革新。在推进剂作业过程中，逐步实现自动化、机械化、密闭化。

个人防护 推进剂作业人员必须遵守安全防护规定，掌握个人防护知识和自救技术。进行作业时，根据需要佩戴防护用具。在使用防护用具前，要认真检查

防护用具有无破损、漏气、堵塞，尺寸是否合适，滤毒罐是否有效。防护用具使用后，要洗净擦干、定点存放，专人保管。推进剂作业人员要养成良好的卫生习惯，不得把食物带入工作区，绝对禁止抽烟，下班后要洗澡。

药物防护 从事偏二甲基肼操作时，可以预防性服用维生素 B_6。

应用范围 适用于液体导弹推进剂的储存、转运、加注作业的卫生防护，不适用于液体导弹推进剂的生产过程。

（郑金福 刘 波）

gùtǐ dǎodàn tuījìnjì fánghù

固体导弹推进剂防护 （pro-
tection of solid rocket rropellant） 为保护作业人员的身体健康及良好的工作状态发，防止在固体火箭推进剂储存、运输及导弹发射过程中对人体的不良作用所采取的技术方法和措施。

理论基础 固体推进剂的毒性作用：①粉尘与气溶胶的危害。固体推进剂的原材料多为粒度很细的颗粒物，由于老化作用，会形成一定量的粉尘或气溶胶，它们对呼吸道、眼睛和皮肤都具有刺激作用。根据对人体的毒害特性分为惰性粉尘、有毒粉尘、致过敏性粉尘和致纤维变性粉尘四种。其中，致纤维变性粉尘的危害最大，长期接触可导致职业性尘肺和诱发癌症。粉尘粒子大小和化学组分直接影响其对人体的危害程度，对人体危害最大的是 $0.5 \sim 5\mu m$ 的粒子，可以直接进入肺细胞乃至间质组织和淋巴结。粒度越小，比表面积越大，所产生的溶解吸收作用也越大。在100多种常用的固体推进剂原料中，有50多种化合物具有明显的刺激作用，尤其是铝粉、硝酸铵、二

甲苯、丙烯酸、苯酚、甲醛、酚醛树脂、顺丁烯二酸酐、甲苯二异氰酸酯、异佛尔酮二异氰酸酯、三膦化氧、丁羟胶、二乙烯三胺等，可使皮肤刺痒，起皮疹，直到出现水疱形成溃烂。②爆炸。固体推进剂在运输、储存、发射过程中可能发生意外爆炸。③推进剂燃气。固体推进剂产生的燃气的某些组分本身就具有较大的毒性，如氟化物、铍类、金属硼氢化合物等。此外推进剂还有可能燃烧不完全，也对人体有明显的毒性。

基本方法　包括以下几种。

环境监测　在推进剂作业场所及周围建立环境监测系统，定人员、定网点、定时间，按照规定进行长期的不间断监测，正确评价环境卫生质量。一旦发现空气、水或土壤被污染，及时采取防护措施，消除污染、保护环境。

集体防护　主要包括：①制订切实可行的安全操作规程和卫生防护制度，并监督执行。②加强训练，要对专业人员定期组织防火、防爆、洗消、监测、去污、设备检修、自救互救等科目的单项演习或综合演习。③加强对装备的定期检查和维护保养，避免发生意外冲击、摩擦、振动、热源、自动着火等情况。

个人防护　推进剂作业人员必须遵守安全防护规定，严格执行工作规范和安全守则，掌握个人防护知识和自救技术。

应用范围　适用于固体导弹推进剂作业的卫生防护和固体导弹推进剂的生产过程。

（郑金福）

dǎodàn fāshè zuòyè fánghù

导弹发射作业防护

（protection of missile launching）　在导弹发射作业过程中，为保护装备

安全、人员生命安全和健康所采取的防护措施和方法。导弹按推进剂性质可分为固体推进剂和液体推进剂导弹，发射按发射类别可分为固定阵地发射和车载移动发射。导弹发射作业防护主要针对导弹发射过程中损害人体健康的因素进行针对性防护，主要研究内容是推进剂作业防护、作战坑道作业防护、导弹发射事故防护、导弹发射卫生勤务保障。

理论基础　①推进剂毒性作用：见液体导弹推进剂防护、固体导弹推进剂防护。②坑道有毒有害因素：见施工坑道有害因素控制。③导弹发射事故损伤：导弹发射事故的特点是：参试人员多，一旦发生事故可能会发生大批伤员；作业环节多，特别是液体导弹，转运、加注过程复杂，任何一个环节不慎均可能导致严重的意外事故；伤情复杂，常可发生冲击伤、烧伤、复合伤，同时内外伤并存；伤势重，救治难度高，病死率高，严重伤员常死于现场；抢救任务艰巨，事故现场严重污染，给抢救人员带来较大危险，增加防护困难，医学救援工作更加复杂艰巨。④导弹发射卫生勤务保障：分为准备阶段、实施阶段和结束阶段。根据不同发射方式，其卫勤保障均具有其鲜明特点。固定阵地发射对环境保障要求高，野外机动发射保障对综合保障能力要求强，液体推进剂导弹发射对卫生防护要求更加严格。

技术方法　①推进剂防护方法：见液体导弹推进剂防护、固体导弹推进剂防护。②坑道有毒有害因素防护方法：见施工坑道有害因素控制。③导弹发射事故损伤救治技术：紧急抢救技术，包括迅速将伤员脱离染毒区，脱

去伤员被污染的衣服、鞋袜，对伤员进行现场急；阻止推进剂继续吸收技术，包括阻止毒液从呼吸道中毒、消化道、皮肤黏膜吸收；特异性抗毒治疗技术，肼类推进剂中毒，立即大量应用维生素 B_6。高铁血红蛋白形成剂中毒，立即使用亚甲蓝；防治痉挛技术，偏二甲基肼或肼急性中毒，给予维生素 B_6 治疗后仍不能解除痉挛，选用以下措施：静脉注射地西泮 $10 \sim 40mg$，必要时重复数次。肌内注射苯巴比妥钠 $0.2g$，可重复数次。冬眠或亚冬眠疗法，静脉注射冬眠合剂至痉挛停止。促进毒物排泄技术，大量输液、使用利尿剂。处理危重急症，防治呼吸衰竭和循环衰竭。④导弹发射卫生勤务保障方法：准备阶段包括对发射地点进行流行病学侦察、组织卫生教育和防护训练、制订保障计划。实施阶段主要是落实各项规章制度，抓好安全教育；配置救护力量，开展救护训练；一旦发生事故，全力组织伤员抢救。结束阶段进行工作总结；组织部队落实卫生防病措施；治疗后送伤病员。

（郑金福）

kēngdào shīgōng zuòyè gōngxiào

坑道施工作业工效

（ergonomics of constructing tunnel）　运用生理学、心理学和医学等有关科学知识，研究坑道施工作业装备、环境和人的相互关系，以提高作业工效，保护作业者健康。

研究内容　①坑道选点设计的卫生学要求：卫生人员应参与坑道的勘察选点工作，进行地方病、传染病以及自然疫源地的调查，对选点区域进行水质检验，地层岩石放射性物质测定等，选择最佳施工点。施工部队进驻前，开展卫生流行病学侦察，掌握附

近的军队医院或地方医疗机构力量，沟通医疗后送渠道。②坑道施工有害气体的防护：在坑道施工中，由于炸药爆破、车辆机械运转、建筑材料以及地层结构等原因，可产生一氧化碳、二氧化碳、氮氧化物（含一氧化氮和二氧化氮）、二氧化硫、挥发性有机化合物、氡等有害气体。按照污染原因、性质和浓度，采取有效的消除和防护措施，称为坑道施工有害气体的防护。坑道纵深延长，结构复杂，容易蓄积有害气体，必须及时有效地通风排除。坑道施工有害气体的防护措施，有以下三个方面：a. 减少有害气体的产生。b. 促进有害气体的排出。c. 个人防护。③坑道施工粉尘防护：坑道掘进时，风钻凿岩，爆破开石，扒渣，运渣以及被覆平整等施工中，都可以产生大量粉尘。根据粉尘性质、浓度、侵入途径和危害，采取有效地除尘防尘措施，称为坑道施工粉尘防护。施工中粉尘浓度过高不仅引起皮肤、眼睛疾病，更严重的是危害呼吸道，引起矽肺。

研究方法 主要包括施工环境的卫生监测和卫生监督。

施工环境的卫生监测 包括气象因素测定、粉尘测定和空气中有害物质的测定。①气象因素测定：施工现场气象因素的测定，目的是了解空气的物理性状有何改变，作为评价劳动卫生条件的指标之一；也可用作衡量通风或其他卫生技术措施效果的依据；并提供空气中粉尘和有害气体采样时流量换算的参数。通常施工环境测量的气象因素，有气温、气湿、气压和气流（风速）等。②粉尘测定：施工环境空气中粉尘的测定，通常包括粉尘浓度、分散度、游离二氧化硅含量等三

项。日常粉尘测量工作多进行前两项，游离二氧化硅因测定技术较复杂，仅在进一步探讨时进行测定。③空气中有害物质的测定：施工过程中，一些有害物质常以气体、蒸气、烟尘等形态逸散于空气内，测定时应选择适当的采样方法并进行分析，才能掌握其浓度。空气样品的采集，常用浓集法和集气法。前者用于空气中微量有害物质的采样；若测定方法灵敏度高或空气中有害物质含量较高，采集少量气体即可满足分析要求，可采用集气法。采集的气体体积要换算成标准状况下的体积，便于将不同气温和压力下的测定结果相比较。空气中有害物质浓度单位多采用 mg/m^3。空气中有害物质，通常包括一氧化碳、氮氧化物、二氧化硫、挥发性有机化合物、甲烷、氡等。

施工环境的卫生监督 具有卫生监督资质的机构或人员应当认真遵照有关卫生法规和标准对坑道施工作业环境进行检查监督，开展职业健康监护工作。卫生监督的内容包括施工坑道作业环境危害因素的监测、记录情况、作业人员的防护措施及职业健康体检情况等内容。

职业健康监护应按照《职业健康监护技术规范》（GBZ 188—2014）的要求开展，重点对施工坑道作业环境中存在的有害气体、粉尘、噪声等危害因素进行检测与评价；并按要求对作业人员进行健康体检。

（郑金福 刘 波）

kēngdào kōngqì zhìliàng jiǎncè

坑道空气质量检测（testing of air quality in tunnel） 利用物理或化学方法对坑道空气中的物理、化学和微生物因素进行检测的活动。坑道空气质量检测的目的：

①了解掌握坑道施工作业环境的理化因素状况，为劳动卫生学评价提供依据。②查明坑道作业环境中污染物的种类、浓度水平及变化趋势，为污染物治理及查找污染源提供依据。③作为评价通风换气或其他卫生学治理措施效果的依据。④提供空气中粉尘和有害气体采样检测时流量换算的参数。

理论基础 包括以下几方面。

坑道内空气质量相关指标 空气质量指标包括物理性、化学性、生物性和放射性四类。①物理性指标：温度、相对湿度、通风量。②化学性指标：氧气（O_2）、二氧化硫（SO_2）、二氧化氮（NO_2）、一氧化碳（CO）、二氧化碳（CO_2）、氨气（NH_3）、硫化氢（H_2S）、臭氧（O_3）、甲醛（HCHO）、苯（C_6H_6）、甲苯（C_7H_8）、二甲苯（C_8H_{10}）、可吸入颗粒物（PM_{10}）、总挥发性有机物（TVOC）。③生物性指标：空气菌落总数。④放射性指标：氡（^{222}Rn）及其子体。

空气质量监测技术要求 ①布点原则：采样点位的数量应根据坑道空间的大小和现场情况确定，要能客观反映坑道内的空气状况。直线距离 50~100m 布一个点，人员聚集区应加密布点；房间原则上小于 $50m^2$ 的房间应设 1~3 个点，50~100m^2 设 3~5 个点，100m^2 以上至少设 5 个点。②布点方式：直线沿中心线布点，房间采用对角线或梅花式均匀布点方式布点。监测与采样点应避开通风口、空调口，离墙壁距离应大于 1m，离门窗距离应大于 1m。③采样点的高度：原则上与人的呼吸带高度一致，一般相对高度在 1.2~1.5m。④采样时间及频次：在平时，年平均浓度至少

连续或间隔采样 3 个月，日平均浓度至少连续或间隔采样 18 小时，8 小时平均浓度至少连续或间隔采样 6 小时；1 小时平均浓度至少连续或间隔采样 45 分钟。

基本方法 ①采样方法：具体采样方法应按各污染物检验方法中规定的方法和操作步骤进行。要求年平均、日平均、8 小时平均值的参数，可以先做筛选采样检验。若检验结果符合标准值要求，为达标；若筛选采样检验结果不符合标准值要求，必须按年平均、日平均、8 小时平均值的要求，用累积采样检验结果评价。②筛选法采样：在满足要求的条件下，功能房间采样时关闭门窗，一般至少采样 45 分钟；采用瞬时采样法时，一般采样间隔时间为 10~15 分钟，每个点位应至少采集 3 次样品，每次的采样量大致相同，其监测结果的平均值作为该点位的小时均值。③累积法采样：按筛选法采样达不到标准要求时，必须采用累积法（按年平均值、日平均值、8 小时平均值）的要求采样。

应用范围 坑道空气质量检测可用于各种类型的坑道、密闭舱室、办公与作业场所以及地下人防工事等。

（郑金福 郝永建）

shīgōng kēngdào yǒuhài yīnsù kòngzhì

施工坑道有害因素控制

（control of constructing tunnel）

通过各种物理或化学方法，控制或减弱施工坑道中低温、高湿度、噪声、粉尘、有害气体、放射性等有害因素的影响或危害。

基本内容 包括以下几方面。

坑道施工粉尘控制 ①湿式凿岩：可使粉尘绝大部分形成岩浆流出，一般情况下，可使空气中的粉尘浓度降低到 30mg/m³。

②通风除尘：在风量和风速足够的情况下，可以较好地稀释和排除危害较大的微尘，最佳风速为 1.5m/s。③泡沫捕尘：应用起泡剂通过泡沫发生器产生持续黏稠泡沫团，覆盖于炮眼口。因其张力小，表面积大，极易捕获吸入性粉尘。且其润滑作用有利于提高钻孔速度，延长钻头使用寿命。④个人防护：主要是使用防尘口罩。

坑道施工有害气体控制 ①控制有害气体的产生：应用化学方法减少爆破时产生的有害气体。②通过喷雾、通风等方式加强有害气体的消除。③个人防护：主要是戴防护口罩，以表面活性大的材料制成的滤毒口罩，具有吸附有害气体的作用。

坑道施工噪声控制 ①吸声：声波传播过程中进入吸声材料后，在材料的细孔和缝隙内引起空气振动，振动时产生的摩擦阻力和黏滞阻力，促使声能转化成热能，降低噪声强度。②消声：主要用于降低空气动力噪声。③阻尼和隔振：机械振动必引起噪声，采用阻尼和隔振措施能有效降低噪声。④使用听力防护器。

功能作用 坑道施工有害因素对人体的影响，分别表现为以下几方面。①颗粒物或粉尘危害：颗粒物对人体的影响主要包括对呼吸系统、心血管系统以及免疫系统等的影响。粗颗粒物可侵犯呼吸系统，诱发哮喘病。细颗粒物可引发心脏病、肺病、呼吸道疾病，降低肺功能等。颗粒物在肺泡上沉积下来，损伤肺泡和黏膜，引起肺组织的慢性纤维化，导致肺心病，加重哮喘病，引起慢性鼻咽炎、慢性支气管炎等一系列病变，严重的可危及生命。②有害气体危害：a. 一氧化碳的

危害主要是能与血液中的血红蛋白结合成碳氧血红蛋白（COHb），影响血液的携氧能力。二氧化碳对人体的危害主要是刺激呼吸中枢，导致呼吸急促，以及主观感觉不适等。二氧化氮主要作用于深部呼吸道、细支气管和肺泡，导致呼吸系统感染和哮喘，同时使肺功能下降。二氧化硫与水结合形成亚硫酸，氧化生成硫酸后刺激眼睛和鼻黏膜，产生萎缩性鼻炎、慢性支气管炎、哮喘、结膜炎和胃炎等。总挥发性有机物会使人们感到头痛、恶心、呕吐、四肢乏力，严重时会导致抽搐、昏迷、记忆力减退。b. 氡是一种天然存在的具有放射性的惰性气体元素，一般不参与化学反应，但易溶于水、脂肪和各种有机溶剂中。氡及其子体大部分沉积于呼吸道内，在衰变时放出 α 射线，对支气管上皮组织产生危害，长期吸入过量的氡气可导致肺癌。③噪声危害：噪声对人体的影响是全身性的，既可以引起听觉系统的变化，又可以对非听觉系统产生影响。长期接触较强烈的噪声引起听觉器官损伤的变化一般是从暂时性听阈位移逐渐发展为永久性听阈位移。暂时性听阈位移经过一段时间听力可以恢复；永久性听阈位移又称为急性声损伤，无法恢复；程度严重者即可引起爆震性耳聋。长期单调的噪声可使多数人出现神经衰弱综合征。

应用范围 适用于坑道施工和地下工事建设。

（郑金福 刘波）

kēngdào shīgōng zàoshēng kòngzhì

坑道施工噪声控制

（control of noise in constructing tunnel） 利用物理方法，降低施工噪声，保护人员健康。坑道施工作业环境

噪声的控制，一方面可以改进机械施工作业方式，做好机械降噪工作，降低噪声的产生；另一方面，还应加强人员的防护，如佩戴防噪声专用耳塞，机械作业时在紧闭的机械舱室内操作等，以降低噪声对作业人员的危害。同时也应加强对施工作业人员的健康监护，对官兵定期进行听力损失测定，以便及时发现噪声污染所引起的听力损失，早期发现噪声污染引起的听阈位移，及早采取相应的措施，避免进一步发展，以确保作业人员身体健康。

理论基础 ①坑道施工噪声的类型：坑道施工噪声来源有二，一是炸药爆破所产生的噪声，属于脉冲噪声，其特点是噪声脉冲急速上升至峰值声压的时间不超过35毫秒，1个脉冲峰总时间不超过500毫秒，并有冲击波；二是风钻凿岩、发电机、电动机、汽车发动机等运转产生的噪声，属于稳态噪声，其特点是噪声持续或间歇浮动，峰值间的间隔时间不大于500毫秒。②噪声的危害：噪声是生活和工作环境中使人不舒服、厌烦甚至难以忍受的声音。不仅影响睡眠和休息，妨碍语言联系，降低工作效率和战斗能力，而且有损人的健康。长期在噪声中生活和工作，可产生心烦意乱、头痛、恶心等症状，引起中枢神经、心血管、内分泌等系统功能紊乱；引起听力下降。炸药爆炸所产生的噪声还可导致爆震性耳聋或神经感官性耳聋。

基本方法 ①吸声：声波传播过程中进入吸声材料后，在材料的细孔和缝隙内引起空气振动，振动时产生的摩擦阻力和黏滞阻力，促使声能转化成热能，从而降低噪声强度。在噪声污染比较严重的场所如机房等处，选用可以吸声的材料进行结构装饰如墙壁和顶棚，加强声的吸声。常用的吸声材料为多孔、透气物质，如玻璃棉、矿渣棉、泡沫塑料、毛毡、麻纤维、吸声砖等。②消声：主要用于降低空气动力噪声。允许气流通过，又可减少噪声传播的装置，通常称为消声器。优良的消声器应具备的性能包括消声能量大，噪声衰减明显；空气动力性好，阻力损失小；结构性能优，抗腐蚀、坚固耐用、体积小。③阻尼和隔振：机械振动必引起噪声，采用阻尼和隔振措施能有效降低噪声。阻尼是利用强黏滞性的高分子材料，涂于金属板材之上，使板材弯曲振动能量转换成热能而耗损。隔振则是防止振动的机械与其他刚性结构相连接，如使其与弹簧、胶垫等弹性物连接，降低振动的传递而减弱噪声。隔振要求隔振系统的固有频率远远低于机械振动系统的频率，避免产生共振作用。④使用听力防护器：在噪声污染比较严重的场所执行任务者应根据需要佩戴听力防护器。耳防护器主要有耳塞、耳栓、耳罩及头盔四类。对耳防护器的基本要求包括具有较高的隔声值；佩戴后要舒适，无明显的胀痛感觉；对外耳道及耳部周围皮肤无有害刺激；在高噪声环境中，不降低语言联系的可懂度；使用方便，便于清洗和保存。

应用范围 坑道施工噪声控制的方法和措施，适用于噪声污染严重的场所。

（郑金福 刘 波）

kēngdào shīgōng yǒuhài qìtǐ kòngzhì
坑道施工有害气体控制
（control of harmful gas in constructing tunnel） 坑道施工过程中，消除或者尽量减少此过程中有害气体对人体的不良作用，保护施工人员的身体健康及良好的工作状态，所采取的专门的方法和措施。

理论基础 坑道施工时，爆炸、工程设备时可产生大量的一氧化碳、二氧化碳、氮氧化物、挥发性有机物等气体，岩石被爆破后会导致大量的氡析出。一氧化碳与血红蛋白具有极大的亲和能力，使血红蛋白失去携氧能力，造成急性缺氧症，引起机体发生一系列生理、生化和病理改变，造成不同程度的损伤，甚至死亡。二氧化碳浓度达到3%时，机体的基本生理功能已受到影响，并伴有功能性损害；二氧化碳浓度达到5%时，人员呼吸反应更为强烈，作业能力显著下降，大脑功能受到影响；二氧化碳浓度一旦达到10%以上，人的意识丧失。一氧化氮可使血液运氧能力下降，临床出现缺氧发绀症状，严重时损害中枢神经系统，导致痉挛和麻痹。二氧化氮对眼、鼻有强烈的刺激，对肺功能有损伤。长期吸入过量的氡气，可能诱发肺癌。可挥发性有机物主要有醛类、苯类、芳烃类等，亦可导致人体急性或慢性中毒。

基本方法 包括下几种。

控制有害气体的产生 ①应用化学方法减少爆破时产生的有害气体：在炸药内掺和炒干研细的食盐10%～20%，可使一氧化碳降低51.2%，氮氧化物减少22.8%；炸药中掺入氧化剂也可减少炮烟，如掺入10%～20%的氯化钾，可使一氧化碳浓度下降38.1%；改换包装炸药的材料，以及改进装填和引爆方法等，都可减少有害气体的发生。②采用水封爆破降低炮烟中的有害气体：水封爆破不仅有降尘作用，且使炮烟中的一氧化碳平均下降63.1%，氮氧化物下降41.7%。③以密闭化措施控制有害气体进入空气，或以低毒无毒物质代替高毒原料：如配制胶浆、腻子时在坑道外进行，并以密闭容器储存送至作业面，以减少苯、乙二胺、乙酸乙酯和环己酮的蒸气；有氡气析出的坑道，要抓紧被覆，使岩壁表面裂隙及早封闭；在原料配方中，以低毒物质甲苯代替苯作为稀释剂，可减少苯的危害。

加强有害气体的消除 ①喷雾：向作业面空间和坑道四壁进行喷雾，可降低氮氧化物36%～53%，并控制氡气的析出。喷雾的雾滴越小，效果越好。②通风：机械通风排烟速度快，有压入式、抽出式和混合式三种，以混合式效果更好。坑道内风速以不小于0.25m/s为宜。自然通风受坑道长度、弯曲度以及内外温差等因素影响较大，排除效果不佳。

个人防护 主要是戴防护口罩，以表面活性大的材料制成的滤毒口罩，具有吸附有害气体的作用。用碳酸钠溶液浸泡过的纱布口罩对氮氧化物有一定的防护作用，对一氧化碳，须另加霍加拉特滤罐。个人防护用具，仅在特殊情况下，必须进入有害气体较高的坑道或抢救中毒者时使用。

应用范围 坑道施工有害气体控制的方法和措施，适用于有害气体污染严重的场所。

(郑金福 郝永建)

kēngdào shīgōng kēlìwù kòngzhì

坑道施工颗粒物控制（control of particulate in constructing tunnel） 为消除或者尽量减少坑道施工过程中颗粒物对人体的不良作用，保护施工人员的身体健康及良好的工作状态，所采取的专门的方法和措施。

理论基础 悬浮在空气中的粉尘，通过呼吸道、皮肤和黏膜作用于人体造成危害，不仅可以引起眼睛、皮肤的疾患，更重要的是危害呼吸器官，引起矽肺。其对人体的危害与粉尘的性质、分散度和浓度密切相关。游离状态的二氧化硅对人体有严重危害。若粉尘含大量游离二氧化硅，进入肺脏引起肺的弥漫性纤维化和大量典型的矽结节，肺的纤维化程度较一般严重，病程进展也较快。粉尘的分散度对矽肺的发生影响很大，一般认为能进入肺泡的粉尘，其直径都在5μm以下，起到矽肺的病原作用。实验证实，当注入动物肺内的矽尘同为50mg而分散度不同时，虽然都可引起矽肺，但矽尘粒径小于2μm者发病最快，大于3～10μm的矽尘致病速度较慢。空气中的粉尘浓度至每立方米空气内所含的粉尘重量，用mg/m³表示。矽肺发病与粉尘浓度呈正相关，矽肺患者生前胸部X线平片病变和死后自肺部取出的呼吸性粉尘重量十分符合。

基本方法 坑道施工的粉尘浓度和分散度受施工方式和条件的影响。机械施工较手工作业的粉尘浓度和分散度高；坑道深入地下，作业面狭窄，粉尘易滞留。通常粉尘的防护措施有以下几种。①湿式凿岩：可使粉尘绝大部分形成岩浆流出。一般情况下，可使空气中的粉尘浓度降低到30mg/m³。标准化的湿式作业，可使空气中的粉尘浓度降至3～5mg/m³，接近于国家卫生标准。湿式作业存在的问题是由于水的表面张力，微小的粉尘很难捕获，空气中吸入性粉尘比例相对增加，

加以环境湿度大，需穿工作服；在寒区和缺水地区难以应用。②干式捕尘：适用于高原、严寒缺水地区的坑道施工。干式捕尘主要分为孔内捕尘和孔口捕尘。孔内捕尘是利用负压，将孔内的粉尘经钻头中心孔抽出，效率高，但钻钎寿命短，堵钎、卡钎故障多。孔口捕尘是利用捕尘罩经吸尘管将粉尘吸出储存，制作使用方法较简单，但捕尘效果尚达不到国家卫生标准。③通风除尘：在风量和风速足够的情况下，可以较好地稀释和排除危害较大的微尘。排尘最佳风速为1.5m/s。风速过大，可引起坑道内粉尘飞扬，不利于排尘。自然通风仅适用于50m以内的坑道。④泡沫捕尘：应用起泡剂通过泡沫发生器产生持续黏稠泡沫团，覆盖于炮眼口。因其张力小，表面积大，极易捕获吸入性粉尘。其润滑作用有利于提高钻孔速度，延长钎头使用寿命。⑤其他除尘措施：水封爆破有较好的降尘效果。使用储水塑料袋或浆状物堵在爆破孔处，因高压炸裂，瞬间高温使水蒸发，又在空气中凝结成微细水雾，具有良好的降尘作用。湿式作业中添加表面活性物质作湿润剂，可降低液体表面张力，提高降尘效果。常用的湿润剂食盐、石灰、苏打等。不论湿式或干式作业，应用喷雾洒水，均可收到显著的降尘效果。⑥个人防护：主要是使用防尘口罩。良好的防尘口罩应具有滤尘效果好，呼吸阻力小，轻便无侧漏，耐用易清洗，不刺激皮肤，无特殊异味。

应用范围 坑道施工颗粒物控制的方法和措施，适用于颗粒物或粉尘污染严重的场所。

(郑金福 刘波)

dìxià zhèndì rényuán shēngcún
shēnghuó bǎozhàng xìtǒng

地下阵地人员生存生活保障系统（system for supporting personnel subsistence underground missile site）

针对地下阵地危害人体健康的主要因素，以及战时可能遭受敌核化生武器袭击等情况，维持空气环境，保障作业人员安全、生活和工作的综合系统。主要由通风保障装备、饮食饮水保障装备、污物处理装备等组成。

基本内容 包括以下几方面。

通风排风装置 通风是借助换气稀释或通风排除等手段，控制空气污染物的传播与危害，实现地下阵地内空气环境质量保障的一种建筑环境控制技术。通风排风装置就是实现这一功能的，包括进风口、排风口、送风管道、风机、过滤器、控制系统以及其他附属设备在内的一整套装置。进风口与排风口要做好防护，防止电磁辐射、有毒有害物质进入地下阵地。

氧气再生装置 吸收二氧化碳，放出氧气，供人员正常呼吸的装置。有对流式、鼓风式和内循环三种类型。①对流式氧气再生装置：利用空气自然对流作用，使污浊空气从下部气孔进入，再生板上的药剂与二氧化碳发生化学反应，释放出的氧气从上部气孔逸出。②鼓风式氧气再生装置：利用小型通风机将污浊空气投入再生装置，与药剂产生化学反应，达到空气再生目的。③内循环式氧气再生装置：由二氧化碳吸收罐与氧气钢瓶组成，利用动力装置将污浊空气抽入罐中，除去二氧化碳，用氧气瓶向气流中补充氧气，使空气组分得到恢复后，再送回坑道内。

坑道污物处理装置 由于地下阵地容积有限，通风不良，如果污物得不到妥善处理，会污染环境，滋生致病生物，造成疾病的传播和流行，影响人体健康。地下阵地粪便处理装置是一种水冲式粪便处理装置。它由四个水封式排便坑道、两个水冲式小便池，粉碎机，高压泵，自动程序控制五部分组成。基本原理是：人员排泄的粪便，通过泡沫封臭的便池，进入储存管道和储罐，在自动控制仪的监视和控制下，依据粪便储量的情况，适时进行粉碎和泄出，从而大大节约用水，防止臭气进行地下阵地。地下阵地垃圾储运装置，采取内密封与外密封相结合的密封方式和内、外箱双箱结构，内箱中装置塑料清洁袋，袋中放入消毒剂、防腐剂和吸味剂。垃圾从顶部装入清洁袋中，入口由装填启闭装置实现密封。垃圾装满后，开启前面箱门，拉出内箱封装取出。该装置内容量大，具有良好的密封性能，能有效防止垃圾中的有害气体及病菌污染地下阵地环境。

饮食保障装置 为保证地下阵地人员吃上热饭，喝上开水并供给足够的营养，要储存一定数量的主、副食和新鲜蔬菜，以及解决饮食制作问题。主食储存应选在离进口较远的房间，使用前可用嵌抹缝隙，再用防水材料被覆，防止渗水。将米面袋外套以塑料袋码垛堆放，垛底部离地5~10cm，四周不靠坑道壁。蔬菜可用蔬菜保鲜储存装置，该装置由制冷、加湿、化箱、气流循环等系统组成，有效容积大、能保鲜7~15天。饮食制作由坑道饮具系统完成。该系统以电为能源，包括主、副食电灶，油烟净化机，保温发酵柜，电热开水器等组成。

饮水保障装置 地下阵地储水方法主要是储水池储水。一般情况下，储水池的容量按每人每天20L设计。储水池应设置在地下或半地下为宜，位置设在不易被污染而又靠近生活用水比较集中的地方。水池应坚固不漏水、不渗水，用水泥被覆；便于洗刷、灌水和放水；灌水口不宜过大，取水口要安装水龙头，接水的地面要挖排水沟，以便随时排出积水。储水池要定期进行洗刷，可用含25%以上的漂白粉，调成3%的浆液，洗刷池底和四壁或浸泡储水容器，然后用清水冲洗至无氯味为止。消毒可采用普通氯化消毒，根据储水量的大小加入消毒剂，要求消毒30分钟后，水中游离性余氯不低于0.3mg/L，末梢水不低于0.05mg/L。饮用水净化装置应用纤维球直接过滤技术，根据絮凝过虑理论，最大效率地发挥滤床的截泥负荷，采用气水联合反冲工艺，节省反冲用水。装置由加药部分、动力部分、净化部分、储水部分组成。能处理浊度<100度和细菌超标的饮用水。

作用功能 ①人的生理与代谢需求：地下阵地人员生存生活保障系统要维持在地下阵地内所有人员需要消耗的氧气、水和食物；与此同时还要保证人员排泄出多种代谢产物，包括呼出的二氧化碳、汗液、大小便等。②有毒有害因素防护需求：地下阵地环境对人体健康的影响因素可分为气候因素、物理因素、化学因素和微生物因素四类。气候因素主要有温度、湿度和风速等。物理因素包括颗粒物、照明、噪声、氡等。化学因素包括一氧化碳、二氧化碳、氨、硫化氢、氮氧化物、二氧化硫、可挥发性有机物等。微生物因素主要有各种细菌、真菌和病毒等。③战时生存保障需求：地下阵地人员生存生活保障系统要达到"三防"要求，即防化学武器、生物武器和核武器袭击。防化学武器和生物武器袭击主要是要保障坑道内空气质量，防止化学战剂和致病微生物侵入地下阵地。而防核武器袭击既要能够抗击核武器直接打击，同时还要防止核沾染物质进入地下阵地。

（郑金福）

dìxià zhèndì huánjìng wēihài yīnsù
地下阵地环境危害因素 （environmental hazard factor of underground missile site） 地下阵地特殊环境中能造成人员死亡、或影响人的身体健康导致疾病，以及对物体造成突发性损坏的各种因素。

基本内容 ①气候因素：主要有温度、湿度和通风等。气温对人体的热调节起着重要作用，地下阵地内的工作人员在一年四季内都面临防寒保暖问题。湿度过大，将加速机体散热，破坏正常体温调节，降低机体抵抗力，易发生上呼吸道感染、腰腿痛、关节炎和类风湿、甚至发生冻伤和战壕足等。地下阵地内新风量不足时，空气污染加重，有害气体浓度增高，微生物和颗粒物增加，若超过卫生标准，将会对人体造成不良影响。②物理因素：包括颗粒物、照明、噪声、氡等。吸附了有毒气体的可吸入颗粒物，可以刺激和腐蚀肺泡壁，引起上呼吸道的各种刺激症状，长期持续作用下可诱发慢性支气管炎、肺气肿、支气管哮喘等。照明的大小和均匀对视力（视敏度）、识别速度和配视持久度等视功能有直接影响。噪声对人体的影响是全身性的，既可以引起听觉系统的变化，也可以对非听觉系统产

生影响。长期吸入过量的氡气可导致肺癌。③化学因素：包括一氧化碳、二氧化碳、氨、硫化氢、氮氧化物、二氧化硫、可挥发性有机物等。一氧化碳可造成急性缺氧症，造成不同程度的损伤，甚至死亡，称为一氧化碳中毒。二氧化碳浓度达到3%时，机体的基本生理功能已受到影响，并伴有功能性损害；二氧化碳浓度达到5%时，人员呼吸反应更为强烈，作业能力显著下降，大脑功能受到影响；二氧化碳浓度一旦达到10%以上，人的意识丧失。氨主要由呼吸道进入人体，对组织蛋白有溶解作用，并可与脂肪组织起皂化反应而引起中毒，同时对眼、鼻、喉、上呼吸道黏膜有刺激作用，引起充血、水肿、分泌物增多。当较长时间吸入硫化氢时，眼、鼻、咽黏膜会受到刺激并可能出现恶心、头痛、胸闷和疲乏感。一氧化氮可使血液运氧能力下降，临床出现缺氧发绀症状；还可使机体中枢神经系统受损，导致痉挛和麻痹；急性中毒时可导致肺水肿或窒息死亡。二氧化氮对眼、鼻有强烈的刺激感，在二氧化氮作用下，肺功能亦受损。二氧化硫是具有刺激性的中等毒性物质，主要刺激眼和鼻腔等黏膜，并作用于上呼吸道。可挥发性有机物主要有醛类、苯类、芳烃类等，亦可导致人体急性或慢性中毒。④微生物因素：主要有各种细菌、真菌和病毒等。微生物污染的主要指标是细菌总数和致病菌数（包括链球菌和致病性金黄色葡萄球菌数）。可导致肺炎、支气管炎、扁桃体炎等。

作用功能 地下阵地环境对人体的影响包括生理影响及心理影响，生理影响主要是指地下阵地环境中的危害因素对人体健康

所造成的影响，如物理因素、化学因素、微生物因素等可对人体造成生理影响，导致某些疾病或不适症状的发生，从而影响作业效能；而地下阵地特有的环境，如没有阳光、无自然通风等也可造成人员心理上的影响，产生心理适应不良或心理疾患，进而影响作业效能。

（郑金福）

dìxià zhèndì chúshī
地下阵地除湿 （dehumidity of underground missile site） 应用物理或化学的方法，降低地下阵地内空气湿度，保护人员健康所进行的活动。

理论基础 坑道内潮湿是由许多因素造成的，主要原因有：地下水和坑道内储水的渗透和蒸发；夏季坑道内外温差较大，外界热空气进入坑道内冷却使温度增高；人体水分的蒸发；由于通风不良，水分难以外排；不规范用水引起的地面洒水。坑道潮湿，首先造成不舒适的感觉；其次可以诱发疾病，久驻坑道的人员感冒、腰腿疼、关节炎、类风湿等发病率显著增高。食品储存不当容易变质，引起食物中毒等消化道疾病。

工作内容和方法 ①堵漏引流：发现漏水处要及时补漏，可用膨胀水泥等堵塞漏洞及裂缝。构筑坑道时，其地面由外向内应有一定坡度，里高外低，两侧修筑排水沟，将水引入容器或排出坑道外。沟上加盖，防止水分蒸发。②通风降湿：利用自然通风，加强坑道内外空气的对流，降低湿度。机械通风可用预冷通风法降湿，其方法是使热空气经过冷却通风道，与坑道壁充分接触、冷却，空气中水汽就凝结成水，流入排水沟。夏天应尽量少开防

护门或避开中午高温时开门。③除湿：有条件时在坑道内配备除湿机，定期启动降低相对湿度。利用吸湿材料吸湿，将干土、沙土、炉灰或锯末等撒在地面吸湿，使用后清除晒干再用；还可用稻草、干草、水泥袋等，用尼龙绳编成草席状或门帘状，悬挂吸湿。④化学吸湿法：常用的化学除湿剂有硅胶、活性氧化铝、氯化钙。其中以硅胶较好，可吸收相当于本身重量25%～50%的水分，活性氧化铝则能吸收相当于本身重量18%～24%的水分。吸湿后均可通过110～150℃的热空气，使之脱水后重复使用。⑤隔潮防湿：对坑道内部分主要房间，可采用隔潮材料间隔和加顶棚，地面垫高后铺油地毡。床铺应离开地面和墙壁至少30cm。我军研制的"坑道防潮睡袋"，具有防潮、保暖、透气和使用方便的特点。⑥加温降湿：提高坑道内温度后，水分即汽化于空气内，且气温升高后相对湿度相应降低。有条件时，可利用冷却机械的废水（温度在60～70℃），以管道直接或再通过散热片引入坑道各室，加温降湿。⑦加强用水管理：教育人员科学合理用水，落实各项管理制度，防止不必要的洒水。⑧其他：被褥、衣物应选用防潮性能好的材料制作，有条件时应将被褥、衣物放在塑料袋内，以防吸湿。

工作要求 相对湿度应控制在40%～85%，最高不超过90%，最低不应低于35%。

（郑金福 刘波）

dìxià zhèndì jiàngzào

地下阵地降噪（noise reduction of underground missile site）

利用物理方法，降低地下阵地内的噪声，减轻噪声对人体的危害，从而达到保护作业人员健康的目的的活动。

理论基础 ①地下阵地噪声的类型：地下阵地噪声来源有二，一是发电机组所产生的噪声。电站是地下阵地内重要的军事设施，是提供动力、照明、通信等用电设备的能源中心，其所产生的噪声值一般在95～105db（A）；二是地下阵地通风、除湿、通信等设备运转所产生的噪声，一般在85～95db（A）。这两种噪声属于稳态噪声，其特点是噪声持续或间歇浮动，峰值间的间隔时间不大于500毫秒。②噪声的危害：噪声是生活和工作环境中使人不舒服、厌烦甚至难以忍受的声音。不仅影响睡眠和休息，妨碍语言联系，降低工作效率和战斗能力，而且有损人的健康。长期在噪声中生活和工作，可产生心烦意乱、头痛、恶心等症状，引起中枢神经、心血管、内分泌等系统功能紊乱；引起听力下降。

基本方法 ①吸声：声波传播过程中进入吸声材料后，在材料的细孔和缝隙内引起空气振动，振动时产生的摩擦阻力和粘滞阻力，促使声能转化成热能，从而降低噪声强度。在噪声污染比较严重的场所如机房等处，选用可以吸声的材料进行结构装饰如墙壁和顶棚，加强声的吸声。常用的吸声材料为多孔、透气物质，如玻璃棉、矿渣棉、泡沫塑料、毛毡、麻纤维、吸声砖等。②消声：主要用于降低空气动力噪声。允许气流通过，又可减少噪声传播的装置，通常称为消声器。优良的消声器应具备下述性能：消声能量大，噪声衰减明显；空气动力性好，阻力损失小；结构性能优，抗腐蚀、坚固耐用、体积小。③阻尼和隔振：机械振动必引起噪声，采用阻尼和隔振措施

能有效降低噪声。阻尼是利用强黏滞性的高分子材料，涂于金属板材之上，使板材弯曲振动能量转换成热能而耗损。隔振则是防止振动的机械与其他刚性结构相连接，如使其与弹簧、胶垫等弹性物连接，降低振动的传递而减弱噪声。隔振要求隔振系统的固有频率远远低于机械振动系统的频率，避免产生共振作用。④使用听力防护器：在噪声污染比较严重的场所执行任务者应根据需要佩戴听力防护器。耳防护器主要有耳塞、耳栓、耳罩及头盔四类。对耳防护器的基本要求包括具有较高的隔声值；佩戴后要舒适，无明显的胀痛感觉；对外耳道及耳部周围皮肤无有害刺激；在高噪声环境中，不降低语言联系的可懂度；使用方便，便于清洗和保存。⑤科学合理设计：在大型地下阵地的设计中，要充分考虑将发电机远离其他作业场所；选择噪声小的发电机、电动机。

应用范围 应用于地下阵地特别是大型地下阵地噪声防护。

（郑金福 刘波）

dìxià zhèndì chúchén

地下阵地除尘（dust removal of underground missile site） 见坑道施工颗粒物控制。

（郑金福 刘波）

dìxià zhèndì wēishēngwù xiāodú

地下阵地微生物消毒（sterilization of microorganism of underground missile site） 应用物理、化学方法，对地下阵地内微生物污染进行杀灭处理的活动。

理论基础 在人员进驻的情况下，地下阵地内微生物大多附着在粒子上，其分布和组成大多与外界办公室、居室相同。与疾病有关的带菌粒子直径一般为4～20μm，来自人体的微生物主要

附着在 12~15μm 的灰尘粒子上，而许多真菌以单个孢子的形式存在于空气中。①微生物粒子在人体器官的沉积和滞留：直径在 5μm 的微生物粒子有大于 90% 的沉积概率，1~5μm 的空气带菌粒子可直接侵入肺泡，6~10μm 的易沉积在小支气管，10~30μm 会沉积到支气管，30~60μm 的微生物粒子将会分别沉积在喉头、会厌、扁桃体、腭垂、咽、腭下鼻甲、鼻窦等部位。②微生物粒子主要导致的疾病：在人体抵抗力下降或感染严重时可发生下述病症，肺炎链球菌、立克次体、衣原体等可引起肺炎；呼吸道合胞病毒、百日咳杆菌可引起支气管炎或间质性肺炎；麻疹病毒、粗球孢子菌引起的支气管肺炎；流感病毒引起的喉、气管、支气管、小支气管炎；EHCO 病毒Ⅱ型、副流感病毒Ⅰ型引起的会厌炎，化脓性链球菌、白喉杆菌、腺病毒引起的扁桃体炎、咽炎；柯萨奇病毒 A 引起疱疹性咽炎；脑膜炎球菌引起鼻咽炎；鼻病毒、感冒病毒、金黄色葡萄球菌引起鼻炎。

工作内容 ①通风换气：建立坑道通风换气的规章制度，对于长期封闭的坑道，应定期通风，最少每季度应全面通风 1 次，可达到明显效果。②空气过滤：对于有部队进驻的坑道，特别是人员较多、条件较差的情况下应该启动空气净化装置或设备对全部或局部区域的空气进行过滤，由于微生物大多吸附在空气颗粒物上，所以通过空气过滤一般可消除空气中微生物 90% 以上。③药物喷熏消毒灭菌：用于喷熏的药物主要包括过氧乙酸、丙二醇、甲醇、戊二醛、乳酸、二氧化氯等进行消毒；使用浓度应按说明书要求配制；一般不应在有人员

在室内时消毒，可分批轮换消毒，以免人员受不应有的刺激；有时也可根据实际情况用氯制剂如含氯石灰、二氯异氰尿酸钠等消毒。④紫外线照射灭菌：波长 200~297nm 的紫外线具有杀菌作用，根据实际情况在市场购置，可用于手术室、病房、灭菌室和厕所等。⑤坑道内表面和衣物消毒：坑道内地板、办公用具、表面和衣物等消毒可依据一般常规消毒法消毒，主要消毒剂有氯己定、二氯异氰尿酸钠、苯酚、来苏水、苯扎溴铵、聚维酮碘（碘伏）和乙醇等。⑥低温等离子体和臭氧消毒：低温等离子体和臭氧消毒机可对空气进行消毒，有条件时可从市场购置。

工作方法 应根据不同的消毒对象采用不消毒方法，无人员进驻的地下阵地由维护人员实施消毒；人员进驻后，由维护人员与进驻人员共同实施，通常在人员进驻前、进驻中及撤离前的不同阶段进行空气消毒，根据进驻的时间长短确定消毒频次，遇有特殊情况，如发生传染病时，应按传染病消毒的相关规定对疫点进行消毒。

工作要求 地下阵地中的微生物消毒以物理消毒为主，辅以化学消毒剂的使用，不可过度消毒。按规定使用消毒剂，并且按不同消毒剂的有效浓度配制，科学使用，如空气消毒采用喷雾方式、物体表面采用擦拭的方式等。

（郑金福 刘波）

xīngàiniàn wǔqì xìtǒng rénjī gōngxiào

新概念武器系统人机工效

（new techology weapon system ergonomics） 研究新概念武器系统中人、武器装备及其工作环境之间相互作用规律，安全、高效、健康、舒适的完成作业任务

的学科。

发展史 见军事人机工效学。

研究内容 从人-新概念武器系统-环境系统角度出发，新概念武器系统人机工效研究内容分为：人的特性、新概念武器系统特性、环境特性、人-新概念武器系统关系、人-环境关系、新概念武器系统-环境关系以及人-新概念武器-环境系统七个方面。①人的物理、生理和心理特性的研究：包括人的感知能力、认知规律；反应特性、施力特性；人的控制模型和决策模型；人体动静态尺寸；各种条件下的感知极限和生理极限。不仅要研究人的物理属性，还要研究人的社会属性，包括宗教信仰和民族习惯等。②新概念武器系统特性的研究：包括建立新概念武器装备的运动学模型、动力学模型；武器的防错纠错设计；振动及噪声的控制、隔离和防护；武器装备的可靠性；武器的特性对武器装备系统性能的影响等。③环境特性的研究：包括环境检测技术、监控技术和预测技术。环境因素能直接或间接影响人的工作和武器装备的正常运行，甚至威胁到人的生命和武器装备的安全。新概念武器系统人机工效对环境特性的研究，主要目的是控制对人和新概念武器系统造成不良影响的各种环境因素，减轻或消除环境因素对操纵员和武器装备的不良影响。④人与新概念武器系统关系的研究：包括显示器和操纵器设计、人机功能分配、人机界面优化、人机特性协调、人机系统可靠性和人机系统安全性等。新概念武器系统功能的实现是通过操纵员和新概念武器系统的交互来完成的，研究人与新概念武器系统的关系的目的是使武器装备与操纵员的配合

更加协调，实现武器系统与使用人员之间的最佳配合，发挥最佳作战效能。⑤人与环境关系的研究：在武器装备人机系统中，诸如高温、粉尘、有害气体、噪声和强电磁辐射等不良的作业环境会影响人的工作效率，损害人的身体和心理健康。新概念武器系统人机工效研究温度、湿度、噪声、振动、冲击、照明、色彩、气体、颗粒物、电磁辐射等环境对人的影响及防护技术，研究各种环境因素下人的耐力变化、环境因素与人能力的关系，寻求控制、改善和抵御不良环境的方法，不仅要保护人的安全与健康问题，还要寻求人与环境间的最优化、最和谐关系，以保证人的安全和健康。⑥新概念武器系统和环境关系的研究：主要研究环境因素对机械性能的影响、机器对环境的影响和环境保护技术等问题。武器装备的可靠性很大程度上取决于装备抵御有害环境影响的能力。因此，新概念武器系统应该加强环境适应性设计和验证，以提高武器装备环境适应能力。⑦人-新概念武器装备-环境系统的研究：通过对人-新概念武器装备-环境系统总体性能的分析和评价，把人、新概念武器装备和环境作为武器装备系统中的三大要素，从系统的角度对其进行全面规划和控制，保证人、新概念武器装备和环境的相互协调，创造最优化的人机关系、最佳的系统工效和最舒适的工作环境。

研究方法 人机工效学广泛采用各学科的研究方法，包括人体科学、生物科学、系统工程、控制理论、优化理论和统计学等学科的一些研究方法，同时也建立了一些独到的新方法，主要包括以下几种。①观察法：在自然情景中对人的行为进行有目的、有计划的系统观察和记录，然后对所做记录进行分析，发现心理活动及其发展的规律的方法。观察法可以观察到被试者在自然状态下的行为表现，结果真实。②实验法：在控制条件下对某种行为或者心理现象进行观察的方法称为实验法。实验法分为实验室实验法和自然实验法。实验室实验法是在特设的实验条件中，借用各种仪器设备，严格控制各种条件进行实验的研究方法。自然实验法也称现场实验法，是在自然条件下，对某些条件加以有限的控制或改变进行研究的方法。③物理模拟和模型试验法：当武器装备比较复杂时，常用物理模拟和模拟型试验法进行人机系统的研究。与采用实体进行研究相比，模拟或模型可以进行符合实际的研究，而且更加廉价和安全。④计算机仿真法：在计算机上利用系统的数学模型进行仿真性实验研究。研究者可对尚处于设计阶段的武器装备系统进行仿真，并就系统中的人-武器装备-环境三要素的功能特点及其相互间的协调性进行分析，从而预知所设计的武器装备的性能，并改进设计。应用计算机仿真法进行研究，能大大缩短设计周期，降低研发成本。⑤分析法：对人机系统已取得的资料和数据进行系统分析的研究方法。目前人机工效学常用的有：瞬间操作分析法、知觉与运动信息分析法、频率分析法、危象分析法、相关分析法、调查研究法、系统分析与评价法等。

（郑金福 刘 波）

cìshēng wǔqì fánghù

次声武器防护 （protection of infrasonic weapon） 为保证在遭受次生武器攻击时官兵的身体健康及良好的工作状态，消除或者尽量减少此过程中特殊物理及环境因素对人体的不良作用，所采取的专门的方法和措施。

理论基础 ①次生和次生武器：振动频率为0.000 1~20Hz的声波称为次声。次声一般是不可听的。也是由物质的机械性振动产生的，其在空气中的传播速度为340m/s。次声的频率很低，故而波长较长，可以在大气中传播很远的距离。次声武器是利用高能次声波发生器产生的低频、波长极长、传播过程中能穿透一般障碍物的次声，伤及全身几乎所有的器官组织，并导致全身功能障碍或器质性损伤的装置系统。②次声对人体作用的宏观效应：次声的生物学效应与其频率、声压级水平、作用时间及作用次数有关。90dB的次声对机体系统即有一定的作用，声压级达到一定强度时，可造成不可逆的器质性损伤；声压级水平较低时，多造成可逆的神经内分泌改变，但长时间低水平的作用仍可造成严重影响。试验表明，人体全身暴露于2~5Hz，100~125dB的次声武器作用下时，会感到鼓膜振动、中耳压力、吞咽困难、略感头痛。人体全身暴露于2~5Hz，125~137.5dB的次声武器作用下时，会感到鼓膜振动、胸壁振动、语音调制困难、身体摇晃下坠、困倦、嗜睡、轻度耳鸣头痛。人体全身暴露于5~15Hz，125~137.5dB的次声武器作用下时，会感到鼓膜振动、中耳痛、胸壁振动显著、语音调制困难显著。人体全身暴露于5~20Hz，125~137.5dB的次声武器作用下时，会感到中耳剧烈疼痛、堵塞感、咳嗽、呼吸困难、鼻腔振动、视物模糊、持续性流泪及流汗、颤抖、惊慌、严重疲倦和头痛。

基本方法 次声波在空气中、水中、地面障碍物之间传播时吸收很少，穿透能力强，作用距离远，用通常的隔声或吸声材料难以阻挡其作用，因此防护相当困难。目前对次声的防护主要包括物理防护和医学防护两个方面。①物理防护：主要是屏蔽、阻断次声的致伤作用，采用消声、隔声措施以及使用个人防护器材等。通常的防护器材不能很好地阻隔次声的作用，因此选用高科技研制的新型材料防护次声成为当务之急，对于执行特殊任务的部队应该迅速配备。②医学防护：主要是增强机体抵抗力，减轻次声对机体的不良作用，因为次声损伤机体的机制之一是引起机体细胞膜的氧化还原反应失调，所以次声武器作用前或作用后采用抗氧化系统功能的制剂可以减轻次声对机体的损伤。另外一种方法是用音乐来"掩盖"次声，因为音乐可以舒缓人的紧张情绪、减轻压力，从而可能使次声引起的某些症状得到缓解。

应用范围 适用于次声防护。

（郑金福 刘 波）

lìzǐshù wǔqì fánghù

粒子束武器防护（protection of particle beam weapon） 为保证在遭受粒子束武器攻击时官兵的身体健康及良好的工作状态，消除或者尽量减少此过程中特殊物理及环境因素对人体的不良作用，所采取的专门的方法和措施。

理论基础 粒子束武器的特点和杀伤机制：①打击速度快。

粒子束武器射出的粒子接近光速（186 000km/s），所以便于计算移动目标的瞄准点，如果锁定目标后，就是目标企图逃避也已无能为力。如要打击 50km 外以 6 000m/s 速度高速飞行的飞行器，从武器发射到击中目标，飞行器最多只能位移 1.524m，可见目标几乎不可能逃避。所以有武器专家认为粒子束武器有可能完成"击中子弹"的任务。②射击驻留时间。射束在靶标上停留的时间，对大气层内的武器，射束的功率将足够于瞬间摧毁（在百万分之一秒内）目标，所以对驻留时间没有特别需求，太空粒子束武器的射束功率相对较小，需要一定的驻留时间。③瞄准速度。粒子束能通过磁场快速改变方向，只要通过调节电流就能实现对控制粒子束方向的电磁场调整，从而迅速地改变带电粒子的方向，不需要武器再作其他调整，所以射束能快速地从一个打击目标转向另一个打击目标，具有打击多个目标的能力。④穿透能力强。亚原子粒子束有极强的穿透力，不会像激光那样易受目标表面效应的影响。当射束投向目标时，如果遇到防护激光的材料，激光会产生脱离现象，这样的问题对粒子束来说就不复存在，因为粒子束有较好的穿透性，对打击目标内部成分十分有效，甚至可通过将大量的能量转移到目标内引起目标发生爆炸，这也正是粒子束武器具有灾难性杀伤能力的机制。此外，也没有现实意义的防御粒子束的措施，通过屏蔽或选择防

护材料来加强目标的防御能力都将毫无意义。⑤具有多重杀伤能力。除了粒子束的直接杀伤机制，粒子束还有辅杀伤机制。在大气层内，当射束粒子与空气的原子碰撞时将产生与射束对应的次级射线，这些次级射线由已知的典型离子辐射组成（如 X 射线、中子、α 和 β 离子）等。射束产生的三级效应是由射束的电流脉冲所形成的电磁脉冲，电磁脉冲对目标的电子元件有强烈的破坏作用，即使是射束错过了目标，次级射线和与之相伴的电磁脉冲也会对目标造成毁灭性的打击。当然，天基粒子束武器发射的粒子束不会形成次级射线和电磁脉冲，但也有辅杀伤作用，如能使卫星上的胶片等感光设备曝光或损毁卫星上的电子元件。⑥具有全天候作战能力。与高能激光相比，粒子束武器的另一个优点是大气层内的粒子束武器具有全天候攻击的能力，激光易受云、雾、雨等气候因素影响，这些因素对粒子束的影响就比较小。

基本方法 目前为止，粒子束武器还仅仅只是理论上的、概念性质的武器，不过现在还没有研制成形的粒子束武器，并且在可以预见的 20 年内也不太可能研制成功真正意义上的粒子束武器，因此关于粒子束武器的防护，也只能从粒子的防护层面做简要分析。

应用范围 适用于粒子束武器防护。

（郑金福）

索　引

条目标题汉字笔画索引

说　明

一、本索引供读者按条目标题的汉字笔画查检条目。

二、条目标题按第一字的笔画由少到多的顺序排列，按画数和起笔笔形横（一）、竖（丨）、撇（丿）、点（、）、折（乛，包括丁乚く等）的顺序排列。笔画数和起笔笔形相同的字，按字形结构排列，先左右形字，再上下形字，后整体字。第一字相同的，依次按后面各字的笔画数和起笔笔形顺序排列。

三、以拉丁字母、希腊字母和阿拉伯数字、罗马数字开头的条目标题，依次排在汉字条目标题的后面。

四　画

五　画

六　画

七　画

十一 画

十二 画

十三 画

十四 画

十五 画

条 目 外 文 标 题 索 引

内 容 索 引

说 明

一、本索引是本卷条目和条目内容的主题分析索引。索引款目按汉语拼音字母顺序并辅以汉字笔画、起笔笔形顺序排列。同音时，按汉字笔画由少到多的顺序排列，笔画数相同的按起笔笔形横（一）、竖（丨）、撇（丿）、点（、）、折（乛，包括丁乚く等）的顺序排列。第一字相同时，按第二字，余类推。索引标目中夹有拉丁字母、希腊字母、阿拉伯数字和罗马数字的，依次排在相应的汉字索引款目之后。标点符号不作为排序单元。

二、设有条目的款目用黑体字，未设条目的款目用宋体字。

三、不同概念（含人物）具有同一标目名称时，分别设置索引款目；未设条目的同名索引标目后括注简单说明或所属类别，以利检索。

四、索引标目之后的阿拉伯数字是标目内容所在的页码，数字之后的小写拉丁字母表示索引内容所在的版面区域。本书正文的版面区域划分如右图。

a	c	e
b	d	f

E

H

K

S

本卷主要编辑、出版人员

执行总编　谢　阳

编　　审　谢　阳

责任编辑　于　岚　左　谦

索引编辑　陈振起

名词术语编辑　顾　颖

汉语拼音编辑　崔　莉

外文编辑　崔　明

参见编辑　徐明皓

绘　　图　北京全心合文化有限公司

责任校对　苏　沁

责任印制　陈　楠

装帧设计　雅昌设计中心·北京